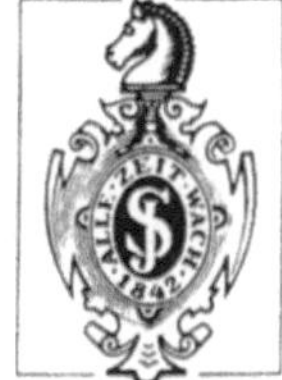

Dermatologie und Nuklearmedizin

Herausgegeben von
H. Holzmann P. Altmeyer G. Hör K. Hahn

Mit 232 Abbildungen und 108 Tabellen

Springer-Verlag
Berlin Heidelberg New York Tokyo

Prof. Dr. med. Hans Holzmann
Prof. Dr. med. Peter Altmeyer

Zentrum der Dermatologie und Venerologie,
Geschäftsführender Direktor: Prof. Dr. med. Hans Holzmann
Klinikum der Johann Wolfgang Goethe-Universität, Theodor-Stern-Kai 7,
6000 Frankfurt/Main 70

Prof. Dr. med. Gustav Hör

Zentrum der Radiologie, Abteilung Allgemeine Nuklearmedizin,
Klinikum der Johann Wolfgang Goethe-Universität, Theodor-Stern-Kai 7,
6000 Frankfurt/Main 70

Prof. Dr. med. Klaus Hahn

Abteilung für Nuklearmedizin, Institut für Klinische Strahlenkunde
und Nuklearmedizin, Johannes Gutenberg-Universität,
Langenbeckstraße 1, 6500 Mainz

ISBN-13: 978-3-540-15170-8   e-ISBN-13: 978-3-642-70279-2
DOI: 10.1007/978-3-642-70279-2

CIP-Kurztitelaufnahme der Deutschen Bibliothek
Dermatologie und Nuklearmedizin hrsg. von H. Holzmann ... – Berlin ; Heidelberg ; New York ;
Tokyo : Springer, 1985.

NE: Holzmann, Hans [Hrsg.]

2127/3140-543210

Herrn Prof. Dr. med. *G. W. Korting*
zum 65. Geburtstag gewidmet

Vorwort

Die Idee, Dermatologen und Nuklearmediziner zu einem Dialog zusammenzuführen, basiert auf einer mehrjährigen fruchtbaren Kooperation zwischen Dermatologen und Nuklearmedizinern aus Frankfurt und Mainz.

Geleitet wurden wir in unserem Vorhaben vor allem durch 3 Ziele:

1. Die gemeinsam von uns und von anderen Zentren gewonnenen Erfahrungen sollten einem breiten Kreis dermatologisch und nuklearmedizinisch tätiger Ärzte vorgestellt und mit ihnen diskutiert werden.
2. Offene Probleme sollten bewußt dargelegt und diskutiert werden, um Vorzüge und Grenzen nuklearmedizinischer Untersuchungen aufzuzeigen.
3. Die Resultate dieses 1. Frankfurter Gespräches sollten zusammengefaßt in Buchform erscheinen, um jederzeit nachgeschlagen werden zu können. Der Band soll bereits kurzfristig nach dem Symposium zur Verfügung stehen.

Dieses Vorgehen erscheint uns um so mehr geboten als eine entsprechende Bearbeitung dermatologisch-nuklearmedizinischer Themen und der Niederschlag in Form eines zusammengefaßten Beitrages in Buchform aussteht.

Namhafte Referenten konnten gewonnen werden, die um eine praxisgerechte Präsentation der gewählten Themen bemüht waren.

Im Mittelpunkt stehen jene dermatologischen Erkrankungen, bei denen nuklearmedizinische Verfahren in den letzten Jahren sichtbare Fortschritte gebracht haben, wie z. B. Psoriasis, Morbus Reiter, progressive Sklerodermie und das maligne Melanom. Der aktuelle Stand der nuklearmedizinischen Diagnostik soll umrissen werden, wobei auch zellkinetische und metabolische Untersuchungsverfahren zur Sprache kommen werden. Funktionell-nuklearmedizinische Untersuchungsergebnisse bei dermatologisch bedeutsamen Miterkrankungen des Gastrointestinalsystems werden ebenso berücksichtigt wie die Fortschritte nuklearmedizinischer und radiologischer Verfahren auf dem Gebiet der angiologischen Probleme des Hautarztes.

Wir danken allen Autoren, die durch ihre ausgezeichneten Beiträge diesen Symposiumsband erst ermöglichten. Ebenso danken wir den Mitarbeitern unserer Kliniken, die durch ihren unermüdlichen Einsatz zum Gelingen dieses Symposiums entscheidend beigetragen haben.

Letztlich gilt unser besonderer Dank der Firma Bayer AG Leverkusen, die diesen Symposiumsband durch ihren großzügigen finanziellen Einsatz erst verwirklichen half.

Herrn Dr. Wieczorek aus dem Hause Springer/Heidelberg gebührt für die reibungslose und harmonische Zusammenarbeit gleichfalls unser Dank. Die zur Verfügung stehende perfekte verlagstechnische Organisation, deren wir uns bedienen konnten, ermöglichte die Qualität dieses Buches, das dem Nutzen und Gebrauch der Dermatologen und Nuklearmediziner dienen soll.

Frankfurt am Main, im März 1985   H. Holzmann
P. Altmeyer
G. Hör
K. Hahn

Inhaltsverzeichnis

*III. Zellkinetische und -metabolische Untersuchungsverfahren
in der Dermatologie*

Mitarbeiterverzeichnis

ALTMEYER, PETER, Prof. Dr. med.
Zentrum für Dermatologie und Venerologie, Abteilung I, Klinikum der Johann
Wolfgang Goethe-Universität, Theodor-Stern-Kai 7, 6000 Frankfurt/Main 70

AUBÖCK, JOSEF, Dr. med.
Universitätsklinik für Dermatologie und Venerologie, Anichstraße 35,
A-6020 Innsbruck

BARTELT, NORBERT, Dr. med.
Zentrum für Dermatologie und Venerologie, Abteilung I, Klinikum der Johann
Wolfgang Goethe-Universität, Theodor-Stern-Kai 7, 6000 Frankfurt/Main 70

BAUM, RICHARD PAUL, Dr. med.
Zentrum der Radiologie, Abteilung Allgemeine Nuklearmedizin, Klinikum der
Johann Wolfgang Goethe-Universität, Theodor-Stern-Kai 7, 6000 Frankfurt/Main 70

BECKER, WOLFGANG, Dr. med.
Abteilung für Nuklearmedizin der Universität Würzburg, Josef-Schneider-Straße 2,
8700 Würzburg

BERENS VON RAUTENFELD, DIRK, Prof. Dr. med.
Zentrum Anatomie, Abteilung Funktionelle und Angewandte Anatomie,
Medizinische Hochschule Hannover, Postfach 610180, 3000 Hannover 1

BIELER, ERNST ULRICH
Fachbereich Nuklearmedizin, Deutsche Klinik für Diagnostik, Aukammallee 33,
6200 Wiesbaden

BIERSACK, HANS-JÜRGEN, Prof. Dr.
Institut für Experimentelle und Klinische Nuklearmedizin der Universität Bonn,
Venusberg, 5300 Bonn 1

BITTNER, GÜNTER, cand. med.
Zentrum der Radiologie, Abteilung Allgemeine Nuklearmedizin,
Klinikum der Johann Wolfgang Goethe-Universität, Theodor-Stern-Kai 7,
6000 Frankfurt/Main 70

BÖRNER, WILHELM, Prof. Dr. med.
Abteilung für Nuklearmedizin der Universität Würzburg, Josef-Schneider-Straße 2,
8700 Würzburg

BRANDHORST, INGO, Dr. med.
Zentrum der Radiologie, Abteilung Allgemeine Nuklearmedizin,
Klinikum der Johann Wolfgang Goethe-Universität, Theodor-Stern-Kai 7,
6000 Frankfurt/Main 70

BUSCHSIEWECKE, ULRICH, Dipl. Math. Dr. med.
Institut für klinische und experimentelle Nuklearmedizin, Universität Köln,
Joseph-Stelzmann-Straße 9, 5000 Köln 41

CHILF, NIKOLAUS, Dr. med.
Zentrum der Dermatologie und Venerologie, Abteilung I, Klinikum der Johann
Wolfgang Goethe-Universität, Theodor-Stern-Kai 7, 6000 Frankfurt/Main 70

CORDONI-VOUTSAS, MARIA, Dr.
Institut für Nuklearmedizin, Städtische Krankenanstalten Krefeld,
Akademisches Lehrkrankenhaus, Lutherplatz 40, 4150 Krefeld

DIENES, HANS-PETER, Dr. med.
Pathologisches Institut der Universität Mainz, Langenbeckstraße 1, 6500 Mainz

DIPPOLD, WOLFGANG G., Dr. med.
I. Medizinische Klinik und Poliklinik der Universität Mainz, Langenbeckstraße 1,
6500 Mainz

DRAHOVSKY, DUSAN, Prof. Dr. med.
Gustav-Embden-Zentrum der Biologischen Chemie, Klinikum der Johann Wolfgang
Goethe-Universität, Theodor-Stern-Kai 7, 6000 Frankfurt/Main 70

DREESSEN, CLAUS, Dr. med.
Hautklinik der Universität Köln, Joseph-Stelzmann-Straße 9, 5000 Köln 41

DRESSLER, JOCHEN, Priv.-Doz. Dr. med.
Nuklearmedizinische Klinik der Henriettenstiftung, Marienstraße 80,
3000 Hannover 1

EHRENHEIM, CHRISTIANE
Zentrum der Radiologie, Abteilung Allgemeine Nuklearmedizin,
Klinikum der Johann Wolfgang Goethe-Universität, Theodor-Stern-Kai 7,
6000 Frankfurt/Main 70

EISSNER, DAGMAR, Prof. Dr. med.
Abteilung für Nuklearmedizin, Institut für Klinische Strahlenkunde und Nuklearmedizin, Klinikum der Johannes Gutenberg-Universität, Langenbeckstraße 1,
6500 Mainz

FÖLDI, ETELKA, Dr. med.
Klinik für Lymphologie und Phlebologie, Sommerberg 28,
7821 Feldberg 1-Altglashütten

FRITSCH, PETER, Prof. Dr. med.
Universitätsklinik für Dermatologie und Venerologie, Anichstaße 35,
A-6020 Innsbruck

FRITZ, PETER, Dr. med.
Universitäts-Strahlenklinik, Voßstraße 3, 6900 Heidelberg

GLAUBITT, DIETER, Prof. Dr. med.
Städt. Krankenanstalten Krefeld, Abteilung für Nuklearmedizin,
Luther-Platz 40, 4150 Krefeld 1

GREBE, SIEGFRIED F., Prof. Dr. med.
Zentrum für Radiologie, Abteilung Nuklearmedizin,
Klinikum der Justus Liebig-Universität Gießen, Friedrichstraße 25, 6300 Gießen

GROTH, WOLFGANG, Dr. med.
Hautklinik der Universität Köln, Joseph-Stelzmann-Straße 9, 5000 Köln 41

HACH, WOLFGANG, Prof. Dr. med.
William-Harvey-Klinik, Am Kaiserberg 6, 6350 Bad Nauheim

HÄUSSERMANN, LIESL, Dr. med.
Hautklinik der Universität Köln, Joseph-Stelzmann-Straße 9, 5000 Köln 41

HAHN, KLAUS, Prof. Dr. med.
Abteilung für Nuklearmedizin, Institut für Klinische Strahlenkunde und Nuklearmedizin, Johannes Gutenberg-Universität, Langenbeckstraße 1, 6500 Mainz

HÖR, GUSTAV, Prof. Dr. med.
Zentrum der Radiologie, Abteilung Allgemeine Nuklearmedizin,
Klinikum der Johann Wolfgang Goethe-Universität, Theodor-Stern-Kai 7,
6000 Frankfurt/Main 70

HOLZMANN, HANS, Prof. Dr. med.
Zentrum der Dermatologie und Venerologie, Klinikum der Johann Wolfgang
Goethe-Universität, Theodor-Stern-Kai 7, 6000 Frankfurt/Main 70

HUNDEGGER, KATHARINA
Medizinische Poliklinik der Universität München, Pettenkoferstraße 8 a,
8000 München 2

ILLIG, LEONHARD, Prof. Dr. med.
Zentrum für Dermatologie und Andrologie, Hautklinik,
Klinikum der Justus Liebig-Universität Gießen, Gaffkystraße 14, 6300 Gießen

JUNG, HERBERT, Dr. Dr. med.
Abteilung für Mund-, Kiefer- und Gesichtschirurgie, Klinikum der Johann Wolfgang
Goethe-Universität, Theodor-Stern-Kai 7, 6000 Frankfurt/Main 70

KAHN, PETER, Prim. Dr. med.
Nuklearmedizinisches Institut, Hanuschkrankenhaus, Heinrich-Collin-Straße 30,
A-1140 Wien

KLÜKEN, NORBERT, Prof. Prof. h.c. Dr. Dr. h.c.
Abteilung für Angiologie der Universität Essen, Hufelandstraße 55,
4300 Essen 1

KNUTH, ALEXANDER, Dr. med.
I. Medizinische Klinik und Poliklinik, Universität Mainz, Naunynweg 1, 6500 Mainz

KÖNIG, GERHARD, Dr. med.
Pneumologische Abteilung, Medizinische Klinik I der Universität München,
Klinikum Großhadern, Marchioninistraße 15, 8000 München 70

KOLLATH, JÜRGEN, Prof. Dr. med.
Abteilung für Allgemeine Röntgendiagnostik II, Zentrum der Radiologie,
Klinikum der Johann Wolfgang Goethe-Universität, Theodor-Stern-Kai 7,
6000 Frankfurt/Main 70

KRAUS, WERNER, Dr. med.
Abteilung für Nuklearmedizin der Johannes Gutenberg-Universität,
Langenbeckstraße 1, 6500 Mainz

KREYSEL, HANS-WILHELM, Prof. Dr. med.
Universitäts-Hautklinik und Poliklinik Bonn, Venusberg, 5300 Bonn

KUTZIM, HEINRICH, Prof. Dr. med.
Institut für klinische und experimentelle Nuklearmedizin, Universität Köln,
Joseph-Stelzmann-Straße 9, 5000 Köln 41

LARSEILLE, WOLFGANG
Institut für Nuklearmedizin, Städtische Krankenanstalten Krefeld,
Akademisches Lehrkrankenhaus, Lutherplatz 40, 4150 Krefeld 1

LEISNER, BERNHARD, Priv.-Doz. Dr. med.
Radiologische Poliklinik Innenstadt der Universität München, Ziemssenstraße 1,
8000 München 2

LOFFERER, OTTO, Univ. Prof. Dr. med.
Dermatologische Abteilung, Wilhelminenspital, A-1160 Wien

LUDERSCHMIDT, CHRISTOPH, Prof. Dr. med.
Hautklinik und Poliklinik der Rheinischen Friedrich-Wilhelms-Universität,
Sigmund-Freud-Straße 25, 5300 Bonn 1

MAHLSTEDT, JÖRG
Institut für Poliklinik für Nuklearmedizin, Universität Erlangen–Nürnberg,
Krankenhausstraße 12, 8520 Erlangen

MATZKU, SIEGFRIED, Dr. phil.
Institut für Nuklearmedizin, Deutsches Krebsforschungszentrum,
Im Neuenheimer Feld 280, 6900 Heidelberg

MAUL, FRANK D., Dr. med.
Zentrum der Radiologie, Abteilung Allgemeine Nuklearmedizin,
Klinikum der Johann Wolfgang Goethe-Universität, Theodor-Stern-Kai 7,
6000 Frankfurt/Main 70

MEYER ZUM BÜSCHENFELDE, KARL-HERMANN, Prof. Dr. Dr.
I. Medizinische Klinik und Poliklinik, Universität Mainz, Langenbeckstraße 1,
6500 Mainz

MOSTBECK, ADOLF, Univ. Prof. Dr. med.
Ludwig-Boltzmann-Institut für Nuklearmedizin, Wilhelminenspital,
Kurbadstraße 10, A-1140 Wien

MÜLLER, HARRY
Zentrum für Radiologie, Abteilung Nuklearmedizin,
Klinikum der Justus Liebig-Universität Gießen, Friedrichstraße 25, 6300 Gießen

MUNZ, DIETER LUDWIG, Priv.-Doz. Dr. med.
The Wistar Institute of Anatomy and Biology,
Thirty-Sixth Street at Spruce, Philadelphia, PA 19104, USA

PARTSCH, HUGO, Univ. Doz. Dr. med.
Gefäßambulanz, Hanuschkrankenhaus, Heinrich-Collin-Straße 30, A-1140 Wien

PAUL, EBERHARD, Priv.-Doz. Dr. med.
Zentrum für Dermatologie und Andrologie, Hautklinik,
Klinikum der Justus Liebig-Universität Gießen, Gaffkystraße 14, 6300 Gießen

PETERS, PETER E., Prof. Dr. med.
Radiologisches Institut der Universität Münster, von-Esmarch-Straße 56,
4400 Münster

PFANNENSTIEL, PETER, Prof. Dr. med.
Fachbereich Nuklearmedizin, Deutsche Klinik für Diagnostik, Aukammallee 33,
6200 Wiesbaden

PULLMANN, HELMUT, Prof. Dr. med.
Krankenhäuser des Märkischen Kreises, Paulmannshöher Straße 21,
5880 Lüdenscheid

RABE, PETRA, Dr. med.
Abteilung für Angiologie der Universität Essen, Hufelandstraße 55,
4300 Essen 1

RAUBER, KLAUS, Dr. med.
Zentrum der Radiologie, Klinikum der Johann Wolfgang Goethe-Universität,
Theodor-Stern-Kai 7, 6000 Frankfurt/Main 70

REINERS, CHRISTOPH, Priv.-Doz. Dr. med.
Abteilung für Nuklearmedizin der Universität Würzburg, Josef-Schneider-Straße 2,
8700 Würzburg

RIEGER, HUBERT, Dr. med.
Zentrum für Dermatologie und Venerologie, Abteilung I, Klinikum der Johann
Wolfgang Goethe-Universität, Theodor-Stern-Kai 7, 6000 Frankfurt/Main 70

RUMMENY, ERNST
Fachbereich Nuklearmedizin, Deutsche Klinik für Diagnostik, Aukammallee 33,
6200 Wiesbaden

SCHLESINGER, STEFAN F., Dr. med.
Zentrum der Chirurgie, Abteilung für Traumatologie, Klinikum der Johann
Wolfgang Goethe-Universität, Theodor-Stern-Kai 7, 6000 Frankfurt/Main 70

SCHMITT, HEINRICH, Dr. med.
Zentrum für Dermatologie und Andrologie, Hautklinik,
Klinikum der Justus Liebig-Universität Gießen, Gaffkystraße 14, 6300 Gießen

SCHREYER, THOMAS, Dr. med.
Institut für Klinische Strahlenkunde, Abteilung für Nuklearmedizin,
Johannes Gutenberg-Universität, Langenbeckstraße 1, 6500 Mainz

SCHÜMICHEN, CARL, Prof. Dr. med.
Abteilung für Nuklearmedizin, Klinikum der Albert-Ludwigs-Universität,
Hauptstraße 7, 7800 Freiburg i. Br.

SCHULTZ-EHRENBURG, ULRICH, Priv.-Doz. Dr. med.
Abteilung für Allgemeine Dermatologie mit Schwerpunkt Histologie und
Angiologie, St.-Josef-Hospital, Ruhr-Universität Bochum, Gudrunstraße 56,
4630 Bochum 1

SCHULZE, HANS-JOACHIM, Dr. med.
Hautklinik der Universität Köln, Joseph-Stelzmann-Straße 9, 5000 Köln 41

SPIEGEL, WOLFGANG, Dr. med.
Abteilung für Nuklearmedizin der Universität Würzburg, Josef-Schneider-Straße 2,
8700 Würzburg

STANDKE, RÜDIGER, Dipl. Ing.
Zentrum der Radiologie, Abteilung Allgemeine Nuklearmedizin,
Klinikum der Johann Wolfgang Goethe-Universität, Theodor-Stern-Kai 7,
6000 Frankfurt/Main 70

STEIGLEDER, GERD KLAUS, Prof. Dr. med.
Hautklinik der Universität Köln, Joseph-Stelzmann-Straße 9, 5000 Köln 41

THIERS, GERHARD, Dr. med.
Zentrum der Dermatologie und Venerologie, Abteilung I, Klinikum der Johann
Wolfgang Goethe-Universität, Theodor-Stern-Kai 7, 6000 Frankfurt/Main 70

TIEDJEN, KURT-UDO, Dr. med.
Radiologische und Nuklearmedizinische Abteilung, St.-Elisabeth-Hospital,
Bleichstraße 15, 4630 Bochum 1

TILGEN, WOLFGANG, Dr. med.
Universitäts-Hautklinik, Voßstraße 2, 6900 Heidelberg

TUENGERTHAL, SIEGFRIED, Dr. med.
Zentrum der Radiologie, Abteilung für Allgemeine Röntgendiagnostik III,
Klinikum der Johann Wolfgang Goethe-Universität, Theodor-Stern-Kai 7,
6000 Frankfurt/Main 70

VOLL, ARNO
Institut für Klinische und Experimentelle Nuklearmedizin, Universität Köln,
Joseph-Stelzmann-Straße 9, 5000 Köln 41

WANNER, ULRICH, cand. med.
Zentrum der Radiologie, Abteilung Allgemeine Nuklearmedizin,
Klinikum der Johann Wolfgang Goethe-Universität, Theodor-Stern-Kai 7,
6000 Frankfurt/Main 70

WENISCH, HUBERTUS, J. CHR., Dr. med.
Zentrum der Chirurgie, Abteilung Allgemeine und Abdominalchirurgie,
Klinikum der Johann Wolfgang Goethe-Universität, Theodor-Stern-Kai 7,
6000 Frankfurt/Main 70

WENZEL-HORA, BRUNHILD I., Dr. med.
Fachbereich Medizin, Department Radiologie I, Schering AG, Postfach 650311,
1000 Berlin 65

ZUM WINKEL, KARL, Prof. Dr. med.
Zentrum Radiologie, Abteilung Allgemeine Radiologie, Klinikum der Universität
Heidelberg, Voßstraße 3, 6900 Heidelberg

WINKLER, CUNO, Prof. Dr. med.
Institut für Experimentelle und Klinische Nuklearmedizin der Universität Bonn,
Venusberg, 5300 Bonn 1

WOLF, F., Prof. Dr. med.
Institut und Poliklinik für Nuklearmedizin, Universität Erlangen-Nürnberg,
Krankenhausstraße 12, 8520 Erlangen

I. Weichteil- und Skelettveränderungen bei Hauterkrankungen

Dermatologie und Nuklearmedizin: Rückschau und Ausblick

H. Holzmann

Die erste Begegnung mit nuklearmedizinischen Verfahren hatte ich Anfang der 70er Jahre. Zusammen mit Kollegen der I. Med. Universitätsklinik in Mainz, Herrn Fischer und Herrn Hromec, haben wir seinerzeit „Größe und Funktion der Milz bei der Schuppenflechte" untersucht [5]. Kurze Zeit später begann eine sehr fruchtbare Zusammenarbeit mit der Nuklearmedizin in Mainz, mit Herrn Hahn, Frau Eissner, Herrn Wolf und Herrn Hülse. Wir beschäftigten uns damals vor allem mit szintigraphischen Untersuchungen der psoriatischen Osteoarthropathie [1, 2, 3, 4]. Eine reiche Ernte an neuen Erkenntnissen konnten wir damit einbringen. Diese sehr ergiebige Teamarbeit endete 1979 mit meiner Berufung nach Frankfurt und es war wiederum ein großes Glück, daß wir hier bei Herrn Hör erneut auf einen uns zugewandten, verständnisvollen und engagierten Kollegen dieses Fachgebietes trafen, mit dem wir nicht nur unter ein Dach zusammenzogen, sondern mit dem sogleich erneut eine sehr intensive Zusammenarbeit begann. Die heutige Tagung wäre ohne diese Vorgeschichte nicht denkbar.

Dermatologie und Nuklearmedizin sind interdisziplinäre Querschnittsfächer. Gemeinsam ist beiden die morphologische Orientierung. Die klassische makroskopische und mikroskopische Morphologie hat auch heute noch für die Diagnosefindung der Hautkrankheiten ihren alten Stellenwert. Ultramorphologie und immunologische Nachweisverfahren haben in jüngster Zeit unsere diagnostischen Möglichkeiten jedoch bedeutend erweitert. Es verwundert deshalb nicht, wenn auch neue bildgebende nuklearmedizinische Techniken dazu verwendet werden können, die Diagnostik in der Dermatologie vor allem bei Systemerkrankungen zu verfeinern, also Morphologie in der Dermatologie sozusagen diesesmal mit anderen Mitteln weiter zu treiben.

Wir betreten mit der Auswahl dieses Themas für das „1. Frankfurter Gespräch" sicher Neuland. Unser Symposium soll eine Bestandsaufnahme der letzten 14 Jahre sein. Eine Bestandsaufnahme der Resultate, die durch Anwendung nuklearmedizinischer Techniken bei zahlreichen verschiedenen dermatologischen Fragestellungen gewonnen worden sind. Ich bin sicher, daß sich daraus Perspektiven für weitere neue Forschungsansätze und Erkenntnisse ergeben werden. Wenn uns dieses Vorhaben gelingt, so glaube ich, wäre dies für unsere Fachgebiete eine große Bereicherung.

Literatur

1. Holzmann H, Eißner D, Hahn K, Thiers G, Böhm G (1982) Die psoriatische Osteopathie. Z Hautkr 57 (15): 1144–1150
2. Holzmann H, Hoede N, Eißner D, Hahn K, Hülse R (1974) Joint Involvement in Psoriasis. Arch Derm Forsch 250: 95–107

Dermatologie und Nuklearmedizin
Hrsg. Holzmann, Altmeyer, Hör, Hahn
© Springer-Verlag Berlin · Heidelberg 1985

3. Holzmann H, Hoede N, Eißner D, Hahn K (1979) Die psoriatische Osteoarthropathie. Hautarzt 30: 343–348
4. Holzmann H, Hoede N, Hahn K, Eißner D (1978) Knochenbefunde bei Psoriasis. Arch Dermatol Res 262: 191–196
5. Hromec A, Holzmann H, Krapp R, Denk R, Fischer J (1972) Größe und Funktion der Milz bei der Schuppenflechte. Arch Derm Forsch 242: 257–265

Skelett- und Weichteilszintigraphie aus dermatologischer Sicht

H. Holzmann

Zusammenfassung

Zu Beginn wird auf die Bedeutung der Skelettszintigraphie mit ^{99m}Technetium-Phosphat-Verbindungen und die der Gelenkszintigraphie mit ^{99m}Technetium-Pertechnetat eingegangen und ihre Vorzüge gegenüber der klinischen und röntgenologischen Erfassung von Knochen- und Gelenkveränderungen herausgestellt. Die Anwendung dieser beiden Szintigraphieformen, vor allem der Skelettszintigraphie, brachte an einem *unselektierten* dermatologischen Krankengut von Psoriasispatienten neue Erkenntnisse über Häufigkeit, Ausprägung und Wertigkeit der psoriatischen Osteoarthropathie. So konnte gegenüber einer klinisch- und röntgenologisch-erfaßbaren Inzidenz von bis zu 7%, szintigraphisch eine solche von maximal 90% nachgewiesen werden. Dies gelang durch die bessere Registrierung ihres polytopen Charakters und den Nachweis von potentiell reversiblen, größtenteils klinisch stummen und röntgenologisch nicht erfaßbaren „Frühformen". Daneben wurden auch gelenkferne Manifestationen einer psoriatischen Osteopathie erfaßt, die vor allem Schädel, große Röhrenknochen, Rippen und auch Endphalangen betreffen. Ein Entwurf zur formalen Pathogenese der psoriatischen Osteoarthropathie wird aufgrund der szintigraphischen Befunde in Verbindung mit pathologisch-anatomischen Befunden gemacht.

Zahlreiche Fragen zur Aussagekraft der Szintigraphie vor allem im Hinblick auf die durch sie mögliche Abgrenzung der psoriatischen Osteoarthropathie von der chronischen Polyarthritis (Frühformen, Befallmuster etc.) und der Reproduzierbarkeit bzw. Bestätigung der alten früheren Befunde werden an den Nuklearmediziner gerichtet. Höchstwahrscheinlich besitzt jede Erscheinungsform der Psoriasis im Hinblick auf Polytopie und Befallmuster ihre eigene Ausprägung.

Schlüsselwörter

Skelettszintigraphie, Weichteilszintigraphie, psoriatische Osteoarthropathie, Frühformen der psoriatischen Osteoarthropathie, psoriatische Osteopathie

Summary

At the beginning we discuss the importance of bone scintigrafy with ^{99m}Technetium-phosphate-substances and joint scintigrafy with ^{99m}Technetium-pertechnetate. We emphasise their advantages as opposed to clinical investigation and radiological methods of joint- and bone disease. We received new knowledge about frequency, dimension and validity of psoriatic osteoarthropathia by using scintigrafic methods, especially bone scintigrafy on one group of unselected psoriatics. There is an incidence of about 7% by clinical and radiological investigations and a maximum of 90% by scintigrafy. There was a better registration of the polytopical character and proof of potentially early manifestations which were not clinically and radiologically detectable. We could see furthermore manifestations of psoriatic osteopathia not only in the joints but also in the scull, the long marrow bones, the ribs and the distal phalanges. We present a congestion about formal pathogenesis of psoriatic osteoarthropathia from scintigrafic findings in connection with histological results. There are many questions about the significance of scintigrafy to nuclear medicine: Is there a possibility to separate psoriatic osteoarthropathia from rheumatoid arthritis (early manifestations, form of manifestation)? Can the earlier results be confirmed and reproduced? Most likely every single variety of psoriasis has its own form of manifestation in reference to the polytopical manifestation and localisation.

Dermatologie und Nuklearmedizin
Hrsg. Holzmann, Altmeyer, Hör, Hahn
© Springer-Verlag Berlin · Heidelberg 1985

Die Diagnostik dermatologisch relevanter Knochen- und Gelenkaffektionen hat durch nuklearmedizinische Methoden eine außerordentliche Bereicherung erfahren. Diese Verfahren haben den Vorzug einfach durchführbar, nicht invasiv und wenig strahlenbelastend zu sein. Es finden hier die Skelettszintigraphie mit ^{99m}Technetium-Phosphat-Verbindungen und die Gelenk- bzw. Weichteilszintigraphie mit ^{99m}Technetium-Pertechnetat Anwendung.

Diese szintigraphischen Verfahren gehen über die primär morphologische Aussage der qualitativ subjektiven Bildbetrachtung hinaus. Sie erlauben durch quantitative und qualitative Bildanalyse mittels der hochauflösenden Gamma-Kamera-Computertechnologie eine funktionelle Betrachtungsweise und geben damit frühzeitig auch Information über metabolische Vorgänge im Bereich des Knochens und der Gelenke. Durch ihre hohe Sensitivität eignen sie sich vor allem für die Früherkennung von Skelett- und Weichteilaffektionen, da sie lange vor Auftreten von röntgenologisch und häufig auch von klinisch erfaßbaren Störungen pathologische Vorgänge anzeigen. Durch die mögliche Ganzkörpererfassung gestatten sie aber auch die Registrierung des Ausmaßes eines pathologischen Prozesses, also z.B. die Erfassung des polytopen Charakters eines Krankheitsgeschehens. Gerade hier sind szintigraphische Verfahren der Röntgendiagnostik überlegen, da durch sie die Zahl der Röntgenaufnahmen und damit der Strahlenbelastung drastisch reduziert werden kann. Weiterhin kann mit der Szintigraphie der Verlauf von krankhaften Skelett- und Weichteilprozessen, d.h. Fortschreiten, Stillstand oder Rückbildung auf eindrucksvolle Weise dokumentiert werden. Es gelingt damit auch die Erfassung von therapeutischen Effekten. Ich komme hierauf später nochmals zurück.

Skelett- und Weichteilszintigraphie bewähren sich vor allem zur Erfassung von entzündlich bedingten, traumatisch verursachten, degenerativen sowie stoffwechselbedingten Knochen- und Gelenkveränderungen. Die durch sie erhaltenen Aussagen über Intensität bzw. Ausmaß der Nuklidanreicherungen, sind jedoch unspezifisch und eine endgültige Diagnosestellung kann auch hier meist nur mosaiksteinartig durch Zuhilfenahme von Anamnese, Klinik, Labor und Röntgenbefunden bzw. durch Ausschluß anderer möglicher Erkrankungen erfolgen. Durch die mit einer einzigen Aufnahme mögliche Erfassung aller erkrankten Gelenke und damit des Befallmusters der Knochen- und Gelenkbeteiligung kann allerdings eine relativ spezifische und damit eine für die Differentialdiagnose bzw. für die endgültige Diagnosefindung wichtige Aussage resultieren.

Mit der Skelettszintigraphie lassen sich vor allem gesteigerte Umbauvorgänge am Knochen registrieren, die eine vermehrte Osteoklastentätigkeit, aber auch eine gesteigerte Osteoblastentätigkeit mit vermehrter Kollagensynthese und die Produktion noch unreifen, wenig quervernetzten Kollagens anzeigen können. Die Durchblutung spielt für die pathologische Nuklidanreicherung hierbei auch eine Rolle. Aber hierauf werden wir später sicher noch zu sprechen kommen, und in diesem Zusammenhang vielleicht auch auf die mögliche Bedeutung der bereits 1973 von Hör u. Mitarb. [5] vorgeschlagenen und in letzter Zeit wieder zur Anwendung gekommenen Dreiphasenszintigraphie für unsere heute in dieser Sektion zu diskutierenden klinischen Fragestellungen.

Mit der Weichteilszintigraphie hingegen werden vor allem hyperämische bzw. entzündliche Vorgänge angezeigt [6, 17].

Es wird die Ansicht vertreten, daß die Sklettszintigraphie der Weichteilszintigraphie bei der Erfassung von Veränderungen der psoriatischen Osteoarthropathie (p. O.) und der Arthritis bei M. Reiter überlegen sein soll. Dies soll sich daraus ergeben, daß eine gute Darstellung des Befalls von Wirbelsäule und Ileosacralgelenken nur mit der Skelettszintigraphie gelingt, während sich die synovitischen Veränderungen bei diesen Anthropathieformen besser mit der Weichteilszintigraphie darstellen lassen [17].

In diesem Zusammenhang möchte ich hervorheben, daß für uns Dermatologen der derzeitige Wissenstand des Anreicherungsmechanismus der verwendeten Radionuklide von außerordentlich großer Bedeutung ist. Durch die Kenntnis des Anreicherungsmechanismus der Radionuklide nämlich, können wir Rückschlüsse und wesentliche Einblicke in den Pathomechanismus der zugrundeliegenden dermatologisch-relevanten Skelett- und Weichteilerkrankungen erhalten. Bei der Pathogenese der p. O. werde ich später auf diesen Sachverhalt nochmals zu sprechen kommen.

Die Anwendung dieser beiden vorgenannten szintigraphischen Methoden an einem *unselektierten* dermatologischen Krankengut von Psoriasis-Patienten – und dies erklärt wohl den Unterschied unserer Ergebnisse und Aussagen zu denen vieler Kliniker im Hinblick auf Häufigkeit und Wertigkeit der p. O. – hat uns seinerzeit als erste in die Lage versetzt, die Kenntnisse über die Skelett- und Knochenmanifestation der Psoriasiskrankheit bedeutend zu erweitern [8–11]. Unsere Beobachtungen wurden bald darauf bestätigt [16].

Die neuen, von uns erhobenen Befunde, betrafen vor allem den Nachweis von klinisch stummen und von mir als „Frühformen" bezeichnete Veränderungen der psoriatischen Knochen- und Gelenkmanifestation. Diese sind nur szintigraphisch erkennbar, entgehen also einer röntgenologischen und auch größtenteils klinischen Erfassung. Erstaunlich ist die Häufigkeit dieser Frühformen [9, 10, 16]. Schließlich war die Erstbeschreibung von gelenkfernen reinen Knochenmanifestationen (psoriatische Osteopathie) ein weiterer bedeutsamer Befund, der vor allem für die pathogenetische Betrachtungsweise der p. O. und ihre nosologische Einordnung relevant sein dürfte [8, 11].

Zunächst sind jedoch, bevor wir bei der p. O. weiter ins Detail gehen, an den Nuklearmediziner noch einige Fragen zur heutigen Wertigkeit der in der Skelett- und Weichteildiagnostik verwendeten szintigraphischen Verfahren zu richten. Für den Dermatologen wäre es von großem Interesse zu erfahren, wie sich die Spezifität dieser Methoden nach ca. 15 Jahren Gebrauch in der heute üblichen Technik darstellt? Wie wird heute ihre Sensitivität beurteilt? Was ist heute weiterhin über ihre Aussagekraft zu sagen? Gibt es neue Erkenntnissse über die Art ihres Anreicherungsmechanismus, bzw. welchen Pathomechanismus zeigen sie an? Wie hoch ist der Prozentsatz der positiven Befunde bei Gesunden bzw. in einem sogenannten Normal- oder Vergleichskollektiv? Es wäre gleichzeitig wichtig zu wissen, wie hoch der Prozentsatz der „falsch-negativen" Befunde bei bestehenden Skelett- und Weichteilerkrankungen anzusetzen ist? Ist es sinnvoll und ethisch vertretbar bei entsprechender Indikation im Wachstumsalter bei Jugendlichen knochen- und gelenkszintigraphische Untersuchungen vorzunehmen? Wie sind hier Nuklidanreicherungen dann zu interpretieren?

Doch zurück zu der psoriatischen Knochen- und Gelenkbeteiligung. Die Häufigkeit der klinisch und röntgenologisch diagnostizierbaren p. O. wird in der Literatur mit 7% angegeben [16]. Mit den hochsensiblen nuklearmedizinischen Methoden, wie von mir vorhin schon angesprochen, erhält man durch Erfassung der Frühformen allerdings hier ganz andere Werte. Mit der Skelettszintigraphie erzielten wir nämlich an einem, wie schon gesagt, unselektierten Krankengut von Psoriatikern, die allein wegen ihrer Hautveränderungen zu uns in klinische Behandlung kamen, in 80–90% positive Szintigramme. Damit konnten also einerseits bei einer erheblich größeren Patientenzahl von Psoriatikern solche Extrakutanveränderungen nachgewiesen werden, was letztlich den Prozentsatz von ca. 7% auf maximal 90% veränderte, andererseits aber auch individuell beim einzelnen Kranken selbst eine zahlenmäßig größere Beteiligung der Gelenke [9, 10]. Letztere Aussage verdanken wir vor allem dem Ganzkörperszintigramm, das uns in die Lage versetzte, den polytopen Charakter dieser Extracutanmanifestation erst richtig zu erfassen und zu übersehen.

Was stellen nun diese von mir als Frühformen bezeichneten Veränderungen dar, die mit der Skelettszintigraphie registriert werden können? Da sie früher einer röntgenologischen Darstellung entgangen sind, können bei ihnen noch keine Entkalkungen in einem solchen Ausmaß vorliegen, daß sie einen Mineralsalzverlust von mindestens 30% erreichen. Sie sind vermutlich deswegen mehrminder als noch funktionell bedingt aufzufassen und könnten daher in erster Linie metabolische Störungen anzeigen. Wie die Anfertigung von Szintigraphien bei denselben Patienten in größeren Abständen gezeigt hat, sind diese Frühformen potentiell reversibel, d. h. ein Teil davon bildet sich vollständig zurück und wird auch szintigraphisch stumm. Dies kann mit einer röntgenologisch erfaßten Gelenkaffektion in dieser Form nicht erfolgen, da röntgenmorphologisch praktisch nur irreversible bzw. Defekt-Zustände angezeigt werden.

Es kann angenommen werden, daß die weitere Entwicklung dieser Frühformen, zumindest bei einem Teil der Fälle, genetisch determiniert ist, d. h., daß dispositionell verankert ist, ob sich eine solche Frühform zurückbildet oder in zunehmend polytop lokalisierte, mehrminder ausgeprägte, irreversible Defektzustände weiterschreitet, die natürlich dann auch röntgenologisch erfaßbar werden.

Was weiter bei unseren szintigraphischen Untersuchungen augenfällig wurde, war, daß bei einer Gruppe von Psoriatikern, die sowohl skelettszintigraphisch als auch weichteilszintigraphisch untersucht worden waren, die Skelettszintigraphie doppelt so häufig positive Ergebnisse lieferte, wie die Gelenkszintigraphie [9]. Dies könnte bedeuten, daß die pathologische Nuklidanreicherung im Bereich der gelenknahen Knochenabschnitte beginnt, dort möglicherweise zuerst nicht entzündlich, sondern nur mit einem vermehrten Knochenumbau bzw. einer gesteigerten Kollagensynthese und später erst auf die Synovia mit sekundär-entzündlicher Akzentuierung übergreift. Diese Vorgänge im Bereich der gelenknahen Knochenabschnitte könnten bei der Psoriasis an der Cutis in Form einer vermehrten Fibroblastentätigkeit mit gesteigerter Kollagenproduktion [18, 19] und an der Epidermis in Form einer Hyperproliferation, die zu einer gesteigerten Epidermopoese führt, Analogien haben [4, 13, 14]. Für diese Auffassung der formalen Pathogenese der p. O., nämlich eines Beginns im Bereich der gelenknahen Knochenabschnitte und dann einer Synovitis, also einer in dieser Weise zeitlich versetzten Reihenfolge der pathologischen Vorgänge, könnte auch das durch uns erstmals mittels der Skelettszintigraphie nachgewiesene Vorhandensein von reinen gelenkfernen Knochenmanifestationen bei Psoriatikern sprechen, die röntgenologisch keinerlei Korrelat haben und für die wir eine andere Genese

8

jeweils ausschließen konnten. Diese Knochenmanifestationen finden wir beim Psoriatiker im Bereich des Schädels, der großen Röhrenknochen, der Rippen und neuerdings auch vor allem im Bereich der Endphalangen. Bei letzterer Manifestationsform ist die Frage, ob sich hier in ihrer Entwicklung stehengebliebene formes frustes der Maximalform einer akralen Psoriasis pustulosa, also einer „Acrodermatitis continua suppurativa Hallopeau" andeuten. Diese Sonderform zeichnet sich bekanntermaßen durch knöchernen Umbau der Endphalangen aus. Wir konnten diese Beobachtungen der gelenkfernen Knochenmanifestation ungefähr bei 3% der daraufhin untersuchten Psoriatiker machen [8, 11]. Dabei war jedoch der Befall der Endphalangen vor allem im Bereich der Hände nicht mitgerechnet, über dessen Ausmaß uns noch keine genauen Daten vorliegen.

Auch von Faßbender werden pathologisch-anatomisch an den befallenen Gelenken des Psoriatikers zwei sich deutlich voneinander unterscheidende Vorgänge abgegrenzt. Er beschreibt einerseits einen krankhaften Prozeß, der extrakapsulär am kompakten und auch spongiösen Knochen der Phalangen abläuft, mit Anlagerung von Osteoblastenketten an die Zone des freigelegten Knochens und Neubildung von Osteoid, und der keine Merkmale einer vorgängigen oder aktuellen Entzündung oder einer Osteoklastentätigkeit aufweist, andererseits eine intrakapsuläre Synovitis, die hinsichtlich zahlreicher morphologischer Merkmale qualitativ nicht von derjenigen bei der rheumatischen Arthritis different erscheint [3].

Aus all diesen Befunden kann daher als ein Charakteristikum der psoriatischen Knochen- und Gelenkaffektion angenommen werden, daß der Krankheitsprozeß am gelenknahen Knochenanteil seinen Anfang nimmt und dann (sekundär?) in eine entzündliche Synovitis übergeht, die wenn sie lange genug besteht, nur mit einem Defekt ausheilen kann. Für diese Annahme sprechen die häufigen pathologischen Nuklidanreicherungen von ^{99m}Technetium-Phosphat-Verbindungen im Bereich der gelenknahen Knochenanteile [9, 10], die Reversibilität eines Teils der sogenannten Frühformen, die Existenz eines gelenkfernen Knochenbefalls [8, 11] sowie die eben angeführten, von Faßbender erhobenen, pathologisch-anatomischen Befunde [3]. Die Reihenfolge und die Besonderheiten dieser aufgezählten Fakten könnten den Unterschied der p. O. zur c. P. darstellen. Und hier erhebt sich die Frage, die wir gleichfalls gerne an den Nuklearmediziner richten möchten: Ist der Skelettscan auch bei der chronischen Polyarthritis (c. P.) häufiger positiv als der Weichteilscan und existieren szintigraphisch nachweisbare gelenkferne röntgenologisch nicht darstellbare Knochenmanifestationen bei der c. P.?

Als weiteres Faktum liegt auch die Häufigkeit des gleichzeitigen Zusammentreffens der Dermatose mit der p. O., wie schon gesagt, in über 80%, eine nosologische Abgrenzung von der c. P. nahe.

Alle diese Befunde unterstreichen den Systemcharakter der Psoriasis und sprechen für die Annahme einer krankheitszugehörigen Arthropathie. Ich möchte auch in diesem Zusammenhang daran erinnern, daß wir als erste und dies schon vor längerer Zeit von der Psoriasis als einer Allgemeinkrankheit gesprochen haben [4, 12–14]. Wir haben seinerzeit, auch wegen der eben aufgezeigten möglichen formalen Pathogenese dieser Psoriasis-zugehörigen Arthropathie, nosologisch eine deutliche Abgrenzung von der c. P. vorgenommen und wegen des qualitativ und quantitativ im Vordergrund stehenden Knochenbefalls dafür den Begriff der „psoriatischen Osteoarthropathie" gewählt [10].

Ich möchte allerdings nicht verschweigen, daß zu diesen Fragen auch andere Anschauungen vertreten werden. So wird auch in letzter Zeit noch die Auffassung geäußert, daß das Zusammentreffen von Veränderungen an der Haut einerseits und der Arthropathie andererseits, mehrminder ein zufälliges Zusammentreffen der Dermatose Psoriasis mit einer c. P. ist [1, 2].

Was ist nun zu dem szintigraphisch erfaßbaren Befallmuster vor allem auch der Frühformen zu sagen. Dies könnte ja ein spezifisches Kriterium der p. O. sein. Unterscheidet es sich von der c. P.? Gibt es überhaupt der psoriatischen Osteoarthropathie vergleichbare Frühformen bei der c. P., die nur skelettszintigraphisch erfaßbar sind und teilweise reversibel, klinisch stumm und röntgenologisch nicht darstellbar? Auch hier die Frage an die Nuklearmediziner: Sind die skelett- und weichteilszintigraphischen Befunde bei der c. P., ein Synonym von ihr ist primär progrediente Polyarthritis, also eine Arthritisform, die auch das Wort Progredienz in ihrem Namen trägt, in der Mehrzahl reversibel? Finden wir in der Szintigraphie der p. O., wie bei ihren Röntgenbefunden, die Bevorzugung der kleinen Gelenke wieder, vorzugsweises Ergriffensein der Endgelenke (Transversaltyp), zuerst die Asymmetrie (Axialtyp) im Befall der kleinen Gelenke bzw. der Befall im Strahl? Können wir von einer Gruppe, die nur die kleinen Gelenke befällt eine Gruppe abgrenzen, die zusätzlich einen Stammskelettbefall aufweist? Können bei den Kriterien eines besonderen Verteilungsmusters die Beteiligung der großen Gelenke vernachlässigt werden? Wie häufig ist im Gegensatz zu den Röntgenbefunden der Stammskelettbefall szintigraphisch nachweisbar und existiert hier auch wie bei der röntgenologischen Erfassung eine Androtropie? Welche Bedeutung spielt die besondere Rolle des sogenannten „Anterior Chest Wall Syndroms" bei der p. O.? Dieses ist von Japanern als besonders typisch für die Skelettmanifestation bei Pustulosis palmaris et plantaris [21, 22] beschrieben worden, eine Erkrankung die wohl doch zum Formenkreis der Psoriasis gehört und auf die ich gleich noch einmal zu sprechen kommen werde.

Die Psoriasis ist eine Hautkrankheit, die in verschiedenen phänomenologischen Spielarten auftritt. So können z. B. chronisch-statisch verlaufende Erscheinungsbilder von solchen mit eruptiv-exanthemischem Charakter unterschieden werden. Auch spielen topische Sonderformen eine Rolle, so z. B. die Psoriasis inversa, die Psoriasis pustulosa der Handteller und Fußsohlen, oder die höchstwahrscheinlich auch der Psoriasisgruppe zugehörige Pustulosis palmaris et plantaris. Auch die Hautveränderungen beim M. Reiter sind psoriatischer Natur [7, 15]. Die Psoriasisgruppe hat somit durchaus einen heterogenen Charakter. Das Verbindende dieser Gruppe und andererseits auch das Modifizierende könnten genetische Marker anzeigen. Daß hier bei der multifaktoriell vererblichen Psoriasis, die einen Umwelt- und einen Erbanteil hat, die Transplantationsantigene als genetische Marker eine bedeutsame Rolle spielen, ist seit längerem bekannt [10]. Es wäre weiterhin auch denkbar, daß die Krankheitsanfälligkeit im Bereich des Skelettsystems, also die quantitative und qualitative Expression der p. O. und damit einerseits das Ausmaß der Polytopie und andererseits die Anordnung des Befallmusters hiermit in Zusammenhang stehen könnten. Daß diese Annahme zutreffen könnte, dafür sprechen viele Einzelbeobachtungen. Freilich wird es noch großer Anstrengungen bedürfen, Hauterscheinungsbilder, quantitative und qualitative szintigraphische Befunde und HLA-Marker bei der Psoriasis miteinander zu korrelieren, also Phänomenologie an Haut, Knochen und Gelenken jeweils mit dem entsprechenden Mosaik der einzelnen HLA-Marker in Verbindung zu bringen.

Doch vielleicht darf ich erneut einige Fragen an die Nuklearmediziner richten? So wäre es wichtig zu wissen, ob unsere alten Zahlenangaben bzgl. der Häufigkeit der p. O. noch zutreffend sind [10], oder müssen diese heute aufgrund einer anderen Bewertung der szintigraphischen Methoden und ihrer Aussagekraft revidiert werden? Ist grundsätzlich das Skelettszintigramm die geeignetere Methode zur Erfassung einer p. O. und das Weichteilszintigramm die bessere Methode zur Erfassung einer c. P.? Wenn ja, stimmen Sie mir zu, daß sich auch daraus aus Ihrer Sicht unter Berücksichtigung des Anreicherungsmechanismus der differenten Radionuklide und ihres Verteilungsmusters Folgerungen auf eine unterschiedliche Pathogenese von p. O. und c. P. ableiten lassen?

Ich möchte jetzt auch nochmals auf die szintigraphische Registrierung von Therapie-Effekten zurückkommen. Hierzu muß ich vorwegschicken, daß es eine befriedigende medikamentöse Therapie der p. O. bisher nicht gibt.

Wir haben seinerzeit mit der Skelettszintigraphie bei der p. O. in relativ kurzer Zeit (bereits nach 12 Tagen) bei der Behandlung mit Phenylbutazon in einer Dosierung von 4×150 mg täglich, einen Einfluß auf die pathologische Nuklidanreicherung im Sinne einer Regression registrieren können [20]. Ich möchte hierbei jedoch betonen, daß die klinische Erfahrung inzwischen gelehrt hat, daß mit dieser Art von Substanzen eine erfolgreiche Dauertherapie der p. O. nicht durchgeführt werden kann.

Kürzlich nun haben wir hier in Frankfurt klinisch und auch mittels der Skelettszintigraphie, gemeinsam mit Herrn Hör und seinen Mitarbeitern, die Wirkung einer anderen Substanz auf die p. O. untersucht. Die Substanz war ein Diphosphonat*. Der Gedanke, der ihrer Anwendung bei der psoriatischen Osteoarthropathie zugrunde lag, war kurz gesagt der, daß wie wir wissen, sich eben diese Substanzklasse, die Diphosphonate, am Sedes morbi der p. O. anreichern und, daß nach Angaben der Literatur damit gerechnet werden konnte, daß sie in den der p. O. eigentümlichen Pathomechanismus „regulierend" eingreifen könnte. Die Dosierung betrug zuerst 2 Monate 20 mg/kg Körpergewicht, danach 4 Monate 5 mg/kg Körpergewicht. Nachdem wir klinisch ein gutes Behandlungsresultat bei über 50% der 20 behandelten Psoriatiker registrieren konnten, standen wir mit unseren nuklearmedizinischen Beobachtungen allerdings dann vor einem Rätsel; die Nuklidanreicherung in den für die psoriatische Osteoarthropathie sensitiven Regionen hatte nämlich, entgegen unserer Erwartung, bei wie schon gesagt, eindeutiger klinischer Besserung, paradoxerweise scheinbar deutlich zugenommen. Hat jemand von Ihnen für diesen Vorgang eine Erklärung parat?

Eine andere Systemerkrankung, die uns hier in Frankfurt besonders beschäftigt, ist die progressive Sklerodermie. Sie geht mit einer Polyarthritis einher, die sich klinisch und röntgenologisch von der c. P. deutlich unterscheiden soll. Auch hier wäre nun die Frage, ob mittels szintigraphischer Methoden neue Informationen über Häufigkeit des Gelenkbefalls und Verteilungsmuster sowie Reversibilität dieser Polyarthritis zu erhalten wären.

---

* EHDP (Ethyliden-1-hydroxy, 1,1-diphosphonat)
  Handelsname: Diphos/Boehringer Mannheim GmbH

Es war in diesem Referat nicht möglich und auch nicht beabsichtigt, die ganze Problematik dieses Komplexes mehr oder weniger vollständig abzuhandeln. Nichtsdestoweniger sind so viele Fragen aufgeworfen, daß ich hoffe, daß wir vielleicht auf diesem Symposium auf einen Teil davon eine Antwort finden.

Literatur

1. Farber EM, Cox AJ (1977) Arthritis and Psoriasis: Recent Findings. In: Psoriasis: Proceedings of the Second International Symposium, 155–162, New York, Yorker Medical Books
2. Farber EM, Nall ML (1979) Konzepte über Psoriasis und Arthritis: Eine Standortbestimmung. extracta dermatologica 3 (6): 539–546
3. Fassbender HG (1979) Extra-Articular Processes in Osteoarthropathia Psoriatica. Arch Orthop Traumat Surg 95: 37–46
4. Hoede N, Morsches B, Holzmann H (1974) Psoriasis – eine Allgemeinerkrankung. Internist. 15: 186–191
5. Hör G, Keyl W, Langhammer H, Heidenreich P, Herzog M, Buttermann G, Pabst HW (1974) Ergebnisse der Scanner- und Kamera-Sequenzszintigraphie im Vergleich mit Röntgendiagnostik (Nativaufnahmen, Angiographie) und Thermographie bei Skeletterkrankungen. In: Pabst HW, Hör G (Hrsg) Nuklearmedizin. Ergebnisse in Technik, Klinik und Therapie, Schattauer, Stuttgart New York, S. 377–382
6. Hör G, Munz DL (1983) Nuklearmedizin – einst und jetzt. Fortschr Med 101: 415–422
7. Holzmann H, Böhm G, Eißner D, Hahn K, Lemmel EM (1980) Die psoriatische Knochen- und Gelenkbeteiligung im szintigraphischen Bild. akt dermatol 6: 235–240
8. Holzmann H, Eißner D, Hahn K, Thiers G, Böhm G (1982) Die psoriatische Osteopathie. Z Hautkr 57 (15): 1144–1150
9. Holzmann H, Hoede N, Eißner D, Hahn K, Hülse R (1974) Joint Involvement in Psoriasis. Arch Derm Forsch 250: 95–107
10. Holzmann H, Hoede N, Eißner D, Hahn K (1979) Die psoriatische Osteoarthropathie. Hautarzt 30: 343–348
11. Holzmann H, Hoede N, Hahn K, Eißner D (1978) Knochenbefunde bei Psoriasis. Arch Dermatol Res 262: 191–196
12. Holzmann H, Hoede N, Morsches B (1973) Organbefunde bei Psoriasis. Dtsch med Wschr 98: 1535–1536
13. Holzmann H, Hoede N, Morsches B (1973) Organmanifestationen der Psoriasiskrankheit. Med Welt 24 (N.F.): 523–527
14. Holzmann H, Morsches B, Hoede N (1973) Ätiopathogenese der Psoriasiskrankheit. Med Welt 24 (N.F.): 429–434
15. Holzmann H, Thiers G (1983) Dermatosen mit Arthropathien. In: Braun-Falco O, Burg G (Hrsg) Fortschritte der praktischen Dermatologie und Venerologie, X. Band, Springer, Berlin Heidelberg New York, 36–43
16. Namey, TC, Rosenthall L (1976) Periarticular uptake of ^{99m}Techneticum diphosphonate in psoriatics. Arthritis Rheum 19: 607–612
17. Pfannenstiel P, Semmler U (1976) Möglichkeiten der Frühdiagnostik rheumatischer Erkrankungen durch die Szintigraphie. Therapiewoche 26: 8154–8165
18. Priestley GC (1983) Hyperactivity of fibroblasts cultured from psoriatic skin: II. Synthesis of macromolecules. Brit J Derm 109: 157–164
19. Priestley GC, Adams LW (1983) Hyperactivity of fibroblasts cultured from psoriatic skin: I. Faster proliferation and effect of serum withdrawal. Brit J Derm 109: 149–156
20. Schmiedbach H, Hahn K, Eißner D, Wolf R, Morsches B, Holzmann H (1976) Zur Therapie der Arthritis psoriatica mit Demoplas®. Eine klinische und nuklearmedizinische Studie bei 10 Patienten. Med Klin 71: 2248–2253
21. Sonozaki H, Kawashima M, Hongo O, Yaoita H, Ikeno M, Matsuura M, Okai K, Azura A (1981) Incidence of arthroosteitis in patients with pustolosis palmaris et plantaris. Ann Rheum Dis 40: 554–557
22. Sonozaki H, Mitsui H, Miyanaga Y, Okitsu K, Igarashi M, Hayashi Y, Matsuura M, Azura A, Okai K, Kawashima M (1981) Clinical features of 53 cases with pustulotic arthroosteitis. Ann Rheum dis 40: 547–553

Diskussion zum Referat Holzmann

G. Hör

Die Sensitivität der Skelettszintigraphie hängt vom jeweiligen Tumorstadium ab. Große Untersuchungsreihen haben gezeigt, daß z. B. im Stadium I des Mamma-Karzinoms Skelettmetastasen nur in einem sehr niedrigen %-Satz ($< 2\%$) nachweisbar sind. Am sensitivsten ist das Verfahren für den Nachweis von Metastasen bei Prostata-Karzinomen. Bei nicht-malignen Erkrankungen ist eine durch die jeweilige Erkrankung bedingte Skelettbeteiligung kritisch zu beurteilen. Bisher vorliegende Statistiken wurden in der Regel als retrospektive Studien konzipiert, falschpositive, d. h. als rein degenerativ interpretierbare lokale Knochenstoffwechselsteigerungen gingen bisher in nicht unerheblichem Umfang in die Beurteilung des Nuklearmediziners ein. In diesem Zusammenhang ist zu fordern, daß möglichst nur noch hochauflösende Gammakameras eingesetzt werden sollten, unter Verzicht auf rektilineare Scannergeräte.

Im Falle der Skelettbeteiligung bei Psoriasis wurden die früher aus Mainz publizierten Ergebnisse bestätigt. Ich möchte vor allem auf einige interessante Ergebnisse der Arbeitsgruppe Haydl und Mitarb. hinweisen.
1. Bei Synovitis korrelieren Klinik und Szintigraphie immer, radiologische Entzündungszeichen sind nur selten nachweisbar.
2. Bei klinisch unauffälligen Gelenken ist die Szintigraphie häufig positiv „im Sinne einer Enthesitis": 82% der Patienten bieten szintigraphisch-pathologische Befunde in den Fingergelenken, 18% den typischen Befall im Strahl, 8% nur Endphalanx-Veränderungen, Handgelenke oder Handwurzelknochen sind szintigraphisch mitbetroffen.
3. 73% der Patienten haben Störungen des Knochenmetabolismus im Kalkaneus (an Plantaraponeurose u. Achillessehnen-Insertion).
4. 97% der Patienten weisen szintigraphisch Pathologica auf, wenn man neben den ossären auch die weichteilnahen und -bedingten Aktivitätsfoci berücksichtigt („Enthesitis" an Sternoclaviculargelenk, Symphyse etc.).
5. 88% der in 56% symptomatischen Patienten mit lumbosacraler Athralgie lassen eine Sacroiliitis „diagnostizieren" (Re/Li-Quotienten über 1,3), wobei Parasyndesmophyten auch nach unseren Erfahrungen u. U. szintigraphisch erkannt werden.
6. Wirbelkörper-Aktivitätsdepots zeigten sich bei 23/33 Patienten.
7. Mit extraartikulären Manifestationen ist bei etwa einem Drittel der Psoriatiker zu rechnen (Schädel, Rippe, Femur).
8. Subklinische Arthritiden und Frühformen einer Arthritis psoriatrica dürften nuklearmedizinisch somit eher erkennbar sein als radiologisch.
   Ob der szintigraphische Nachweis enthesopathie-typischer Veränderungen (s. den hohen, oben zitierten Prozentsatz) nuklearmedizinisch-differentialdiagno-

Dermatologie und Nuklearmedizin
Hrsg. Holzmann, Altmeyer · Hör, Hahn
© Springer-Verlag Berlin · Heidelberg 1985

stische Hilfen gegenüber den Szintigraphie-Veränderungen bei rheumatoider Arthritis erlaubt, bleibt m. E. prospektiven Studien vorbehalten.

Was die Frage positiv-szintigraphischer Befunde betrifft, die früher bei fehlender Kritik und unauffälligem Röntgenbefund als „falsch-positiv" eingestuft wurden, weise ich auf jene Erfahrungen hin, daß das Skelettszintigramm bei allen Altersklassen – auch bei Jugendlichen und Kindern – metabolisch-aktive Knochenherde zum Nachweis bringt, die u. U. nach klinisch inapparenten Sport-Mikrotraumen entstehen.

Falsch-negative Skelettszintigramme sind für eine große Zahl benigner Knochentumore bekannt (Büll et al), für die Psoriasis u. psoriatrische Osteoarthropathie sind mir entsprechende Daten ebenso wenig bekannt, wie für andere dermatologisch relevante Erkrankungen, z. B. den szintigraphischen Nachweis der syphilitischen Periostitis, da bisher nur vereinzelte Publikationen im Weltschrifttum vorliegen.

Ethisch vertretbar ist die Skelett-Szintigraphie mit Tc-Phosphatkomplexen bei Patienten im Wachstumsalter immer dann, wenn ohne Einsatz ionisierender Strahlen der klinisch begründete Verdacht einer vor allem malignen Knochenbeteiligung nachgewiesen werden soll, sofern Therapiekonsequenzen zu erwarten sind. Dies trifft nach unseren Erfahrungen in erster Linie für Patienten der pädiatrischen Onkologie zu. Die Strahlenexposition ist nach Roedler u. Kaul je nach Alter anzusetzen.

Der Anreicherungsmechanismus von knochenaffinen ^{99m}Tc-Phosphatkomplexen wurde früher im Sinne einer „Chemiadsorption" an die Oberfläche der Kristallmatrix gedeutet (Subramanian et al 1970). In den letzten Jahren wurden unsere Erkenntnisse durch experimentelle und klinische Studien, auch im Zuge der Wiederentdeckung der 3-Phasen-Szintigraphie, erweitert.

Heute gehen wir von folgender biokinetischer Funktions-Trias der ^{99m}Tc-Phosphatkomplex-Anreicherung aus:

1. Phase: Knochenperfusion
   (als primär-dominanter Faktor der 3-Phasen-Szintigraphie),
2. Phase: Osteoblastenaktivität,
3. Phase: Kalzium-Kollagen-Turnover.

Daß die Skelettgefäße über den sympathisch gesteuerten Vasomotorentonus die Phase I des Skelettszintigramms beeinflussen, wurde aus skelettszintigraphischen Studien bei sog. reflexsympathischer Dystrophie geschlossen. Zentraler Sympathikotonusverlust bedingt – ähnlich wie Sympathektomie – Vasodilatation mit erhöhter Knochenperfusion und dem perfusionsszintigraphischen Resultat einer Hyperämie.

Grundlagen der Skelett- und Weichteilszintigraphie

C. Schümichen

Zusammenfassung

Lokale aber auch generalisierte Veränderungen im Knochenstoffwechsel werden durch die Skelett-szintigraphie so frühzeitig wie möglich aufgedeckt. Eine vermehrte Anreicherung von ^{99m}Tc-Phosphat im Knochen weist sowohl auf eine lokale Zunahme der Durchblutung als auch Knochenneubildungsrate hin, zwischen beiden Größen besteht jedoch keine feste Korrelation. Tumoröse, entzündliche oder degenerative Knochenläsionen rufen im Regelfalle eine reaktiv gesteigerte Knochenneubildung hervor. Entzündliche Knochen- und Gelenkveränderungen können ebenso wie eine begleitende Weichteilaffektion durch die Mehrphasenszintigraphie artdiagnostisch abgegrenzt werden.

Schlüsselwörter

Knochenszintigraphie, Weichteilszintigraphie, Grundlagen

Summary

Both local and generalized abnormalities in bone metabolism are detected by bone scintigraphy as early as possible. An increased uptake of ^{99m}Tc-phosphate in bone indicates an local increase in blood flow as well as in bone formation rate, but there is no fixed correlation between both values. Tumorous, inflammatory or degenerative bone lesions normally cause reactive enhenced formation of new bone. Inflammatory disease of bone and joints as well as adjunctive soft tissue affection can be differentiated by the multi-phase bone scintigraphy.

Die Skelettszintigraphie hat sich innerhalb eines Jahrzehnts zur am häufigsten angewandten nuklearmedizinischen Untersuchungsmethode entwickelt. Größter Vorzug des Verfahrens ist der überaus empfindliche und daher frühzeitige Nachweis von Knochenläsionen jeglicher Art. Obwohl die Vorteile der Skelettszintigraphie gegenüber der konventionellen Röntgendiagnostik eindeutig belegt sind, sind die Grundlagen der Methode noch nicht in allen Einzelheiten geklärt. Insbesondere trifft dies auf die Knochenanreicherung der ^{99m}Tc-Phosphatverbindungen zu.

Physiologische Knochenanreicherung

Kalzium-Kinetik

Das adulte Skelett enthält 1,2 kg Kalzium, der gesamte Extrazellulärraum dagegen nur 780 mg [5]. Diese relativ kleine Kalziummenge im Extrazellulärraum wird andererseits pro Tag 5 mal umgesetzt [10]. Ähnliche kinetische Verhältnisse müssen auch

Dermatologie und Nuklearmedizin
Hrsg. Holzmann, Altmeyer, Hör, Hahn
© Springer-Verlag Berlin · Heidelberg 1985

für das im Knochenmineral vorhandene Phosphat angenommen werden. Durch diesen großen Mineralumsatz ist es möglich, osteotrope Radioisotope und -pharmaka innerhalb einer kurzen Wartezeit in ausreichender Konzentration im Knochen anzureichern.

Trotz des extremen Mißverhältnisses zwischen dem Mineralgehalt im Knochen und in den Gewebsflüssigkeiten, und obwohl zwischen beiden Kompartimenten ein ständiger Austausch stattfindet, ist der Kalzium-Plasmaspiegel außerordentlich fein reguliert, was auf äußerst wirksame Regulationsmechanismen schließen läßt.

Es darf angenommen werden, daß der Mineralaustausch unter direkter oder indirekter Kontrolle der Knochenzellen steht [10].

Ionenaustausch

Der Begriff Ionenaustausch geht auf grundlegende Arbeiten von Chiewitz und von Hevesy [2] zurück, die erstmals Radiophosphor zur Untersuchung des Knochenstoffwechsels einsetzten. Die Anreicherungsrate von Radiophosphor wurde dabei als zu hoch empfunden, um mit dem physiologischen Knochenumbau in Verbindung zu stehen. Als zusätzlicher Anreicherungsmechanismus wurde deshalb ein passiver Ionenaustausch postuliert. In der Tat können die Bestandteile des Apatits durch Fremdionen ersetzt werden, so Kalzium durch Strontium, Phosphat durch Pyrophosphat oder Diphosphonate und die Hydroxylgruppe durch Fluor. Eine einfache Modellvorstellung, bei der die Fremdionen arteriell antransportiert und die ausgetauschten Ionen venös abtransportiert werden, muß verneint werden [10], da sich hieraus eine potentielle Abhängigkeit von der Durchblutung, Temperatur und Blut-pH ergibt, die im Widerspruch zur tatsächlichen Konstanz des Kalzium-Plasmaspiegels steht.

Der Begriff Austausch (exchange) ist deshalb nur als kinetischer Vorgang unabhängig von den zugrundeliegenden chemischen Prozessen zu verstehen [18].

Knochenumbau

Der physiologische Knochenumbau vollzieht sich auf zwei Ebenen, zu unterscheiden ist:
- der *Makroumbau* durch Osteoklasten und -blasten zur Anpassung an statische Anforderungen und
- der *Miniumbau* durch Osteozyten [1], zur Erhaltung der Kalziumhomöostase.

Die Osteozyten sprechen wesentlich schneller auf Hormonstimuli an als die Osteoblasten und -klasten. Sowohl beim Makro- wie Miniumbau liegt der Knochenanreicherung von Radioisotopen die Mineralisation einer verkalkungsfähigen Matrix zugrunde. Der beschriebene Ionenaustausch findet hier während der Ausfällung von Apatit in die Knochenmatrix statt. Bis die neugebildete Matrix verkalkungsfähig wird, vergeht eine Mindestlatenzzeit von 3 Tagen, das Maximum der Anreicherung wird nach 3 Wochen erreicht [11]. Durch den physiologischen Knochenumbau wird die Zusammensetzung des Knochenminerals insgesamt nicht verändert, im Gegensatz zum Ionenaustauschmodell erfolgen Mineralaufnahme und -abgabe an getrennten Orten. Zur Beschreibung dieser kinetischen Vorgänge wird der Knochen in Stoffwechseleinheiten aufgeteilt, die in der Corticalis den Osteonen entsprechen [10].

16

Durchblutung

Die Durchblutung des gesunden adulten Skeletts beträgt ca. 100 ml/min, pro Kapillarpassage werden durchschnittlich 40% des osteotropen Radiopharmakons im Knochen extrahiert, lediglich 18 F wird fast vollständig pro Kapillarpassage aufgenommen. Zwischen lokaler Knochendurchblutung und Anreicherungsrate des osteotropen Radiopharmakons besteht keine Proportionalität. Während der Matrixbildung und -reifung, gleich ob im Rahmen des physiologischen Knochenumbaus oder reaktiv ausgelöst durch äußere Reize, ist die Durchblutung bereits initial gesteigert, ohne daß infolge der Unreife der Matrix bereits eine Ablagerung des Radioisotops erfolgt [11]. Bei Vorhandensein einer verkalkungsfähigen Matrix führt eine alleinige Steigerung der Knochendurchblutung zu einer korrespondierenden Mehranreicherung des Radioisotops, wobei mit zunehmendem Blutfluß die Extraktion abnimmt [10, 16]. Andererseits sind auch Zustände bekannt, bei denen die Mehranreicherung trotz Mehrdurchblutung ausbleibt [11].

Zusammenfassend kann festgehalten werden: Die im Skelettszintigramm beobachtete Anreicherung eines osteotropen Radioisotops oder -pharmakons korreliert mit der lokalen *Knochendurchblutung* und *Matrixmineralisation* und im Regelfalle mit der *Knochenneubildungsrate*.

Pathologische Knochenanreicherung

Positivdarstellung

Einer lokal oder diffus vermehrten Knochenanreicherung osteotroper Radioisotope können zwei verschiedene Ursachen zugrundeliegen:
- alleinige Zunahme der Knochendurchblutung bei normaler Knochenneubildungsrate
- erhöhte Knochenneubildungsrate mit gesteigerter Durchblutung.

Wegen der erforderlichen Reifezeit der Matrix kann eine Zunahme der Knochenneubildungsrate frühestens nach 3 Tagen szintigraphisch nachgewiesen werden [11]. Alle zu einem früheren Zeitpunkt erhobenen Befunde müssen auf einen reinen Durchblutungseffekt zurückgehen. So ist in den ersten Tagen nach Fraktur die Radionuklidanreicherung in den Frakturenden normal oder leicht erniedrigt, die Durchblutung erheblich gesteigert und ein szintigraphischer Positivnachweis möglich [7]. Jeder längeranhaltende Knochenabbau löst eine reaktive Knochenneubildung mit beschleunigtem Umbau aus. Trotz röntgenologisch sichtbarem Knochenabbau ergibt sich szintigraphisch eine Positivanfärbung, da das Röntgenbild die Bilanz zwischen Knochenan- und -abbaurate, das Szintigramm nur den Knochenanbau zeigt. Bei metastatischen Osteolysen wird im umgebenden gesunden Knochen eine reaktive Knochenneubildung induziert [9], wodurch ein Positivnachweis möglich wird.

Negativdarstellung

Eine herabgesetzte Knochenanreicherung osteotroper Radioisotope wird verursacht
durch eine
– Durchblutungsminderung
– Ausbleibende Verkalkungsfähigkeit der neugebildeten Matrix
– Geringe oder fehlende reaktive Knochenneubildung.
Einer Durchblutungsminderung liegt meist eine Störung der Mikrozirkulation
zugrunde. Maligne Knochentumoren oder Metastasen nicht ossärer Tumoren können zwar die Bildung einer Knochenmatrix hervorrufen, die Fähigkeit dieser Matrix
zur Mineralisation ist jedoch häufig herabgesetzt oder ganz aufgehoben. Knochen-
metastasen können deshalb röntgenologisch rein osteolytisch, gemischtförmig oder
osteoblastisch erscheinen. Die reine Osteolyse zeigt szintigraphisch niemals eine
Anreicherung, sichtbar wird lediglich die reaktive Knochenneubildung im gesunden
umgebenden Knochen [9]. Die reaktive Knochenneubildung kann ausbleiben bei
fehlender Induktion oder für den szintigraphischen Nachweis zu gering sein bei sehr
langsamem Tumor- oder Metastasenwachstum. Bei sehr schneller Progredienz der
Osteolyse kann das Szintigramm ebenfalls negativ bleiben, indem die induzierte,
neugebildete Matrix resorbiert wird, noch bevor sie verkalkungsfähig wurde.

Falsch negative Befunde

Falsch negative Befunde im Skelettszintigramm finden sich gehäuft bei der abbil-
dungstechnisch ungünstigeren Negativdarstellung einer Knochenläsion. Ursachen
für falsch negative Befunde sind eine unzureichende Abbildungsqualität, für den
szintigraphischen Nachweis zu kleiner Speicherdefekte oder Osteolysen, die allseits
von Knochenmasse umgeben sind. Bei konventioneller Aufnahmetechnik finden sich
falsch negative Befunde gehäuft bei folgenden Skeletterkrankungen:
– Fibrosarkom (primär, sekundär)
– Plasmozytom
– Hochdifferenziertes Schilddrüsenkarzinom
– Eosinophiles Granulom
– Aneurysmale Knochenzyste.
Der Ausschluß eines Tumors oder von Metastasen ist bei diesen Erkrankungen nur
unter Kenntnis des röntgenologischen Skelettstatus erlaubt. Zusätzliche Informatio-
nen werden durch ein Knochenmarkszintigramm erhalten, das beim kleinzelligen
Bronchialkarzinom immer angefertigt werden sollte.
Die verschiedenen Möglichkeiten der Positiv- und Negativdarstellung im Szinti-
gramm und deren Beziehung zu klinischen Befunden sind in Tabelle 1 zusammengefaßt. Die Ergebnisse beziehen sich zunächst nur auf die Anreicherungsverhältnisse im
Spätszintigramm, auf die Ergebnisse der Mehrphasenszintigraphie wird später eingegangen.

Tabelle 1. Ursachen der pathologischen Knochenanreicherung

Positivdarstellung	
Erhöhter Blutfluß	entzündlich (akute Ostitis, Osteomyelitis), traumatisch (Fraktur), neurologisch (Inaktivierung)
Erhöhte Knochenneubildung	Maligne Knochentumoren (z. B. Osteosarkom, Chondrosarkom, Ewing Sarkom)
	benigne Knochentumoren (z. B. Osteodosteom, Exostosen)
	heterotope Knochenneubildung (z. B. Weichteilmetastasen des Osteosarkoms, Myositis ossificans)
	lokal reaktive Knochenneubildung (z. B. Fraktur, Arthrose, Arthritis, Ostitis, Osteomyelitis, Osteonekrose, Infarkt, Zysten, Osteolysen, Fibrom, Sudecksche Atrophie)
	diffus reaktive Knochenneubildung (z. B. HPT, renale Osteopathie, Osteomalazie, Osteoporose, Hyperthyreose?)
Negativdarstellung	
Herabgesetzer Blutfluß	akuter Infarkt, akute Osteonekrose
Matrixmineralisationsstörung	metastatische Osteolysen
Herabgesetzte reaktive Knochenneubildung	mangelnde Induktion (z. B. Fibrosarkom, Plasmozytom, aneurysmale Knochenzyste)
	zu langsames Wachstum (z. B. organoide Schilddrüsenkarzinome)
	semimaligne Tumoren (z. B. eosinophiles Granulom)
	zu schnelles Wachstums (bisher nur kleinzelliges Bronchialkarzinom)

Pharmakokinetik

Die Skelettszintigraphie wird heute ausschließlich mit ^{99m}Tc-Phosphatverbindungen durchgeführt. Als Standardpräparat wird MDP (Methylendiphosphonat) angesehen [17], handelsüblich sind noch PPi (Pyrophosphat), HDP (Hydroxydiphosphonat), EHDP (Ethanhydroxydiphosphonat) und DPD (Dicaroxypropandiphosphonat). In reduzierter Form bei unbekannter Oxidationsstufe bildet Technetium einen Komplex mit diesen Phosphatverbindungen, wobei die Stabilität dieser Komplexe einmal von der Phosphatkomponente abhängig ist und zum anderen die Pharmakokinetik entscheidend beeinflußt. Nach Injektion und Verteilung in den verschiedenen Kompartimenten (Intravasal-, Extravasal- und Intrazellulärraum) nimmt die Phosphatkonzentration soweit ab, daß reduziertes Technetium in Abhängigkeit von der Komplexstabilität teilweise durch Hydrolyse aus dem Komplex freigesetzt wird. Über eine Zwischenstufe bindet sich reduziertes Technetium fest an Plasmaproteine [12, 13]. Die relative Plasmaproteinbindung von ^{99m}Tc nach Injektion von ^{99m}Tc-Phosphatkomplexen ist somit ein indirektes Maß für die In-vivo-Stabilität dieser Komplexe. Am beständigsten von den Handelspräparaten verhält sich ^{99m}Tc-DPD, am wenigsten ^{99m}Tc-PPi, ^{99m}Tc-MDP und HDP nehmen eine Mittelstellung ein [15].

Die Bindung von reduziertem ^{99m}Tc an Plasmaproteine ist außerordentlich fest und beeinträchtigt sowohl die Knochenanreicherung wie auch Urinausscheidung [13]. Demnach sollten möglichst stabile Komplexe in der Praxis angewandt werden. Dem steht die Tatsache gegenüber, daß zwischen Komplexstabilität (ausgedrückt als biolo-

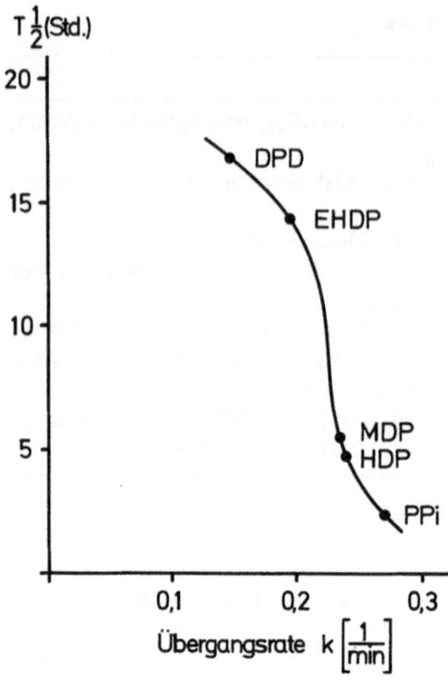

Abb. 1. Beziehung zwischen virtueller biologischer Halbwertszeit verschiedener 99mTc-Phosphatkomplexe und deren Knochenaffinität, gemessen als Übergangsrate Blut/Knochen 1 min. nach Injektion ohne Korrektur für die Aktivität im Extravasalraum des Knochens. Aufgrund der inversen Beziehung zwischen beiden Kenngrößen muß in der Praxis ein Kompromiß zwischen Komplexstabilität und Knochenaffinität eingegangen werden

gische Halbwertszeit) und Knochenaffinität (ausgedrückt als Übergangsrate Blut/Knochen) eine nichtlineare, inverse Beziehung besteht (Abb. 1). ^{99m}Tc-Phosphatkomplexe mit hoher Stabilität weisen folglich eine geringe und Komplexe mit geringer Stabilität eine hohe Knochenaffinität auf. Hieraus kann die Schlußfolgerung gezogen werden, daß die Komplexe nicht als ganzes im Knochen abgelagert werden, und daß der intakte ^{99m}Tc-Phosphatkomplex selbst keine Knochenaffinität aufweist, sondern nur die darin enthaltenen Phosphatkomponente nach Abspaltung von ^{99m}Tc. Diese Tatsache verlangt nach einem Kompromiß!

Angestrebt wird einerseits eine hohe Komplexstabilität im Intravasal- und Extravasalraum der Weichteile, um eine vorzeitige Hydrolyse der Komplexe zu verhindern, andererseits sollten die Komplexe im Knochen leicht abbaufähig sein, damit die Knochenanreicherung nicht beeinträchtigt wird. Zur Zeit werden diese widersprüchlichen Forderungen offensichtlich am besten von ^{99m}Tc-MDP und HDP erfüllt.

Dosierung und Strahlenbelastung

Beim Erwachsenen sollte eine obere Grenzdosis von 20 mCi/Untersuchung aus strahlenschutztechnischen Gründen (Personal) nicht überschritten werden. Bei benignen Erkrankungen und insbesondere bei Jugendlichen ist eine individuelle Dosierung erforderlich.

Bei Anwendung von ^{99m}Tc-DPD kann generell gegenüber ^{99m}Tc-MDP 30% Aktivität eingespart werden, da dieses Radiopharmakon tubulär rückresorbiert wird [15]. Kritische Organe sind die Nieren und die Blasenwand in Abhängigkeit vom verwendeten Präparat und von der aktiven Mitarbeit des Patienten, der zum häufigen Blasenentleeren angehalten werden sollte. Beim Erwachsenen beträgt die Strahlenbelastung nach Applikation von ^{99m}Tc-MDP für den Knochen 0,054, für das rote

Knochenmark 0,035, für die Ovarien 0,013 und für die Testes 0,010 rad/mCi [6]; es handelt sich hier um grobe Richtwerte. Bei Kindern führt das kleinere Verteilungsvolumen, der schnellere Umsatz und die höhere Knochenanreicherung zu einer relativ geringeren Weichteil- und damit auch Gonadenbelastung [14]. Als kritisch ist dagegen die Belastung der Wachstumsfugen anzusehen [3]. Eine besonders niedrige Dosierung ist angezeigt, eine Aktivität von 50 µCi/kg Körpergewicht sollte daher nicht überschritten werden [14]. Mit dieser Dosierung ist nicht nur eine ausreichende Bildqualität gewährleistet, eine Zweiphasenszintigraphie ist durchaus möglich.

Aufnahmetechnik

Spätszintigraphie

Bei der konventionellen Aufnahmetechnik werden lediglich Szintigramme nach genügender Verteilung des Radiopharmakons im Körper, also nach 2–4 Stunden angefertigt. Bei durch die Aktivitätsdosierung vorgegebener Strahlenbelastung wird der Informationsgehalt der Untersuchung nur dann voll ausgeschöpft, wenn Ganzkörperszintigramme von dorsal und ventral angefertigt werden. Ausnahmen von dieser Regel sind nur bei gezielter Fragestellung erlaubt. Eine solche liegt dann vor, wenn eine Osteomyelitis im Kieferbereich oder eine vermutete Fraktur an bekannter Stelle szintigraphisch bestätigt oder ausgeschlossen werden soll [15]. Bei ungezielter Fragestellung wird ein Höchstmaß an Auflösung erzielt, wenn mehrere Einzelaufnahmen mit der Gammakamera zu einem Ganzkörperszintigramm zusammengesetzt werden. Weniger aufwendig sind Ganzkörperaufnahmen mit der fahrenden Gammakamera oder mit bewegtem Tisch, die im Einzelfall durch Einzelaufnahmen ergänzt werden müssen. Tomographische Zusatzuntersuchungen (SPECT) sind nur im Schädel- und Beckenbereich hilfreich. Bei kleinen Objekten (Kinder) erleichtern Zusatzaufnahmen mit dem Pinhole-Kollimator die Beurteilung. Zur Frage der Quantifizierung wird auf die spezielle Literatur verwiesen, Zusammenfassung: [15].

Mehrphasenszintigraphie

Eine Mehrphasenszintigraphie ist nur bei gezielter Fragestellung möglich, die Lokalisation der vermuteten Knochenläsion muß zumindest bei der Dreiphasenszintigraphie im voraus bekannt sein. Angefertigt werden Sequenzszintigramme unmittelbar nach Bolusinjektion, „Durchblutungsphase", sowie 1 bis 10 Minuten nach Injektion, „Extravasalphase" oder auch Blood-Pool oder „venöse Phase" und schließlich die Spätszintigramme in üblicher Weise, „Mineralphase". Wird nur die Extravasalphase mit der Mineralphase kombiniert, spricht man von einer sog. Zweiphasenszintigraphie [4], sonst von einer Dreiphasenszintigraphie [8]. Eine Minute nach Injektion wird ein „Blood-Pool-Image" [8] erhalten, noch spätere Aufnahmen zeigen das Ausmaß der Diffusion in den Extravasalraum. Mit der Dreiphasenszintigraphie sollen die zwei Einflußgrößen auf die lokale Knochenanreicherung eines Radiopharmakons, Durchblutung und Matrixmineralisation (Knochenneubildung) getrennt betrachtet und semiquantitativ aufgeschlüsselt werden. Gleichzeitig können die umgebenden Weichteile und Gelenkabschnitte mitbeurteilt werden, was zum nächsten Kapitel überleitet (Abb. 2a–c).

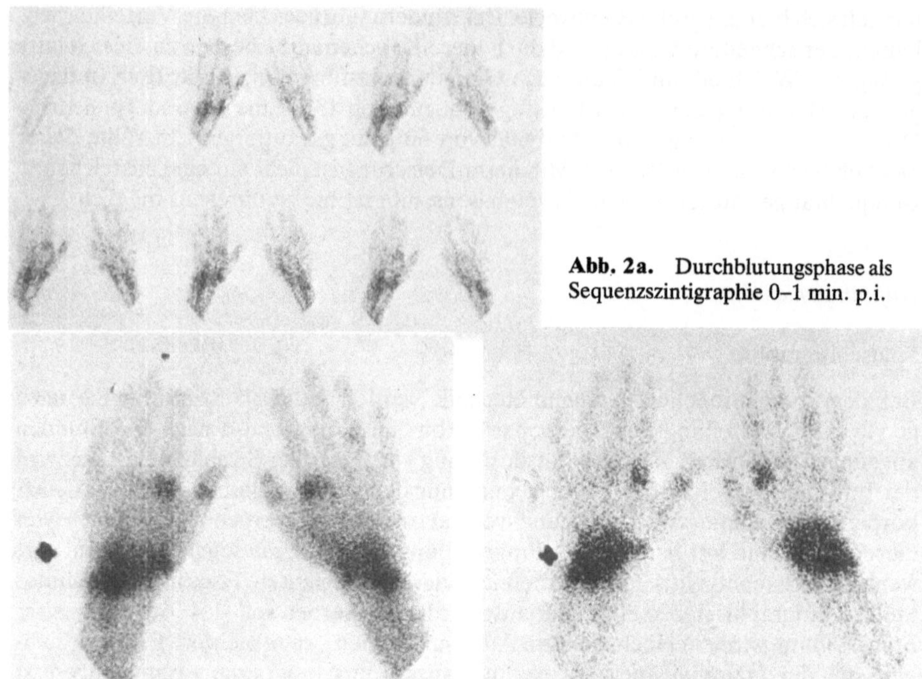

Abb. 2a. Durchblutungsphase als Sequenzszintigraphie 0–1 min. p.i.

Abb. 2b. Extravasalphase 5 min p.i.

Abb. 2c. Mineralphase 3 Std. p.i. Die befallenen Gelenke sind bereits auf den Frühaufnahmen zu erkennen

Abb. 2a–c. Dreiphasenszintigraphie beider Hände bei primär chronischer Polyarthritis. Die befallenen Gelenke sind bereits auf den Frühaufnahmen zu erkennen

Weichteilszintigraphie

Kombiniert mit Skelettszintigraphie

Zur Beurteilung der Weichteile ist die Zweiphasenszintigraphie [4] ausreichend. Eine extraossäre Anreicherung von ^{99m}Tc-Phosphat kann im wesentlichen zwei Ursachen haben:

1. *Äquilibrierungsverzögerung* durch Plasmaproteinbindung im Extravasalraum: Die Extravasalflüssigkeit ist durch einen geringen Gehalt an Plasmaprotein gekennzeichnet, wodurch die beschriebene Instabilität der ^{99m}-Phosphatkomplexe besonders zum Tragen kommt, da Plasmaproteine einen stabilisierenden Effekt auf die Komplexe ausüben [12]. Eine Äquilibrierungsverzögerung (verzögerter Turnover) findet sich bei Transudaten und entzündlichen Exsudaten. Wie deutlich diese Flüssigkeitsansammlungen szintigraphisch dargestellt werden, hängt von der Wahl des Radiopharmakons ab. Bei Verwendung von ^{99m}Tc-PPi (Pyrophosphat)

22

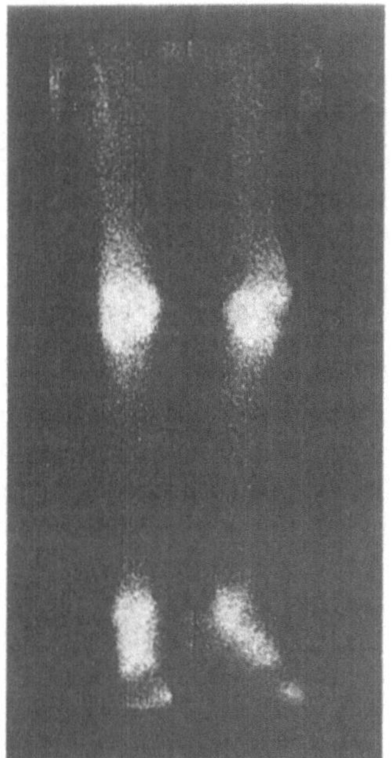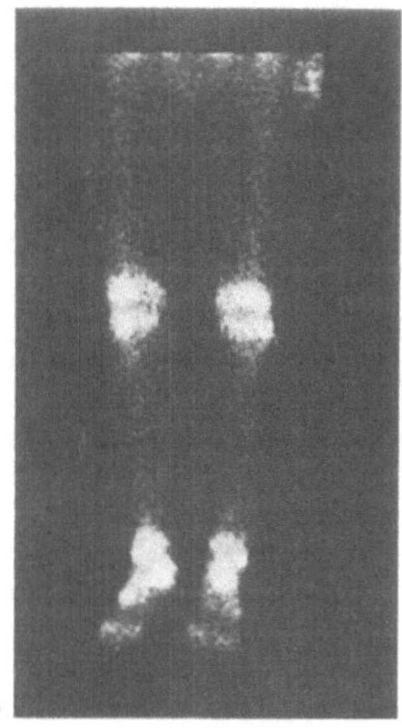

Abb. 3a u. b. Untere Extremitäten bei primär chronischer Polyarthritis. Spätaufnahmen 3 Std. nach Injektion von ^{99m}Tc-Pyrophosphat. **a** intensive periartikuläre Weichteilanreicherung infolge Äquilibrierungsverzögerung. **b** antiphlogistisch vorbehandelter Patient: fehlende Weichteilanfärbung aber intensive Mehranreicherung in den periartikulären Knochenabschnitten

ist die Äquilibrierungsverzögerung so ausgeprägt, daß Spätaufnahmen zum Nachweis ausreichend sind (Abb. 3a u. b). Am wenigsten macht sich die extraossäre Anreicherung auf der Basis einer Äquilibrierungsverzögerung beim ^{99m}Tc-DPD bemerkbar, siehe auch Abb. 1.

2. *Ausfällung von Calcium-Phosphat* in Bindegewebe mit gestörtem Stoffwechsel: Bei diesem Mechanismus kommt die Osteotropie von ^{99m}Tc-Phosphat zum Tragen. Weichteilossifikationen, apparente und latente Weichteilverkalkungen, letztere im Röntgenbild unsichtbar, können folglich mit sämtlichen Präparaten szintigraphisch gut dargestellt werden, wozu Spätaufnahmen ausreichend sind.

Durch beide Mechanismen können Weichteilentzündungen, -nekrosen und -tumoren als Nebenbefund bei der Knochenszintigraphie erkannt werden. Bei Weichteilentzündungen überwiegt die Äquilibrierungsverzögerung als Anreicherungsmechanismus, so daß hier Frühaufnahmen obligat sind, z.B. Zweiphasenszintigraphie zum Nachweis der Arthritis. Bei der Positivdarstellung von Weichteilnekrosen, z.B. Myokardinfarkt, sind beide Mechanismen gleichermaßen beteiligt. Spätaufnahmen sind daher in der Regel ausreichend, jedoch sollte ein möglichst instabiles Präparat wie ^{99m}Tc-PPi (Pyrophosphat) bevorzugt werden. Beim Nachweis von Weichteiltumoren überwiegt die Verkalkungstendenz vor der Äquilibrierungsverzögerung, so daß keine besonderen Anforderungen an die Wahl des Radiopharmakons gestellt werden.

Bei der Interpretation der Ergebnisse muß folgendes beachtet werden:
- Durch Überlagerungseffekte können Weichteilentzündung und eine gleichzeitige Knochenbeteiligung nicht immer scharf voneinander getrennt werden.
- Maligne Knochentumoren können in den umgebenden Weichteilen und angrenzenden Gelenken eine abakterielle Entzündungsreaktion hervorrufen, die sich im Mehrphasenszintigramm wie eine Arthritis darstellt [15].

Nicht knochenaffine Radiopharmaka

^{99m}Tc-Pertechnetat bindet sich zu über 90% an Plasmaproteine und ist deshalb zur szintigraphischen Darstellung einer Äquilibrierungsverzögerung in entzündlichen Exsudaten geeignet. Die früher geübte Zweischritt-Gelenkszintigraphie mit ^{99m}Tc-Pertechnetat und nachfolgend ^{99m}Tc-Phosphat wurde mittlerweise durch die Mehrphasenszintigraphie ersetzt [15], zumal eine bessere Trennung zwischen Knochen und Weichteilen auch mit dieser Methode nicht möglich ist, da auch hier eine Positivanfärbung entzündlicher Knochenprozesse möglich ist.

^{67}Ga-Citrat reichert sich intensiv in einigen Weichteiltumoren sowie in Weichteilabszessen an, mit der Szintigraphie kann frühestens nach 24 Stunden begonnen werden. Der hier zugrunde liegende Mechanismus ist noch immer unklar, möglicherweise werden mehrere Mechanismen gleichzeitig wirksam. Es wird auf die umfangreiche Spezialliteratur verwiesen. Nach Injektion bindet sich ^{67}Ga-Citrat an Transferrin und wird in dieser Form im Blut transportiert. Aus eigenen Untersuchungen geht hervor, daß die Bindung an Makrophagen mit der Anzahl der Transferrin-Rezeptoren korreliert. Die Einstromgeschwindigkeit in den Tumor ist dagegen nicht größer als die in andere Gewebe. Die Weichteilszintigraphie mit ^{67}Ga-Citrat hat sich bis heute in Europa nicht als Routinemethode durchsetzen können.

Literatur

1. Belanger LF, Robichon J, Cicicovsky B, Copp B, Vincent J (1963) Resorption without osteoclasts (osteolysis). In Mechanism of hard tissue destruction (ed. Sognnacs RF) Publication Nr. 75, American Association for the Advancement of Science, Washington D.C.
2. Chiewitz O, von Hevesy G (1935) Radioactive indicators in the study of phosphorus metabolism in rats. Nature (Lond) 136: 754–755
3. Eissner D, Wolff R (1980) Strahlenbelastung des Kindes bei der Knochenszintigraphie mit ^{99m}Tc-markierten Phosphatverbindungen. Fortschr. Röntgenstr. 132: 331–335
4. Gilday DL, Eng B, Paul DJ, Paterson J (1975) Diagnosis of osteomyelitis in children by combined blood-pool and bone imaging. Radiology 117: 331–335
5. Haas HG (1966) Knochenstoffwechsel- und Parathyreoidea-Erkrankungen. Thieme, Stuttgart
6. Kaul A, Rödler HD (1978) Strahlenexposition von Patienten durch Radiopharmaka. Nuc compact 9: 22–28
7. Klug W, Franke WG, Schulze M (1983) Tierexperimentelle szintigraphische Verlaufskontrolle der Frakturheilung. Nuc compact 14: 217–223
8. Maurer AH, Chen DC, Camargo EE, Wong DF, Wagner HN jr, Alderson Po (1981) Utility of three-phase skeletal scintigraphy in suspected osteomyelitis: concise communication. J Nucl Med 22: 941–949
9. Milch RA, Changus GW (1956) Response of bone to tumor invasion. Cancer 9: 340
10. Schümichen C, Rempfle H, Wagner M, Hoffmann G (1979) The short-term fixation of radiopharmaceuticals in bone. Eur J Nucl Med 4: 413–417

24

11. Schümichen C, Mundriewski L, Tischler E, Hoffmann G (1979) Relationship between blood flow and radiostrontium uptake in the healing bone fracture. Eur. J. Nucl. Med. 4: 413–417
12. Schümichen C, Körfgen T, Hoffmann G (1980) Relationship between complex stability and biokinetics of ^{99m}Tc-phosphate compounds. Nucl. Med. 19: 7–10
13. Schümichen C, Koch K, Kraus A, Kuhlicke G, Weiler K, Wenn A, Hoffmann G (1980) Binding of Technetium-99m to plasma proteins: influence on the distribution of 99mTc phosphate agents. J Nucl Med 21: 1080–1985
14. Schümichen C, Wüst H, Hoffmann G (1980) Radiation dose calculations for bone scanning with ^{99m}Tc phosphate compounds in children. Ann Radiol 23: 115–119
15. Schümichen C (1984) Physiologische Grundlagen der Knochenszintigraphie; Meßtechnik und quantitative Auswertung, Der Nuklearmediziner 7: 73–88
16. Siegel BA, Donovan RL, Alderson PO, Mack GR (1976) Skeletal uptake of ^{99m}Tc-diphosphonate in relation to local bone blood flow. Radiology 120: 121–123
17. Subramanian G, McAfee JG, Blair RJ, Kallfelz FA, Thomas FD (1975) Technetium-99m methylene diphosphonate – a superior agent for skeletal imaging: comparison with other technetium complexes. J Nucl Med 16: 744–755
18. Vaughan JM (1975) The physiology of bone. Clarendon Press Oxford

Knochen- und gelenkszintigraphische Befunde bei Psoriasis

K. Hahn, G. Thiers, D. Eißner

Zusammenfassung

Bei 382 unausgewählten Patienten mit Psoriasis wurden Knochen- und Gelenkszintigraphien mit Technetium-Phosphat-Verbindungen (vorwiegend ^{99m}Tc-MDP) durchgeführt und bei 121 dieser Patienten die nuklearmedizinischen Ergebnisse mit den röntgenologischen und klinischen Befunden verglichen. Dabei fand sich nuklearmedizinisch ein wesentlich höherer Befall der gelenknahen Knochenabschnitte als dies röntgenologisch und klinisch der Fall war. Zusätzlich wurde bei 55 Patienten eine Gelenkszintigraphie der Iliosakralgelenke, Hände und Füße mit Technetium-Pertechnetat angefertigt. Hierbei zeigte sich, daß mit Technetium-Phosphat-Verbindungen ein nahezu zweimal höherer Gelenkbefall als mit Technetium-Pertechnetat erkennbar war. Bei 205 Patienten wurde neben den Gelenkaufnahmen eine Ganzkörper-Skelettszintigraphie angefertigt. Hierbei fanden sich bei 17 Patienten Areale mit vermehrtem Knochenumbau im Bereich gelenkferner Knochenabschnitte insbesondere der Schädelkalotte und des knöchernen Thorax. Trotz der Einschränkung, daß die für die vorliegende Untersuchung zugrundeliegenden Szintigraphien teilweise nicht mit den heute zur Verfügung stehenden hochauflösenden Gammakameras und nur in wenigen Fällen als Zwei-Phasen-Szintigraphie durchgeführt wurden, muß angenommen werden, daß neben der klinisch und röntgenologisch definierten Psoriasis-Arthritis bei Psoriatikern eine nur mit Hilfe der Knochenszintigraphie nachweisbare Osteopathie existiert, die sich vorwiegend im Bereich der gelenknahen Knochenabschnitte manifestiert, sich jedoch auch im Bereich der extra-artikulären Skelettabschnitte nachweisen läßt und die in ihrer Ausdehnung nur teilweise den röntgenologischen Kriterien der Symmetrie und des Strahlbefalls entspricht.

Schlüsselwörter

Psoriasis, Arthropathie, Arthritis, Osteopathie, Knochenszintigraphie, Gelenkszintigraphie, Röntgendiagnostik

Summary

Bone scintigraphy using ^{99m}Tc-phosphate-complexes was carried out in 382 patients with psoriasis. The results of bone scintigraphy were compared with the roentgenologic and clinical findings in a group of 121 patients. We found by means of nuclear medicine sceletal imaging that an essentially greater part of the bones adjacent to the joints were involved than was expected according to X-ray and clinical findings. In addition, in 55 patients with psoriasis the joints of hands and feet and the sacroiliac joints were examined by joint scintigraphy with technetium pertechnetate. Pathological alterations could be demonstrated by bone scintigraphy twice as much as with technetium joint scintigraphy. In 205 patients whole body scintigraphy was carried out. In 17 of these patients we found an increased accumulation of activity in the region of extraarticular structures of the skull as well as of the skeletal thorax. According to these results we conclude that in addition to the clinically and roentgenologically defined psoriatic arthritis in patients with psoriasis an osteopathy may exist, which can only be demonstrated by sceletal scintigraphy and which is localized in bones adjacent to the joints but can also be demonstrated in the region of extraarticular bones.

Dermatologie und Nuklearmedizin
Hrsg. Holzmann, Altmeyer, Hör, Hahn
© Springer-Verlag Berlin · Heidelberg 1985

Die Angaben in der Literatur über die Häufigkeit einer Gelenkbeteiligung bei der Psoriasis schwanken zwischen 0,5 und 40,2% [15]. Leczinsky [12] konnte an Hand von röntgenologischen Untersuchungen bei 6,8% von 543 Patienten rheumatoid-poly-arthritische Gelenkveränderungen finden. Während der Nachweis von Gelenkver-änderungen mit Hilfe der Röntgendiagnostik jedoch nur dann gelingt, wenn bereits gröbere Veränderungen der knöchernen Struktur vorliegen, hat die nuklearmedizini-sche Diagnostik der Gelenkweichteile bzw. der gelenknahen Knochenabschnitte dazu geführt, daß Gelenkveränderungen in einem wesentlich früheren Stadium erfaßt werden können.

Hierbei kommen zwei nuklearmedizinische Verfahren zum Einsatz:

1. Gelenk-Weichteil-Szintigraphie mit ^{99m}Technetium-Pertechnetat

Nach i.v.-Injektion werden etwa 90% des Radiopharmakons an Plasmaproteine gebunden. Im Bereich von entzündlichen Gelenkveränderungen kommt es bei der Gelenkszintigraphie mit Technetium-Pertechnetat zu einer vermehrten Aktivitätsan-reicherung auf Grund folgender Mechanismen:

a) Vermehrte Vaskularisation und verstärkter Blutfluß in der entzündlich veränder-ten Synovia.

b) Erhöhte Permeabilität der Blutgefäße im entzündlichen Bereich.

c) Abspaltung des ^{99m}Technetium-Pertechnetat von den Serumalbuminen aufgrund des veränderten Gewebsmilieus.

2. Knochenszintigraphie mit ^{99m}Technetium-Phosphat-Verbindungen

Nach i.v.-Injektion des Radiopharmakons wird dieses über Phosphorgruppen an das Kalzium des Knochenhydroxylapatits der Knochenoberfläche gebunden. Dabei ist die Durchblutung ein entscheidendes Kriterium für die Anlagerung des Phosphat-komplexes. Da ein entzündlicher Gelenkprozeß auch zu einer vermehrten Durchblu-tung dieses Areals führt, kommt es hier zu einer vermehrten Aktivitätsanreicherung in den gelenknahen Knochenabschnitten.

Die Knochenszintigraphie wird heute bei dem Verdacht auf entzündliche Gelenk-prozesse in der Regel als Zwei-Phasen-Knochen- und Gelenkszintigraphie durchge-führt.

Erste Phase

Unmittelbar nach Injektion des Radiopharmakons werden sogenannte Frühaufnah-men der zu untersuchenden Areale – in der Regel beider Hände und Füße – durchge-führt, die eine Aussage über die Durchblutungsverhältnisse im Gelenkbereich ermöglichen. Dabei ist es wichtig, die Aufnahmen unmittelbar nach der Injektion anzufertigen, da auf Grund einer raschen Anreicherung der Technetium-Phosphat-Verbindungen im Knochen spätere Aufnahmen nicht mehr die Durchblutung son-dern bereits den Knochenumbau anzeigen.

2–3 Stunden p.i. erfolgen Ganzkörperaufnahmen des Patienten und/oder Ausschnittsaufnahmen der interessierenden Gelenkabschnitte mit einer hochauflösenden Gamma-Kamera.

Obwohl sich diese nuklearmedizinischen Verfahren generell als außerordentlich empfindliche Indikatoren von entzündlichen Gelenkveränderungen erwiesen haben [2, 3, 6, 9], basieren auch heute noch die Angaben über eine Gelenkbeteiligung bei der Psoriasis vorwiegend auf röntgenologischen Befunden.

An einer großen Zahl von Patienten mit Psoriasis der Mainzer Universitätsklinik wurde daher ermittelt, wie häufig nuklearmedizinisch pathologisch veränderte Gelenke bei Patienten mit Psoriasis zu finden sind und in welcher Verteilung sich dieser Gelenkbefall darstellt. Insbesondere wurde die Häufigkeit des Befalls bestimmter Gelenke, die Symmetrie des Befalls sowie die Häufigkeit des besonders von Röntgenologen beschriebenen Strahlbefalls, d. h. des Befalls aller Gelenke eines Fingers oder einer Zehe untersucht und die Ergebnisse mit dem Röntgenbefund dieser Patienten verglichen.

Patientengut und Methode

Bei 382 unausgewählten Patienten, bei denen von 1973–1979 in der Universitäts-Hautklinik wegen einer Psoriasis-Erkrankung eine stationäre Behandlung erfolgte, wurden Knochen-Gelenkszintigraphien mit Technetium-Phosphat-Verbindungen (vorwiegend 99m-Tc-MDP) durchgeführt.

Bei der Knochenszintigraphie wurden 2–4 Stunden nach Injektion von 10 mCi Technetium-MDP Aufnahmen beider Hände, Füße und Iliosakralgelenke an der Gamma-Kamera mit angeschlossenem EDV-System angefertigt. Die Aufnahmedauer für Hände und Füße betrug 500 Sekunden, für die Iliosakralgelenke 200 Sekunden. Bei einem großen Teil der Patienten wurden ab 1977 zusätzliche Ganzkörperszintigraphien der Knochen und Gelenke von dorsal und ventral aufgenommen.

Die Beurteilung der Knochenszintigramme erfolgte in der Regel durch eine einfache optische Bestimmung der Aktivitätsanreicherung in den einzelnen Gelenkabschnitten durch den Vergleich der Aktivitätsanreicherung im Bereich der befallenen Gelenke mit den benachbarten Gelenken sowie den Gelenken der Gegenseite. Diese Beurteilung wurde von mindestens zwei Nuklearmedizinern unabhängig voneinander vorgenommen. Bei einzelnen Patienten sowie bei allen Aufnahmen der Iliosakralgelenke wurde mit dem EDV-System mit Hilfe der „Region-of-Interest"-Technik die Aktivitätsanreicherung über dem auszuwertenden Gelenk bestimmt und mit der Aktivierungsanreicherung des entsprechenden Gelenkes der Gegenseite sowie benachbarter Gelenke bzw. bei den Iliosakralgelenken mit einem entsprechenden Abschnitt des Kreuzbeines digital verglichen.

Entsprechend dem Auflösungsvermögen der Gamma-Kamera wurden bei jedem Patienten 73 Gelenke untersucht, die in 3 Gelenkgruppen unterteilt wurden:
1. Stammskelett mit 5 Gelenkgruppen (HWS, BWS, LWS, Iliosakralgelenk rechts und links)

2. 8 große Gelenke (Kniegelenke, Hüftgelenke, Ellbogengelenke und Schultergelenke, jeweils rechts und links)
3. Periphere Gelenke (Handwurzel/Mittelhand, Sprunggelenk/Mittelfuß je als ein Gelenk, 5 Finger- und Zehengrundgelenke, 4 Finger- und Zehenmittelgelenke, 5 Finger- und Zehenendgelenke, jeweils rechts und links.

Zur vergleichenden Auswertung der Ergebnisse wurde eine *Gesamtgruppe* von 121 Patienten mit Psoriasis im Alter von 11–74 Jahren (Durchschnittsalter 42 Jahre) einer *Kontrollgruppe* von 42 Psoriatikern im Alter von 20–49 Jahren (Durchschnittsalter 35 Jahre) gegenübergestellt. Bei diesen 42 Patienten hatten weder die Röntgenaufnahmen der Hände, Füße und Iliosakralgelenke noch der klinische Befund Hinweise auf degenerative oder entzündliche Veränderungen der Gelenke ergeben. Patienten unter 20 Jahren wurden in diese Vergleichsgruppe nicht aufgenommen, um szintigraphische Fehldiagnosen auf Grund eines asymmetrischen, noch nicht abgeschlossenen Knochenwachstums auszuschließen. Auch Patienten über 50 Jahre wurden in diese Kontrollgruppe nicht aufgenommen, um Fehlinterpretationen aufgrund von degenerativen Veränderungen auszuschließen.

Bei 55 dieser Patienten wurde zusätzlich eine Gelenkszintigraphie mit Technetium-Pertechnetat der Iliosakralgelenke, Hände und Füße angefertigt.

Die routinemäßig bestimmten Rheumafaktoren waren bei allen untersuchten Patienten negativ.

Alle Patienten erhielten Röntgenaufnahmen der Hände, Füße und Iliosakralgelenke sowie der Gelenke, bei denen Beschwerden zum Zeitpunkt der Untersuchung bestanden oder anamnestisch angegeben wurden und der Gelenke, bei denen sich bei der Szintigraphie pathologische Befunde ergaben.

Ergebnisse

In der Gesamtgruppe (n = 121) fanden sich von insgesamt 8833 möglicherweise befallenen Gelenken (121 Patienten × 73 ausgewertete Gelenke) 1742 Gelenke (19,7%) mit pathologisch vermehrter Technetium-Phosphat(TcP)-Speicherung, wobei vorwiegend die peripheren Gelenke befallen waren. Insgesamt konnte bei 116 der 121 Patienten zumindest in einem Gelenk ein pathologischer Befund nachgewiesen werden.

Bei der Kontrollgruppe von 42 Patienten mit Psoriasis ohne klinisch und röntgenologisch nachweisbare Arthropathie fanden sich weitgehend identische Ergebnisse (Tabelle 1). Hier ergab sich von 3066 möglicherweise befallenen Gelenken bei 633 Gelenken (20,6%) ein pathologischer szintigraphischer Befund mit deutlicher Bevor-

Tabelle 1. Anzahl der bei der Knochenszintigraphie mit ^{99m}Tc-Phosphat-Komplexen pathologisch veränderten gelenknahen Knochenabschnitte

	Gesamtgruppe (n = 121)	Kontrollgruppe (n = 42)
Untersuchte Gelenke	8833	3066
Path. veränderte Gelenke	1742	633
Prozentzahl	19,7%	20,6%

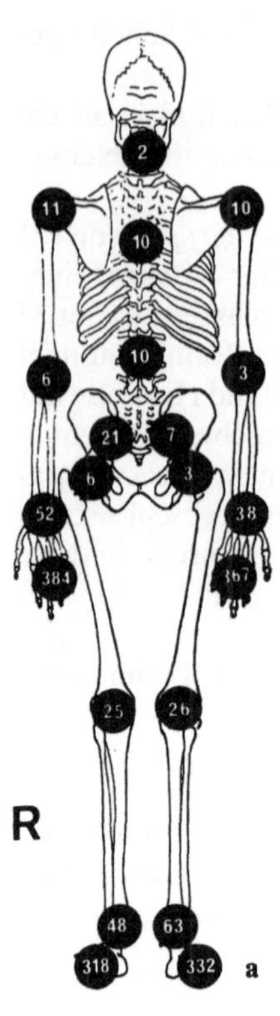
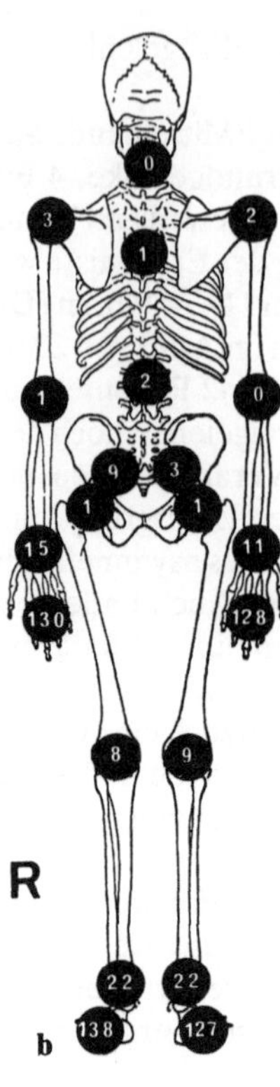

Abb. 1a u. b. Verteilung der pathologisch veränderten Knochenabschnitte bei der Knochenszintigraphie mit ^{99m}Tc-Phosphat-Komplexen.
a Gesamtgruppe (n = 121).
b Kontrollgruppe (n = 42)

zugung der peripheren Gelenke. Insgesamt fand sich in dieser Gruppe bei 41 Patienten in mindestens einem Gelenk eine pathologisch vermehrte Anreicherung von TcP. Die Verteilung der szintigraphisch pathologisch veränderten Gelenke in der Gesamtgruppe und der Kontrollgruppe zeigt Abb. 1.

Vergleich der Ergebnisse der Gelenk-Knochenszintigraphie mit Techneticum-Phosphat-Komplexen (TcP) und der Gelenkszintigraphie mit Technetium-Pertechnetat (TcO$_4$)

Bei den 36 Patienten, die mit TcP und im Abstand von einigen Tagen zusätzlich mit TcO$_4$ untersucht wurden, reicherten 30 Patienten TcO$_4$, 34 Patienten TcP pathologisch vermehrt in mindestens einem Gelenk an. Der Vergleich zwischen den Ergebnissen bei beiden Substanzen kann sich nur auf die 62 bei der Applikation von TcO$_4$ ausgewerteten Gelenke beziehen, so daß die positiven szintigraphischen Befunde mit TcP in den großen Gelenken und in der Wirbelsäule hierbei nicht berücksichtigt wurden.

Insgesamt wurden die Befunde bei 2232 (36 Patienten × 62 Gelenke) Gelenken verglichen. Die Ergebnisse zeigt Tabelle 2. Mit TcP fand sich ein nahezu zweimal höherer Gelenkbefall als mit TcO$_4$. Nur 78 (3,5%) der Gelenke reicherten ausschließlich TcO$_4$ an.

Tabelle 2. Vergleich der pathologisch vermehrten Anreicherung in Gelenken mit TcP und TcO_4

Gesamtzahl der mit beiden Tc-Verbindungen untersuchten Gelenke: 2232	n	%
Pathologisch vermehrte Anreicherung von:		
nur TcP	250	11,2
nur TcO_4	78	3,5
TcO_4 und TcP	120	5,4
Summe TcO_4	198	8,9
Summe TcP	370	16,6

Tabelle 3. Vergleich der bei der Knochenszintigraphie mit ^{99m}Tc-Phosphat-Komplexen pathologisch veränderten gelenknahen Knochenabschnitte mit dem Röntgenbild bei 5779 untersuchten Gelenken

	Szintigraphie positiv	Szintigraphie negativ
Röntgen positiv	113 (2 %)	105 (1,8%)
Röntgen negativ	1365 (23,6%)	4196 (72,6%)

Vergleich der szintigraphischen mit den röntgenologischen Befunden

Bei der vergleichenden Auswertung der nuklearmedizinischen und röntgenologischen Ergebnisse zeigte sich, daß mit der Knochenszintigraphie wesentlich häufiger ein pathologisch veränderter Knochenumbau im Bereich der gelenknahen Knochenabschnitte zu erkennen war als dies im Röntgenbild nachzuweisen war (Tabelle 3). Insgesamt fanden sich bei diesem Vergleich bei 5779 untersuchten Gelenken 1478 szintigraphisch pathologisch veränderte Gelenke (25,6%), während nur 218 (3,8%) röntgenologisch einen auffälligen Befund zeigten.

Symmetrie

In Zusammenarbeit mit dem Institut für medizinische Statistik und Dokumentation des Universitätsklinikums Mainz wurde der Versuch unternommen, die Symmetrie des Gelenkbefalls quantitativ zu untersuchen. Dabei wurde für jeden Patienten die Anzahl der symmetrisch auf beiden Körperhälften befallenen Gelenke ausgezählt und durch die Gesamtzahl der befallenen Gelenke dividiert (Tabelle 4). Betrachtet man jedoch den einzelnen Patienten und bezeichnet den Gelenkbefall als „streng symmetrisch", wenn mehr als 80% der Gelenke bei einem Patienten gleichzeitig auf

Tabelle 4. Anzahl der bei der Knochenszintigraphie symmetrisch befallenen gelenknahen Knochenabschnitte

	Gesamtgruppe (n = 121)	Kontrollgruppe (n = 42)
Gesamtzahl der befallenen Gelenke	1742	633
Symmetrisch befallene Gelenke	1002	342
Prozentzahl des symmetrischen Befalls	57,5%	54%

beiden Körperhälften befallen sind, so fanden sich in dem Gesamtkollektiv lediglich acht Patienten und in der Kontrollgruppe vier Patienten mit „streng symmetrisch" pathologisch veränderten Gelenken. Bezeichnet man den Gelenkbefall als „symmetrisch", wenn mehr als 60% der Gelenke gleichzeitig auf beiden Körperhälften befallen sind, so zeigten 42 der Patienten im Gesamtkollektiv und 10 Patienten der Kontrollgruppe einen „symmetrischen" Befall.

Strahlbefall

Der Befall im „Strahl" wird von vielen Untersuchern als typisch für die Psoriasis-Arthritis bezeichnet, jedoch ist in der Literatur eine quantitative Auswertung der Häufigkeit dieses Strahlbefalls im Röntgenbild nicht zu finden. Es wurde daher im vorliegenden Patientengut untersucht, wie oft Finger oder Zehen szintigraphisch „im Strahl" befallen waren. Auch hier wurden für jeden Patienten die Anzahl der „im Strahl" befallenen Finger bzw. Zehen ermittelt, wobei Großzehe und Daumen mitgezählt wurden, wenn deren beide Gelenke befallen waren und durch die Anzahl der insgesamt bei diesen Patienten befallenen Finger bzw. Zehen dividiert (Tabelle 5). Betrachtet man wiederum die einzelnen Patienten, so waren im Gesamtkollektiv bei 3 Patienten mit Psoriasis alle befallenen Finger und Zehen im Strahl betroffen, in der Kontrollgruppe nur bei 2 Patienten.

Pathologisch verstärkter Knochenumbau in extraartikulären Skelettabschnitten

Bei 205 der insgesamt untersuchten 382 Patienten wurde neben den Gelenkaufnahmen eine Ganzkörperszintigraphie mit einer Doppelkopf-Ganzkörper-Kamera durchgeführt. Hierbei fanden sich bei 17 Patienten Areale mit vermehrter Aktivitätsanreicherung des ^{99m}Technetium-Phosphat-Komplexes im Bereich gelenkferner Knochenabschnitte. Hierbei handelte es sich vorwiegend um die Schädelkalotte und den knöchernen Thorax einschließlich Sternum. Bei allen Patienten konnte eine röntgenologisch nachweisbare Ursache z.B. Trauma oder Osteom durch Röntgen-Übersichtsaufnahmen und Tomographien ausgeschlossen werden.

Tabelle 5. Anzahl der bei der Knochenszintigraphie „im Strahl" befallenen Phalangen

	Gesamtgruppe (n = 121)	Kontrollgruppe (n = 42)
Gesamtzahl der befallenen Phalangen	955	357
Im Strahl befallene Phalangen	219	77
Prozentzahl des Strahlbefalls	22,9	21,6

Diskussion

Da mit der Knochenszintigraphie, von der bekannt ist, daß sie sich bei zahlreichen Arthritisformen als wesentlich empfindlicheres Nachweisverfahren pathologischer Gelenkveränderungen als die Röntgendiagnostik erwiesen hat [2, 3, 6, 9], bei Psoriatikern eine größere Zahl von pathologisch veränderten gelenknahen Knochenabschnitten gefunden werden konnte, als dies bisher aufgrund von klinischen und röntgenologischen Ergebnissen vermutet wurde, hat unser Arbeitskreis in früheren Publikationen [7, 10, 14] angenommen, daß es sich hierbei um Frühformen einer Psoriasis-Arthritis handele. Diese Meinung wurde auch von anderen Arbeitsgruppen, die ähnliche Befunde bei der Psoriasis erhoben hatten, vertreten [2, 3, 6, 9].

Da Technetium-Phosphat-Verbindungen Indikatoren der metabolischen Aktivität bzw. verstärkter Proliferationsvorgänge im Knochen darstellen, führt jeder Vorgang mit einem vermehrten Knochenumbau zu einer gesteigerten Anreicherung der ^{99m}Technetium-Phosphat-Verbindungen im Knochen. Kaye et al. [11] konnten 1975 jedoch auch eine verstärkte Anreicherung dieser Phosphat-Komplexe in unreifem Kollagen nachweisen. Ausgehend von diesen Untersuchungen erklären Namey und Rosenthall [13], die ebenso wie Haydl et al. [8] sowie Ellegast et al. [4] zu ähnlichen Ergebnissen wie unser Arbeitskreis kamen, die pathologisch verstärkte Technetium-Phosphat-Anreicherung bei Psoriasis-Kranken mit dem Vorhandensein von unreifem Kollagen im Gelenkbereich. Daraus leiten diese Autoren ab, daß bei der Psoriasis eine generalisierte Kollagen-Stoffwechselstörung vorliegen müsse. Für diese Ansicht sprechen auch unsere Befunde bei 17 Patienten mit Psoriasis, bei denen wir pathologisch verstärkte Knochenumbauvorgänge auch in gelenkfernen Abschnitten des knöchernen Skelettsystems nachweisen konnten [10]. Diese Befunde wurden zwischenzeitlich auch von Haydl et al. [8] sowie Bachmann et al. [1] bestätigt. Unsere nuklearmedizinischen Befunde stimmen auch mit den Ergebnissen von Fassbender überein [5], der bei der histologischen Untersuchung von Operationspräparaten und Knochenbiopsien von 40 Patienten mit Psoriasis neben einer intrakapsulären Synovitis, die hinsichtlich der morphologischen Merkmale qualitativ nicht von derjenigen bei der rheumatoiden Arthritis unterschieden werden konnte, extrakapsuläre Knochenprozesse sowohl am kompakten als auch am spongiösen Knochen finden konnte. Diese pathologischen Knochenprozesse zeigten keine Merkmale einer Entzündung oder einer Osteoklastentätigkeit. Sie waren durch einen herdförmigen Verlust der Proteoglykan-Zwischensubstanz und Freilegung der Kollagenfasermatrix gekennzeichnet. Nach Meinung von Fassbender [5] löst dieser herdförmige Proteoglykanverlust einen Prozeß aus, der in 4 Phasen abläuft:
1. Verlust der Proteoglykan-Zwischensubstanz und Freilegung der erhaltenen Kollagenfasermatrix des Knochens;
2. Anlagerung von Osteoblastenketten an die Zone des freigelegten Knochens und Neubildung von Osteoid zwischen dem alten Kollagenfasergerüst;
3. Remodellierung der Knochendefekte durch Auffüllen der erhaltenen Kollagenfasermatrix mit neugebildetem Bindegewebsknochen und
4. Umbau des Geflechtknochens in lamellären Knochen, wobei überschüssige Knochenstrukturen entstehen können, die endgültige Knochenbilanz aber negativ ist.

Dieser Prozeß wird von Fassbender als eine enzymatische Störung aufgefaßt, die ursächlich mit dem Hautprozeß Psoriasis verknüpft ist.

Diese histologischen Untersuchungsergebnisse passen auch zu den von unserem Arbeitskreis gefundenen Unterschieden zwischen der Gelenkszintigraphie mit [99m]Technetium-Pertechnetat und der Knochenszintigraphie mit [99m]Technetium-Phosphat-Komplexen bei Psoriasis-Kranken, da mit der Knochenszintigraphie deutlich mehr pathologisch veränderte Gelenkabschnitte gefunden werden konnten als bei der Gelenkszintigraphie mit [99m]Technetium-Pertechnetat. Ursachen hierfür könnten die unterschiedlichen Anreicherungsmechanismen für beide Technetiumverbindungen sein. Die gesteigerte Durchblutung der entzündlich veränderten Synovia mit geänderten Permeabilitätsverhältnissen und Änderung des Gewebsmilieus führt zu einer verstärkten Anreicherung von Technetium-Pertechnetat. Diese Voraussetzungen dürften bei der von Fassbender gefundenen intrakapsulären Synovitis gegeben sein [5], die somit dem klinisch und röntgenologisch definierten Begriff der Psoriasis-Arthritis entspricht. Aufgrund unserer Untersuchungen mit der Knochenszintigraphie bei Psoriasis-Kranken muß jedoch angenommen werden, daß neben dieser Psoriasis-Arthritis eine nur mit Hilfe der Knochenszintigraphie nachweisbare Osteopathie existiert, die sich vorwiegend im Bereich der gelenknahen Knochenabschnitte manifestiert, sich jedoch auch in extraartikulären Skelettabschnitten nachweisen läßt und die hinsichtlich ihrer Verteilung nur teilweise den röntgenologischen Kriterien der Symmetrie und des Strahlbefalls entspricht. Der hohe Prozentsatz der pathologischen Befunde im Knochenszintigramm bei Psoriatikern läßt eine in den meisten Fällen klinisch und röntgenologisch nicht erfaßbaren Knochen- und Gelenkbeteiligung mit offenbar gleicher Ätiopathogenese wie die Dermatose als Extrakutanmanifestation der Psoriasis annehmen.

Aus heutiger Sicht muß zu den hier vorgelegten Zahlen angemerkt werden, daß die hierfür zugrunde liegenden Szintigraphien teilweise nicht mit den heute zur Verfügung stehenden hochauflösenden Gamma-Kameras durchgeführt wurden. Auch erfolgte nur in wenigen Fällen der Einsatz der heute üblichen Zwei-Phasen-Szintigraphie, die in der Regel eine Differenzierung zwischen entzündlichen und degenerativen Gelenkveränderungen erlaubt. Weiterhin muß kritisch angemerkt werden, daß die Einteilung in Gesamtgruppe und Kontrollgruppe hinsichtlich der Altersverteilung etwas unglücklich gewählt wurde, da bei der Kontrollgruppe (Alter von 20 bis 49 Jahre) davon ausgegangen wurde, daß aufgrund unauffälliger klinischer und röntgenologischer Befundergebnisse bei diesen Patienten degenerative Gelenkveränderungen ausgeschlossen seien. Die Erfahrung beim Einsatz der Zwei-Phasen-Szinzigraphie und der hochauflösenden Gamma-Kameras hat jedoch gezeigt, daß bereits in früheren Lebensjahren durchaus als degenerativ anzusehende Veränderungen der Gelenke vorliegen können, deren röntgenologisches und klinisches Korrelat erst wesentlich später nachzuweisen ist.

Unter Berücksichtigung dieser neueren Erkenntnisse bedarf ein Teil unserer Ergebnisse einer gewissen Korrektur, was jedoch zu keiner Änderung der Gesamtaussage führt, die zwischenzeitlich auch von anderen Autoren [8, 13] bestätigt wurde.

Literatur

 1. Bachmann E, Clemmensen OJ, Dyrbye M, Larsen K (1983) Joint involvement in psoriasis: Scintigraphic, radiologic and clinical findings. Dermatologica 166: 250
 2. Bekerman C, Genant HK, Hoffer PB, Kozin F, Ginsberg M (1975) Radionuclid imaging of the bones and joints of the hand. Radiology 118: 653
 3. Desaulniers M, Fuks A, Hawkins D, Lacourciere Y, Rosenthall L (1974) Radiotechnetium polyphosphate joint imaging. J Nucl Med 15: 417
 4. Ellegast HH, Haydl H, Petershofer H, Prohaska E (1984) Zur Radiologie der Osteoarthropathia psoriatica. Röntgenpraxis 37: 75
 5. Fassbender HG (1979) Extra-articular processes in osteoarthropathia psoriatica. Arch Orthop Traumat Surg 95: 37
 6. Green FA, Hays MT (1972) The pertechnetate joint scan. II. Clinical correlations. Ann rheum Dis 31: 278
 7. Hahn K, Thiers G (1979) Szintigraphische Früherkennung der Psoriasisarthropathie. Therapiewoche 29: 7254
 8. Haydl H, Petershofer H, Ellegast HH, Prohaska E (1984) Zur Diagnose der Osteoarthropathia psoriatica: Gegenüberstellung von klinischen, radiologischen und szintigraphischen Befunden. Wien Klin Wschr 96: 337
 9. Hays MT, Green FA (1972) The pertechnetate joint scan. I. Timing. Ann. rheum. Dis. 31: 272
10. Holzmann H, Hoede N, Eißner D, Hahn K, Hülse R (1974) Joint involvement in psoriasis. Arch derm Forsch 250: 95
11. Kaye M, Silverton S, Rosenthall L (1975) Technetium-99m-pyrophosphate: Studies in vivo and in vitro. J. Nucl. Med. 16: 40
12. Leczinsky, CG (1948) The incidence of arthropathy in a ten-year series of psoriasis cases. Acta Derm-Venereol 28: 483
13. Namey TC, Rosenthall L (1976) Periarticular uptake of 99m Technetium diphosphonate in psoriatics. Arthr Rheum 19: 607
14. Thiers G, Holzmann H, Böhm G, Hahn K, Eißner D (1980) Die psoriatische Knochenmanifestation. Akt rheumatol 5: 189
15. Wright V (1981) Psoriatic Arthritis; in Kelly WN, Harris ED, Ruddy S, Sledge CB (ed) Textbook of Rheumatology. Saunders, Philadelphia London Toronto, S 1047

Zur Kenntnis einer Osteoarthropathie bei der Pustulosis palmaris et plantaris (Ppp)

P. Altmeyer, H. Holzmann

Zusammenfassung

92 Patienten mit folgenden Erkrankungen wurden skelettszintigraphisch untersucht: Psoriasis vulgaris Pv (n = 39), Psoriasis inversa P inv (n = 12), Psoriasis pustulosa – Typ Königsbeck-Barber Pp K-B (n = 20) Pustulosis palmaris et plantaris Ppp (n = 21), und ein Kontrollkollektiv K (n = 12). Bei allen Patienten wurden Skelettszintigraphien angefertigt. In jedem Fall erfolgte die Untersuchung von 73 Gelenken. Diese wurden in 3 Gelenkgruppen unterteilt:
1. Gelenkgruppe (periphere Gelenke)   – 60 Gelenke (bzw. Gelenkgruppen)
2. Gelenkgruppe (große Gelenke)   – 8 Gelenke, sowie eine
3. Gelenkgruppe (Stammskelett)   – 5 Gelenkgruppen.
   Bei 92 Patienten wurden (92×73) 6716 Gelenke untersucht. Von diesen zeigten 1059 (15,7%) eine vermehrte Anreicherung des Technetium-markierten Methylendiphosphonats. Bei den Patienten des Kontrollkollektivs (n = 12) fanden sich bei 12×73 = 876 Gelenken bzw. Gelenkgruppen 29× (3,3%) Tracerablagerungen.
   Bei Patienten mit Pv stellten sich durchschnittlich 17,1% der Gelenke szintigraphisch auffällig dar, bei Patienten mit P inv 17,0%, mit Pp K-B 7,6% und mit Ppp 5,7%. Beim Kontrollkollektiv fanden wir fokale Aktivitäten bei 2,4% der untersuchten Skelettabschnitte. Auf die Gelenkgruppe 1 (5520 Gelenke) entfielen 970 Aktivitätszonen, auf die Gelenkgruppen 2 und 3 zusammen 89.
   Somit werden fokale Aktivitäten bei der Psoriasis vulgaris und der Psoriasis inversa 3 mal so häufig wie bei der Pustulosis palmaris et plantaris und etwa 7 mal so häufig wie beim Kontrollkollektiv gefunden. Die Unterschiede zentrieren sich brennglasartig auf die peripheren Gelenke.
   Folgende Schlüsse lassen sich ziehen:
1. die Pustulosis palmaris et plantaris und die Psoriasis pustulosa Typ Königsbeck-Barber weisen signifikant häufigere Aktivitätsanreicherungen des Skeletts auf als ein nicht erkranktes Kontrollkollektiv. Den Aktivitätszonen muß demnach eine pathogenetische Bedeutung beigemessen werden.
2. Die Pustulosis palmaris et plantaris und die Psoriasis pustulosa Typ Königsbeck-Barber unterscheiden sich in der Frequenz des Skelettbefalls von der Psoriasis vulgaris und der Psoriasis inversa.
3. Das charakteristische psoriatische Befallmuster mit transversalem und axialem Befall wird bei allen Patientenkollektiven angetroffen.

Schlüsselwörter

Psoriasis, Osteoarthropathie, Pustulosis palmaris et plantaris

Summary

92 patients with the following diseases were examined by bone scintigraphy; psoriasis vulgaris Pv (n = 39), psoriasis inversa P inv (n = 12), psoriasis pustulosa of the Königsbeck-Barber type PpK-B (n = 20), pustulosis palmaris et plantaris Ppp (n = 21) and a collective of healthy persons K (n = 12). In all patients bone scintigraphy was performed. In each person 73 joints were examined, that were divided in three groups:

36   Dermatologie und Nuklearmedizin
      Hrsg. Holzmann, Altmeyer, Hör, Hahn
      © Springer-Verlag Berlin · Heidelberg 1985

group 1 (peripheral joints) – 60 joints
group 2 (big joints) – 8 joints
group 3 (joints of the skeleton of the trunc) – 5 joints.

In 92 patients (92×73) 6716 joints were examined. An increased uptake-ratio was found in 1059 joints (15,7%). In the control group accumulations of the radiotracer were found 29× (3,3%). In patients suffering from psoriasis vulgaris a pathological radionuclid uptake could be shown in 17,1% of the examined joints; a pathological tracer uptake was found in patients with P inv in 17,0% of the examined joints, in Pp K-B in 7,6% and in Ppp in 5,7%. In controls focal activities were seen in 2,4%. In peripheral joints (5520 joints) 970 areas of pathological radionuklid uptake were found, in the group 2 and 3 together 89 pathological foci. Focal activities were found in psoriasis vulgaris and in psoriasis inversa three times as much as in pustulosis palmaris et plantaris and about seven times as much as in the controls. The differences are centred in the peripheral joints.

It can be concluded that:
1. in the pustulosis palmaris et plantaris and in the psoriasis pustulosa of the Königsbeck-Barber type skeletal focal activities were found in a higher percentage as in controls.
2. the pustulosis palmaris et plantaris and the psoriasis pustulosa of the Königsbeck-Barber type differ in the frequency of skeletal uptake of the radiotracer from patients with psoriasis vulgaris or psoriasis inversa.
3. the characteristical psoriatic pattern with axial and transversal joint-involvement was found in all groups of patients.

Der amerikanische Dermatologe G. C. Andrews beschrieb 1934 erstmals eine pustulöse Dermatose an Handflächen und Fußsohlen und trennte sie als eigenständiges Krankheitsbild von der Psoriasis ab. In einer Folgepublikation 1935 bezeichnete er diese Erkrankung als „Pustular bacterids of the hands and feet". Andrews ließ hiermit einen nosologischen Aspekt in die Nomenklatur einfließen, der in der Folgezeit Anlaß zu kontroverser Diskussion war [9, 11, 26]. Es ist aus historischen Gründen interessant zu wissen, daß Königsbeck in seiner Münchner Inauguraldissertation aus dem Jahre 1917 bereits ein vergleichbares Krankheitsbild beschrieb, es jedoch im Gegensatz zu Andrews der Psoriasis zuordnete. Der englische Dermatologe Barber wertete 1930 dieses Krankheitsbild in analoger Weise wie Königsbeck, sodaß diese Psoriasisvarietät in der Folgezeit mit den Namen Königsbeck und Barber verbunden wurde.

Für die Auswertung eines Krankengutes ist eine klare Einteilung in einzelne Krankheitsgruppen eine unabdingbare Voraussetzung. Sie erfolgte bei unserer Patientengruppe aufgrund klinisch morphologischer Kriterien, die von mindestens zwei Untersuchern bestätigt wurden.
1. Als Psoriasis vulgaris (Pv) bezeichnen wir die Form der Schuppenflechte, die ohne pustulöse Komponente in ihrem typischen Lokalisationsmuster in Erscheinung tritt.
2. Die Psoriasis inversa (P inv) ist eine Sonderform der Schuppenflechte, mit inversem Auftreten, d. h. mit Befall der Beugeseiten und Intertrigines sowie der Handflächen und Fußsohlen.
3. Die Psoriasis pustulosa palmaris et plantaris ist die von Königsbeck und später von Barber herausgestellte pustulöse Psoriasisvariante, die sich vorzugsweise an Handflächen und Fußsohlen manifestiert. Sie wird im folgenden Psoriasis pustulosa Typ Königsbeck Barber bezeichnet, kurz Pp K-B. Bei dieser Sonderform der Schuppenflechte werden abgesehen von den pustulösen Veränderungen an Handflächen und Fußsohlen *immer* weitere charakteristische Psoriasisherde gefunden.

4. Die Pustulosis palmaris et plantaris (Ppp) tritt unter dem gleichen morphologischen Bild wie die Psoriasis pustulosa Typ Königsbeck Barber auf. Es fehlen jedoch abgesehen von den pustulösen Läsionen an Handflächen und Fußsohlen *jegliche* sonstige psoriatische Hautveränderungen. Auch ein für die Psoriasis typischer Befall der Finger- oder Fußnägel schloß in unserem Kollektiv die Diagnose Pustulosis palmaris et plantaris (Ppp) aus.

Ausgehend von einer klaren klinischen Einteilung unseres Patientengutes stellten wir uns die Frage, inwieweit die bei der Schuppenflechte bereits bekannten [10, 13, 14, 15, 16] arthro- bzw. osteopathischen Veränderungen [12, 14, 37] auch bei Psoriasisvarietäten [5, 8, 9] bzw. bei Krankheitsbildern, die der Psoriasis nosologisch nahe stehen (Pustulosis palmaris et plantaris) auftreten. Darüberhinaus galt unsere Aufmerksamkeit der szintigraphisch erfaßbaren Befallfrequenz und dem osteoarthropatischen Verteilungsmuster.

Patientengut und Methode

In den vergangenen 4 Jahren wurden insgesamt 92 Patienten mit psoriatischen Hautveränderungen bzw. Patienten, die an einer Pustulosis palmaris et plantaris erkrankt waren, skelettszintigraphisch untersucht. Als Vergleichskollektiv wählten wir 12 nicht an einer Psoriasis erkrankten Patienten bei denen die Indikation zur Skelettszintigraphie aus anderen Gründen gestellt wurde. Bei diesem Kontrollkollektiv waren entzündliche Skelettveränderungen anamnestisch, klinisch und labormäßig ausgeschlossen.

Durch Zuordnung zu den einzelnen Krankheitsbildern ergab sich die in Tabelle 1 aufgeführte Kollektivaufteilung.

Methode

Nach intravenöser Injektion von 10–15, 5mCi ^{99m}Tc-Methylendiphosphonat, das sich in den letzten Jahren als Radiopharmazeutikum bewährt hat [22], wurden jeweils 2 Stunden später die szintigraphischen Ganzkörperuntersuchungen mit einer Gammakamera mit angeschlossenem Datenverarbeitungssystem vorgenommen. Zusätzlich fertigten wir bei allen Patienten mit einer hoch auflösenden Gammakamera Zielaufnahmen von Händen und Füßen sowie von Regionen an, die sich im Ganzkör-

Tabelle 1. Pustulosis palmaris et plantaris und Vergleichskollektive

Krankheitsbild	Kürzel	n	♀/♂	Alter ($\overline{x}$)
Psoriasis vulgaris	Pv	39	17/27	44,5
Psoriasis inversa	Pinv	12	5/7	45,3
Psoriasis pustulosa Typ Königsbeck-Barber	Pp K-B	20	11/9	38,9
Pustulosis palmaris et plantaris	Ppp	21	15/6	44,9
Kontrollkollektiv	K	12	8/4	45,0

perszintigramm angereichert darstellten. Die Beurteilung des Knochenszintigramms erfolgte in der Regel durch eine einfache optische Bestimmung der Aktivitätsanreicherung in den einzelnen Gelenkabschnitten, durch den Vergleich mit den benachbarten Gelenken sowie den Gelenken der Gegenseite. Entsprechend dem Auflösungsvermögen der Gammakamera wurden bei jedem Patienten 73 Gelenke untersucht, die in 3 Gelenkgruppen unterteilt wurden:

1. Gelenkgruppe (periphere Gelenke) – 60 Gelenke (bzw. Gelenkgruppen)
2. Gelenkgruppe (große Gelenke)   – 10 Gelenke
3. Gelenkgruppe (Stammskelett)   – 5 Gelenkgruppen (Abb. 1–3)

Ergebnisse

Bei 92 Patienten wurden 92×75 = 6900 Gelenke untersucht. Von diesen zeigten 1059 Gelenke bzw. Gelenkgruppen (= 15,3%) eine vermehrte Anreicherung des Technetium-markierten Methylendiphosphonats. Bei den Patienten des Kontrollkollektivs (n = 12) fanden sich bei 12×75 = 900 Gelenken bzw. Gelenkgruppen 29× (= 3,2%) Ablagerungen des radioaktiv markierten Methylendiphosphonats.

32 von 39 Patienten (82,1%) die an einer Psoriasis vulgaris erkrankt sind, zeigten pathologische Aktivitätsanreicherungen des Skeletts. Hierbei werteten wir als pathologisch den Skelettbefall, der über die Aktivitätsfrequenz des Kontrollkollektivs hinausgeht. Durchschnittlich fanden wir beim Psoriasis vulgaris-Kollekiv 14,5 fokale Radionuklidanreicherungen pro Skelett; die Vergleichszahl des Kontrollkollektivs beträgt 2,4. Das Psoriasis inversa-Kollektiv zeigt in 90,9% pathologische Skelettveränderungen; hierbei betrug die durchschnittliche Befallfrequenz des Skeletts pro Patient 17,0.

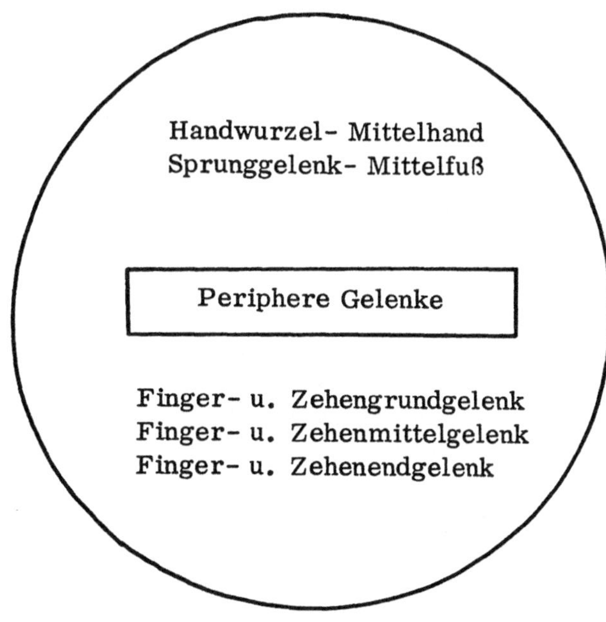

Abb. 1. Übersicht über die
1. Gelenkgruppe

66,6% der Patienten mit Ppp und 50% der Patienten mit Psoriasis pustulosa Typ Königsbeck-Barber zeigten pathologische Skelettaktivitäten. Die durchschnittliche Befallfrequenz pro Patient betrug für die Ppp 5,7% und für die Pp K-B 7,6%.

Bei vergleichender Einzelbewertung der verschiedenen Gelenkgruppen ergeben sich die in den Tabellen 2 und 3 zusammengefaßten Resultate. Hervorzuheben ist der zahlenmäßig hohe osteoarthropathische Befall des Psoriasis vulgaris- und der Psoriasis inversa Kollektive. Die Pustulosis palmaris et plantaris- und Psoriasis pustulosa Typ Königsbeck-Barber-Kollektive zeigen mit 8,8 bzw. 12,6% eine deutlich geringere Expressivität fokaler Mehrbelegung des Skeletts.

Tabelle 2. Prozentualer osteoarthropathischer Befall bei Pustulosis palmaris et plantaris (Ppp), Psoriasis vulgaris (Pv) und einem Kontrollkollektiv. 1. Gelenkgruppe

Diagnose	n	Hände (%)	Füße (%)
Ppp	21	8,8	7,4
PV	39	29,2	10,5
Kontrolle	12	1,1	1,7

Tabelle 3. Prozentualer osteoarthropathischer Befall bei Pustulosis palmaris et plantaris (Ppp), Psoriasis pustulosa Typ Königsbeck-Barber (Pp K-B) und Psoriasis inversa (Pinv). 1. Gelenkgruppe

Diagnose	n	Hände (%)	Füße (%)
Ppp	21	8,8	7,4
Pp K-B	20	12,6	11,5
P inv	12	28,9	10,5

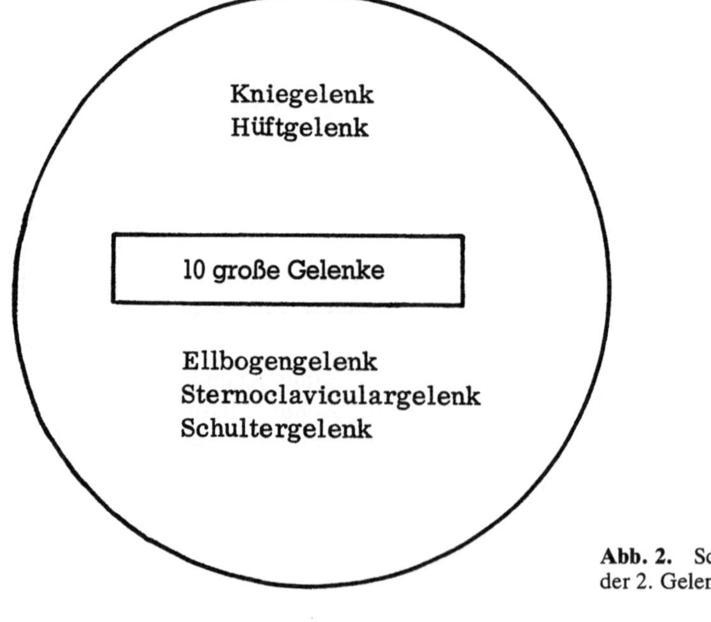

Abb. 2. Schematische Übersicht der 2. Gelenkgruppe

Tabelle 4. Osteoarthropathische Befallfrequenz der verschiedenen Krankheitskollektive.
2. Gelenkgruppe

Diagnose	Ø Befallfrequenz in %
P vulg	11,8
P inv	13,5
Pp K-B	7,5
Ppp	5,9
Kontrolle	8,3

Bei der 2. Gelenkgruppe (Abb. 2) fanden wir ebenfalls eine deutliche zahlenmäßige Bevorzugung der Psoriasis vulgaris- und Psoriasis inversa-Gruppen. Der durchschnittliche prozentuale osteoarthropathische Befall betrug hierbei für das Psoriasis
vulgaris Kollektiv 11,8% und für das Psoriasis inversa Kollektiv 13,5% (Tabelle 4).
Vergleicht man die Kollektive der Ppp (5,9%) und der Pp K-B (7,5%) mit dem
Kontrollkollektiv (8,3%) so zeigt sich in dieser Gelenkgruppe eine hohe krankheits-
unspezifische Befallfrequenz. Ein analoges Ergebnis stellt sich bei der szintigraphischen Bewertung der 3. Gelenkgruppe dar (Abb. 3). Die Zahlen vermitteln kein
einheitliches und somit eindeutig interpretierbares Bild (Tabelle 5).

Im Zusammenhang mit einer unlängst von Sonozaki und Mitarbeiter erschienenen
Arbeit über eine charakteristische Arthro-osteitis bei der Ppp dem sogenannten
„Anterior chest wall Syndrom" (Abb. 4) widmeten wir bei unseren Patienten der
Sterno-Costo-Clavicula-Region und der Manubrio-Sternal-Region besondere Aufmerksamkeit hinsichtlich einer pathologischen Tracerbelegung. Auch diese Untersu-
chungsresultate zeigen keinen prioritären Befall eines Patientenkollektivs und sind
somit hinsichtlich unserer Fragestellung nicht auswertbar.

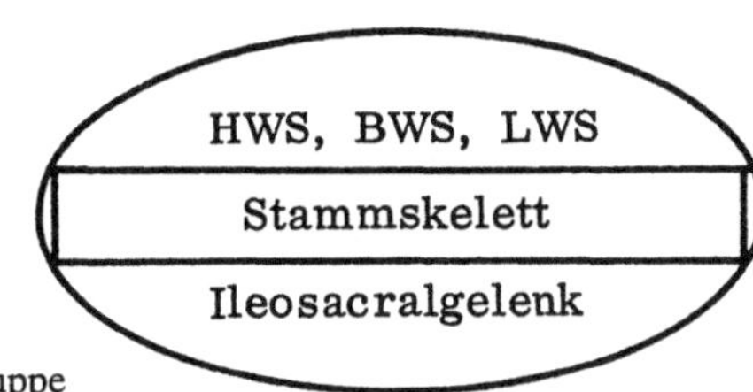

Abb. 3. Schematische Übersicht der 3. Gelenkgruppe

Tabelle 5. Osteoarthropathische Befallfrequenz bei den verschiedenen Krankheitskollektiven.
3. Gelenkgruppe

Diagnose	Ø Befallfrequenz in %
P vulg	3,4
P inv	0
Pp K-B	1,2
Ppp	3,5
Kontrolle	0

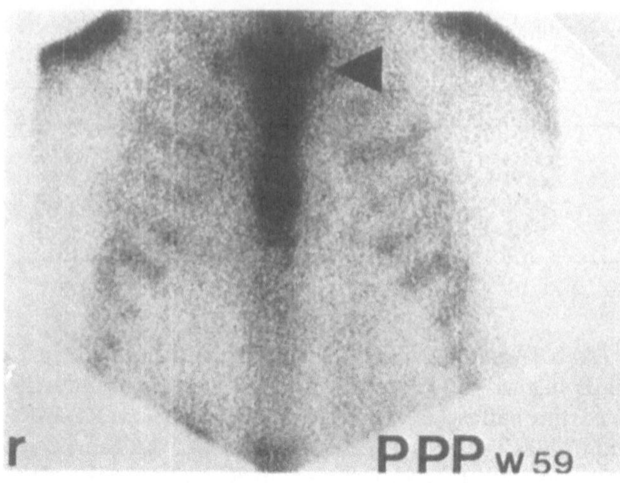

Abb. 4. Pustulosis palmaris et plantaris. Massive Mehrbelegung der ^{99m}Tc-Methylendiphosphonats im Bereich der „anterior chest wall" Region

Diskussion

Nuklearmedizinisch-diagnostische Methoden erfahren in den letzten Jahren bei verschiedenen dermatologischen Krankheitsbildern einen zunehmend bedeutsameren Stellenwert. Hervorzuheben sind statische [6, 17] und funktionelle Untersuchungsmethoden [1, 2, 18, 19, 20] hautferner Organe bei Psoriatikern, die Hinweise auf den Systemcharakter dieser Erkrankung liefern. Gleichsinnig sind die pathologischen Radionuklidanreicherungen des Skeletts bei Psoriatikern zu werten [10, 14, 15] die in einem hohen Prozentsatz auftreten. Die hochgradige Assoziation zwischen psoriatischem Hautbefall und szintigraphisch erfaßbarer Knochen- und/oder Gelenkbeteiligung läßt vermuten, daß es sich hier um einen krankheitstypischen dualistischen Organbefall handelt. Es ist bekannt, daß sich nach intravenöser Injektion das knochenaffine ^{99m}Tc-MDP vermehrt in Zonen erhöhter (Kollagen?) Stoffwechselaktivität ablagert [21]. Allerdings ist die Anreicherung der ^{99m}Tc-Phosphatkomplexe im Skelett unspezifisch [22] und gibt keinesfalls eine Auskunft über die Ätiologie der Erkrankung.

Aus den hier dargelegten skelettszintigraphischen Untersuchungsergebnissen bei den verschiedenen Erkrankungskollektiven lassen sich folgende Schlüsse ableiten:

1. Die Ppp und die Psoriasis pustulosa Typ K-B unterscheiden sich in der Frequenz des fokalen Skelettbefalls von der Psoriasis vulgaris und der Psoriasis inversa.
2. Ppp und die Psoriasis pustulosa K-B weisen eindeutig häufiger pathologische Aktivitätsanreicherungen des Skeletts auf, als ein nicht psoriatisches Kontrollkollektiv. Bezüglich des Befallmusters konnten wir zwischen den verschiedenen Psoriasisvarietäten und der Pustulosis palmaris et plantaris keine Unterschiede erkennen. Das charakteristische Befallmuster mehrerer oder aller distaler Interphalangealgelenken als sogenannter Transversaltyp oder aber der gleichzeitige Befall von 2 oder 3 Gelenken eines Fingerstrahles als sogenannter Axialtyp werden bei allen Krankheitsgruppen angetroffen (Abb. 5). Die Unterschiede zwischen den einzelnen Krankheitsgruppen zentrieren sich brennglasartig auf die peripheren Gelenke und zwar auf Handwurzel- und Fingergelenke.

42

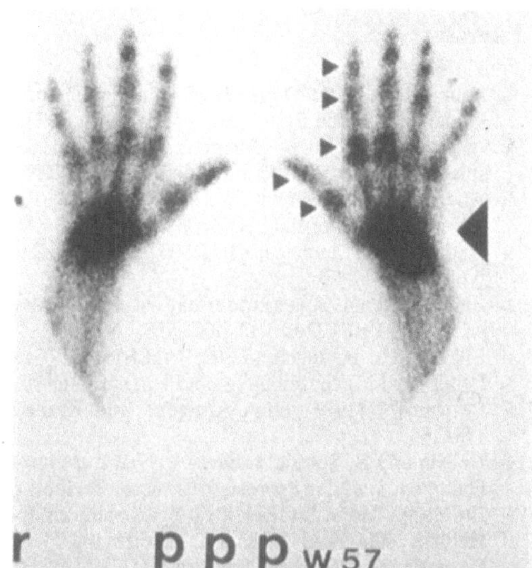

Abb. 5. Pustulosis palmaris et plantaris. Skelettszintigramm mit ^{99m}Tc-Methylendiphosphonat. Transversales und axiales Belegungsmuster. Deutliche Mehrbelegung der Handwurzelregion bds.

Bei der 2. Gelenkgruppe ist ebenfalls eine deutliche zahlenmäßige Bevorzugung der Psoriasis inversa und Psoriasis vulgaris-Gruppen nachweisbar. Im Vergleich zur Kontrollgruppe ergibt sich für die Ppp und die Pp K-B kein Unterschied. Auch beim Stammskelett (3. Gelenkgruppe) läßt sich kein prioritäres Befallmuster herausarbeiten. Hierzu muß bemerkt werden, daß die szintigraphische Beurteilung des Stammskeletts mit rein morphologisch visuellen Methoden ebenso wie diejenigen der Sakroiliakalgelenken nicht unproblematisch ist. Bei den Sakroiliakalgelenken zeigen schon die normalen Gelenke im Vergleich zum Os sacrum eine sehr intensive Anreicherung. Zum anderen kann eine symmetrische Erkrankung einer Entdeckung entgehen. Insofern könnten unsere Ergebnisse bzgl. des Stammskelettbefalls an Hand größerer Fallzahlen bei verbesserter Diagnostik korrigiert werden. Dem von Sonozaki u. Mitarb. [23, 24, 25] für die Pustulosis palmaris et plantaris als charakteristisch gewerteten sogenannten „anterior chest wall syndrome" können wir aus nuklearmedizinischer Sicht keine prioritären Valenzen einräumen. Vielmehr läßt der hohe Befall im nicht psoriatischen Kontrollkollektiv einen Mechanismus vermuten, der nicht mit dem zugrunde liegenden Krankheitsbild pathogenetisch verknüpft ist.

Ohne letztlich die Aussagemöglichkeit skelettszintigraphischer Befunde zu überbewerten, geben die vorliegenden Befunde doch Hinweise dafür, daß die Pustulosis palmaris et plantaris unter dem nosologischen Dach der Psoriasis einzuordnen ist. Das Vorhandensein einer szintigraphisch nachweisbaren Osteoarthropathie, deren Expressivität der der Psoriasis pustulosa des Königsbeck-Barber Typs analog ist, spricht hierfür. Ebenso ist das osteoarthropathische Verteilungsmuster von dem der Psoriasis vulgaris nicht zu unterscheiden. Offenbar steuern bei den unterschiedlichen Psoriasisvarietäten genetische Faktoren (HLA-System?) das topographische Befallmuster sowie die unterschiedliche Organmanifestation.

Literatur

1. Altmeyer P, Munz D (1982) Morphologische und funktionelle Untersuchungsbefunde am Retikuloendothelialen System bei Psoriatikern. Z Hautkr 57: 1325–1336
2. Altmeyer, P, Munz D, Holzmann H, Hör G (1983) Functional studies in macrophages in liver and spleen of psoriatics. Dermatologica 166: 15–22
3. Andrews GC, Birkman FW, Kelly RJ (1934) Recalcitrant pustular eruptions of the palms and soles. Arch of Dermat and Syph 29: 548–563
4. Andrews GC, Machacek GF (1935) Pustular bacterids of the hands and feet. Arch of Dermat and syph 32: 837–847
5. Barber HW (1930) Acrodermatitis continua vel. perstans (Dermatitis repens) and psoriasis pustulosa. Brit J Derm 42: 500–518
6. Biersack HJ, Rodermund OE, Winkler C (1979) Szintigraphische Untersuchungen zur Frage der Leber- und Milzbeteiligung bei Psoriasis vulgaris. Z Hautkr 54: 733–737
7. Bertrams J (1976) HLA-Antigene und Krankheitsempfänglichkeit. Dtsch med Wschr 101: 178–184
8. Deichmann B, Spindeldreier A (1979) Zur Nosologie der Acrodermatitis continua suppurativa Hallopeau und der Psoriasis pustulosa. Z Hautkr 54: 646–652
9. Enfors W, Molin L (1971) Pustulosis palmaris et plantaris. Acta Dermatovener 51: 289–294
10. Hahn K, Thiers G, Eißner D, Holzmann H (1980) Skelettszintigraphische Befunde bei der Psoriasis. Nucl Med 19: 178–186
11. Hellgren L, Mobacken H (1971) Pustulosis palmaris et plantaris. Acta Dermatovener 51: 284–288
12. Holzmann H, Morsches B, Hoede N (1973) Ätiopathogenese der Psoriasis-Krankheit. Med Welt 24: 429–434
13. Holzmann H, Hoede N, Morsches B (1973) Organmanifestationen der Psoriasis-Krankheit. Med Welt 24: 523–527
14. Holzmann H, Hoede N, Hahn K, Eißner D (1978) Knochenbefunde bei Psoriasis. Arch Dermatol Res 262: 191–196
15. Holzmann H, Hoede N, Eißner D, Hahn K (1979) Die psoriatische Osteoarthropathie. Hautarzt 30: 343–348
16. Holzmann H, Böhm G, Eißner D, Hahn K, Lemmel EM (1980) Die psoriatische Knochen- und Gelenkbeteiligung im szintigraphischen Bild. Akt Dermatol 6: 235–240
17. Hromec A, Holzmann H, Krapp R, Denk R, Fischer J (1972) Größe und Funktion der Milz bei der Schuppenflechte. Arch Derm Forsch 242: 257–265
18. Munz DL, Holzmann H, Altmeyer P, Chilf G, Hör G (1982) First results of functional bone marrow scintigraphy in psoriasis. In: Farber EM, Cox AJ (Hrsg.) Psoriasis: Proceedings of the third international symposium. Grune u Stratton, New York London Paris 339–340
19. Munz DL, Altmeyer P, Holzmann H, Hör G (1982) Die Bedeutung einer funktionellen Makrophagendiagnostik in vitro bei verschiedenen Dermatosen. Z Hautkr 148: 352–353
20. Munz DL, Altmeyer P, Ehrenheim C, Tuengerthal S, Holzmann H, Hör G (1984) Erste Ergebnisse der funktionellen RES-Szintigraphie mit ^{99m}Tc-Humanserumalbumin-Millimikrosphären bei progressiver Sklerodermie: Möglichkeit der Früherkennung einer Lungenbeteiligung. Z Hautkr 59: 1635–1638
21. Rosenthal L, Kaye M (1975) Technetium ^{99m}-Pyrophosphate kinetics and immaging in metabolic bone disease. I Nucl Med 16: 33–39
22. Simrock A, Hör G (1981) Nuklearmedizinische Skelettdiagnostik. Therapiewoche 31: 6039–6055
23. Sonozaki H, Azuma A, Okai K et al (1980) Arthro-osteitis associated with pustulosis palmaris et plantaris. The Ryumoche 20: 139
24. Sonozaki H, Kawashima M, Hongo O et al (1981) Incidence of arthro-osteitis in patients with pustulosis palmaris et plantaris. Ann Rheum Dis 40: 554–557
25. Sonozaki H, Mitsui H et al (1981) Clinical features of 53 cases with pustulotic arthroosteitis. Annals Rheum Dis 40: 547–553
26. Veltman G, Schuermann H (1962) Das Bakteriid von Andrews. Arch für klin und experiment Dermatologie 215: 326–361
27. Wright V (1959) Psoriatic arthritis. Arch of Dermatol 80: 65–73

44

Psoriatische Osteoarthropathie versus rheumatoide Arthritis
– Vergleich der Gelenk- und Knochenszintigraphie –

P. Pfannenstiel, E. U. Bieler, E. Rummeny

Zusammenfassung

Die Psoriasis vulgaris geht oft mit einer Osteoarthropathie einher, die den Hautmanifestationen der Psoriasis vorausgehen kann. Die Szintigraphie mit ^{99m}Tc-markierten Phosphatkomplexen stellt ein sensitives, jedoch unspezifisches Verfahren für den Nachweis dieser Skelettveränderungen dar. Bei der rheumatoiden Arthritis dagegen, die mit einer Synoviitis beginnt, sollte die Weichteilszintigraphie mit ^{99m}Tc-Pertechnetat bevorzugt Anwendung finden. Wenn auch aus dem unterschiedlichen Anreicherungsmechanismus interessante Theorien hinsichtlich der Pathogenese der Psoriasis-Arthropathie einerseits und der rheumatoiden Arthritis andererseits abgeleitet werden können, haben die Weichteil- und die Skelettszintigraphie in der Routinediagnostik keine genau definierte Position, da bisher nicht nachgewiesen werden konnte, daß die Patienten hinsichtlich ihrer Behandlung davon wesentliche Vorteile haben.

Schlüsselwörter

Psoriasis, Psoriasisarthropathie, rheumatoide Arthritis, Szintigraphie, Knochenszintigraphie, Weichteilszintigraphie

Summary

Psoriasis vulgaris is frequently accompanied by arthropathia psoriatica, which may precede the psoriatic skin lesions. Radionuclide bone scanning with ^{99m}Tc labelled phosphate complexes for the detection of this bone disease is a sensitive but non-specific method. In patients with rheumatic arthritis, however, joint scanning with ^{99m}Tc-04 should be prefered, since rheumatoid arthritis begins with a synoviitis. Even though from the different patterns of scintigraphic findings in arthropathia psoriatica and in rheumatoid arthritis interesting theories concerning the pathological-anatomical features of both diseases may be derived, there does not appear to be a well defined place for the routine use of radionuclide bone and joint scanning in patients with arthropathia psoriatica or rheumatoid arthritis, since there is little evidence, that it benefits the management of patients.

In einer mehrjährigen interdisziplinären Studie haben wir mit den Kollegen des Fachbereichs Rheumatologie unserer Klinik sowie den beiden Rheumakliniken in Wiesbaden den Stellenwert der Gelenk- und Knochenszintigraphie mit ^{99m}Tc-Verbindungen bei chronisch entzündlichen Gelenk- und Knochenerkrankungen analysiert [2, 3, 17–25].

An Hand der dabei erhobenen Befunde soll nachfolgend versucht werden, die einleitend von Herrn Holzmann aufgeworfenen Fragen zu beantworten und den von

Dermatologie und Nuklearmedizin
Hrsg. Holzmann, Altmeyer, Hör, Hahn
© Springer-Verlag Berlin · Heidelberg 1985

45

Hahn vorgestellten Befunden der Gelenk- und Skelettszintigraphie bei Psoriasis-Arthropathie das szintigraphische Bild der primär chronischen Polyarthritis (p.c.P.), im folgenden rheumatoide Arthritis genannt, gegenüberzustellen.

Von Schümichen wurde bereits erwähnt, daß sich mit der Skelettszintigraphie vor allem gesteigerte Umbauvorgänge am Knochen nachweisen lassen, die ihre Ursache in einer vermehrten Osteoklastentätigkeit und in einer gesteigerten Osteoblastentätigkeit mit vermehrter Kollagensynthese haben kann. Auch die Durchblutung des Knochens spielt für die pathologische Radionuklidanreicherung eine Rolle [13–16, 20, 26].

Mit der Weichteilszintigraphie werden dagegen vor allem hyperämische bzw. entzündliche Vorgänge in den gelenknahen Weichteilregionen angezeigt [2, 4, 5, 16, 17, 20, 21, 23, 25].

Beide Verfahren sind sehr sensitiv. Jedoch ist jede vermehrte Anreicherung der ^{99m}Tc-Phosphatkomplexe im Skelettszintigramm bzw. des ^{99m}Tc-Pertechnetat im Weichteilszintigramm unspezifisch, – wie von den Vorrednern mehrfach betont wurde.

Trotzdem wird aufgrund der unterschiedlichen Pathogenese der Osteoarthropathia psoriatica und der rheumatoiden Arthritis deutlich, daß die verschiedenen Anreicherungsmechanismen der verwendeten Radiodiagnostika für die Differentialdiagnose bei der Interpretation der Skelett- bzw. Weichteilszintigramme von Bedeutung sein können.

Bei der Psoriasis-Arthropathie sind zunächst die gelenknahen Knochenabschnitte befallen. Pathologisch-anatomisch unterscheiden sich nach Faßbender [6] die intraartikulären Manifestationen der Osteoarthropathia psoriatica in den Anfangsstadien nur wenig von denjenigen der rheumatoiden Arthritis in den Spätstadien. Da es sich bei der Osteoarthropathia psoriatica aber um eine generalisierte Erkrankung mit polytopem Charakter handelt, ist es verständlich, daß Hahn und Holzmann [7–11] vermehrte Knochenumbauprozesse auch im Bereich gelenkferner Knochenabschnitte wie im Bereich des Schädels, der großen Röhrenknochen und der Rippen fanden.

Aufgrund dieser Befunde muß angenommen werden, daß bei der Psoriasis-Arthropathie der Krankheitsprozeß ohne Merkmale einer aktuellen Entzündung [6] seinen Anfang nimmt und dann bei Übergreifen auf die Weichteile der kleinen Gelenke eine sekundäre Synoviitis verursacht, die sich pathologisch-anatomisch von derjenigen bei der rheumatoiden Arthritis nicht wesentlich unterscheidet [6].

Bei der rheumatoiden Arthritis wird dagegen zuerst die Synovia durch den entzündlichen Prozeß befallen [6]. Erst sekundär kommt es zu einer Beteiligung der gelenknahen Knochenabschnitte mit Osteoporose, die bei der Psoriasis fehlt.

Aus diesen unterschiedlichen Verläufen wird deutlich, daß bei Frühformen der Psoriasis-Arthropathie das Skelettszintigramm in den gelenknahen Knochenabschnitten und auch in gelenkfernen Skelettabschnitten vermehrte Knochenumbauprozesse anzeigt, während bei Frühformen der rheumatoiden Arthritis eher das Weichteilszintigramm aufgrund der Synoviitis diagnostisch hilfreich ist und erwartungsgemäß selten gelenkferne Radionuklidanreicherungen im Skelettszintigramm nachweisbar werden.

Die Frage von Herrn Holzmann, ob das Skelettszintigramm auch bei der rheumatoiden Arthritis häufiger positiv ausfällt als das Weichteilszintigramm, muß trotzdem bejaht werden. Hier handelt es sich aber neben den extraartikulären Anreicherungen in den Weichteilen sowie in den gelenknahen Knochen wahrscheinlich ebenso wie bei den von Hahn und Holzmann bei Patienten mit Psoriasis nachgewiesenen Befunden [7–11] zum Teil ebenfalls um falsch positive Befunde, am ehesten als Folge degenerativer Skelettveränderungen. Damit dürfte auch zu erklären sein, daß Bachmann und Mitarbeiter [1] die von Hahn und Holzmann beschriebenen Befunde bei der Psoriasis vulgaris im Skelettszintigramm bei anderer Zusammensetzung der Patientengruppe nicht in gleicher Weise bestätigen konnten.

Es steht jedoch außer Zweifel, daß Frühformen sowohl der Arthritis psoriatica als auch der rheumatoiden Arthritis objektiv nur szintigraphisch und noch nicht röntgenologisch erfaßt werden können. Für den Nachweis der initialen rheumatoiden Arthritis eignet sich nach unserer Erfahrung die 3-Phasen-Skelett-Szintigraphie [13] nicht in allen Fällen, da wir zeigen konnten, daß die Anlagerung der ^{99m}Tc-Phosphatkomplexe an die gelenknahen Knochen schon sehr früh erfolgt, so daß nicht in allen Fällen eine Differenzierung zwischen Hyperämie (Synoviitis) und vermehrten Knochenumbauprozessen (Chemisorption) möglich ist [20].

Durch das von uns bevorzugte stufenweise Vorgehen – zunächst Anwendung der Gelenkszintigraphie, dann an einem anderen Untersuchungstag Durchführung der Skelettszintigraphie – können dagegen extraartikuläre synoviitische und nicht entzündlich bedingte Knochenveränderungen in den gelenknahen Knochenabschnitten bei der rheumatoiden Arthritis besser unterschieden werden [3, 17–21]. Hinsichtlich einer Abschätzung des Schweregrades der Entzündung ist darüber hinaus eine Quantifizierung der Radionuklideinlagerung in den Gelenken mit Hilfe einer computergestützten Auswertung der Szintigramme [16, 27] möglich.

Bei Verdacht auf Psoriasis-Arthropathie sollte zunächst die Skelettszintigraphie und erst bei einer begleitenden Synoviitis zusätzlich die Weichteilszintigraphie Anwendung finden. Das stufenweise Vorgehen ist damit genau umgekehrt wie bei der rheumatoiden Arthritis. Denn Hahn und Holzmann [7–11] konnten nachweisen, daß die Rate pathologischer Skelettszintigramme nach Injektion von ^{99m}Tc-Phosphatkomplexen etwa doppelt so hoch war wie bei der Gelenkszintigraphie nach Injektion von ^{99m}Tc-Pertechnetat. Diese Befunde lassen darauf schließen, daß es sich bei dem hohen Prozentsatz von 96% pathologischer Skelettszintigramme bei Patienten mit Psoriasis vulgaris um Veränderungen handelt, die nicht durch eine „Arthritis psoriatica", sondern durch klinisch stumme Skelettveränderungen bedingt sind, die noch nicht zu Symptomen im Sinne einer Arthralgie führen müssen.

Eine teilweise Überinterpretation im Sinne falsch positiver Befunde bei der rein visuellen subjektiven und auch der quantitativen objektiven Beurteilung ist aufgrund unserer Erfahrung sowohl bei der Weichteil- und bei der Skelettszintigraphie nicht auszuschließen [2, 3, 19]. Dies hat Hahn in seinem Referat erwähnt und u. a. die Verbesserung der Szintigraphie-Techniken als Ursache möglicher falsch positiver Befunde diskutiert.

Wenn auch die Zahlenangaben von Hahn und Holzmann [7–11] mit neueren Untersuchungsverfahren überprüft werden sollten, dürfte die Tendenz dieser Ergebnisse sich nicht wesentlich ändern.

Da Knochenabbau und -neubildung von Osteoid parallel gehen und sowohl osteoklastärer Abbau als auch osteoblastärer Anbau von Knochen aufgrund der vermehrten Knochenumbauprozesse zu einem positiven Skelettszintigramm führen, wird verständlich, daß nicht alle Veränderungen im Knochenszintigramm im Sinne einer Entzündung, sondern eher im Sinne funktionell-metabolischer Stoffwechselstörungen zu erklären sind, zumal sie nicht immer zu einem positiven Weichteilszintigramm führen. Diese Frühformen der Skelettveränderungen sind bei der Psoriasis zum Teil reversibel.

Man muß also annehmen, daß in der Mehrzahl der Fälle die Arthropathia psoriatica als klinisch stumme Extrakutanmanifestation der Psoriasis im Sinne einer generalisierten Knochen- und Kollagenstoffwechselstörung [6, 18] abläuft.

Wie das klinische Bild unterscheidet sich auch das szintigraphische Bild der Psoriasis-Arthropathie von demjenigen der rheumatoiden Arthritis. Während sich bei der Psoriasis-Arthropathie häufiger ein asymmetrischer Befall der kleinen peripheren Extremitätengelenke findet, wird bei der rheumatoiden Arthritis häufig ein symmetrischer Befall dieser Gelenke nachgewiesen. Der klinische Verlauf, der bei der Psoriasis-Arthritis häufig mono- und oligoartikulär, bei der rheumatoiden Arthritis dagegen oft schleichend mit polyartikulärem Befall beginnt, findet sein Korrelat auch in der Szintigraphie.

Gegenüber der rheumatoiden Arthritis, die an der oberen Extremität vorzugsweise die Handgelenke, das carpoulnare Gelenk, die Handwurzel sowie die Metacarpophalangeal- und die proximalen Interphalangealgelenke befällt, lassen sich bei der Psoriasis-Arthropathie der Transversaltyp mit bevorzugtem Befall der distalen Interphalangealgelenke sowie der Axialtyp mit einem Befall der Finger- und Zehengelenke „im Strahl" unterscheiden.

Zusätzlich findet sich bei der Psoriasis-Arthropathie häufig auch ein Befall des Achsenskeletts, insbesondere im Bereich der Wirbelsäule und der Ileosakralgelenke, der bei der rheumatoiden Arthritis nur selten im Bereich der Halswirbelsäule anzutreffen ist.

Aufgrund des Befallmusters und der Tatsache, daß arthritische Symptome bei einem Psoriatiker häufig erst im zweiten Stadium auftreten, kommt der Skelettszintigraphie bei der Frühform der Psoriasis-Arthropathie eine größere Bedeutung als dem Weichteilszintigramm zu, trotz des relativ hohen Prozentsatzes falsch positiver, durch degenerative Skelettveränderungen verursachter Befunde [7–11].

Demgegenüber besitzt die Weichteil-Gelenkszintigraphie bei der rheumatoiden Arthritis in der Initialphase einen höheren dignostischen Informationswert, da hier der periphere chronisch entzündliche Gelenkprozeß im Vordergrund steht und die Knochenszintigraphie aufgrund von sekundären degenerativen, nicht mehr entzündlichen Veränderungen viel häufiger zu falsch positiven Ergebnissen führen kann.

Wie wir zeigen konnten, weist die Interpretation des Knochenszintigramms häufiger durch den Untersucher bedingte Schwankungen auf [2, 3, 19]. Besonders schwierig erscheint die Interpretation des Knochenszintigramms in der Erkrankungsgruppe, bei der klinisch noch keine eindeutige Symptomatik besteht, aber die Differentialdiagnose zwischen einer rheumatoiden Arthritis sowie einer degenerativen bzw. metabolisch bedingten Knochenerkrankung gestellt werden muß.

Hier hat die negative Weichteilszintigraphie zum Ausschluß einer rheumatoiden Arthritis mehr diagnostische Bedeutung. Wie hoch die Rate falsch negativer Befunde bei diesem Vorgehen ist, kann nicht beantwortet werden, da es kein sensitiveres Verfahren als die Weichteilszintigraphie zum Nachweis einer entzündungsbedingten Hyperämie im Bereich der Gelenke gibt.

48

Bei der Frühdiagnostik der rheumatoiden Arthritis stellen nach unserer Erfahrung [3, 19] die visuell-semiquantitative Weichteilszintigraphie und die klinischen Untersuchungsmethoden in der Hand des Erfahrenen gleichwertige Verfahren mit einer diagnostischen Wertigkeit von 45 bzw. 50% dar. Bei der Diagnostik der seronegativen rheumatoiden Arthritis, d. h. also in jenen Fällen, in denen dem Kliniker der diagnostische Baustein des positiven Rheumafaktors fehlt, stellt die Weichteilszintigraphie eine wesentliche Bereicherung in der Diagnostik dar und ist auch der klinischen Untersuchungsmethode mit einer Wertigkeit von 57% gegenüber 38% [3, 19] überlegen.

Aufgrund unserer mehrjährigen interdisziplinären Studie hinsichtlich der klinischen Wertigkeit sowohl der Gelenk- als auch der Knochenszintigraphie bei der Diagnose entzündlicher Gelenkerkrankungen wurde allerdings deutlich, daß es deutliche individuelle Unterschiede sowie methodische Fehlerquellen geben kann, die eine falsch positive Beurteilung der Gelenk- und Knochenszintigramme verursachen können [3, 19]. Die szintigraphischen Methoden können allein eine exakte Differentialdiagnose zwischen Psoriasis-Arthritis und rheumatoider Arthritis nicht ermöglichen.

Aus diesem Grunde ist für die Beurteilung der nuklearmedizinischen Befunde die Zuordnung der klinischen Befunde und deren Änderung im Verlauf der Behandlung unbedingt erforderlich, um aus dem unterschiedlichen Anreicherungsmechanismus von ^{99m}Tc-Pertechnetat bei der Weichteilszintigraphie und von ^{99m}Tc-Phosphatkomplexen bei der Skelettszintigraphie Frühformen von Weichteil- bzw. gelenknahen Skelett-Veränderungen bei der rheumatoiden Arthritis einerseits und den psoriatischen Knochen- und Gelenkmanifestationen andererseits differentialdiagnostische Hinweise ableiten zu können.

Wenn sich auch auf diese Weise aus dem unterschiedlichen Anreicherungsmechanismus und dem unterschiedlichen Verteilungsmuster Folgerungen auf eine unterschiedliche Pathogenese von Psoriasis-Arthropathie und rheumatoider Arthritis ergeben, haben die Weichteil- und die Skelettszintigraphie in der klinischen Routinediagnostik weder bei der Psoriasis-Arthropathie noch bei der rheumatoiden Arthritis eine genau definierte Position, da für uns nicht überzeugend nachgewiesen werden konnte, daß die Patienten – von Ausnahmen abgesehen – aufgrund dieser Befunde hinsichtlich ihrer Behandlung wesentliche Vorteile haben [2, 3, 17–21].

Insbesondere bei den Frühformen der Psoriasis-Arthropathie, die meist ohne Gelenksymptomatik verläuft und keiner Therapie zugeführt werden muß, stellt sich deshalb insbesondere bei jungen Patienten auch die Frage nach der Strahlenbelastung. Obwohl diese gering ist, ist die diagnostische Aussagefähigkeit der Skelettszintigraphie im Wachstumsalter zusätzlich eingeschränkt und sollte zum Nachweis einer Frühform der Psoriasisarthropathie u. E. möglichst nicht eingesetzt werden. Bei der juvenilen rheumatoiden Arthritis ist ebenfalls der differential-diagnostische Wert zur Abgrenzung gegenüber einer Psoriasis-Arthropathie eingeschränkt, da hier der asymmetrische Befall der Handgelenke sowie ein Befall der distalen Interphalangealgelenke und auch ein Befall im Strahl häufiger angetroffen werden.

Auch ist die Wertigkeit der Szintigraphie bei individuellen Verlaufsuntersuchungen zur Bewertung von Therapiemaßnahmen nur mit Vorbehalt einzusetzen, zumal sich im Skelettszintigramm auch Reparationsvorgänge im gelenknahen Knochen darstellen [24] und damit einen Therapie-Effekt nicht erkennen lassen.

Somit sind die Weichteil- und Skelettszintigraphie sowohl bei der rheumatoiden Arthritis als auch bei der Psoriasis-Arthropathie diagnostische Verfahren, die nur zusammen mit den klinischen Ergebnissen in Zweifelsfällen einen zusätzlichen Beitrag zur Diagnose leisten können.

Literatur

1. Bachmann E, Clemmensen O, Dyrbye M, Larsen K (1983) Joint involvement in psoriasis. Dermatologica 5: 250–254
2. Bandilla K, Pfannenstiel P, Berg D, Henne W (1976) Nuklearmedizinische Diagnostik entzündlich-rheumatischer Primärläsionen: Vergleichende Untersuchung des klinischen anamnestischen, röntgenologischen und nuklearmedizinischen Befundes. Verh Dtsch Ges Rheumatol 4: 168–175
3. Bandilla K, Schulz G, Pfannenstiel P, Semmler U (1982) Wertigkeit der standardisierten Gelenk- und Knochenszintigraphie für die Diagnose und Verlaufsbeurteilung rheumatoider Erkrankungen. Forschungsbericht BMFT 01 ZN 048-ZN/NT/MT 295
4. Bergmann H, Kolarz G (1976) Pertechnetate uptake of joints in rheumatoid arthritis. Eur J Nucl Med 1: 205–210
5. Esdaile J, Rosenthall L (1983) Radionuclide joint imaging. Compr Ther 9: 54–63
6. Fassbender HG (1979) Extra-Articular Processes in Osteoarthropathica Psoriatica. Arch Orthop Traumat Surg 95: 37–46
7. Hahn K, Eißner D, Holzmann H, Hoede N, Hülse R (1975) Der Wert der Szintigraphie für die Früherfassung von Gelenkbeteiligungen bei der Psoriasis-Krankheit. In: Höfer R (Hrsg) Radioaktive Isotope in Klinik und Forschung, Bd. 11. Urban und Schwarzenberg, München Berlin Wien, S 342
8. Hahn K, Eißner D, Holzmann H, Schmiedbach H, Wolf R (1977) Scintigraphic investigations in patients with psoriasis. In: Farber EM, Cox AJ (eds) Psoriasis: Proceedings of the Second International Symposion. Yorke Medical Books, New York, S 418
9. Hahn K, Thiers G, Eißner D, Holzmann H (1980) Skelettszintigraphische Befunde bei der Psoriasis. Nucl Med 14: 178–186
10. Holzmann H, Böhm G, Eißner D, Hahn K, Lemmel EM (1980) Die psoriatische Knochen- und Gelenkbeteiligung im szintigraphischen Bild. Akt dermatol 6: 235–240
11. Holzmann H, Eißner D, Hahn K, Thiers G, Boehm G (1982) Die psoriatische Osteopathie. Z Hautkr 75 (15): 1144–1150
12. Kafarnik D, Semmler U, Miehlke K, Pfannenstiel P (1980) Die Wertigkeit klinischer, röntgenologischer und szintigraphischer Befunde in der Frühdiagnostik entzündlicher Gelenkerkrankungen. Verh Dtsch Ges Rheumatol 6: 426–429
13. Maurer AH, Holder LE, Espinola DA, Rupani HD, Wilgis EF (1983) Three-phase radionuclide scintigraphy of the hand. Radiology 3: 761–775
14. McKillop JH, Fogelmann I (1984) Bone scintigraphy in benign bone disease. Br Med J (Cl in Res) 6413: 264–266
15. Namey Th C, Rosenthall L (1976) Periarticular uptake of ^{99m}technetium-diphosphonate in psoriatics. Arthritis Rheum 19: 607–612
16. Oka M, Moettoenen T, Rekonen A (1983) A comparison of ^{99m}Tc-pertichnetate by computerized quantitative joint scintigraphy. Scand J Rheumatol 1: 46–48
17. Pfannenstiel P, Semmler U (1976) Möglichkeiten der Frühdiagnostik rheumatischer Erkrankungen durch die Szintigraphie. Therapiewoche 26: 8154–8165
18. Pfannenstiel P, Bandilla K, Henne W, Berg D, Pixberg HU (1976) Nuklearmedizinische Diagnostik entzündlich-rheumatischer Primärläsionen. Verh Dtsch Ges Rheumatol 4: 158–167
19. Pfannenstiel P, Semmler U, Bandilla K, Miehlke K (1979) Stellenwert der quantitativen Gelenk- und Knochenszintigraphie mit 99mTc-Verbindungen bei chronisch-entzündlichen Gelenk- und Knochenerkrankungen. BMFT-Fb SS 281 A, S 226
20. Pfannenstiel P, Semmler U, Adam W (1977) Gelenkszintigraphie 15 Minuten nach ^{99m}Tc-0$_4$ und 15 bzw. 180 Minuten nach ^{99m}Tc-EHDP. Nuc Compact 8: 71–76

21. Pfannenstiel P, Semmler U (1978) Die diagnostische Bedeutung der Szintigraphie bei entzündlichen Erkrankungen des Skelettsystems. Der Nuklearmediziner 1: 47–57
22. Pfannenstiel P, Semmler U, Bandilla K, Schulz G, Berg D (1982) Nuclear medicine methodes for evaluation of joint inflammation. In: Kolarz G (Hrsg) Methods of Nuclear Medicine in Rheumatology, FK Schattauer, Stuttgart, S 67–88
23. Pfannenstiel P (1983) Gelenkszintigraphie. In: Mathies H (Hrsg) Handbuch der inneren Medizin, Bd VI/2A: Rheumatologie A. Springer, Berlin Heidelberg, S 329–334
24. Pfannenstiel P (1983) Nuklearmedizinische Untersuchungstechniken zur Objektivierung von Therapieeffekten bei rheumatischen Erkrankungen. In: Franke M, Müller W (Hrsg) Spontanverlauf und Therapiebeurteilung rheumatischer Erkrankungen. Steinkopff, Darmstadt, S 119–129
25. Semmler U, Kafarnik D, Pfannenstiel P (1979) Bedeutung der semiquantitativen Gelenkszintigraphie für die Frühdiagnostik einer initialen Arthritis. Therapiewoche 29: 477–480
26. Rosenthall L, Kaye M (1975) Technetium-99m-pyrophosphate kinetics and imaging in metabolic bone disease. J Nucl Med 16: 33–39

Die klinisch und röntgenologisch erfaßbare Psoriasis osteoarthropathica im szintigraphischen Bild

G. Thiers, P. Altmeyer, G. Hör, H. Holzmann

Zusammenfassung

Nach einer einführenden Darstellung von Diagnostik und Differentialdiagnostik der psoriatischen Osteoarthropathie wird an einigen Beispielen der zusätzliche Wert der Knochenszintigraphie demonstriert. Die Knochenszintigraphie ist sensitiver als klinische Untersuchungen und Röntgendiagnostik und ermöglicht eine frühere Erfassung der Arthropathie bei Psoriasis. Mit einer einzigen Untersuchung können alle befallenen Gelenke und Knochenabschnitte erfaßt und exakt dokumentiert werden, wobei das Verteilungsmuster wichtige differentialdiagnostische Hinweise liefert und eine gezielte weitere Abklärung ermöglicht. Eine deutliche Verbesserung der diagnostischen Möglichkeiten wird vor allem auch in den Vorfüßen und den Ileosakralgelenken erreicht. Durch eine Zusammenarbeit von Dermatologe, Rheumatologe, Nuklearmediziner und Radiologe wird eine verbesserte Diagnostik der Gelenk- und Knochenveränderungen bei Psoriasis erreicht.

Schlüsselwörter

Psoriasis osteoarthropathica, Knochenszintigraphie, Erfassung von Frühveränderungen, Dokumentation des Gelenkbefalls, Verteilungsmuster

Summary

After an introductory summary of diagnostical methods and differential diagnosis of psoriatic osteoarthropathia, we search to demonstrate the additional value of the bone scintigrafy. Bone scintigrafy is more sensitive than clinical and radiological investigation and there is an earlier detection of arthropathia in psoriasis. With only one experiment all the inflicted joint and bone regions are seen and there is an exact documentation of local distribution, which is important for differential diagnosis and offers the possibility for further investigation. There is a notable improvement of possibilities in the diagnosis especially in the feet and the sacroiliacal joints. A collaboration of dermatologist, rheumatologist, physican of nuclear medicine and radiologist brings an improved diagnosis of the joint- and bone changes in psoriasis.

Etwa 3 von 100 Menschen erkranken in unseren Breiten an Psoriasis. Angesichts ihrer Häufigkeit und ihrer Chronizität ist es nicht verwunderlich, daß eine Fülle anderer Erkrankungen während des Hautleidens auftreten können. Meist handelt es sich um ein eher zufälliges Zusammentreffen. Die bei Psoriatikern zu beobachtenden Gelenkbeschwerden treten jedoch in einer solchen Häufigkeit auf und sind differentialdiagnostisch von anderen Arthropathien in vielerlei Hinsicht zu unterscheiden, so daß nach einer bereits seit 1818 umstritten geführten Diskussion heute an der Eigenständigkeit dieser Gelenkaffektion bei Psoriatikern kaum noch Zweifel bestehen [1]. Nach einer kurzen Darstellung diagnostischer und differentialdiagnostischer Befunde soll der Wert der Knochenszintigraphie als ein zusätzliches Kriterium zum Nachweis der Osteoarthropathie bei Psoriasis geschildert werden.

Dermatologie und Nuklearmedizin
Hrsg. Holzmann, Altmeyer, Hör, Hahn
© Springer-Verlag Berlin · Heidelberg 1985

Psoriatiker äußern häufig leichte, vom Patienten meist als Rheuma interpretierte Gelenkbeschwerden, die oft nicht vordergründig sind und wenig beachtet werden. Am Anfang stehen Sehnenscheidenentzündungen, Parästhesien, Myalgien und auch vasomotorische Störungen. Die entzündlichen Gelenkveränderungen wie Schwellung, Rötung, Überwärmung, Schmerz und Funktionseinschränkung treten im weiteren Verlauf bei bis zu 7% der Psoriatiker auf [2, 3]. Diese Arthritiden haben einen launischen, chronischen Verlauf mit Remissionen und Exazerbationen. Sie beginnen meist in einem oder mehreren Gelenken, häufig sind Finger- oder Zehengelenke sowie Knie- und Sprunggelenke befallen. Prinzipiell kann jedes Gelenk betroffen sein. Ein Befall aller Gelenke eines Fingers oder eine Zehe, der sogenannte Strahlbefall, oder der Befall aller Endgelenke einer Hand bzw. eines Fußes, in diesem Falle spricht man von transversalem Befall, sind nur der Psoriasis osteoarthropathica eigentümliche Varianten des Gelenkbefalls. Nach Angaben der meisten Autoren besteht ein enger Zusammenhang zwischen psoriatischen Nagelveränderungen und dem Befall der Endgelenke am gleichen Finger bzw. Zeh. Auch Wirbelsäule und Ileosakralgelenke werden von der Psoriasis befallen, und zwar deutlich häufiger bei Männern [4]. Die klinische Symptomatik verläuft hier mild, zumindest weniger ausgeprägt als beim Morbus Bechterew und äußert sich je nach Befallsort in Cervicalgien, Lumbalgien, gelegentlich auch in Ischialgien.

An Laborparametern sind allgemein unspezifische Entzündungsindikatoren in akuten Stadien verändert, während der Rheumafaktor nicht häufiger positiv ist als in einem gesunden Kollektiv. Insbesondere der Nachweis von HLA-B27, wohl auch -B16, sprechen für ein erhöhtes Risiko des Psoriatikers, an einer Arthropathie zu erkranken [5, 6]. Eine Synovialanalyse eines befallenen Gelenkes kann weiterhin Hinweise für das Vorliegen der psoriatischen Genese einer Arthropathie liefern, dies insbesondere durch den Ausschluß des Rheumafaktors und von Harnsäurekristallen.

Von besonderer Bedeutung in der Diagnostik von Gelenkerkrankungen ist das recht spezifische Röntgenbild. Charakteristisch ist bei der Psoriasisarthritis das Nebeneinander proliferativer und destruktiver Prozesse in ungewöhnlicher Breite, welche zum Teil am gleichen Gelenk ablaufen [7, 8]. Eine Osteoporose fehlt im Gegensatz zur rheumatoiden Arthritis. Auch der Wirbelsäulen- und Ileosakralgelenksbefall zeigt charakteristische röntgenologische Veränderungen [9].

Der Dermatologe wird neben der Erhebung des Hautbefundes mit den bisher geschilderten Untersuchungsverfahren im allgemeinen die Diagnose einer Psoriasis osteoarthropathica stellen können. Auch richtet sich die Indikation zur Therapie der Arthropathie nach dem klinischen Beschwerdebild. Man könnte nun meinen, daß die Knochenszintigraphie, die wesentliche neue grundlegende Erkenntnisse zum Verständnis der Gelenkbeteiligung bei Psoriasis geliefert hat, im Alltag des Dermatologen von geringem Wert sei. Einige Beispiele aber sollen demonstrieren, welche zusätzlichen Informationen mit Hilfe der Skelettszintigraphie erhalten werden können.

Ein seit 1980 an Psoriasis erkrankter 50jähriger Patient mit diskretem Hautbefund, jedoch starkem Befall aller Nägel, äußerte nur leichte Beschwerden zunächst im rechten Sprunggelenk. Im Skelettszintigramm fiel dann eine starke Anreicherung im schmerzhaften Bereich sowie in zahlreichen Gelenken der Hände (Abb. 1), besonders auch der Endgelenke, auf. Röntgenaufnahmen im Hand- und Fußbereich waren unauffällig. Die Skelettszintigraphie zeigt hier bereits lange vor dem Auftreten klini-

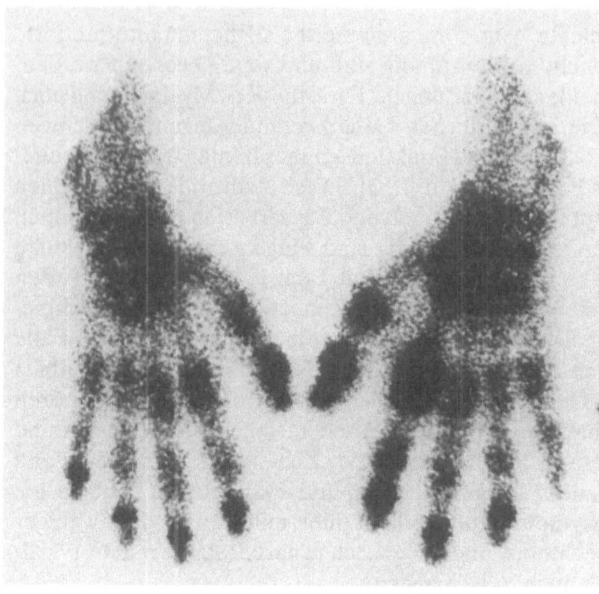

Abb. 1. Psoriasis osteoarthropathica. Pathologisch vermehrte Anreicherung von TcP in allen Endgelenken, Grund- und Mittelgelenk DII links (= Strahlbefall) sowie des Grundgelenkes DI links und im Handwurzelbereich beidseits

scher Veränderungen und wesentlich früher als die Röntgendiagnostik, die ja erst ab einem Mineralsalzverlust von etwa 30 bis 50% positiv wird und einen irreparablen Dauerschaden anzeigt, betroffene Gelenke auf.

Zum Verständnis der Psoriasis osteoarthropathica sind neuere pathologisch-anatomische Erkenntnisse von Bedeutung. Die Interpretation des szintigraphischen Befundes wird durch die morphologische Trennung eines intraartikulären von einem extraartikulären Prozeß erleichtert, wobei letzterer höchstwahrscheinlich primär und unabhängig von der Gelenkentzündung vorzukommen scheint [10, 11]. Die frühen Anreicherungen der TCP-Komplexe sind durch die extraartikulären Veränderungen erklärbar, die bei einem hohen Prozentsatz der Psoriatiker zu beobachten sind. Diese Veränderungen sind potentiell reversibel und erst nach Übergreifen auf die Synovia sind klinische und im weiteren Verlauf auch die röntgenologischen Veränderungen im Sinne der klassischen Psoriasisarthritis zu erwarten.

Im nächsten Skelettszintigramm (Abb. 2) sieht man eine massive fokale Mehranreicherung in den Gelenken des 3. Fingers rechts. Diese junge Patientin, die mehrfach trotz einer Methotrexattherapie eine Erythrodermie entwickelte, hat Schmerzen mit Rötung, Schwellung und Funktionseinschränkung im Grundgelenk des rechten Mittelfingers. Auch röntgenologisch ist in diesem Gelenk bereits eine entzündliche Veränderung sichtbar, während das proximale Interphalangealgelenk klinisch und röntgenologisch noch unauffällig ist.

Bei einem 44jährigen Psoriatiker, der seit 1970 an einer nur an Fingernägeln, Kopfhaut und Rima ani lokalisierten Schuppenflechte leidet, ist der szintigraphische Befund (Abb. 3) wesentlich ausgedehnter als die klinische Symptomatik bei negativem Röntgenbild. Heftige, sogar steroidresistente Beschwerden in praktisch allen großen Gelenken zeigen sich auch im Knochenscan. Die deutliche Mehranreicherung in nahezu allen kleinen Fingergelenken sowie in Sprung- und Zehengelenken sind

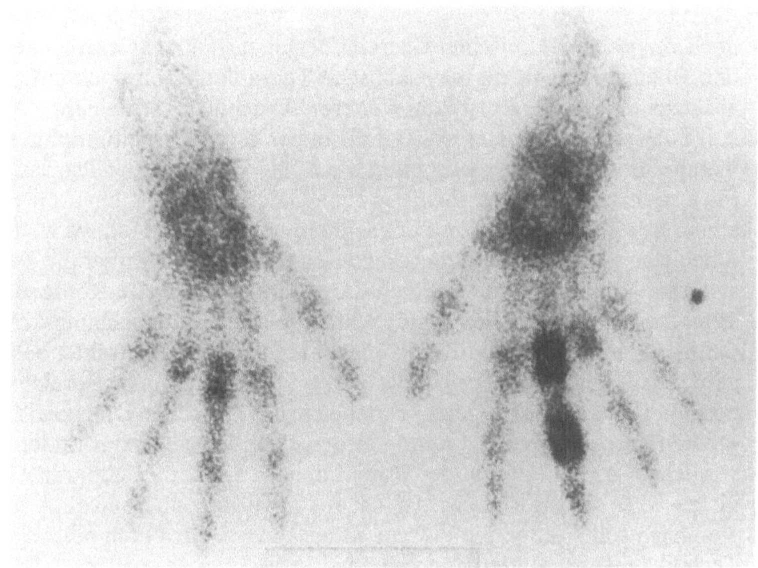

Abb. 2. Psoriasis osteoarthropathica. Pathologisch vermehrte Anreicherung von TcP im Grund-
und Mittelgelenk DIII links. Klinisch und röntgenologisch nur Veränderungen im Grundgelenk

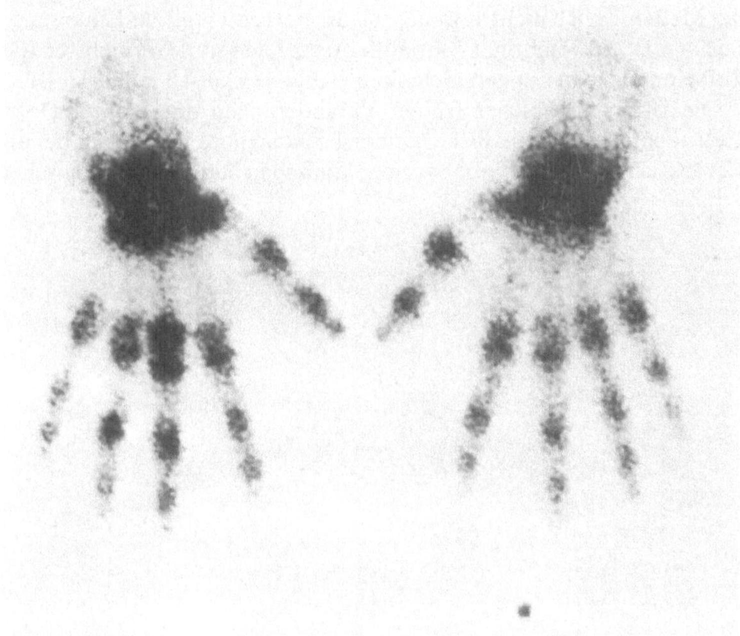

Abb. 3. Psoriasis osteoarthropathica. Pathologisch vermehrte Anreicherung von TcP in allen kleinen Fingergelenken, beiden Handwurzelbereichen (zusätzlich auch in beiden Sprunggelenks- und
Mittelfußbereichen sowie in zahlreichen Zehengelenken). Klinisch und röntgenologisch keine pathologischen Veränderungen

noch von keinem klinischen Korrelat begleitet, dennoch wurde nach Absprache mit den Rheumatologen die physikalische Therapie gezielt auch auf Hände und Füße ausgedehnt, um das Entstehen weiterer Schäden zu vermeiden.

Das Verteilungsmuster des Befalls in der Knochenszintigraphie sichert auch, wie man an diesem Beispiel erkennen kann, die Diagnose der Psoriasis osteoarthropathica, denn eine Oligoarthritis großer Gelenke in Kombination mit keinem oder einem nur in Intervallen zu beobachtenden diskreten Haut- oder Nagelbefall kann erhebliche diagnostische Schwierigkeiten bereiten. Die Polytopie der Psoriasis osteoarthropathica wird somit deutlich dargestellt und gezielte Röntgenaufnahmen bzw. klinische Untersuchungen ermöglicht, wobei der Untersuchungsaufwand und durch das Einsparen von Routine-Röntgenaufnahmen die Strahlenbelastung reduziert wird. Dies gilt auch für die Abklärung von Beschwerden im Bereich der Vorfüße und besonders der Ileosakralgelenke, denen in der klinischen Diagnostik wenig Aufmerksamkeit geschenkt wird. Gerade in den Ileosakralgelenken findet man häufig eine vermehrte Akkumulation des Radionuklids, nach einer neueren Untersuchung bei bis zu 88% der Psoriatiker bei negativem Röntgenbefund [12]. Der rein visuelle Vergleich sollte jedoch in diesem Knochenabschnitt durch eine „region of interest-Technik" ersetzt werden.

Quantifizierende Verfahren, wie die Messung der Radioaktivitätsmenge in einzelnen Gelenken, können zusätzliche Informationen für eine Verlaufsbeobachtung oder eine Therapiekontrolle sowie über Intensität der Arthropathie liefern.

Aus den szintigraphischen Befunden allein erfolgt jedoch wegen der Unspezifität der Methode noch nicht automatisch die Berechtigung zur Einleitung einer Therapie. So hat z. B. ein 31jähriger Psoriatiker trotz recht stark vermehrter Akkumulation der TcP-Komplexe in einigen Gelenken (Abb. 4) klinisch keinerlei Beschwerden.

Die Erfassung solcher frühen Veränderungen mit exakter Dokumentation des Gelenkbefalles trägt jedoch zu einer Frühdiagnose wesentlich bei und erlaubt unter Berücksichtigung von Laborwerten, klinischen und röntgenologischen Befunden den

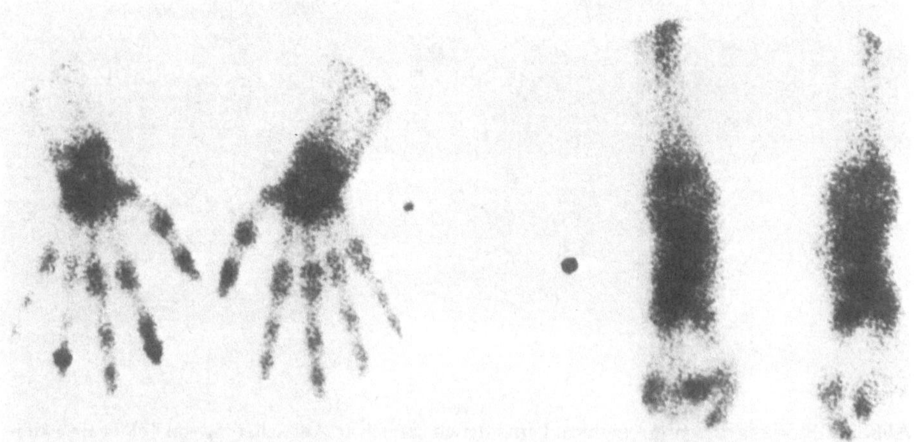

Abb. 4. Psoriasis osteoarthropathica. Pathologisch vermehrte Anreicherung von TcP in den Endgelenken DII und DIV rechts, Handwurzelbereich rechts sowie beiden Sprunggelenksbereichen

Therapieeinsatz zum frühest möglichen Zeitpunkt. Die einfach durchführbare, wenig belastende Knochenszintigraphie liefert zusätzliche, oft entscheidende Informationen. Eine Zusammenarbeit von Dermatologe, Nuklearmediziner und Radiologe führt zu einer verbesserten Diagnostik der Gelenkveränderungen bei Psoriasis.

Literatur

1. Holzmann H, Hoede N, Eißner D, Hahn K (1979) Die psoriatische Osteoarthropathie. Hautarzt 30: 343
2. Sönnichsen N (1971) Zur Pathogenese und nosologischen Stellung der Psoriasis arthropathica. Hautarzt 22: 222
3. Hornstein O (1962) Zur nosologischen Stellung der Psoriasis arthropathica. Arch klin exp Derm 214: 622
4. Theiss B, Böni A, Wagenhäuser F, Schnyder VW, Fehr K (1969) Psoriasis-Spondylarthritis. Z Rheumaforsch 28: 93
5. Brewerton DA, Albert E (1977) Rheumatology. In: HLA and Disease. Munksgaard, Williams and Wilkens, Copenhagen Baltimore, S 94
6. Schattenkirchner M, Schürer W, Diem K, Scholz S, Albert E (1976) Die Bedeutung der HLA-Antigene für die Rheumatologie. Akt Rheumatol 1: 23
7. Döpper T (1973) Zur Röntgendiagnostik des Skelettsystems. Med Welt 24: 771
8. Meythaler K (1977) Röntgenleitsymptome der wichtigsten rheumatischen Gelenkerkrankungen beim Erwachsenen. Münch med Wschr 119: 761
9. Schilling F, Schacherl M (1967) Röntgenbefunde an der Wirbelsäule bei Polyarthritis psoriatica und Reiter-Dermatose: Spondylitis psoriatica. Z Rheumaforsch 26: 450
10. Fassbender HG (1979) Extra-Articular Processes in Osteoarthropathia Psoriatica. Arch Orthop Traumat Surg 95: 37
11. Fassbender HG, Schilling F (1976) Morphologie der Arthritis psoriatica und deren pseudoguttöse Verlaufsform. Verh Dtsch Ges Rheumatol 4: 221
12. Hoydl H, Petershofer H, Ellegast HH, Prohaska E (1984) Zur Diagnose der Osteoarthropathia psoriatica: Gegenüberstellung von klinischen, radiologischen und szintigraphischen Befunden. Wiener klin Wschr 96: 337

Skelettröntgen vs. Skelettszintigraphie bei psoriatischen Erkrankungen

J. Kollath, K. Rauber

Zusammenfassung

Die nuklearmedizinischen Untersuchungsmethoden zum Nachweis eines gestörten Knochen- bzw. Kollagenstoffwechsels sind wesentlich sensitiver als die durch Röntgenaufnahmen zu erhebenden Befunde. Frühe Stadien der Arthropathia psoriatica werden zum Teil mit ausgeprägten Befunddiskrepanzen zum Röntgenbild erfaßt. Dagegen sind die nuklearmedizinischen Untersuchungsmethoden, soweit es die Erfassung der Arthropathia psoriatica betrifft unspezifisch, d. h. eine Differenzierung zwischen dem Vorliegen einer Arthropathia psoriatica und einem Knochenumbau anderer Genese ist ohne klinische Angaben nicht immer möglich. Die Diagnose Arthropathia psoriatica kann in Unkenntnis der Klinik und der Laborwerte sowie der nuklearmedizinischen Voruntersuchung aus dem Röntgenbild allein nur in einzelnen Fällen gestellt werden.

Schlüsselwörter

Arthropathia psoriatica, nuklearmedizinische Befunde, Röntgenbefunde

Summary

Study of disturbances of bone and cartilage metabolism is performed much more sensitively with nuclear medicine (NM) than with bone x-ray. Early stages of psoriasis arthritis are sometimes recognized much earlier with NM than with x-ray. On the other hand NM methods are more unspecific as far as psoriasis arthritis is concerned, eg. differentiation between psoriasis arthritis and bone changes of other origin is not always possible without detailed case history. Without a history, laboratory and NM results a bone x-ray alone only rarely allows the diagnosis of psoriasis arthritis.

Bei einem hohen Prozentsatz der Psoriasis-Patienten findet man neben der Erkrankung der Haut gleichzeitig Gelenkbeschwerden. Diese Beschwerden können einem psoriatischen Schub vorauseilen, gleichzeitig oder danach auftreten. Bei einem kleinen Teil von Patienten findet man auch eine typische Osteo-Arthropathia psoriatica ohne daß sich an der Haut Veränderungen im Sinne einer Psoriasis nachweisen ließen. Die röntgenologischen Zeichen der Arthropathia psoriatica nach Dihlmann und Schulze [1, 8] sind im folgenden Schema zusammengestellt (Tabelle 1).

Um die Frage dieses Referates: „Röntgenologie Versus Nuklearmedizin bei der Psoriasis" versuchsweise beantworten zu können, haben wir in Frankfurt/M. ein Kollektiv von 41 Patienten mit länger bestehender Psoriasis sowohl nuklearmedizinisch als auch röntgenologisch untersucht. Bei diesen Patienten bestanden neben den dermatologischen Zeichen der Psoriasis *deutliche Gelenkbeschwerden*. Aufgrund dieser Gelenkbeschwerden wurden 44 Knochenszintigraphien mit Technetium-99m MDP, 12 Knochenmarksszintigraphien mit Technetium-99m Millimikrosphären und Pertechnetat, 3 TcO_4 Gelenkszintigraphien und 1 ^{67}Ga-Szintigraphie im Direktver-

 Dermatologie und Nuklearmedizin
Hrsg. Holzmann. Altmeyer. Hör. Hahn

Tabelle 1. Röntgenologische Kriterien der Psoriasisarthropathie in Anlehnung an Dihlmann und Schulze

---

 1. Prädominanz der distalen Interphalangealgelenke beim Befall, Psoriasissymptomatik an den befallenen Fingern oft gleichzeitig nachweisbar
 2. Befallsmuster als Transversal (DIP bevorzugt) oder Axialtyp mit Einschluß des MCP- oder MTP-Gelenkes
 3. Nebeneinander von Knochenan- und -abbau an einem befallenen Gelenk
 4. Mutilationstendenz ausgeprägt
 5. Extraartikuläre Mutilationen an den Processi unguiculares der Finger
 6. Häufige knöcherne Ankylosen
 7. Häufige gelenknahe und -ferne Periostreaktionen
 8. Fehlende periarthritische Demineralisation
 9. Sakroiliitis
10. Parasyndesmophyten
11. Entesiopathie

---

gleich von Radiologie und Nuklearmedizin durchgeführt. Die in der Knochen- oder Gelenkszintigraphie aufgefallenen verdächtigen Herdbezirke wurden mittels Standardröntgenaufnahmen in zwei Ebenen kontrolliert. Die Auswertung der Röntgenbefunde erfolgte in Unkenntnis der nuklearmedizinisch erhobenen Befunde. Aufgrund der Tatsache, daß lediglich nuklearmedizinisch auffällige Areale geröntgt worden sind, war von der Anlage dieser Studie her eine vollkommen blinde Auswertung nicht möglich (Tabelle 2).

Bei diesen 41 untersuchten Patienten konnten in unserem Kollektiv röntgenologisch bei 31 Patienten Befunde erhoben werden, wobei zunächst nicht differenziert wurde zwischen Läsionen, die für eine Arthropathia psoriatica typisch oder untypisch sind. In 9 Fällen ergaben die Röntgenkontrollen der nuklearmedizinisch suspekten Regionen keine pathologischen Befunde. Vergleicht man die Röntgenbefunde und die nuklearmedizinischen Befunde bezüglich des Ausprägungsgrades des Befalls, d. h. also wieviel Gelenke oder Knochen pathologische Veränderungen zeigen, so wies die nuklearmedizinische Untersuchung fast immer eine stärkere Ausprägung des Befundes als die Röntgenkontrollen auf. Dieses Ergebnis stimmt mit Mitteilungen in der Literatur überein. Nur in einem einzigen Fall war der röntgenologische Befund ausgedehnter als die nuklearmedizinische Untersuchung dies erwarten ließ. Ein anderer Aspekt bei der Untersuchung des Kollektivs ist die Frage nach der Spezifität der Befunde.

Tabelle 2. Ergebnisse der radiologischen Untersuchung bei nuklearmedizinisch positiven Befunden n = 41

Psoriasis	
eindeutig	3
fraglich	7
Andere positive Befunde	21
Negative Befunde	10
	41

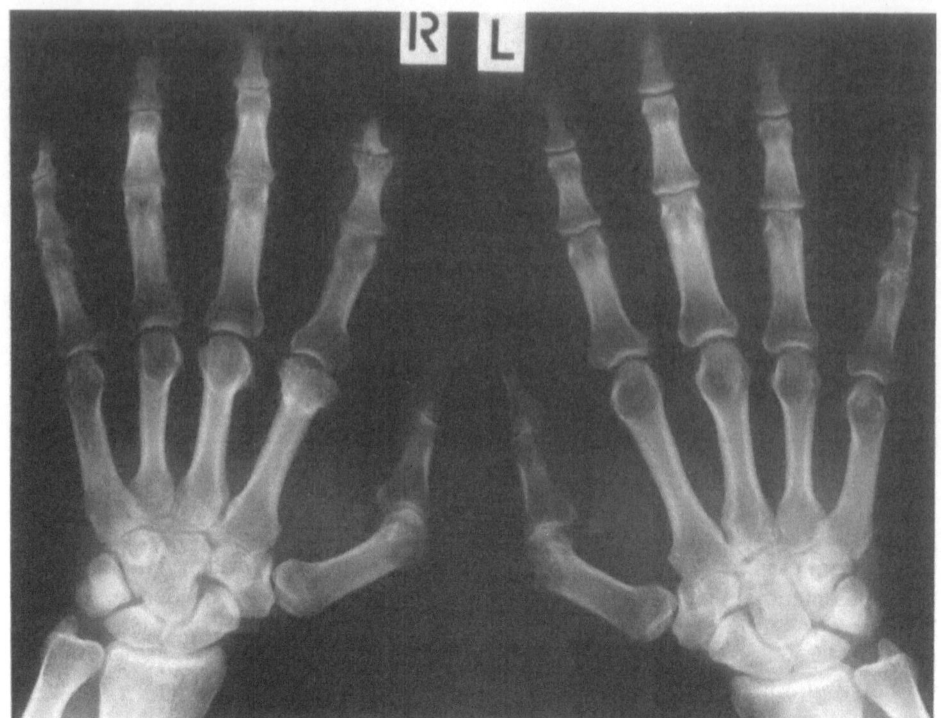

Abb. 1–4. Beispiel eines Patienten mit typischen nuklearmedizinischen und röntgenologischen Zeichen der Psoriasis

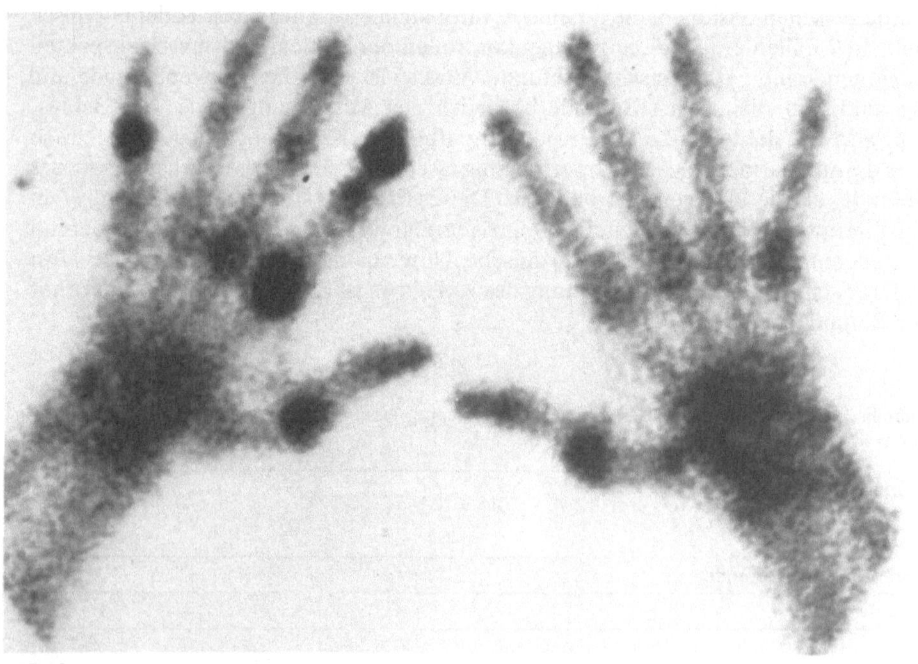

Abb. 2

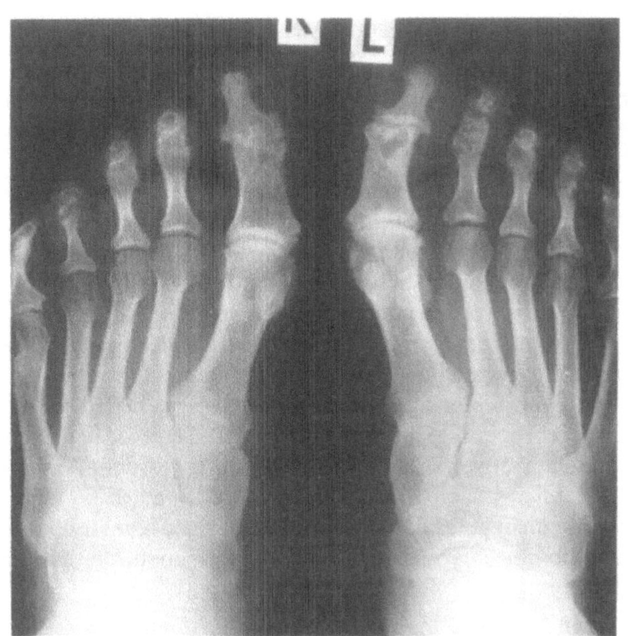

Abb. 3

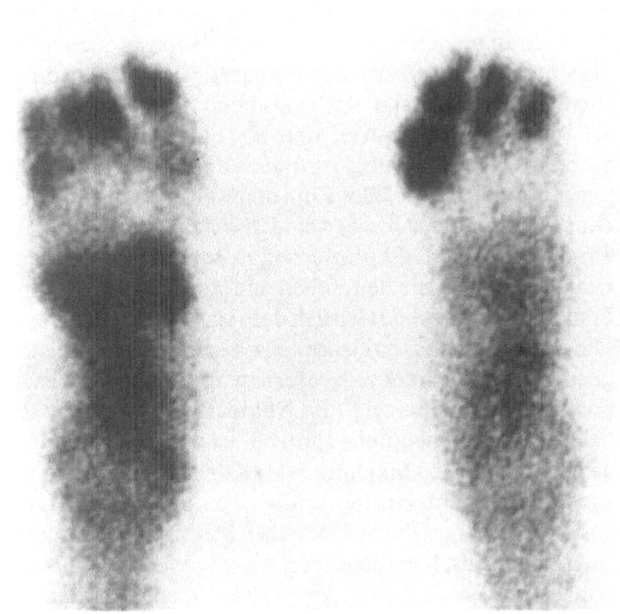

Abb. 4

Hierbei ergibt sich folgendes Bild: Legt man der Diagnose Arthropathia psoriatica die Kriterien nach Dihlmann und Schulze [1, 8] zugrunde, so wäre aus dem Röntgenbild die Diagnose nur bei 10 Patienten gestellt worden. Die übrigen Befunde waren entweder röntgenologisch uncharakteristisch oder spezifisch für andere Krankheitsbilder wie für die PCP, die Gichtarthropathie, das Nonne-Pierre-Marie-Bamberger-Syndrom, also die Osteoarthropathia hypertrophicans, sowie eine Brückenkallusbildung nach Rippenfrakturen, arthrotische Veränderungen der Zehengrundgelenke bei Hallux-Valgus oder eine Polyarthrose der Hände zu finden.

Die 10 Patienten, bei denen sich im Röntgenbild Zeichen der Arthropathia psoriatica fanden, wurden nochmals mehreren Radiologen ohne Kenntnis der psoriatischen Hauterkrankung vorgelegt. Dabei kristallisierte sich nur bei 3 Patienten eine eindeutige Diagnosestellung der Arthropathia psoriatica heraus. (Abb. 1–4).

Im Unterschied zu anderen Arbeitsgruppen sind bei unseren Patienten entzündliche Veränderungen im Bereich der Sarkroiliacalgelenke und der Wirbelsäule erstaunlicherweise sehr selten beobachtet worden. Andere Autoren geben hier Häufigkeiten zwischen 30% und mehr als 60% an. Eine Ursache für diese Beobachtung konnte nicht gefunden werden. Die übrigen statistischen Daten wie Altersverteilung und Geschlechtsverteilung entsprechen jenen, die man auch sonst in der Literatur findet.

Zusammenfassend ist zu sagen:

Die Zahl der Patienten mit Gelenkbeschwerden bei Psoriasis gibt sicherlich nicht die Zahl der Patienten mit echter psoriatischer Arthropathie wieder, da bei einer so häufigen Hauterkrankung auch oft eine Kombination mit anderen degenerativen oder primär chronischen Polyarthritiden erwartet werden muß, insbesondere wenn man der Ansicht zuneigt, daß die Psoriasis zu den Erkrankungen des rheumatischen Formenkreises gehört. Aus diesem Grunde sind die Zahlen von Patienten mit Knochenerkrankungen bei gleichzeitiger Psoriasis auch höher, wenn die Nuklearmedizin als Untersuchungsmethode herangezogen wird. Da die nuklearmedizinischen Untersuchungsmethoden im Nachweis eines gestörten Knochen- bzw. Kollagenstoffwechsels wesentlich sensitiver sind als die Röntgenaufnahmen, werden auch frühere Stadien der Arthropathia psoriatica erfaßt, mit zum Teil ausgeprägten Befunddiskrepanzen zum Röntgenbild. Zum anderen aber sind die nuklearmedizinischen Untersuchungsmethoden, soweit es die Erfassung der Arthropathia psoriatica betrifft, unspezifisch, d. h. eine Differenzierung zwischen dem Vorliegen einer Arthropathia psoriatica und einem Knochenumbau anderer Genese ist – ohne klinische Angaben – nicht immer möglich. Beides wird in der Auswertung unseres Patientenkollektivs bestätigt. Die Zahl positiver nuklearmedizinischer Befunde ist wesentlich höher als die der positiven Röntgenbefunde. Bei sowohl röntgenologisch als auch nuklearmedizinisch positiven Befunden zeigt die Nuklearmedizin in der Regel einen wesentlich ausgedehnteren Knochenumbauprozeß als das Röntgenbild. Die Diagnose Arthropathia psoriatica kann in Unkenntnis der Klinik und der Laborwerte sowie der nuklearmedizinischen Voruntersuchung aus dem Röntgenbild allein nur in einzelnen Fällen gestellt werden. Obwohl sich therapeutische Konsequenzen aus der unterschiedlichen diagnostischen Sicherheit der nuklearmedizinischen Methode und der röntgenologischen Methode für die Psoriasis nicht ergeben, ist die genaue Differenzierung aber für die Prognose bei einzelnen Patienten von großer Wichtigkeit, da die Arthropathia psoriatica viel schneller und viel ausgeprägter zu mutilierenden Gelenkveränderungen führen kann, als andere Arthritiden.

Literatur

1. Dihlmann W (1979) Entzündliche Skeletterkrankung. Arthritis psoriatica. In: Schinz HR, Baensch WE, Frommhold W, Glauner R, Uehlinger E, Wellauer J (eds.): Lehrbuch der Röntgendiagnostik, Band 2. Thieme Stuttgart, S 695–700
2. Ellegast HH, Haydl H, Petershofer H, Prohaska E (1984) Zur Radiologie der Osteoarthropathia psoriatica. Röntgenpraxis 37: 75–82
3. Fischer M, Konietzka D (1977) Röntgenologische und dermatologische Untersuchungen zur Diagnose der Arthritis psoriatica. Z Hautkr 52: 679–684
4. Holzmann H, Morsches B, Boede N (1973) Aetiopathogenes der Psoriasis-Krankheit. Med Welt 24: 429–434
5. Kempa C, Tuengerthal S (1981) Frühveränderungen am Handskelett bei der „Psoriasis-Arthritis". In: Riemann HE (ed.): Anfänge des Pathologischen bei der Röntgenuntersuchung. Referate und Vorträge der Jahrestagung 1979 der Hess. Ges. f. Med. Strahlenkunde und der Vereinigung Südwestdeutscher Radiologen und Nuklearmediziner. Byk Gulden, Konstanz, S 44–45
6. Loreck D, Schulze P, Miehe M (1981) Röntgenologische Befunde am Skelettsystem bei Psoriasis arthropathica. 2. Mitteilung: Ileosakralgelenke, Wirbelsäule, extraartikuläre Manifestationen. Radiol diagn 22: 742–754
7. Mahowald ML, Parrish RM (1982) Severe osteolytic arthritis mutilans in pustular psoriasis. Arch Dermatol 118: 434–437
8. Schulze P, Loreck D, Sönnichsen N (1981) Röntgenmorphologische Kriterien bei der Diagnostik der Psoriasis arthropatica. Dermatol Monatsschrift 167: 703–707
9. Steigleder GK (1975) Dermatologie und Venerologie. Thieme Stuttgart, S 57–71
10. Thiers G, Holzmann H, Böhm G, Hahn K, Eißner D (1980) Die psoriatische Knochenmanifestation. Akt Rheumatol 5: 189–195

Skelettszintigraphische Veränderungen bei psoriatischer Osteoarthropathie unter EHDP* Behandlung**

F. D. Maul, H. Holzmann, G. Thiers, I. Brandhorst, G. Hör

Zusammenfassung

Erstmals wurde bei 20 Patienten mit einer psoriatischen Osteoarthropathie eine Behandlung mit EHDP durchgeführt. Bei 4 dieser 20 Patienten wurde vor und während der Therapie eine Skelettszintigraphie mit ^{99m}Tc-HMDP vorgenommen, um das Behandlungsergebnis zu dokumentieren. Bei 3 dieser Patienten kam es klinisch zu einer Besserung. Die erwartete Suppression der absoluten ^{99m}Tc-HMDP-Aufnahme konnte jedoch weder für den gesunden Knochen noch für die erkrankten gelenknahen Skelettabschnitte bestätigt werden. Im Gegensatz zu diesem Befund stand das Verhalten der relativen skelettszintigraphischen Aktivität erkrankter gelenknaher Knochenabschnitte bezogen auf gesunde Referenzregionen des Skeletts, die bei rund 80% aller untersuchten Gelenke rückläufig war, wenn es zu einer klinischen Besserung gekommen war. Es kam zu einer vergleichbaren szintigraphischen und klinischen Besserung mit Ausnahme der Befunde eines Patienten, bei dem die szintigraphische Besserung deutlicher war als die klinische. Eine Steigerung der relativen ^{99m}Tc-HMDP-Aufnahme aller Gelenke fand sich nur bei dem Patienten, der keine klinische Besserung angab. Zusammenfassend stützen diese skelettszintigraphischen Befunde den klinischen Eindruck, daß EHDP in der Lage ist, die psoriatische Osteoarthropathie therapeutisch zu beeinflussen.

Schlüsselwörter

Psoriatische Osteoarthropathie, EHDP-Behandlung, ^{99m}Tc-HMDP-Aufnahme

Summary

For the first time 20 patients with a psoriatic osteoarthropathy were treated with EHDP. Bone scintigraphy with ^{99m}Tc-HMDP was performed in 4 of these 20 patients before and during the treatment in order to prove the therapeutic outcome. 3 of these patients demonstrated clinical improvement. However the expected suppression of the absolute ^{99m}Tc-HMDP-uptake of the affected as well as the unaffected bone was not confirmed. In contrast to this findings the relative ^{99m}Tc-HMDP-uptake of the affected bone compared to the unaffected bone decreased in approximately 80% of all investigated joints in successfully treated patients. Scintigraphic response parallels clinical findings except one patient. This patient exhibited a better response in scintigraphy. An increasing relative ^{99m}Tc-HMDP-uptake of all joints was found only in non successfully treated patients. In summary bone scintigraphy underlines the impression of the clinical investigation that EHDP treatment has a positive effect on psoriatic osteoarthropathy.

EHDP wurde zum ersten Mal zur Behandlung der Psoriasis osteoarthropathica eingesetzt. Der Behandlung liegt die Idee zugrunde, eine Hemmung der auch szinti-

---

* Diphos

** mit freundlicher Unterstützung der Firma Boehringer, Mannheim

Dermatologie und Nuklearmedizin
Hrsg. Holzmann, Altmeyer, Hör, Hahn
© Springer-Verlag Berlin · Heidelberg 1985

graphisch nachweisbaren Steigerung des Knochenumsatzes betroffener gelenknaher Knochen zu bewirken, ähnlich wie dies bei dem M. Paget erfolgreich möglich ist [1, 2, 3].

Ziel dieser Pilotstudie war es, zu untersuchen, ob und inwieweit einer klinischen Rückbildung der Beschwerden eine Rückbildung des szintigraphischen Befundes parallel geht. Insbesondere interessierten die eventuell über den klinischen Eindruck hinausgehenden therapiebedeutsamen szintigraphischen Änderungen.

Patienten

In diese Studie wurden 4 Patienten einer insgesamt 20 Patienten umfassenden Therapiestudie einbezogen, die sich einer EHDP-Behandlung wegen einer psoriatischen Osteoarthropathie unterzogen und zu Beginn der Studie Beschwerden hatten. Ferner waren bei einer szintigraphischen Voruntersuchung pathologische Gelenkbefunde im Skelettszintigramm nachgewiesen worden und zwar bei allen Patienten im Handskelett und bei 3 Patienten auch im Fußskelett. Die Patienten wurden initial mit 20 mg (80 µmol)/kg KG EHDP behandelt. Unter dieser Dosierung wurde die Kontrollszintigraphie 8 Wochen nach Beginn der Behandlung durchgeführt.

Methodik

Die 4 Patienten wurden unmittelbar vor sowie während der laufenden Therapie untersucht. Bei beiden Untersuchungen wurden 7,4 MBq/kg Kg ^{99m}Tc-HMDP injiziert. 2 Stunden nach i.v. Injektion erfolgten Aquisitionen über Hand- und Fußskelett mit einer Großfeld-Gamma-Kamera, Allzweckkollimator und on line angeschlossenem nuklearmedizinischen Computer mit einer Aquisitionsmatrix von 64×64 Bildpunkten und einer Aquisitionszeit von 2 Minuten.

Quantitative Auswertung

Hierzu wurden bis zu 7 regions of interest (ROI) sowohl über dem Hand- als auch über dem Fußskelett so angeordnet, daß sie nur den erkrankten Gelenkabschnitt erfaßten (Abb. 1). Die ROI-Größe wurde bei beiden Untersuchungen, vor und während der Therapie, gleich groß gewählt. Die Referenz-ROI gesunder Skelettabschnitte ohne szintigraphische Veränderungen lag über distalem Radius bzw. distaler Tibia. Für jede ROI wurden die Zählrate (counts) pro 100 Bildelemente (pixel) und Minute ermittelt. Neben der Bestimmung der absoluten Zählraten über dem betroffenen Gelenk wurde die relative Aktivitätsaufnahme bestimmt, bezogen auf die Referenz-ROI, in Form des Quotienten der Zählrate über dem erkrankten Gelenk pro der Zählrate über der Referenz-ROI. Für jeden Patienten wurden Mittelwert und Standardabweichung der Zählraten der untersuchten Gelenke errechnet. Zur vorläufigen Trendanalyse wurden die p-Werte nach dem gepaarten T-Test ermittelt.

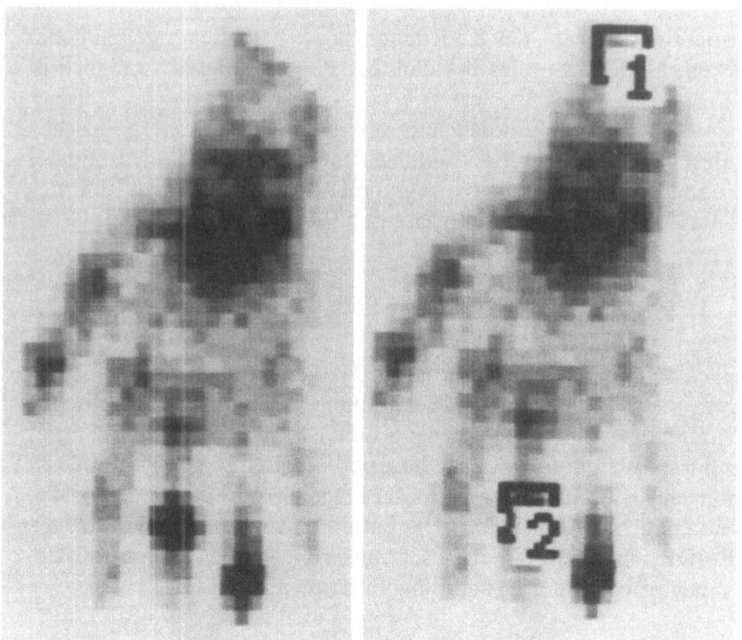

Abb. 1. Wahl der regions of interest (ROI's) über gesundem Knochen (ROI 1, Referenz-ROI) und osteoarthropathisch befallenem Gelenk (ROI 2)

Ergebnisse

Visuelle Beurteilung

Sie läßt unter Therapie eine Tracerumverteilung zwischen befallenem gelenknahen und nicht befallenem Knochen erkennen. Der Kontrast der befallenen Gelenke nimmt bei allen Patienten mit Ausnahme des 1. Patienten ab (Abb. 2).

Quantitative Bestimmung der ^{99m}Tc-HMDP-Aufnahme

Während der Therapie zeigen bis auf einen (Patient 1) alle Patienten eine Zunahme der ^{99m}Tc-HMDP-Aufnahme über den gesunden Referenz-Arealen bezogen auf den Ausgangswert (Tabelle 1). Ähnlich verhalten sich die einzelnen befallenen gelenknahen Knochenabschnitte, wenn man die absolute Aktivitätsaufnahme betrachtet. Auch hier steigt im Mittel die Aktivität unter Therapie an (Tabelle 2). Das Bild ändert sich bei Bestimmung der relativen ^{99m}Tc-HMDP-Aufnahme. Bis auf Patient 1 ist bei allen Patienten die relative Aktivitätsaufnahme deutlich rückläufig (Tabelle 3). Patient 1 zeigte eine deutliche Zunahme der relativen Aktivitätsaufnahme in allen befallenen Gelenken.

66

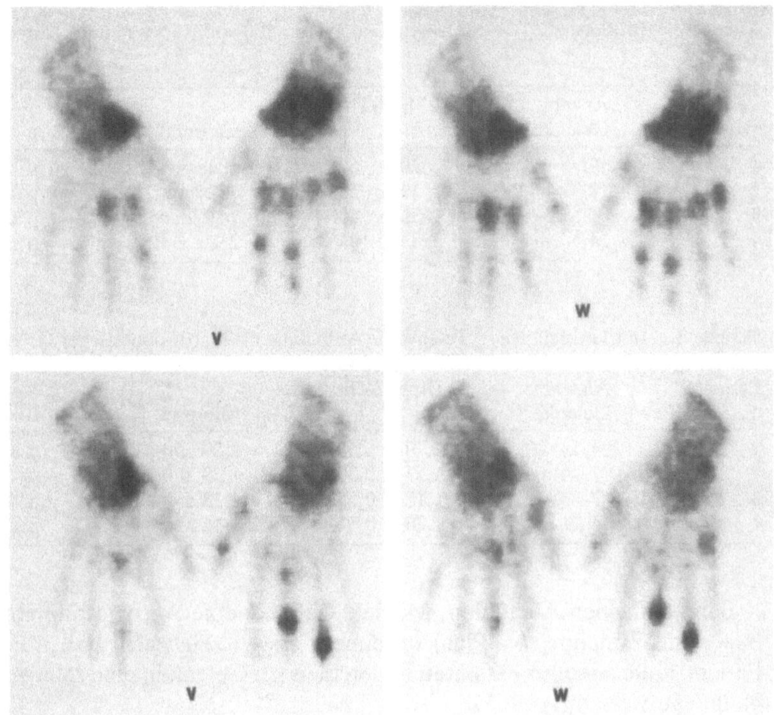

Abb. 2. 2 Beispiele für den EHDP-Behandlungsverlauf vor (v) und während (w) der Therapie. Obere Reihe: Patient ohne klinische Besserung mit Zunahme der ^{99m}Tc-HMDP-Anreicherung in den osteoarthropathisch befallenen Gelenken. Untere Reihe: Patient mit klinischer Besserung und korrespondierendem Rückgang des Aktivitätskontrastes. Beachte: Der gesunde Knochen reichert mehr Aktivität an; hierdurch kommt es zu einer Kontrast- (relativen Aktivitäts-)abnahme

Tabelle 1. ^{99m}Tc-HMDP-Aufnahme im gesunden Knochen (cts/100 pixel × min)

Patient	Region	EHDP-Therapie vor	während
1	H[1]	973	784
	F[2]	1155	1198
2	H	902	1257
	F	991	1414
3	H	888	1258
4	H	823	1503
	F	1695	2332
$\overline{X}$		1061,0	1392,3 p < 0,02
± S		298,7	472,6

1 H = Hand
2 F = Fuß

Tabelle 2. Mittlere ^{99m}Tc-HMDP-Aufnahme (cts/100 pixel × 1 min) osteoarthropathischer Gelenke

Patient	Anzahl Gelenke	EHDP-Therapie vor	während	p
1	14	1820 ± 691	2048 ± 818	p < 0,001
2	12	1479 ± 301	1724 ± 540	p < 0,01
3	7	1036 ± 491	1416 ± 526	p < 0,001
4	14	1703 ± 1076	2325 ± 1240	p < 0,001

Tabelle 3. Mittlere relative ^{99m}Tc-HMDP-Aufnahme osteoarthropathischer Gelenke

Patient	Anzahl Gelenke	Diphos-Therapie vor	während	p
1	14	1,70 ± 0,63	2,07 ± 0,84	p < 0,001
2	12	1,57 ± 0,30	1,29 ± 0,35	p < 0,001
3	7	1,17 ± 0,55	1,13 ± 0,42	p > 0,05
4	14	1,26 ± 0,51	1,16 ± 0,44	p < 0,001

Beim einfachen Auszählen, wieviele Gelenke eine Aktivitätsabnahme (= Minus) bzw. eine Zunahme (= Plus) erkennen lassen, zeigt sich, daß wiederum bis auf Patient 1 alle anderen Patienten in den meisten Gelenken eine relative Aktivitätsabnahme aufweisen (Abb. 3).

Klinischer Verlauf vs. Skelettszintigraphie

Bei Gegenüberstellung der klinischen und szintigraphischen Ergebnisse wird ein vergleichbares Verhalten erkennbar. Während bei dem nicht erfolgreich behandelba-

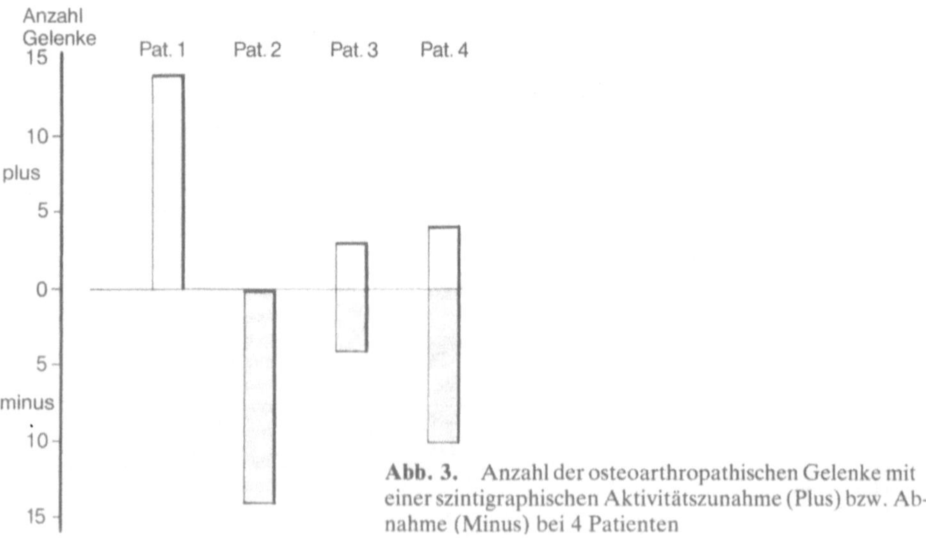

Abb. 3. Anzahl der osteoarthropathischen Gelenke mit einer szintigraphischen Aktivitätszunahme (Plus) bzw. Abnahme (Minus) bei 4 Patienten

Tabelle 4. Szintigraphische Aktivitätsänderung in Abhängigkeit vom klinischen Beschwerdebild

	Zunahme	Abnahme	Gesamt
Beschwerden gebessert	7	26	33
Beschwerden nicht gebessert	14	0	14
Gesamt	21	26	47

Tabelle 5. Klassifikation der klinischen und szintigraphischen Veränderungen unter EHDP

Patient	klinische Besserung	Abnahme der relativen szintigraphischen Aktivität
1	Ø	Ø
2	+	+++
3	+++	++
4	++	++

Ø	keine	⎫
+	geringe	⎬ Besserung resp. Aktivitätsabnahme
++	mittelgradige	⎬
+++	deutliche	⎭

ren Patienten alle Gelenke eine Zunahme der szintigraphischen Aktivität aufweisen, nimmt bei den klinisch gebesserten Patienten nur in 21% die Aktivitätsanreicherung der Gelenke zu (Tabelle 4). Ein klassifizierender Vergleich von klinischem Verlauf und Szintigraphie ergibt folgendes Bild:

Patient 1, der keine klinische Besserung aufweist, zeigt auch keine szintigraphische Besserung. Bei den übrigen 3 Patienten kommt es zu einer vergleichbaren klinischen und szintigraphischen Besserung bis auf einen Fall mit abweichender Wertung, bei dem die szintigraphische Besserung deutlicher wird als die klinische (Tabelle 5).

Diskussion

Absolute und relative ^{99m}Tc-HMDP-Aufnahme müssen unterschieden werden; nur die relative Aktivitätsaufnahme des befallenen Knochens korreliert mit dem klinischen Verlauf.

Verhalten der absoluten ^{99m}Tc-HMDP-Aufnahme

Die erwartete Suppression der absoluten ^{99m}Tc-HMDP-Aufnahme im gesunden und kranken gelenknahen Knochen unter der EHDP-Behandlung hat sich nicht gezeigt. Es kommt sogar eher zu einer leichten Steigerung der Aktivitätsaufnahme. Dies scheint der Vorstellung zu widersprechen, daß EHDP eine Hemmung der Knochenbildung und des Knochenumbaus bewirkt [1, 2, 3]. Der Befund steht auch im Widerspruch zu szintigraphischen Befunden anderer Autoren [4]. Die Klärung muß zunächst offenbleiben. Insbesondere sind genauere Messungen der Gesamtaufnahme des knochenaffinen Tracers erforderlich.

Denkbare Einflußfaktoren

EHDP-Dosis

Die Untersuchung fand bei allen Patienten unter einer Dosierung von 20 mg/kg KG statt. Diese Dosis lag etwa 1000–2000 mal so hoch wie die ^{99m}Tc markierte HMDP Dosis pro Untersuchung, weshalb auch eher eine kompetitive Hemmung der ^{99m}Tc-HMDP-Aufnahme zu erwarten wäre. Eine mögliche Ursache dafür, daß es zu keiner Suppression der ^{99m}Tc-HMDP-Aufnahme kommt, könnte in dem angenommenen dissoziativen Verhalten von ^{99m}Tc und HMDP im Knochen liegen [5].

In Folgeuntersuchungen sollte zur szintigraphischen Kontrolle der EHDP-Therapie auch ^{99m}Tc markiertes EHDP erprobt werden, weil sich dessen ossäre Affinität von der des ^{99m}Tc-HMDP unterscheiden dürfte.

Zeitpunkt der Applikation

Es könnte von Bedeutung sein, daß die Patienten ihre EHDP-Dosis nur einmal am Tag verabreicht bekamen und zwar – bis auf Patient 1 – abends, also nach der immer nachmittags durchgeführten Skelettszintigraphie. Es ist anzunehmen, daß zu diesem Zeitpunkt die EHDP Plasmaspiegel auf ein Minimum abgefallen waren. Weiter ist bekannt, daß EHDP sehr schnell innerhalb von Minuten in den Knochen aufgenommen wird [2]. Bei einem analogen Verhalten von EHDP und ^{99m}Tc-HMDP wäre die gefundene erhöhte Aktivitätsaufnahme erklärbar, und es könnte diskutiert werden, ob die gesteigerte ^{99m}Tc-HMDP-Aufnahme sowohl vor als auch unter Therapie als ein Indikator für einen potentiellen Behandlungserfolg angesehen werden kann.

Zeitpunkt der Kontrolluntersuchung

Publizierte szintigraphische Kontrolluntersuchungen mit suppressivem skelettszintigraphischen Effekt anderer Autoren wurden erst nach ½jähriger Behandlung durchgeführt und sind deshalb nicht direkt mit unseren Untersuchungen vergleichbar [4].

Verhalten der relativen szintigraphischen Aktivität

Während die absolute Aktivitätsaufnahme des gelenknahen Knochens parallel zum gesunden Knochen auch leicht zunimmt, zeigt die relative ^{99m}Tc-Aufnahme des erkrankten gelenknahen Knochens überwiegend einen Aktivitätsrückgang. Die relative Aktivitätsaufnahme des befallenen Knochens läßt unter EHDP-Behandlung einen vergleichbaren klinischen und skelettszintigraphischen Behandlungseffekt erkennen und zeigt offensichtlich den Behandlungserfolg an. Die Abweichung, die wir zwischen klinischer und skelettszintigraphischer Verlaufsbeurteilung gesehen haben (Pat. 2), könnte Ausdruck einer höheren Sensitivität der von subjektiven Einflüssen freien quantitativen Skelettszintigraphie sein. Dieser Punkt bleibt aber der Untersuchung eines größeren Krankengutes vorbehalten.

Literatur

1. Fleisch H (1978) Diphosphonates: History and Mechanisms of action Metab. Bone Dis. & Rel. Res 4–5, 279
2. Felix R, Fleisch H (1982) Chemie und Wirkung der Bisphosphonate (Diphosphonates) aus: EHDP – Ein neues therapeutisches Prinzip bei Osteopathien und Calciumstoffwechselstörungen, Hrsg.: R. Ziegler, Urban & Schwarzenberg, München Wien Baltimore, S 16
3. Russell RGG (1982) Bisphosphonates, Clin Endocrinol 2
4. Vellenga CJLR, Pauwels EKJ, Bijvoet OLM, Frijlink WB (1981) Scintigraphic Aspects of the Recurrence of treated Paget's Disease of Bone. J Nucl Med 22, 510
5. Schmümichen C, Hohloch M, Hoffmann G (1979) Complexing of Reduced Technetium and Tin (II) by Chelating Phosphate Compounds, II. In vitro Stability of Pyrophosphate and Ethane-1, hydroxy-1, diphosphonate (EHDP) Complexes Nucl Med 28, 105

Skelettszintigraphische Befunde beim Morbus Reiter

T. Schreyer, N. Chilf, G. Hör

Zusammenfassung

Die Trias aus Arthritis, Urethritis und Konjunktivitis wird als Reiter-Syndrom oder Morbus Reiter bezeichnet; Mukokutane Symptome ergänzen die klassische Trias zur Tetrade. Das wesentlichste Symptom ist die Arthritis. Sie manifestiert sich in der Regel als Polyarthritis. Betroffen sind vorwiegend die gewichttragenden Gelenke der unteren Extremitäten. Die röntgenologischen Veränderung sind für die Diagnose eines M. Reiter richtungsweisend; allerdings lassen sich in ca. 20% der Fälle keine röntgenologischen Veränderungen nachweisen. Die Skelettszintigraphie ist in der Lage, die arthritischen Veränderungen früher, im „röntgenstummen" Intervall zu erkennen. Desgleichen deckt sie klinisch blande Arthritiden auf. Die den Patienten nicht belastende Untersuchung erlaubt bei relativ geringer Strahlenbelastung eine Darstellung aller Gelenke des Körpers. Als nützlicher Mosaikstein sollte sie in der Diagnostik des M. Reiter vermehrt eingesetzt werden.

Schlüsselwörter

M. Reiter, Arthritis, Skelettszintigraphie

Summary

The triad of arthritis, urethritis, and conjunctivitis is known as Reiter's syndrome. Mucocutaneous lesions should be included in the classic definition of the disease complex, resulting in a tetrade. Main symptom of Reiter's syndrome is arthritis, the most common sites of involvement are the weight-bearing joints of the lower extremity. The radiologic features are significant for the diagnosis of Reiter's disease, though X-ray pictures are unremarkable in about 20% of the patients. Bone scintigraphy is used in disclosing arthritis before radiographic and in some cases objective physical findings. The method allows imaging of all joints with low radiation dosage. It should be employed more often in the diagnostic work-up of Reiter's disease.

Seit der Beschreibung Reiters [6] aus dem Jahre 1916 wird die Trias aus Arthritis, Urethritis und Konjunktivitis als Reitersches Syndrom oder Morbus Reiter bezeichnet. Durch das Hinzutreten mukokutaner Symptome wie Balanitis circinata, Mundulzerationen und Keratodermia blennorrhagica wird aus der klassischen Trias eine Tetrade. Von einem inkompletten Reiter-Syndrom spricht man, wenn Arthritis und Urethritis allein vorkommen. Ordnung in die Vielfalt der Begriffe bringt die Definition von Calin [2]: Nach ihr liegt ein M. Reiter vor, wenn zu einer seronegativen asymmetrischen Arthropathie mit Bevorzugung der unteren Extremität zusätzlich eines oder mehrere der folgenden Symptome auftreten:
– Urethritis
– Dysenterie

– Mukokutane Erkrankungen (Balanitis circinata, Ulzerationen der Mundschleimhaut, Keratodermia blennorrhagica).

Selten sind zusätzliche viszerale Manifestationen in Form von Myokarditiden, Perikarditiden, Erregungsleitungsstörungen und Aorteninsuffizienzen.

Die Ätiopathogenese des M. Reiter ist bis heute ungeklärt. Im Laufe der Jahre wurden bei Patienten mit M. Reiter zahlreiche pathogene und saprophytäre Keime isoliert, ohne das *der* Erreger der Krankheit mit Sicherheit identifiziert werden konnte. Nach heutiger Auffassung ist das Reiter-Syndrom eine Zweiterkrankung nach enteralen oder urethralen Infektionen. Vieles spricht dafür, daß das Reiter-Syndrom durch das Zusammentreffen einer genetischen Disposition und einer immunpathologischen Reaktion entsteht, wobei diese Reaktion durch unterschiedliche exogene Provokationsformen ausgelöst werden kann [1].

Bei 80–90% aller Patienten mit M. Reiter ist das Histokompatibilitätsantigen HLA-B27 positiv. Die Assoziation zu HLA-B27 hat der M. Reiter mit einer Reihe weiterer Arthritiden gemeinsam, bei denen ebenfalls der Rheumafaktor negativ ist. Es sind dies die Spondylitis ankylopoetica, die Psoriasisarthritis sowie die Arthritiden nach Salmonellen- oder Yersiniainfektionen. Bei dieser Gruppe von „seronegativen“ Spondylarthropathien läßt sich die Arthritis auf einen gleichartigen entzündlichen Prozeß zurückführen, die Röntgenbefunde zeigen manche Ähnlichkeiten.

Epidemiologie des Reiter-Syndroms [4]

Die Morbidität beträgt in der postdysenterischen wie in der posturethritischen Form ca. 1%. Bei ausgeprägter Bevorzugung des männlichen Geschlechtes erfolgt die Manifestation in den meisten Fällen zwischen dem 20. und dem 40. Lebensjahr.

Die charakteristische Symptomatik entwickelt sich – wie von Reiter [6] beschrieben – ca. 7–30 Tage nach einer Enteritis oder Urethritis. Im akuten Stadium, das 2–4 Wochen dauert, hat der Patient Fieber, die BSG ist stark beschleunigt. Zum Krankheitsbild gehören allgemeiner Erschöpfungszustand, Schwäche und nächtliche Schweißausbrüche. Die Ausheilung erfolgt in einem Zeitraum von 2–6 Monaten. Etwa die Hälfte der Fälle gehen in ein chronisches Reiter-Syndrom über; längere Remissionen werden von Rezidiven unterbrochen, der Verlauf kann sich über mehrere Jahrzehnte erstrecken.

Arthritis bei M. Reiter

Die Arthritis ist das wesentlichste Symptom des M. Reiter, sie ist entscheidend für Verlauf und Prognose der Erkrankung. In der Regel ist die Arthritis das Zweit- oder Drittsymptom, sie muß mit den anderen Symptomen der Trias eng korrelieren. In 80–90% manifestiert sich die Erkrankung als Polyarthritis. Der Beginn zeigt sich meist akut bis subakut: Sehr schnell, innerhalb von 8–10 Tagen, entwickelt sich die Arthritis. Sie ist unmittelbar nach dem Ausbruch der Erkrankung am stärksten ausgeprägt, während der Genesung wird kein neues Gelenk erfaßt. Ergußbildungen, vor allem Kniegelenksergüsse, sind häufig. Im Gegensatz zum Muster bei der chronischen Polyarthritis ist die Asymmetrie des Gelenkbefalles und die Beteiligung isolierter Gelenke charakteristisch. Symmetrische Affektionen finden sich nur im Bereich der großen Gelenke. Die Aufschlüsselung des Gelenkbefallmusters in großen Sammelstatistiken [3, 4, 5, 7, 8, 9] zeigt übereinstimmend, daß am häufigsten die gewichttragenden Gelenke der unteren Extremität befallen sind. Auffallend sind die starken Abweichungen des prozentualen Befalls einzelner Gelenke bei verschiedenen Untersuchern. So schwanken z. B. die Angaben über den Kniegelenksbefall zwischen 8,2% und 80%, der Befall der ISG wird von 0,4% bis 69% angegeben [4].

Im Vergleich mit den in der Literatur angegebenen großen Fallzahlen haben wir in den Nuklearmedizinischen Abteilungen der Universitätskliniken Frankfurt und Mainz von 1981 bis 1984 nur 10 Patienten untersuchen können. Die Untersuchung erfolgte in Form der bekannten Mehrphasenszintigraphie. Unser Patientenkollektiv hat etwa die gleiche Geschlechtsverteilung und den gleichen Anteil an HLA-B27 Trägern wie bei den eben gezeigten Untersuchern, das Durchschnittsalter lag bei unseren Patienten über dem von anderen Untersuchern ermittelten Wert. Tabelle 1 zeigt unsere Ergebnisse. Die geringe Fallzahl von 10 Patienten läßt eine sichere Aussage zum Befallmuster nicht zu. Auch wir fanden einen polyarthritisch-asymmetrischen Befall mit Bevorzugung der gewichttragenden Gelenke der unteren Extremitäten. Auffällig und abweichend war ein relativ häufiger Befall der Hände.

In den meisten Fällen eines M. Reiter bleibt der entzündliche Gelenkprozeß auf die Synovialmembran beschränkt; die Miteinbeziehung von Knorpel und Knochen ist nicht obligat sondern eher selten. Bei mildem Verlauf der Arthritis oder in frühen Stadien können Röntgenzeichen ganz fehlen. Sholkoff [9] berichtet, daß in 18% der Patienten mit Reiter-Arthritis keine röntgenologischen Veränderungen erkennbar waren. Die Skelettszintigraphie ist in der Lage, viele dieser röntgennegativen, in der Regel blanden Arthritiden zu erkennen; besonders gilt dies für die ISG [7]. Die hohe Sensitivität der Skelettszintigraphie wird verständlich, wenn man bedenkt, daß die applizierten Technetiumphosphonatverbindungen nicht nur einen verstärkten Knochenstoffwechsel anzeigen, sondern sich auch an unreifes Kollagen von entzündeter Synovialis und Gelenkknorpel anlagern können.

Röntgenologische und szintigraphische Veränderungen bei M. Reiter

In der Frühphase der Erkrankung zeigen die Röntgenaufnahmen selten mehr als eine periartikuläre Weichteilschwellung und eine diskrete subchondrale Knochenresorption, evtl. einen Gelenkerguß. Nach 1–2 Wochen tritt die gelenknahe, kollaterale Demineralisation hinzu. Bis hierhin sind die beschriebenen Veränderungen voll

Tabelle 1. Skelettszintigraphische Befunde bei M. Reiter (n = 10)

Finger	2	Zehen	5
Hand	8	Fuß	8
Ellbogen	1	Sprunggelenke	8
Schulter	5	Knie	6
Sternoclav.	2	Hüfte	0
Wirbelsäule	2	ISG	3

74

reversibel. Spätere, im Röntgenbild leicht zu erkennende Folgen sind Periostreaktionen, Kortikaliserosionen und Gelenkdestruktionen [3, 4, 5, 7, 8, 9].

Ein Vorteil der Skelettszintigraphie liegt darin, daß man mit einer Untersuchung das gesamte Skelettsystem darstellen kann. Es sind somit alle Gelenke erfaßt, Veränderungen lassen sich quasi mit einem Blick erkennen.

Abb. 1a zeigt das bei einem Patienten mit M. Reiter angefertigte Skelettszintigramm, Abb. 1b gibt die Verlaufskontrolle nach 3 Jahren wieder. Man erkennt asymmetrische, im Verlauf deutlich progrediente Gelenkveränderungen. Die entsprechenden Gamma-Kamera-Aufnahmen der Hände lassen bei unserem Patienten bei der ersten Untersuchung diskrete entzündliche Veränderungen der rechten ulnaren Handwurzel sowie gering im Handwurzelbereich links erkennen (Abb. 2). Ein sicheres röntgenologisches Korrelat fehlt zu diesem Zeitpunkt.

3 Jahre später zeigt das Szintigramm einen umschriebenen entzündlichen Prozeß im Bereich des Metacarpophalangealgelenkes des 3. Strahles rechts (Abb. 3a u. 3b). Röntgenologisch nunmehr Nachweis von Schwellung, Demineralisation und periostaler Knochenneubildung. Die periostale Knochenneubildung ist auch typisch für die übrigen „seronegativen" Spondylarthropathien, wahrscheinlich steht sie im Zusammenhang mit einem Periostödem. Auffällig und für den M. Reiter typisch ist

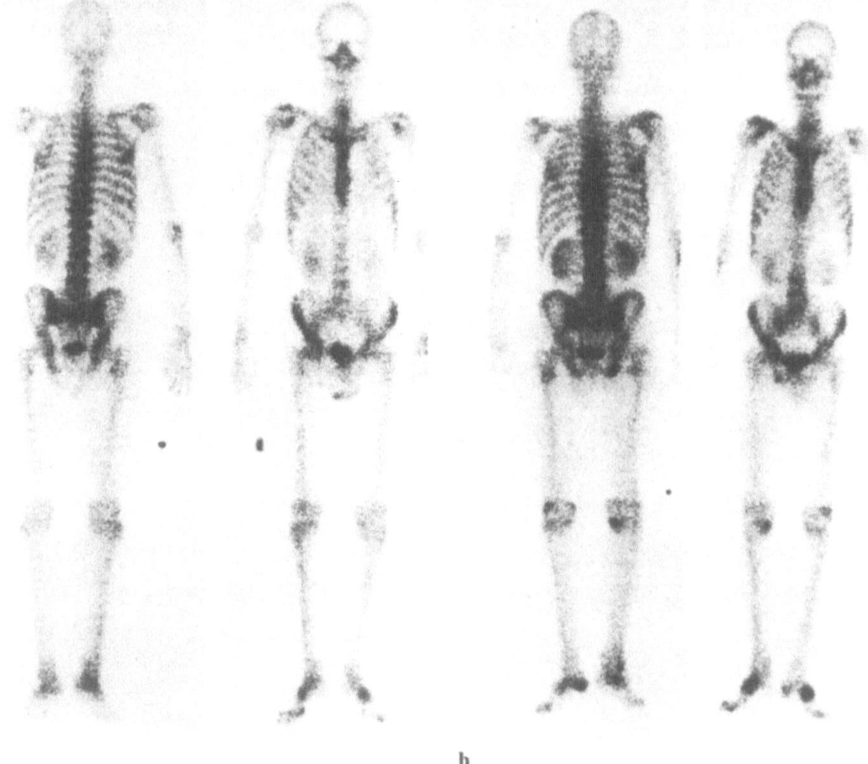

a   b

Abb. 1a u. b. Ganzkörperskelettszintigramm bei M. Reiter. **a** asymmetrisch angeordnete, entzündliche Skelettveränderungen mit Bevorzugung der unteren Extremität. **b** Verlaufskontrolle nach 3 Jahren: Deutliche Progredienz der entzündlichen Veränderungen

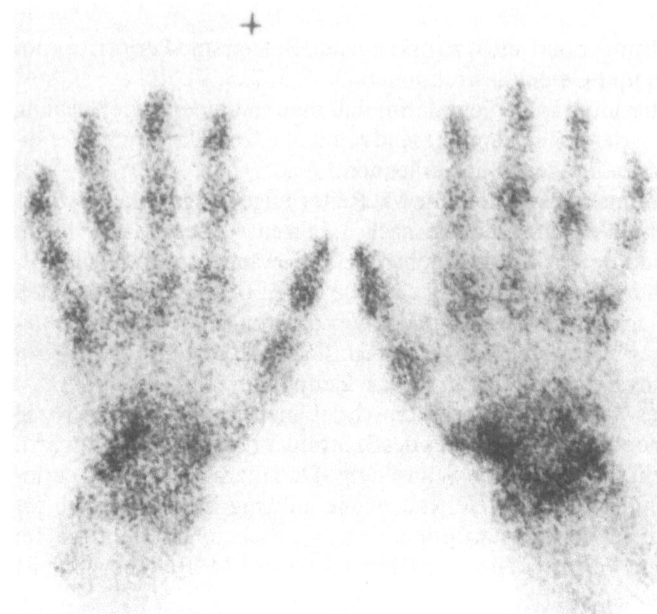

Abb. 2. Skelettszinti-
gramm der Hände bei
M. Reiter: Nachweis
geringer entzündlicher
Veränderungen im Hand-
wurzelbereich

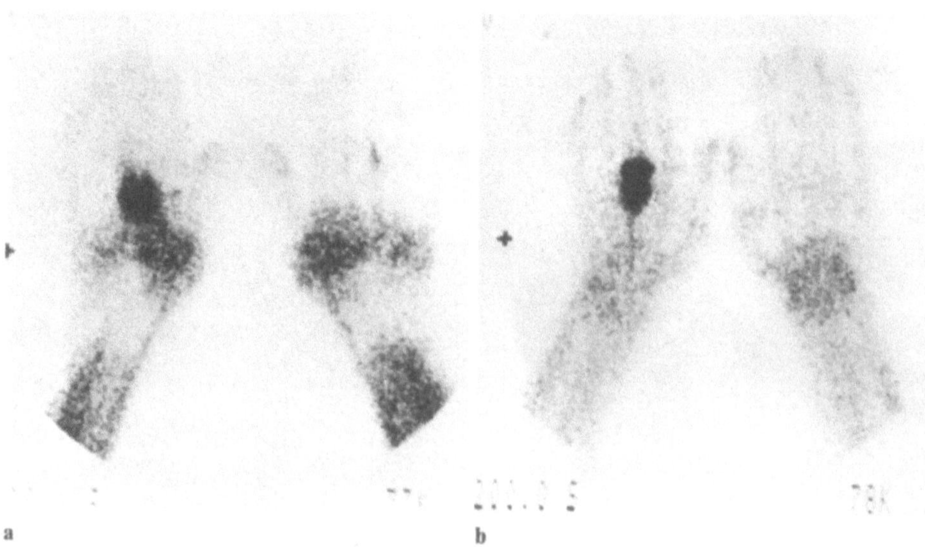

Abb. 3a u. b. Skelettszintigramm der Hände bei M. Reiter. Verlaufskontrolle nach 3 Jahren (Patient von Abb. 1): Umschriebene Arthritis im Bereich des Metacarpophalangealgelenkes des rechten Mittelfingers. **a** Durchblutungsphase, **b** Skelettszintigramm 2 h p.i.

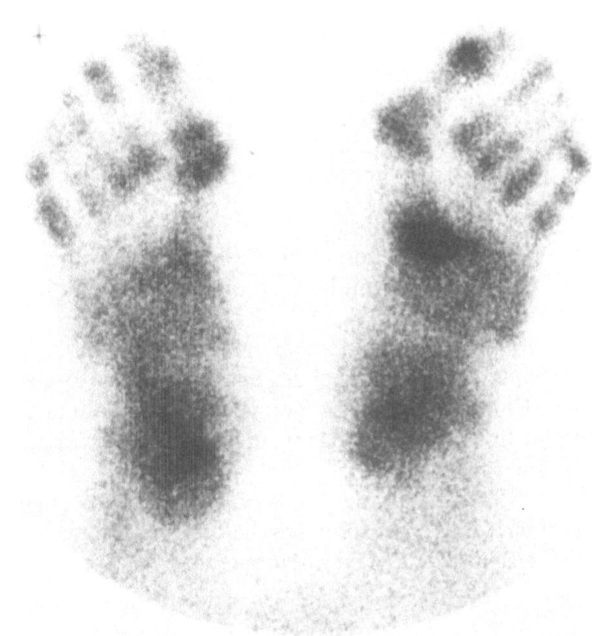

Abb. 4. Skelettszintigraphie
der Füße bei M. Reiter:
Arthritis mehrerer Fuß- und
Zehengelenke

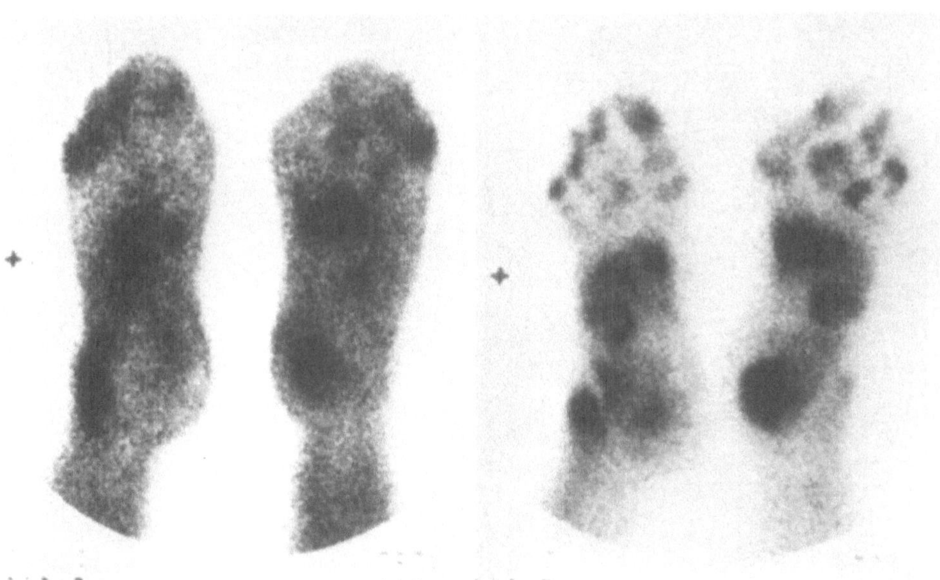

Abb. 5. Skelettszintigraphie der Füße bei M. Reiter. Verlaufskontrolle nach 3 Jahren (Patient von
Abb. 4): Deutliche Progredienz, z. T. Wechsel der befallenen Gelenke. Entzündung auch im Fersen-
bereich

das Nebeneinander von ausgedehnten entzündlichen Gelenkprozessen mit nur diskreten Veränderungen in den angrenzenden Gelenken.

Vom selben Patienten die Füße: Szintigraphisch eindeutige (Abb. 4), röntgenologisch nur diskrete Arthritis. 3 Jahre später deutliche Progredienz (Abb. 5), z. T. Wechsel der befallenen Gelenke. Röntgenologisch nunmehr deutliche Erosionen und Destruktionen (Abb. 6). Der Befall der Metatarsophalangealgelenke ist, was für den M. Reiter typisch ist, oft mit einer lateralen Deviation und einer dorsalen Dislokation der Zehen verbunden, man bezeichnet dies als Launoissche Deformation [4]. Relativ häufig finden sich entzündliche Veränderungen im Bereich der Fersen (Abb. 5):

Zum einen handelt es sich um den Achillobursitisdefekt, eine erosiv entzündliche Veränderung, die wir bei der Spondylitis ankylosans allerdings noch häufiger antreffen. Charakteristisch für den M. Reiter ist die in etwa 20% nachweisbare plantare Periostitis, die durch das wolligflaumig aufgelockerte Bild eines plantaren Fersenspornes auffällt (Abb. 7).

Die Spondylitis des M. Reiter verläuft im allgemeinen mild und abortiv. Das typische röntgenmorphologische Korrelat sind paravertebrale Verkalkungen [8]. Im Gegensatz zu den Syndesmophyten bei der Spondylitis ankylosans führen sie nicht zu

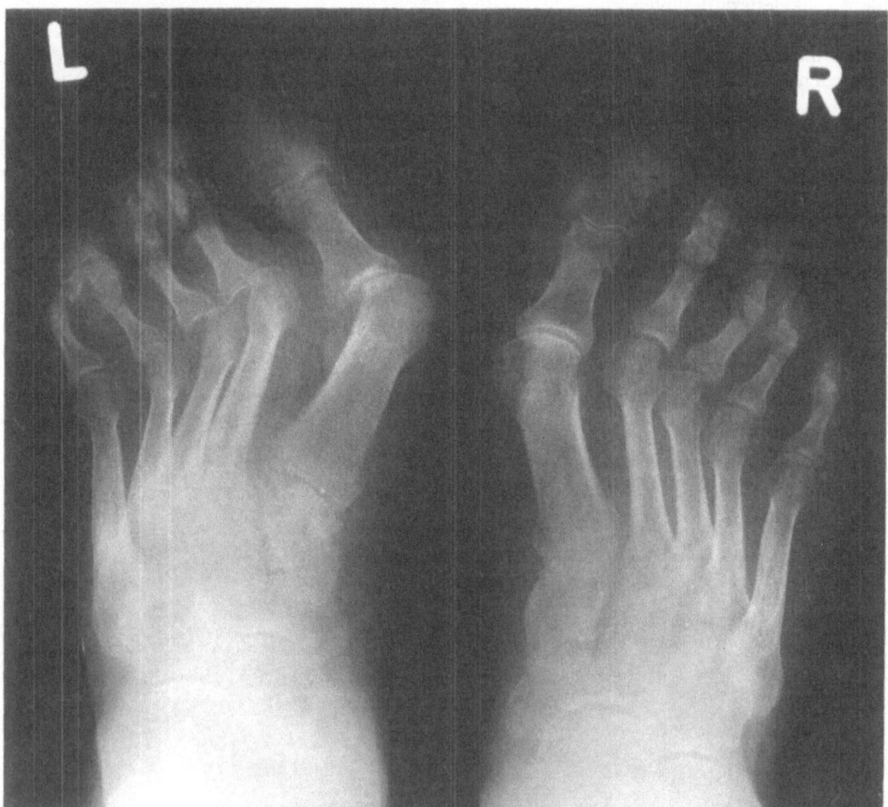

Abb. 6. Röntgenbild der Füße des Patienten von Abb. 5. Nachweis von Weichteilschwellungen, Erosionen und Destruktionen der befallenen Gelenke – Launoissche Deformität

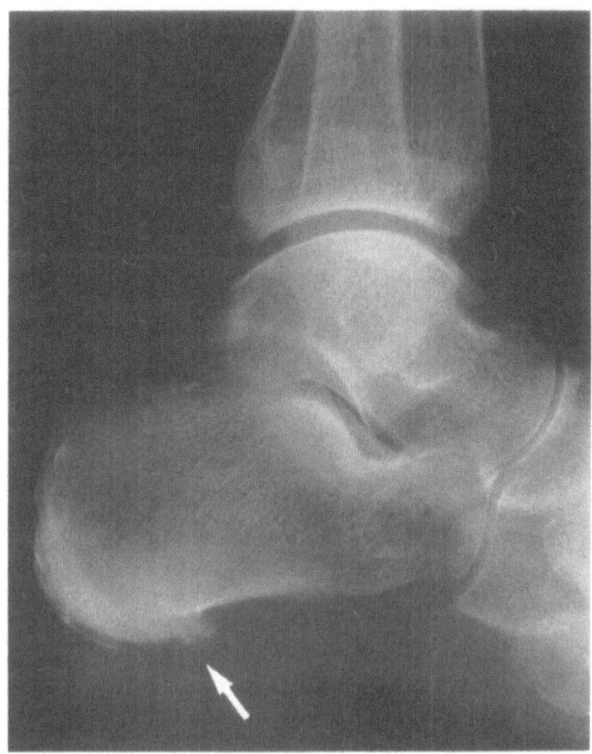

Abb. 7. Seitbild der linken Ferse des Patienten von Abb. 4: Plantare Periostitis mit entzündlichem „wollig-flaumig-aufgelockertem" Fersensporn (↗)

einer Versteifung der Wirbelsäule. Es sei jedoch darauf hingewiesen, daß eine Reiter-Arthritis in eine Spondylitis ankylosans übergehen kann [8].

Der entzündliche Befall der Synchondrosis sterni, den wir in einem Fall szintigraphisch und röntgenologisch nachweisen konnten, ist auch in größeren Patientenkollektiven selten.

Zusammenfassung

Das Röntgenbild liefert in fortgeschrittenen Fällen von M. Reiter eine präzise Aussage über das Ausmaß des Gelenkbefalls; typische Veränderungen im Röntgenbild lassen – zumindest richtungsweisend – eine Artdiagnose der Arthritis zu. In dieser Hinsicht hat die Skelettszintigraphie mit der pauschalen Diagnose „Arthritis" einen geringeren Informationswert. Dem Röntgenbild überlegen ist die Szintigraphie im frühen „röntgenstummen" Intervall der Arthritis sowie bei jedem, meist blande verlaufenden Fünftel der Fälle, in denen röntgenologisch keine Veränderungen nachweisbar sind. Für die Skelettszintigraphie spricht, daß mit einer relativ geringen Strahlenbelastung *alle* Gelenke des Körpers auf einmal dargestellt werden können. Ein für den M. Reiter spezifisches skelettszintigraphisches Befallmuster besteht insofern, als vorwiegende gewichttragende Gelenke der unteren Extremität befallen werden. Eine weitergehende Aussage ist bei 10 szintigraphisch untersuchten Patienten nicht möglich; sie erscheint zudem fraglich, da in großen röntgenologischen Sammelstatistiken erhebliche Unterschiede im Befall einzelner Gelenke zutage traten.

Geringe Strahlenbelastung und einfache, den Patienten wenig belastende Durchführung lassen die Skelettszintigraphie als geeignet für Verlaufsüberwachung und Therapiekontrolle erscheinen.

Neben klinischen, laborchemischen und röntgenologischen Methoden sollte die Skelettszintigraphie als weiterer Mosaikstein in der Diagnostik des M. Reiter eingesetzt werden.

Literatur

1. Böhm G, Holzmann H (1980) Das Fiessinger-Leroy-Reiter-Syndrom – eine Krankheit mit multifaktoriellem Erbgang? Akt Rheumatol 5: 273–280
2. Calin A (1981) Reiter's Syndrome in: Kelley WN et al. Textbook of Rheumatology. W. B. Saunders Company, Philadelphia London Toronto
3. Martel W, Braunstein EM, Borlaza G, Good AE, Griffin PE (1979) Radiologic Features of Reiter's. Disease Radiology 132: 1–10
4. Miehle W (1983) Conjunctivo-urethrales Symdrom (Reiter-Syndrom) in: Handbuch der Inneren Medizin. (Hrsg) Mathies H, Springer, Berlin Heidelberg New York
5. Peterson CC, Silbiger ML (1967) Reiter's Syndrom and psoriatic arthritis AJR 101: 860–871
6. Reiter H (1916) Über eine bisher unbekannte Spirochäteninfektion. Dtsch med Wschr 42: 1535–1536
7. Russel AS, Davis P, Percy JS, Leutle BC (1977) The sacroiliitis of Acute Reiter's Syndrome J Rheumatol 4, 3: 293–296
8. Schilling F (1974) Spondylitis ankylopoetica. Die sog. Bechterewsche Krankheit und ihre Differentialdiagnose. In: Diethelm L: Handbuch der Medizinischen Radiologie VI, 2. Springer, Berlin Heidelberg New York
9. Sholkoff SD, Glickman MG, Steinbach HL (1970) Roentgenology of Reiter's Syndrome. Radiology 97: 497–503

Szintigraphische Befunde
bei progressiver Sklerodermie

R. N. Bartelt, G. Thiers, P. Altmeyer, D. L. Munz, H. Holzmann

Zusammenfassung

Die progressive Sklerodermie (PSS) manifestiert sich häufig an den Gelenken, deren Darstellung im Szintigramm jedoch bislang nicht systematisch untersucht worden ist. Daher wurden bei 35 Patienten Ganzkörperszintigramme und Einzelszintigramme des Hand- und Fußskeletts mit ^{99m}Technetium--Methylendiphosphonat durchgeführt.

Das Kollektiv I bestand aus 19 Patienten mit einer PSS, das Kollektiv II aus 10 Patienten mit einer Morphaea und das Kollektiv III aus 6 Patienten mit alleiniger Raynaud-Symptomatik. Innerhalb des Kollektivs mit einer PSS waren die 8 großen Gelenke des Bewegungsapparates zwischen 36,8% und 47,4% befallen, die kleinen Gelenke des Handskeletts waren zu 49,8% (rechts) und zu 44,2% (links) befallen, während das Stammskelett nur bei einer Patientin befallen war. Im Bereich des Handskeletts waren MCP-, PIP- und DIP-Gelenke gleichermaßen befallen. Dieses szintigraphisch sichtbare charakteristische Befallmuster der Polyarthritis der PSS dient zur differentialdiagnostischen Abgrenzung besonders zur chronischen Polyarthritis, so daß die Skelettszintigraphie zur Frühdiagnose einer PSS beitragen kann.

Bei einzelnen Patienten mit einer Morphaea und alleiniger Raynaud-Symptomatik wurden ebenfalls Aktivitätsanreicherungen besonders im Handskelett gefunden.

Schlüsselwörter

Skelettszintigraphie, Technetium-Methylendiphosphonat, progressive Sklerodermie, Morphaea

Summary

There ist no exact investigation of the value of bonescintigrafy to detect the frequent articular manifestations in progressive systemic sclerosis (PSS). Therefore we examined 35 patients with a whole body scintigram and a special bone-scintigram of the hands and feet with ^{99m}technetium-methylendiphosphonate. Group I consisted on 19 patients with a PSS, group II consisted on 10 patients with a morphaea and group III consisted on 6 patients suffering only from Raynaud-syndrome.

The 8 large joints were affected in the group I with a frequence from 36,8% to 47,8%, the small joints of the bones in hands and feet were involved in 49,8% on right side and 44,2% on left side, whereas the trunk skeleton was affected in only one case. The MCP-, PIP- and DIP-joints were involved in about the same frequence.

There is a characteristic form of manifestation of polyarthritis in PSS demonstrated by bone-scintigrafy, this helps to differentiate polyarthritis in PSS from rheumatoide polyarthritis and may contribute to an earlier diagnosis of PSS.

In some cases of morphaea and Raynaud-syndrome there was especially in the joints of the hands an increased accumulation of 99 m technetium-diphosphonates.

Die progressive Sklerodermie (PSS) ist eine Erkrankung des gefäßführenden Bindegewebes mit ungeklärter Ätiologie. Diese seltene, chronisch verlaufende Kollagenose zeigt neben den charakteristischen dermatologischen Befunden Manifestationen an den inneren Organen. Besonders die Beteiligungen von Gastrointestinaltrakt, Lunge, Niere und Herz können zum letalen Ausgang führen [5]. Oftmals sind Beschwerden eines Raynaud-Phänomens erstes und über Jahre einleitendes Symptom dieser Systemerkrankung. Demgegenüber ist bei der zirkumskripten Sklerodermie, oder Morphaea, die klinische Symptomatik in der Regel auf die Haut beschränkt. In einzelnen Mitteilungen werden allerdings Übergänge in eine PSS beschrieben und die Morphaea als Systemerkrankung diskutiert [2, 8, 10].

Arthralgien sind ein führendes Symptom der PSS, die Häufigkeit von Gelenkbeschwerden wird in der Literatur mit bis zu 66% angegeben [1, 3]. Sie können einerseits durch Pseudoarthropathien infolge dermatogener Kontrakturen und andererseits durch polyarthritische Veränderungen ähnlich der chronischen Polyarthritis hervorgerufen werden [3, 5]. Nach Baron und Mitarb. traten bei 20% der untersuchten Patienten mit einer gesicherten PSS mindestens ein Jahr vor der Diagnosestellung Gelenkschmerzen als erstes Symptom auf [1]. In dieser Frühphase ist eine PSS schwer von einer cP zu unterscheiden und es kommt hinzu, daß bei bis zu 55% der PSS-Patienten ein positiver Rheumafaktor gefunden wird [3, 5]. Im Verlauf der Erkrankung wird die Skelettbeteiligung häufig auch radiologisch erfaßbar, wie aus einer Studie von Schacherl und Holzmann hervorgeht [11].

Lovell und Jayson konnten bei 11 von 24 Patienten mit PSS röntgenologische Veränderungen im Handskelett feststellen [6].

Bei einer Reihe von Erkrankungen des Knochen- und Gelenksystems hat sich die Skelettszintigraphie mit Technetium-Pertechnetat-Komplexen hinsichtlich ihrer Sensitivität der Röntgentechnik als überlegen erwiesen [4, 9].

Bis auf eine Mitteilung über skelettszintigraphische Befunde bei 2 Patienten mit einer PSS [6], sind die szintigraphisch erfaßbaren Veränderungen der Polyarthritis bei PSS bislang nicht systematisch untersucht. Wir führten daher Skelettszintigramme bei einem Kollektiv von Sklerodermie-Patienten durch, insbesondere um zu prüfen, inwieweit die Szintigraphie bei der differentialdiagnostischen Abklärung gegenüber anderen Arthropathien, wie der cP, hilfreich sein kann.

Patientenkollektiv und Methodik

Wir führten bei 35 Patienten ein Skelettszintigramm durch (Tabelle 1). Im Kollektiv I befanden sich 19 Patienten mit einer gesicherten PSS. Das Durchschnittsalter der 18 weiblichen und einem männlichen Patienten belief sich auf 51,2 Jahre. Weiterhin untersuchten wir ein Krankengut von 10 Patienten mit einer Morphaea (Kollektiv II) mit einem Durchschnittsalter von 45,1 Jahren sowie 6 Patienten mit alleiniger Raynaud-Symptomatik mit einem mittleren Alter von 59,0 Jahren (Kollektiv III).

Tabelle 1. Patientenkollektiv

Progressive Sklerodermie	19
Morphaea	10
Raynaud Phänomen	6

Wir applizierten im Durchschnitt 15,09 mCi 99^m Technetium-Methylendiphosphonat. Nach genau 2 Stunden wurden Ganzkörper- sowie Einzelszintigramme des
Hand- und Fußskeletts angefertigt.

Ergebnisse

Die Patienten mit einer PSS (Kollektiv I) wiesen in den 8 großen Gelenken des
Bewegungsapparates und in den kleinen peripheren Gelenken des Hand- und Fußskeletts deutliche Mehrbelegungen auf. Im einzelnen waren die großen Gelenke mit
einer Häufigkeit zwischen 36,8% (7 von 19 Patienten) (Knie links) und 47,4% (9 von
19 Patienten) (Schulter links) befallen.

Im Bereich des Handskeletts wurden die Aktivitätsanreicherungen in der Hand-
wurzel, im Grund- und Endgelenk des Daumens und der MCP-, PIP- und DIP-
Gelenke der Finger 2–5 ausgewertet, so daß bei jedem Patienten 15 Gelenke einer
Hand zur Darstellung kamen. Von den somit bei 19 Patienten insgesamt ausgewerte-

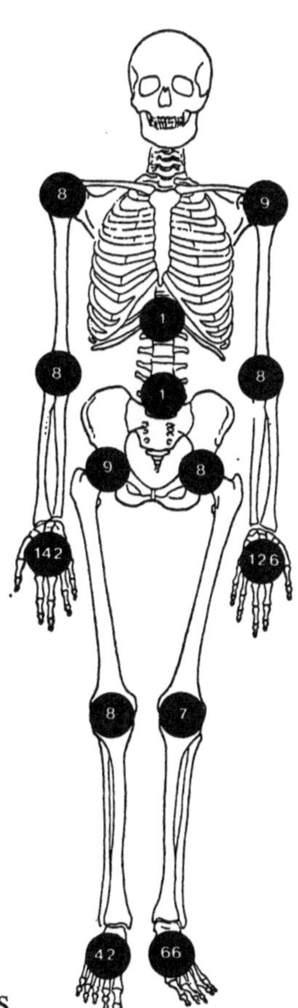

Abb. 1. Häufigkeit des Gelenkbefalls bei PSS

ten 285 Gelenken einer Hand waren rechts 142, entsprechend 49,8% und links 126 Gelenke, entsprechend 44,2% befallen. Am Fußskelett waren bei analoger Auswertung 14,7% (rechts) und 23,2% (links) der Gelenke betroffen.

Im Bereich des Stammskeletts wurde nur bei einer Patientin Aktivitätsanreicherungen gefunden.

Die Abb. 1 vermittelt einen Überblick über die Häufigkeit des Befalls der einzelnen Gelenke. Die Abb. 2–4 zeigen Aufnahmen einzelner Szintigramme von Patienten mit einer PSS.

Die Abb. 5 veranschaulicht im einzelnen, wie häufig die jeweiligen Gelenke der rechten Hand pathologische Veränderungen aufwiesen. Es zeigt den gleich häufigen

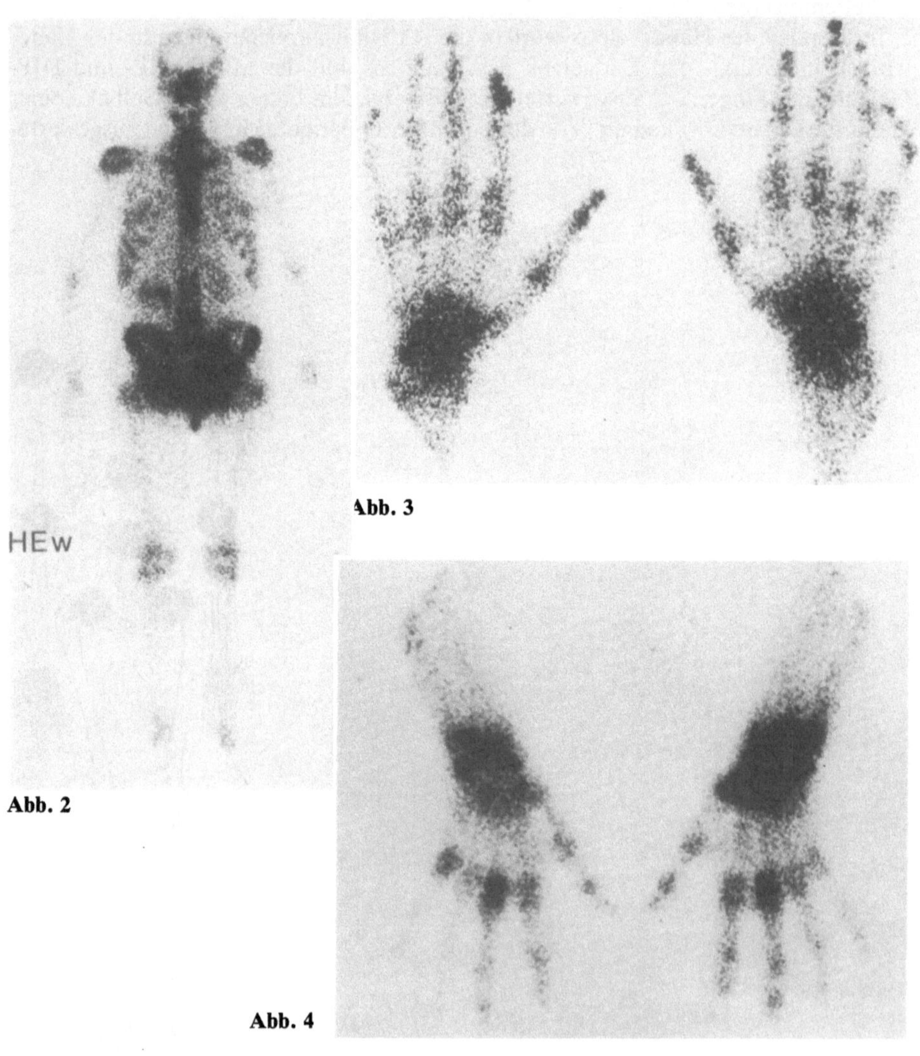

Abb. 3

Abb. 2

Abb. 4

Abb. 2–4. Szintigramme einzelner Patienten mit PSS

84

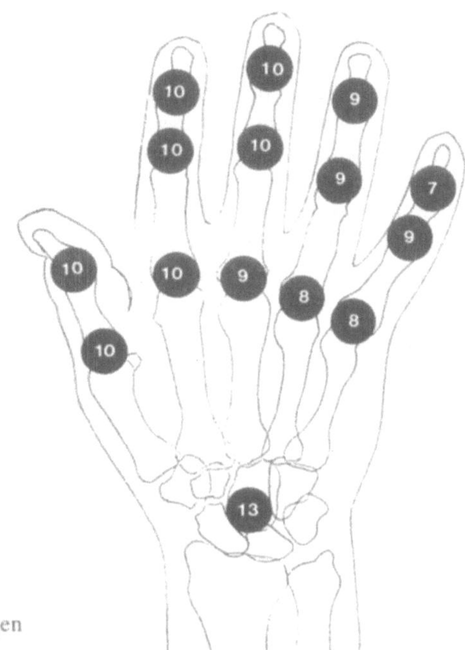

Abb. 5. Häufigkeit pathologischer Veränderungen an den Gelenken der rechten Hand

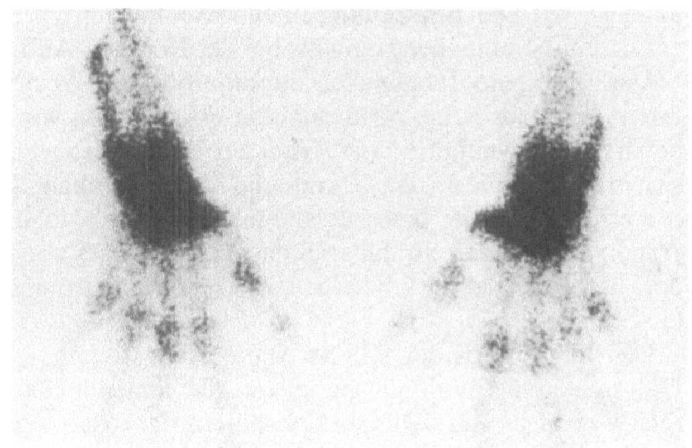

Abb. 6. Massive Anreicherung der Handwurzelregionen bei einer Patientin mit Raynaud-Symptomatik

Befall der Fingergrund-, -mittel- und -endgelenke. Innerhalb des Kollektivs der Morphaea-Patienten waren 26,7% der untersuchten Handgelenke szintigraphisch verändert und im Kollektiv der Patienten mit alleiniger Raynaud-Symptomatik betrug der Anteil der betroffenen Gelenke 29,1%. Abb. 6 zeigt eine Aufnahme eines Szintigramms einer Patientin des Kollektivs III.

Diskussion

Die Auswertung der Szintigraphie-Befunde des Kollektivs der 19 Patienten mit einer PSS zeigt einen annähernd symmetrischen Befall der großen und kleinen Gelenke der Extremitäten (Abb. 1). Durch gezielte Röntgen-Aufnahmen konnten degenerative Veränderungen der Wirbelsäule bei der einzigen Patientin, bei der sich hier Mehrbelegungen im Szintigramm zeigten, sowie bei einigen Patienten im Bereich der großen Extremitätengelenke nachgewiesen werden. Daraus ist zu schließen, daß die Sklerodermie-zugehörige Polyarthritis bevorzugt die kleinen Gelenke und in geringerem Maße die großen Gelenke der Extremitäten symmetrisch befällt. Die häufige Manifestation der PSS-zugehörigen Polyarthritis am Handskelett wird dadurch dokumentiert, daß an 49,8% beziehungsweise 44,2% der untersuchten Gelenke der Hände pathologische Befunde erhoben wurden.

Das wichtigste Ergebnis der vorliegenden Untersuchungen ist das Aufzeigen eines Befallmusters der Polyarthritis des Handskeletts bei PSS. Handwurzelgelenke, Fingergrund-, -mittel- und -endgelenke sind bei der Mehrzahl der untersuchten Patienten gleichermaßen betroffen (Abb. 5). Die bisherigen Studien über radiologische Veränderungen der PSS-Arthritis von Schacherl und Holzmann [11], Baron und Mitarb. [1], Lovell und Jayson [6] und Lukaschek [7] zeigten ebenfalls einen Befall dieser Gelenke, allerdings eine gewisse Bevorzugung der Metakarpophalangealgelenke. Häufig wurden Akroosteolysen der Endphalangen beobachtet [3, 11]. Es ist jedoch hervorzuheben, daß die Gelenkmanifestation durch die Skelettszintigraphie zu einem früheren Zeitpunkt im Vergleich zur Röntgen-Aufnahme erfaßt werden kann [4, 9]. Die Beurteilung aller Gelenke führt bei der Szintigraphie zu einer geringeren Strahlenbelastung als bei der Röntgen-Aufnahme.

Das gefundene Befallmuster der Sklerodermie-Arthritis ist ein wegweisendes differentialdiagnostisches Kriterium zur Abgrenzung von anderen Arthropathien mit bevorzugtem symmetrischen Befall der Interphalangealgelenke. Die cP manifestiert sich in erster Linie an den Grund- und Mittelgelenken, die Osteoarthropathia psoriatica zeichnet sich bei Transversalbefall durch Bevorzugung der Endgelenke und beim Axialtyp durch den Strahlbefall aus und die Prädilektionsgelenke der Polyarthrose der Hände, die fast ausschließlich bei Frauen auftritt, sind die Mittel- und Endgelenke [3, 12] (Tabelle 2).

Die Polyarthritis der PSS ist wenig exsudativ, eher fibrosierend. Das wichtigste Unterscheidungsmerkmal zur cP ist die fehlende Pannusbildung und somit eine relativ geringe ossäre Destruktionspotenz der Sklerodermie-zugehörigen Polyarthritis [3, 14]. Klinisch sind Beugekontrakturen häufig zu beobachten, demgegenüber

Tabelle 2. Bevorzugte Gelenke bei PcP, Psoriasis-Arthritis, Polyarthrose und Sklerodermie-Arthritis

	MCP	PIP	DIP	Strahlbefall
PcP	+	+	∅	∅
Psoriasis	∅	+	+	+
Polyarthrose	∅	+	+	∅
Sklerodermie	+	+	+	∅

Tabelle 3. Differentialdiagnose PcP – Sklerodermie – Arthritis

	PcP	Sklerodermie
Pannusbildung	+	–
Beugekontraktur	–	+
Ulnardeviation	+	–
Rheumaknötchen	+	–
Befall MCP, PIP	+	–
Befall MCP, PIP, DIP	–	+

sind Ulnardeviationen und Schwanenhalsdeformitäten wie bei der cP selten und Rheumaknötchen nicht vorhanden [3, 14]. Entsprechend den vorliegenden Ergebnissen kann das unterschiedliche Befallmuster (Tabelle 2) als weiteres wichtiges Unterscheidungsmerkmal zwischen Sklerodemie-zugehöriger Arthritis und cP dienen (Tabelle 3).

Innerhalb des Kollektivs der Morphaea-Patienten wurden bei 29,1% der untersuchten Gelenke im Handskelett Mehrbelegungen gefunden. Obwohl die zirkumskripte Sklerodermie sich im allgemeinen vorwiegend an der Haut manifestiert, sind vereinzelt Muskelveränderungen [2], Knochenveränderungen, besonders die charakteristische Melorheostose [8], Raynaud-Symptomatik, Lungen- und Ösophagusbeteiligung [10], sowie das Auftreten von antinukleären Antikörpern [13] bei der Morphaea beobachtet worden. Inwieweit die gefundenen Aktivitätsanreicherungen in der Skelettszintigraphie zusätzlich den Systemcharakter dieser als lokalisiert aufgefaßten Krankheit herausstellt, müssen weitere Untersuchungen und Verlaufsbeobachtungen zeigen.

Bei einigen der untersuchten Patienten mit alleiniger Raynaud-Symptomatik konnten ebenfalls skelettszintigraphisch Handskelettveränderungen festgestellt werden. In der dargestellten Szintigraphieaufnahme einer 53jährigen Patientin sind deutliche Mehrbelegungen im Bereich der Handwurzeln und in geringerem Maße Aktivitätsanreicherungen der Metakarpophalangealgelenke zu sehen (Abb. 6). Insgesamt waren bei 26,7% der ausgewerteten Gelenke im Bereich der Hände Mehrbelegungen festzustellen. Bei diesem Patientenkollektiv mit alleiniger Raynaud-Symptomatik zeigten weder die klinische Untersuchung noch die ergänzenden diagnostischen Maßnahmen, wie Röntgenaufnahme der Lunge und Ösophagusmanometrie Anzeichen für das derzeitige Vorliegen einer PSS oder einer anderen Kollagenose. Inwieweit die auffälligen Befunde der Knochenszintigraphie als erste Hinweise für einen Übergang in eine Kollagenose, bzw. die häufigste davon, eine PSS zu werten sind, müssen die Krankheitsverläufe dieser Patienten zeigen. Da die Diagnosestellung einer PSS bei Patienten mit seit Jahren bestehender Raynaud-Symptomatik oft nur durch wiederholte Suche nach einer weiteren Organmanifestation gelingt [5], würde sich die Skelettszintigraphie bei Gelenkbeschwerden hierzu als wenig belastende nicht invasive Untersuchungsmethode anbieten.

Demzufolge ist die Knochenszintigraphie zur Abklärung der folgenden Fragestellungen bei Vorliegen oder Verdacht auf eine progressive Sklerodermie bevorzugt geeignet. Bei Arthralgien ungeklärter Ursache besonders im Bereich der Interphalangealgelenke in Verbindung mit Raynaud-Symptomatik können die szintigraphischen Befunde frühzeitig den Verdacht auf eine beginnende PSS lenken. Bei alleiniger Raynaud-Symptomatik kann das Knochenszintigramm möglicherweise ein Indikator für einen Übergang in eine PSS sein. Bei Auftreten von Gelenkschmerzen bei Patienten mit einer bereits diagnostizierten PSS kann der szintigraphische Befund die polyarthritische Natur dieser Beschwerden aufdecken und zu weiteren diagnostischen und gezielten therapeutischen Konsequenzen führen.

Literatur

1. Baron M, Lee P, Keystone EC (1982) The articular manifestation of progressive systemic sclerosis (scleroderma). Ann Rheum Diseases 41: 147–152
2. Hausmanowa-Petrusewicz I, Kozminska A (1961) Electromyographic findings in slceroderma. Arch Neurol (Chic) 4: 281
3. Holzmann H, Thiers G (1983) Dermatosen mit Arthropathien. Fortschr Derm Venerol 11: 36–39
4. Kafarnik D, Semmler U, Miehlke K, Pfannenstiel P (1980) Die Wertigkeit klinischer, röntgenologischer und szintigraphischer Befunde in der Frühdiagnostik entzündlicher Gelenkerkrankungen. Verh Dtsch Ges Rheumatol 6: 426–429
5. Korting GW, Holzmann H (1967) Die Sklerodermie und ihr nahestehende Bindegewebsprobleme. Thieme, Stuttgart
6. Lovell CR, Jayson MIV (1979) Joint involvement in systemic sclerosis. Scand J Rheumatol 8: 154–160
7. Lukaschek E (1982) Radiologische Veränderungen des Handskeletts bei progressiver Sklerodermie. Z Hautkr 57: 1649–1663
8. Muller SA, Henderson ED (1963) Melorheostosis with linear scleroderma. Arch Derm Syph (Chic) 88: 142
9. Pfannenstiel P, Semmler U (1976) Möglichkeiten der Frühdiagnostik rheumatischer Erkrankungen durch Szintigraphie. Therapiewoche 26: 8354–8365
10. Rodnau GP, Fennell RH (1962) Progressive systemic sclerosis sine scleroderma. J Amer Med Ass 180: 665
11. Schacherl M, Holzmann H (1967) Zur Polyarthritis bei progressiver Sklerodermie. Fortschr Röntg Nuklearmed 107: 485–493
12. Schilling F (1978) Die Polyarthrose. Akad Ärztl Fortbildung Rheinland-Pfalz 5: 491–497
13. Sönnichsen N, Blume N, Apostoloff G (1966) Zur Frage des Nachweises antinukleärer Faktoren bei Sklerodermie-Kranken. Derm Wschr 152: 727–732
14. Wagenhäuser FJ (1976) Die Kollagenkrankheiten im engeren Sinne aus klinischer Sicht. Krankenhausarzt 49: 346–368

Weichteil- und skelettszintigraphische Befunde bei ausgewählten Hautkrankheiten

D. Eißner

Zusammenfassung

Die diagnostischen Möglichkeiten nuklearmedizinischer Untersuchungsverfahren bei ausgewählten Hauterkrankungen werden – unter Berücksichtigung von Fallberichten in der Literatur – dargestellt. Als Einsatzbereich für die Weichteilszintigraphie mit ^{67}Gallium-Citrat zur Erfassung von Metastasen bzw. von Organmanifestationen werden folgende Erkrankungen genannt: Malignes Melanom, Sarkoidose, Mykosis fungoides.

Die Ganzkörperszintigraphie mit knochenaffinen Radiopharmaka ist geeignet zum Nachweis von Gelenk- und Knochenmanifestationen bei Kollagenosen, beim Behçet-Syndrom sowie bei solchen Erkrankungen, die mit einem generalisierten Knochenbefall einhergehen (z. B. Mastozytose) oder multilokuläre Knochenherde verursachen können (z. B. Syphilis).

Schlüsselwörter

Weichteilszintigraphie, Gelenkszintigraphie, Knochenszintigraphie, Onkologie, Kollagenosen, Syphilis

Summary

The diagnostic value of soft tissue- and bone scintigraphy in various dermatological diseases is discussed. ^{67}Gallium citrate scintigraphy can be useful in the detection of the potential sites of extracutaneous involvement in certain conditions such as malignant melanoma, sarcoidosis and mycosis fungoides.

Whole body scintigraphy using bone seeking radiopharmaceuticals has proven to be a sensitive diagnostic tool in the detection of bone and joint involvement in collagen diseases. This method can also be of great value in the evaluation and clinical management of diseases with possible generalized or multiple bone lesions (e.g. mastocytosis, syphilis).

Weichteildiagnostik mit ^{67}Gallium-Citrat

Zum Nachweis von Weichteilprozessen aller Art geeignet ist ^{67}Gallium, das sowohl in entzündlichen als auch neoplastisch veränderten Gebieten angereichert wird und das deshalb gelegentlich auch als „all purpose disease finder" bezeichnet wird. Damit eröffnet sich für diese Substanz ein weites diagnostisches Feld in der Dermatologie, aus dem hier nur einige Erkrankungen genannt werden sollen:

Malignes Melanom

Zur Metastasensuche beim malignen Melanom sollte, solange tumorspezifische, radioaktiv markierbare Antikörper für die in-vivo-Diagnostik in der Routine noch

Dermatologie und Nuklearmedizin
Hrsg. Holzmann, Altmeyer, Hör, Hahn
© Springer-Verlag Berlin · Heidelberg 1985

nicht zur Verfügung stehen, die Galliumszintigraphie eingesetzt werden [5, 8]. Ein klinisch oft nicht vermuteter Organbefall (u. a. auch des Herzens) läßt sich mit diesem Verfahren gut nachweisen.

Sarkoidose

In Verbindung mit einer Erhöhung des Angiotensin-Converting-Enzyms zeigt ein positiver Weichteilbefund mit einer Spezifität von 99% eine Sarkoidose an [11]. Häufig wird auch eine vermehrte Galliumspeicherung in der Glandula parotis und den Tränendrüsen gefunden. Eine diffus erhöhte Lungenspeicherung gibt Hinweis auf die präfibrotische Phase der Lungenbeteiligung. Über eine diffuse Galliumspeicherung in Hautläsionen wird ebenfalls berichtet [9].

Mykosis fungoides

Die diffuse Hautinfiltration läßt sich mit Gallium nachweisen; gleichzeitig kann hiermit die Ausdehnung der Erkrankung auf Muskulatur, Lymphknoten oder innere Organe erfaßt werden [16]. Eine mit der Galliumszintigraphie nachweisbare Lymphknotenbeteiligung ermöglicht die Abgrenzung einer Mykosis fungoides gegenüber der atopischen Dermatitis, die ohne Lymphknotenbeteiligung einhergeht.

^{99m}Technetium-Phosphatverbindungen

Arthralgien sind Begleitsymptom bei zahlreichen dermatologischen Erkrankungen; sie können aber auch im Vordergrund des klinischen Beschwerdebildes stehen, wenn das pathophysiologische Geschehen vorwiegend Gefäße und Bindegewebe der Gelenke betrifft. Mit sorgfältiger klinischer Untersuchung kann der Erfahrene sicher in den meisten Fällen erkennen, ob es sich um symptomatische Arthralgien handelt oder ob entzündliche Gelenk- oder Weichteilentzündungen vorliegen. Hierzu ist im allgemeinen die Bestätigung durch eine Weichteil- oder Skelettszintigraphie nicht erforderlich.

Unklare, von der üblichen Symptomatik abweichende Beschwerden sollten jedoch Anlaß zur Durchführung einer nuklearmedizinischen Untersuchung sein, um seltene, mit der Grunderkrankung kombinierte oder eigenständige pathologische Prozesse aufzudecken.

Kollagenosen

Die fibrinoide Degeneration des Bindegewebes bei Kollagenosen betrifft häufig auch den Gelenkbereich. Polyarthralgien kommen beim Lupus erythematodes disseminatus (LED) in mehr als 90% der Fälle vor; bei der Periarteriitis nodosa befällt die fokale, panmurale nekrotisierende Vaskulitis in etwa 50% der Fälle auch gelenknahe Gefäße [7]. Sind bei der klinischen Untersuchung keine ausreichenden Kriterien zur Erklärung der Symptomatik festzustellen, müssen bei diesen Erkrankungen auch weniger häufig vorkommende Knochen- oder Weichteilveränderungen erwogen werden, bei deren Erfassung die Weichteil- und Skelettszintigraphie hilfreich sein kann.

Beim LED können meta- oder diaphysäre Knocheninfarkte atypische Knochenschmerzen verursachen. Ihre Diagnose wird wahrscheinlich, wenn sich szintigraphisch gelenknah ein verstärkter Knochenumbau nachweisen läßt, der ohne oder mit geringen röntgenmorphologischen Veränderungen einhergeht. Auch aseptische Knochennekrosen im Femur und Humerus werden beim LED beschrieben [2, 7].

Schmerzhafte Bewegungseinschränkungen bei der Dermato- und Polymyositis können durch periartikulär in der Subkutis lokalisierte Kalzifikationen entstehen [10] und treten bei Kindern häufiger als bei Erwachsenen auf. Sie betreffen insbesondere die Schulter-, Ellbogen- und Glutealregion. Knochenaffine Radiopharmaka reichern sich in diesen dystrophischen Verkalkungen an, die somit szintigraphisch lokalisierbar werden [15, 20, 21].

Da die Dermatomyositis insbesondere bei männlichen Patienten über 40 Jahre häufig mit einem Neoplasma einhergeht, gibt es bei dieser Erkrankung ein weites Spektrum für die Weichteildiagnostik zur Malignomsuche [17].

Mixed connective tissue disease

Periartikuläre Verkalkungen, Akro-Osteolysen und erosive Arthritiden sowie avaskuläre Knochennekrosen werden bei dieser Sonderform der Kollagenose häufig beschrieben. O'Connell [12] beschreibt eine erosive Arthritis bei 12 der 20 von ihm untersuchten Patienten. Hierbei wäre der Einsatz der Skelettszintigraphie denkbar zur Erfassung der Frühformen und zur Bestimmung des Befallmusters im Bereich des Skeletts.

Sklerodermie und Melorheostose

Eine seltene, gelegentlich in Verbindung mit der Sklerodermie auftretende mesenchymale Dysplasie des Knochens ist die Melorheostose, bei der röntgenologisch eine lineare oder als wachstropfenartig beschriebene Hyperostose besteht, die mindestens zwei benachbarte, häufig auch mehrere Knochen in der Regel von nur einer Extremität befällt [19, 24]. Diese Veränderungen können mit Schmerzen in den betroffenen Partien verbunden sein. Da der Knochenstoffwechsel im Bereich der Melorheostose erhöht ist, läßt sich deren Ausdehnung szintigraphisch exakt festlegen [6].

Weichteilossifikationen (Thibièrge-Weissenbach-Syndrom) und Arthritiden (in ca. 10% der Sklerodermien Erstsymptom) sind weitere nuklearmedizinisch darstellbare Veränderungen. In fortgeschrittenen Stadien der Sklerodermie kommt es zu einem verminderten Knochenumbau in den durch Zirkulationsstörungen atrophischen Endphalangen [22].

Behçet-Syndrom

Systematische szintigraphische Untersuchungen liegen bei dieser Erkrankung nicht vor; ihre Erwähnung in dieser Arbeit soll als Anregung dazu dienen, die offenbar häufigen Gelenk- und Knochenmanifestationen bei dieser Erkrankung nicht nur systematisch auf röntgenmorphologische Veränderungen hin zu untersuchen sondern nach Frühformen mit Hilfe der Skelettszintigraphie zu fahnden. Neben peripheren oligo- oder polyarthritischen Beschwerden, verursacht durch eine nicht-destruierende Synovitis, bei der der Röntgenbefund negativ bleibt, kommt es oft auch zu einer erosiven Iliosakralarthritis, die im Krankengut von Caporn et al. [1] in 50% der Fälle röntgenologisch nachgewiesen wurde.

Mastozytose

Häufiger als allgemein vermutet, kommt es bei dieser Erkrankung neben den typischen Erscheinungen der Urtikaria pigmentosa zu einem Systembefall. Knochenläsionen durch die bevorzugt endostale Lage der Mastzellgranulome sollen in ca. 50% der Erkrankungen vorkommen [13, 14]. Klinisch kann die Mastzellinfiltration des Knochens stumm verlaufen oder aber mit Knochenschmerzen, Steifigkeit und Weichteilschwellungen einhergehen. Die röntgenologischen Veränderungen betreffen bevorzugt das Ausbreitungsgebiet des roten Knochenmarks wie die Wirbelsäule, Becken, Rippen, Klavikulae, Schädelkalotte und metaphysäre Bereiche der Röhrenknochen. Die Skelett- oder auch Knochenmarkszintigraphie kann hilfreich sein, die betroffenen Regionen zu erkennen und eine gezielte Knochenbiopsie zu ermöglichen, mit der die Systemisierung der Erkrankung belegt werden kann. Ein wie von Sy et al. [23] beschriebener diffus vermehrter Knochenumbau, der dem einer renalen Osteopathie ähnelt, dokumentiert sicher das fortgeschrittene Stadium des Skelettbefalls.

Retikulo-Histiozytose

In 60% dieser Lipoid-Dermatoarthritis ist eine destruierende Polyarthritis als Erstsymptom beschrieben, wobei der Gelenkbefall symmetrisch ist, die distalen Interphalangealgelenke der Finger betrifft, aber auch im Bereich der Kniegelenke, Schultern, Hand- und Sprunggelenke auftreten kann und in fortgeschrittenen Stadien zu einer Arthritis mutilans führt. Im Mainzer Patientengut wurden skelettszintigraphische Verlaufskontrollen bei einer Patientin mit einer Retikulo-Histiozytose, die als paraneoplastisches Syndrom beim metastasierenden Portiokarzinom gedeutet wurde, durchgeführt.

Dabei fand sich im Erstszintigramm ein verstärkter Knochenumbau in einzelnen Finger- und Zehengelenken. Eine neun Monate später – bei Zunahme der Gelenkbeschwerden – durchgeführte Kontrolluntersuchung zeigte eine erhebliche Progredienz der Gelenkbefunde.

Syphilis

Syphilitische Sekundärmanifestationen am Knochen sind ossifizierende Periostosen, die – wenn sie die distalen Extremitäten betreffen – röntgenologisch gegenüber periostalen Veränderungen wie sie bei chronisch venöser Insuffizienz und pulmonalen Erkrankungen vorkommen können, schwer zu differenzieren sind. Bei der gummösen Osteomyelitis kommt es zur allgemeinen Sklerose der betroffenen Röhrenknochen und gelegentlicher Sequesterbildung oder – bei zentraler Anordnung der Gummen – zu Osteolysen des Markraumes, die häufiger die Lamina externa des Schädelknochens und Klavikula als die Wirbelsäule betreffen. Die genaue Häufigkeit des Knochenbefalls im Rahmen einer Syphilis ist nicht bekannt, da systematische Untersuchungen des gesamten Skeletts fehlen und Frühformen, die sich unter spezifischer Therapie vollständig zurückbilden, röntgenologisch vor allem im Stadium der Periostitis nicht sichtbar sein müssen. Skelettszintigraphische Befunde bei der Knochensyphilis sind auf Einzelmitteilungen in der Literatur beschränkt [4, 18]. Eigene Fallbeobachtungen (unveröffentlicht) der Mainzer und Frankfurter Universitätsklinik belegen den Wert der Skelettszintigraphie zur Frühdiagnostik luetischer Skelettaffektionen, an die – auch bei unspezifischer Anamnese – bei unklaren periostalen Knochenschmerzen immer gedacht werden sollte. Mit der Skelettszintigraphie läßt sich der klinisch oft nicht vermutete polyostische Befall nachweisen, der eine gezielte Röntgendiagnostik ermöglicht. Das Verteilungsmuster der Herde sowie die Koinzidenz ostitischer Sklerosierung einerseits und gummösen Herden andererseits erleichtert die Diagnosestellung. Ähnliche szintigraphische Befunde wie bei der Knochensyphilis wurden auch bei Knochenbefall im Rahmen einer Lepra beschrieben [3].

Zusammenfassung

Die Bedeutung der Weichteil- und Skelettszintigraphie in der Dermatologie ist mit den für die vorliegende Arbeit ausgewählten Erkrankungen sicher nicht umfassend dargestellt und für manche Bereiche sicher auch noch nicht endgültig festzulegen. Die nuklearmedizinischen Informationen sollten nicht zur Bestätigung von klinisch eindeutigen Befunden herangezogen werden, sondern erweisen ihren Wert insbesondere in Situationen, in denen die klinische Symptomatik vom allgemein bekannten Krankheitsverlauf abweicht und bei solchen Erkrankungen, bei denen eine systemische Beteiligung vorkommt.

Literatur

1. Caporn N, Higgs ER, Dieppe PA, Watt I (1983) Arthritis in Behçet's syndrome. Brit J Radiol 56: 87–91
2. Fordham EW, Ali A, Turner DA, Charters JR (1982) Atlas of Total Body Radionuclide Imaging Vol. I. Harper u. Row, Philadelphia
3. Goergen TG, Resnick D, Lomonaco A, O'Dell CHW (1976) Radionuclide bone-scan abnormalities in leprosy: Case reports. J Nucl Med 17: 788–790
4. Hansen K, Hvid-Jakobsen K, Lindewald H, Sørensen, PS, Weismann K (1984) Bone lesions in early syphilis detected by bone scintigraphy. Br J Vener Dis 60: 265–268
5. Jackson FI, McPherson TA, Lentle BC (1977) Gallium-67 Scintigraphy in Multisystem Malignant Melanoma. Radiology 122: 163–167
6. Janousek J, Preston DF, Martin NL, Robinson RG (1976) Bone Scan in Melorheostosis. J Nucl Med 17: 1106–1108

7. Kelley WN, Harris ED, Ruddy S, Sledge CB (1981) Textbook of Rheumatology. W. B. Saunders Company, Philadelphia London Toronto
8. Kirkwood JM, Myers JE, Vlock DR et al. (1983) Tomographic gallium-67 citrate scanning. Useful new surveillance for metastatic melanoma. Ann Surg 198/1: 102–107
9. Lopez-Majano V, Sansi P (1982) Gallium-67 Uptake in Cutaneous Sarcoidosis. Eur J Nucl Med 7: 95–96
10. Mathias K, Baumeister L (1978) Röntgenologische Differentialdiagnose von Extremitäten-Verkalkungen. Radiologie 18: 129–137
11. Nosal A, Schleissner L, Miskkin F, Liebermann J (1979) Angiotensin-1-converting enzyme and gallium scan in non-invasive evaluation of sarcoidosis. Ann Inter Med 90: 3282
12. O'Connel DJ, Bennett RM (1977) Mixed connective tissue disease – clinical and radiological aspects of 20 cases. Brit J Radiol 50: 620–625
13. Rafii M, Firooznia H, Golimbu C, Balthazar E (1983) Pathologic fracture in systemic mastocytosis. Radiographic spectrum and review of literature. Clin Orthop Relat Res No 180: 260–267
14. Rohner HG, Bartl R, Koischwitz D, Rodermund O-E (1982) Haut- und Knochenbefunde bei der Mastocytose. Radiologe 22: 545–552
15. Sarmiento AH, Alba J, Lanaro AE, Dietrich R (1975) Evaluation of soft-tissue calcifications in dermatomyositis with ^{99m}Tc-phosphate compounds: Case report. J Nucl Med 16: 467–468
16. Shigeno C, Morita R, Fukunaga M, Tsuchiya K, Hino M, Harioka T (1982) Visualization of Skeletal Muscle Involvement of Mycosis Fungoides on ^{67}-Ga Scintigraphy. Eur J Nucl Med 7: 335–336
17. Smith WP, Robinson RG, Gobuty AH (1979) Positive whole-body Ga-67 scintigraphy in dermatomyositis. Amer J Roentgenol 133: 126–127
18. Siegel D, Hirschmann SZ (1979) Syphilitic osteomyelitis with diffusely abnormal bone scan. Mt Sinai J Med (NY) 46: 320–323
19. Soffa DJ, Sire DJ, Dodson JH (1975) Melorheostosis with linear sclerodermatous skin changes. Radiology 114: 577–578
20. Spies SM, Swift TR, Brown M (1975) Increased 99m-Tc-polyphosphate muscle uptake in a patient with polymyositis. J Nucl Med 16: 1125–1127
21. Steinfeld JR, Thorne NA, Kennedy TF (1977) Positive ^{99m}Tc-Pyrophosphate Bone Scan in Polymyositis. Radiology 122: 168
22. Sy WM, Bay R, Camera A (1977) Hand Images: Normal and Abnormal J Nucl Med 18, No 5: 419–424
23. Sy WM, Bonventre MV, Camera A (1976) Bone scan in mastocytosis: case report. J Nucl Med 17: 699–701
24. Wagers LT, Young AW, Ryan SF (1972) Linear melorheostotic scleroderma. Brit J Derm 86: 297–301

Bedeutung der 3-Phasen-Skelettszintigraphie bei chronisch venöser Insuffizienz

U. Buschsieweke, W. Groth, C. Dreessen, P. E. Peters, H. Kutzim

Zusammenfassung

Bei 18 Patienten mit chronisch venöser Insuffizienz wurden Drei-Phasen-Skelettszintigramme und konventionelle Röntgenaufnahmen der Füße und Unterschenkel angefertigt. Es fanden sich im Skelettszintigramm in etwa 61% und bei den Röntgenuntersuchungen nur in 44% Knochenveränderungen im Sinne periostaler Reaktionen.

Die Frühszintigramme waren vor allem positiv beim Vorliegen einer Stasisdermatitis. Auffällig war das vermehrte Auftreten von Arthrosen in den Sprunggelenken, die durch die Skelettszintigraphie zu erfassen waren und die wir auf eine Fehlbelastung des betroffenen Fußes zurückführen.

Bei 5 Patienten mit Beschwerden im Sinne von Periostschmerzen zeigten sich starke Anreicherungen in den Spätszintigrammen. Zur Abklärung einer vermuteten Osteomyelitis auf dem Boden eines Ulcus cruris ist die 3-Phasenszintigraphie von entscheidender diagnostischer Bedeutung.

Schlüsselwörter

Chronisch venöse Insuffizienz, 3-Phasen-Skelettszintigraphie, Periostitis, Stasisdermatitis, Osteomyelitis

Summary

We have performed 3-phase-bone-scintigraphy and conventional X-ray studies of the lower legs and feet in 18 patients with chronic venous insufficiency. Bony changes were observed in 61% of the bone scans but only in 44% of the X-rays. The early (soft tissue) scintigrams were most often positive in patients with kown stasis dermatitis. Increased activity was particularly apparent in the ankle joints. This we interpreted as evidence for faulty weightbearing on the affected foot. In five patients with pain suggestive of a periosteal reaction increased activity was always seen on the late scintigram. In patients with crural ulcers, the 3-phase-scintigraphy was particularly useful for ruling out the diagnosis of osteomyelitis.

Einleitung

Die chronisch venöse Insuffizienz (CVI) gleich welcher Genese führt bekanntermaßen zu Knochenveränderungen [2]. Vor allem die periostalen Reaktionen an Tibia und Fibula mit diaphysären Appositionen sowie Verkalkungen der Membrana interossea und in den Weichteilen sind beschrieben. Die Häufigkeit dieser periostalen Neubildung wird in der Literatur mit Werten zwischen 10% und 60% angegeben [3]. Entscheidende Faktoren sind selbstverständlich der Schweregrad und die Dauer der venösen Insuffizienz.

Dermatologie und Nuklearmedizin
Hrsg. Holzmann, Altmeyer, Hör, Hahn
© Springer-Verlag Berlin · Heidelberg 1985

Material und Methoden

Wir untersuchten 18 Patienten mit höhergradiger chronisch venöser Insuffizienz, die bei den meisten Patienten seit Jahren bekannt war und auch behandelt wurde. Bei allen Patienten wurden Röntgenaufnahmen der Unterschenkel und der Füße sowie Skelettszintigramme nach der Dreiphasentechnik angefertigt. Es wurden Aufnahmen an der Gammakamera in der Durchblutungsphase (0–1 min p.i.), der Extravasal-(Weichteil-)phase (2–10 min p.i.) sowie in der üblichen Spätphase (= Mineralphase) nach 2–3 Stunden angefertigt. Zur Illustration der Wertigkeit dieser Methoden werden zunächst zwei Fallbeispiele vorgestellt.

Beispiel 1

54jähriger Patient mit seit 1965 zunehmender Stammvarikosis der V. saphena magna bds. mit rezidivierender Ulkusentwicklung rechts. Stationärer Aufenthalt wegen handtellergroßer Ulzera rechts mit Fistelbildung. Keine Phlebothrombose, freie tiefe Venen, nur geringe Zeichen eines Lymphödems. Verdacht auf chronische Osteomyelitis. Röntgen: Verkalkung der Membrana interossea mit Zeichen der Periostitis, keine Sequesterbildung (Abb. 1a). Skelettszintigramm: Phase 1 und 2 o.B. (Abb. 1b), Phase 3: deutlich erhöhte Nuklideinlagerung (Abb. 1c). Somit kein Hinweis auf Osteomyelitis. Unter Lokaltherapie mit Zweizugkompressionsverbänden und Analgetika Abheilung.

Beispiel 2

60jähriger Patient, 1955 Varizenverödung, stationäre Aufnahme wegen eines großen Ulkus am linken Unterschenkel mit tiefgreifendem, teils serös belegtem Hautdefekt.

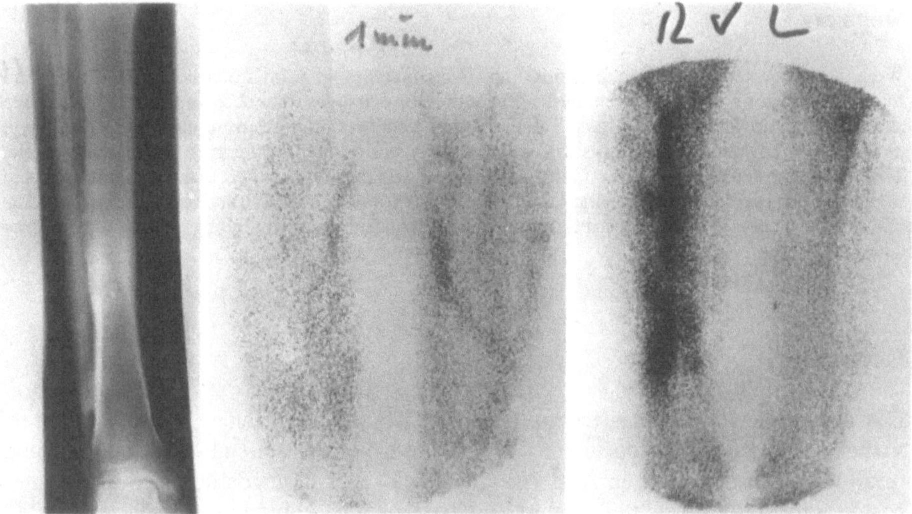

Abb. 1a–c. Patient mit CVI, Verdacht auf chronische Osteomyelitis bei Fistelbildung links. **a** Zeichen der Periostitis mit Verkalkung der Membrana interossea. Kein Nachweis eines Sequesters; **b** unauffälliges Weichteilszintigramm (1 min p.i.); **c** massive Mehranreicherung im Spätszintigramm

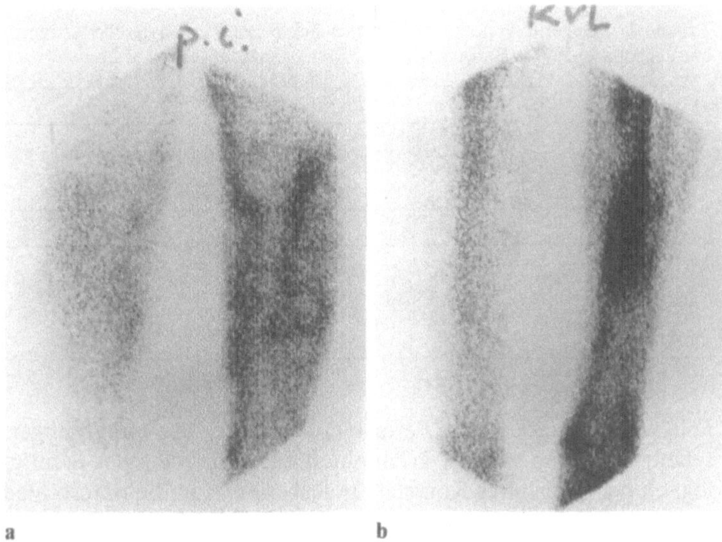

a   b

Abb. 2a u. b. Patient mit CVI, Stauungsdermatitis, Ulcus cruris am linken Unterschenkel.
a Frühszintigramm mit deutlicher Mehranreicherung; **b** Spätszintigramm mit inhomogener Mehranreicherung über Tibia und Fibula

CVI Grad II–III bds. wegen Crossen- und Perforanteninsuffizienz, tiefe Leitvenen frei, deutliche Stauungsdermatitis. Röntgen: umschriebene Corticalisverdickung der Tibia und Fibula, wellenförmige Anordnung der Corticalis. Skelettszintigramm: Phase 1 + 2 deutliche Mehranreicherung (Abb. 2a), Phase 3 inhomogene Mehranreicherung über der Tibia und Fibula links (Abb. 2b).

Diese beiden Beispiele sollen folgendes verdeutlichen:
- erhebliche Periostreaktionen können auftreten
- diese sind auch im Skelettszintigramm nachweisbar
- eine Osteomyelitis ist szintigraphisch mit hoher Wahrscheinlichkeit nachweisbar oder auszuschließen [1]
- es kann ein unterschiedliches Anreicherungsverhalten in der Früh- und der Spätphase auftreten.

Die folgenden Tabellen zeigen das Anreicherungsverhalten in den verschiedenen Phasen der Skelettszintigraphie mit Gegenüberstellung des Röntgenbefundes.

Die Tabelle 1 zeigt, daß in etwa 44% radiologisch Knochenveränderungen nachweisbar waren, während das Skelettszintigramm in 61% positiv war. Nur in einem

Tabelle 1. Befunde der Spätszintigramme und der Röntgenaufnahmen

	Spätsz.	pos.	neg.	
Röntgen	pos.	7	1	8 (44,4%)
	neg.	4	6	10 (55,6%)
		11	7	18
		(61,1%)	(38,9%)	

Tabelle 2. Gegenüberstellung der unterschiedlichen Phasen der Skelettszintigraphie (DB = Durchblutungsphase, EV = Extravasalphase, SPh = Spätphase)

a)	SPh	pos.	neg.	
DB + EV	pos.	6	5	11 (61,1%)
	neg.	5	2	7 (38,9%)
		11	7	18

b)	DB	pos.	neg.	
EV	pos.	6	3	9 (56,3%)
	neg.	1	6	7 (43,7%)
		7	9	16
		(43,7)	(56,3%)	

Fall waren radiologisch Periostverdickungen bei unauffälligem Szintigramm zu sehen. Hingegen zeigten 4 Patienten ein pathologisches Szintigramm ohne radiologisch nachweisbares Korrelat. In Tabelle 2 sind die unterschiedlichen Phasen der 3-Phasen-Szintigraphie einander gegenübergestellt. Zwischen einer Anreicherung im Früh- und im Spätszintigramm besteht kein eindeutiger Zusammenhang. Bei positivem Spätszintigramm sind nur in etwa der Hälfte der Fälle (6 von 11) auch die Frühszintigramme positiv.

10 Patienten (d. h. 55,5%) zeigten in der Frühphase und der Spätphase ein unterschiedliches Verhalten. Der Zusammenhang zwischen Durchblutungs- und Extravasalanreicherung ist auffälliger, insgesamt 12 von 16 Patienten zeigten ein übereinstimmendes Verhalten.

Bei 6 von 16 Patienten ließen sich keine pathologischen Anreicherungen in den Frühphasen nachweisen. Es liegen somit keine entzündlich bedingten Mehrperfusionen oder verstärkte Diffusionen in den Extravasalraum vor. Bei der retrospektiven Aufarbeitung fiel jedoch auf, daß Patienten mit Zeichen einer Stasisdermatitis mit verstärkter Pigmentierung und Induration eine Anreicherung in den Weichteilphasen zeigten. Aktivitätsmehrbelegungen im Sprunggelenkbereich des betroffenen Beines bei unauffälliger Gegenseite fanden wir bei 5 der untersuchten 18 Patienten.

Patienten mit chronisch venöser Insuffizienz klagen gelegentlich über stärkste Schmerzen in der betroffenen Extremität. Ihrem Charakter und ihrer Lokalisation nach handelt es ich dabei am ehesten um Periostschmerzen, zumal entzündungsbedingte Ursachen, z. B. Phlebitiden, völlig fehlen können. Bei 4 unserer 18 Patienten bestand diese Schmerzsymptomatik. Bei allen fanden sich erhebliche Mehranreicherungen im Spätszintigramm.

Diskussion

Es zeigte sich bei dieser Untersuchung erneut, daß die Skelettszintigraphie eine höhere Sensitivität zur Aufdeckung von Knochenveränderungen hat als die konventionelle Röntgendiagnostik (61% positive Skelettszintigramme bei 44% positiven Röntgenbefunden). Diese Raten an Knochenläsionen bei CVI liegen in dem in der Literatur angegebenen Bereich von 10% bis 60% [3]. Als Ursache dieser teilweise massiven Knochenneubildungen werden sowohl langdauernde Umgebungsentzündungen als auch die Hypoxie durch die venöse Stase angenommen.

Bei dem Verdacht auf eine Osteomyelitis oder eine mögliche sarkomatöse Entartung ist die 3-Phasenszintigraphie mit den Anreicherungen in den Frühszintigrammen von entscheidender, diagnostischer Bedeutung [1].

Die von uns gefundenen Weichteilanreicherungen in der sogenannten Extravasalphase fand sich vor allem bei Patienten mit Stasisdermatitis. Hier dürften die in diesen Fällen nachweisbaren Kapillarerweiterungen mit Erythrozytenextravasten die wichtigste Ursache sein.

Arthrotische Veränderungen der Sprunggelenke bei unauffälligem Befund der Gegenseite, die in 5 der 18 Fälle nachweisbar waren, dürften auf die Fehl- bzw. Schonhaltung zurückzuführen sein, die sich in der häufig nachweisbaren Spitzfußstellung der Patienten mit CVI zeigt.

Die starken Anreicherungen der Spätszintigramme mit nahezu normalen Weichteilszintigrammen bei Patienten mit typischen Periostschmerzen sind am ehesten als Zeichen einer Periostitis ohne entzündliche Begleitreaktion zu werten.

Literatur

1. Creutzig H (1984) Nuklearmedizinische Diagnostik der Osteomyelitis. Der Nuklerarmediziner 7: 133–142
2. Nissl R (1971) Skelettveränderungen bei Erkrankungen des venösen Systems. Röntgenblätter 24, 4: 200ff.
3. Resnick D, Niwayama G (1981) Diagnosis of bone and joint disorders. Saunders, New York Philadelphia

Dermatologisch-nuklearmedizinische Kasuistiken

H. Rieger, P. Altmeyer, G. Hör, H. Holzmann

Zusammenfassung

Anhand von 8 Fallbeschreibungen werden szintigraphische Befunde bei metastasierendem Melanom, Urticaria pigmentosa, Acanthosis nigricans, zirkumskripter Sklerodermie, Sarkoidose und Frühsyphilis dargestellt.

Schlüsselwörter

Knochenszintigraphie, Knochenmarkszintigraphie, Galliumszintigraphie, Melanom, Syphilis, Urticaria pigmentosa

Summary

In eight cases of dermatological diseases with systemic involvement bone and gallium scans were performed. The results show that these methods are a valuable diagnostic tool in several dermatoses, including malignant melanoma, mastocytosis, acanthosis nigricans, morphoea, sarcoidosis and early syphilis.

Methoden

Skelettszintigraphie

Zwei bis vier Stunden nach intravenöser Applikation von 370–555 MBq ^{99m}Tc-markierten HMDP wurden Ganzkörperszintigramme und Einzelaufnahmen interessierender Regionen (Hände, Füße) aufgenommen.

^{67}Ga-Szintigraphie

Es wurden 110–185 MBq ^{67}Ga intravenös appliziert. Einzelaufnahmen von Thorax und Abdomen (ventral und dorsal) wurden 48–72 Stunden p.i. angefertigt.

Knochenmarkszintigraphie

Ventrale und dorsale Gammakamera-Analogszintigramme von Rumpf und Extremitäten sowie seitliche Aufnahmen von Leber und Milz wurden 30 Minuten nach i.v.-Applikation von 375 MBq ^{99m}Tc-Nanocoll aufgenommen.

100   Dermatologie und Nuklearmedizin
Hrsg. Holzmann, Altmeyer, Hör, Hahn
© Springer-Verlag Berlin · Heidelberg 1985

Szintigraphische Methoden gewinnen in der Dermatologie zunehmend an Bedeutung [1, 2, 3, 5, 6, 7, 11, 14]. Die folgenden Fallbeschreibungen sollen Beispiele für den Einsatz nuklearmedizinischer Methoden in der Dermatologie schildern und als Denkanstoß im Hinblick auf die Systembeteiligung bei verschiedenen Dermatosen dienen.

Kasuistiken

Fall Nr. 1

Bei einer 64jährigen Patientin mit bekannter hepatischer Filialisierung eines Aderhautmelanoms war eine selektive Leberperfusion mit Zytostatika geplant. Sie wurde durchuntersucht mit der Fragestellung, ob auch extrahepatische Metastasen vorhanden sind. Das Skelettszintigramm zeigt eine Anreicherung im Bereich des zweiten Lendenwirbelkörpers, die röntgenologisch bzw. tomographisch als Osteolyseherd identifiziert werden konnte. Eine selektive Leberperfusion kam aufgrund dieses Befundes nicht mehr in Betracht.

Fall Nr. 2

Ein 65jähriger Patient mit multiplen Hautmetastasen eines malignen Melanoms gab heftige Schmerzen im Bereich des rechten Unterschenkels an. Dort bestand eine Weichteilschwellung im Bereich der Tibiakante. Das Skelettszintigramm (Abb. 1) ergab Mehranreicherungen im Bereich der Tibiae rechts mehr als links und fokale Anreicherungen im Bereich der distalen Femora. Auffällig ist weiterhin eine vermehrte Anreicherung des Radionuklids in der Haut des rechten Unterschenkels, die möglicherweise durch das kollaterale Weichteilödem bedingt ist. Röntgenologisch erwiesen sich die Befunde an den Tibiae als osteolytische Herde. Röntgenaufnahmen der Femora zeigten demgegenüber keine Veränderungen. Ein Galliumszintigramm desselben Patienten zeigte Anreicherungen in den zahlreichen Hautmetastasen.

Nachdem die ossären Metastasen szintigraphisch und röntgenologisch exakt lokalisiert worden waren, wurde eine palliative Schmerzbestrahlung eingeleitet, die zu einer wesentlichen Besserung der subjektiven Beschwerden führte.

Fälle Nr. 3 und 4

Eine Dermatose mit ausgesprochenem Systemcharakter ist die Urticaria pigmentosa [4, 9]. Es handelt sich um eine gutartige herdförmige Infiltration der Haut mit Mastzellen. Die Hautsymptomatik prägt das klinische Bild. Dieses ist durch multiple bräunliche Papeln gekennzeichnet, die sich nach mechanischer Reizung röten und aus dem Hautniveau hervortreten. Histologisch findet sich eine diffuse Ansammlung von Mastzellen in der oberen Dermis. Bei Erwachsenen ist in mindestens 30% mit einer Systembeteiligung zu rechnen, die vorwiegend das Skelettsystem betrifft [4]. Bei routinemäßig durchgeführten Beckenkammpunktionen fand sich in unserem Kran-

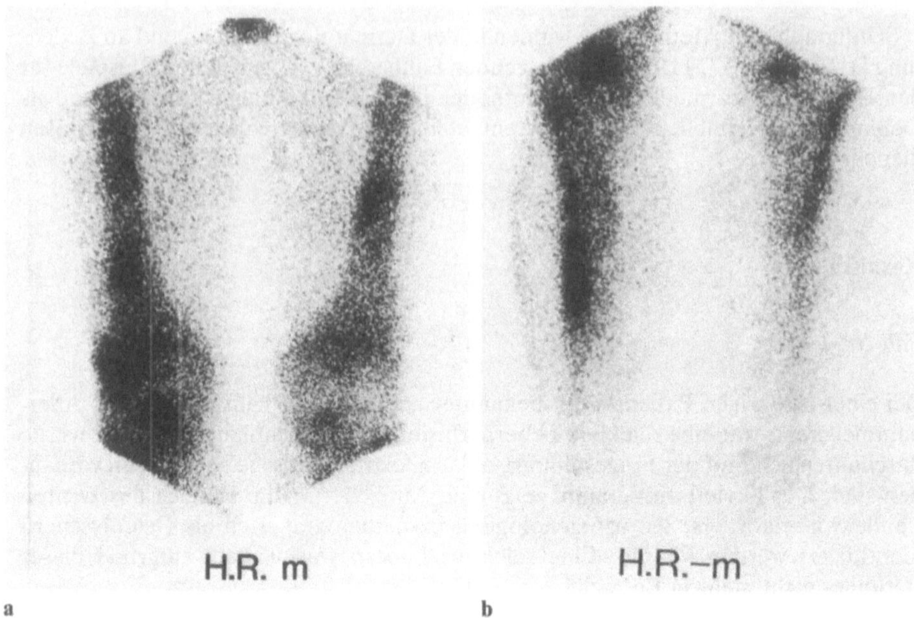

Abb. 1a u. b. Skelettszintigramm bei multiplen Metastasen eines malignen Melanoms. Anreicherungen in den distalen Femora, den proximalen Tibiae und herdförmig an der rechten Tibia in Schaftmitte. Vermehrte Speicherung des Radionuklids in der Haut des rechten Unterschenkels (Abb. 1b)

kengut bei 3 von 4 Patienten eine Vermehrung von Mastzellen. Die Erkrankung ist in der Mehrzahl der Fälle benigne, in 5–10% wird jedoch aufgrund der Zellmorphologie eine maligne Mastozytose diagnostiziert. Eine Einteilung der verschiedenen Mastozytoseformen zeigt das Schema (Abb. 2).

Bei einem 41jährigen Patienten bestand seit 10 Jahren die typische Hautsymptomatik der Urticaria pigmentosa. Die Beckenkammbiopsie zeigte in diesem Fall eine Mastzellinfiltration. Beschwerden von Seiten des Skelettsystems bestanden jedoch nicht. Die szintigraphischen Bilder zeigen Mehranreicherungen des ^{99m}Tc-HMDP im Bereich des Schädels, der Wirbelsäule, des Beckens und der Oberschenkel sowie im Sternum. Insgesamt handelt es sich um eine generalisierte gesteigerte Knochenspeicherung mit vermehrtem Knochen-Weichteilkontrast („Superscan"). Bei demselben Patienten wurde ein Knochenmarkszintigramm mit ^{99m}Tc-Nanocoll durchgeführt, das eine Expansion des peripheren Knochenmarks bis in die distalen Femora zeigte. Speicherdefekte waren jedoch nicht nachweisbar.

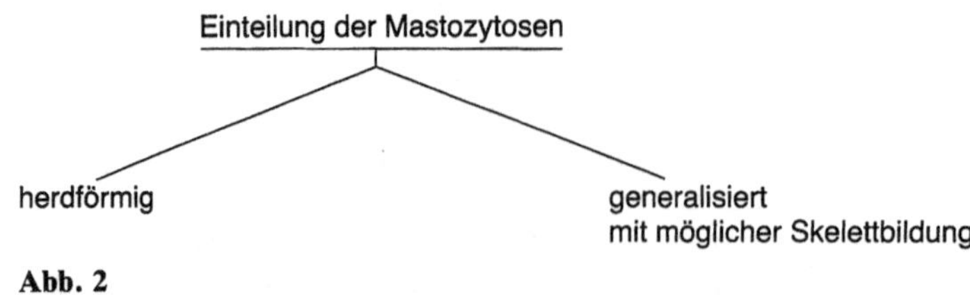

Abb. 2

102

Bei einem weiteren, 32jährigen Patienten bestanden die Hautsymptome seit 9 Jahren. Beschwerden von Seiten des Skelettsystems bestanden auch in diesem Fall nicht. Sämtliche Routinelaborparameter lagen im Normbereich. Die Beckenkammbiopsie zeigte Infiltrate von Mastzellen, die aufgrund morphologischer Kriterien als maligne eingestuft wurden. Szintigraphisch (Abb. 3) zeigten sich herdförmige Mehranreicherungen im Bereich der Schädelkalotte, der Tibiae und der Großzehen beidseits. Neben symmetrisch angeordneten Aktivitätsanreicherungen im Bereich der proximalen Tibiae zeigt sich eine fokale Aktivitätsvermehrung etwa in Schaftmitte. Röntgenaufnahmen der genannten Lokalisation waren sämtlich unauffällig. Das Knochenmarkszintigramm dieses Patienten zeigte wiederum Speicherdefekte, was eine Erklärung in der diffusen Durchsetzung des Knochenmarkorgans mit Mastzellen finden könnte. Offenbar kommt es jedoch zu mehr oder weniger begrenzten Zonen mit vermehrter Stoffwechselaktivität des Knochens, die szintigraphisch exakt darstellbar sind. Vorzugslokalisationen sind nach unseren Befunden das Achsenskelett, die Tibiadiaphysen und die Schädelkalotte.

Auffällig ist bei einem Vergleich der beiden dargestellten Fälle, daß die periphere Expansion des Knochenmarkorgans je nach dem skelettszintigraphischen Befallsmuster unterschiedlich stark ausgeprägt ist. Insbesondere beim erstgenannten Patienten, der im Skelettszintigramm eine generalisierte diffuse Aktivitätsanreicherung zeigte, war die Expansion des Knochenmarkorgans bis in die distalen Femora besonders auffällig. Dieser Befund war beim zweiten Patienten mit einem skelettszintigraphisch multifokalen Befallsmuster weit geringer ausgeprägt.

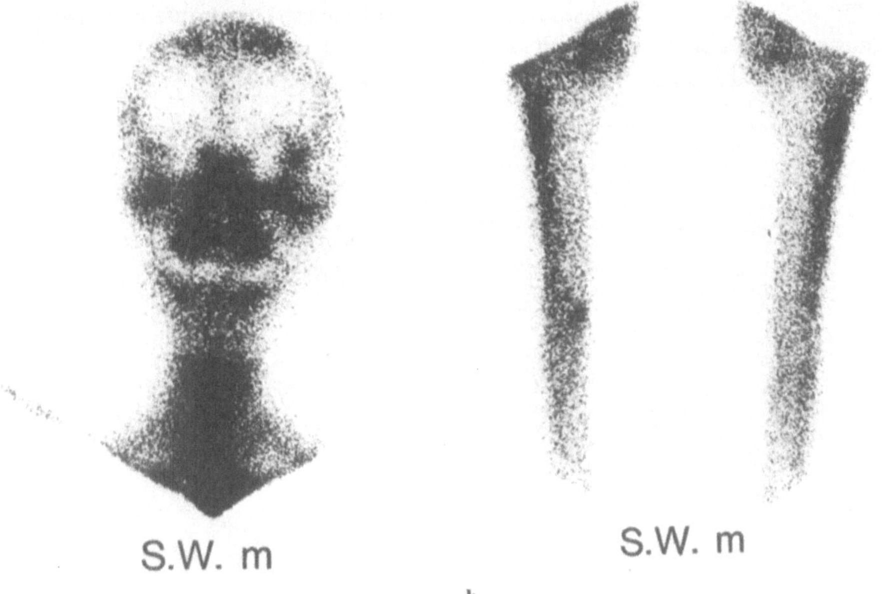

Abb. 3a u. b. Skelettszintigramm bei systemischer maligner Mastozytose. Es finden sich herdförmige Mehranreicherungen im Bereich der Schädelkalotte und im Bereich der rechten Tibia etwa in Schaftmitte. Symmetrische diffuse Mehranreicherungen im proximalen Tibiabereich beidseits im Sinne einer periostalen Reaktion

Fall Nr. 5

Der folgende Fall soll als Beispiel für den Einsatz szintigraphischer Methoden bei paraneoplastischen Syndromen der Haut dienen. Eine 46jährige Patientin stellte sich mit den typischen Hautveränderungen einer Acanthosis nigricans bei uns vor. Diese Dermatose ist im Erwachsenenalter in etwa 90% der Fälle [8] mit einem internen Karzinom verbunden und geht nicht selten der Entwicklung des malignen Melanoms voraus, bevor dieses klinisch diagnostiziert wird. Eine Tumorsuche mit konventioneller Diagnostik verlief zunächst negativ. Im Galliumszintigramm (Abb. 4) erfaßten wir eine Anreicherung im rechten Unterbauch, die auch nach 72 Stunden noch konstant nachzuweisen war. Eine erneute gynäkologische Untersuchung mit Laparotomie erbrachte den Nachweis eines Adenokarzinoms im Bereich der rechten Adnexe, welche operativ entfernt wurde.

Fall Nr. 6

Eine 63jährige Patientin stellte sich mit dem klinischen Bild einer bandförmigen zirkumskripten Sklerodermie im Bereich der linken Schulter, des linken Armes und der Hand vor. Die Anamnese erstreckte sich über einen Zeitraum von 11 Monaten. Ungewöhnlich für eine Morphea, zeigte sich ein Erythem nicht periläsonal, sondern flächenhaft im Zentrum der Sklerose (Abb. 5).

Klinisch bestanden gleichzeitig Arthralgien mit Bewegungseinschränkung des linken Armes und der Hand. Elektromyographisch und anhand einer Muskelbiopsie aus dem Bizeps brachii wurde in dieser Region zusätzlich eine zirkumskripte Polymyositis diagnostiziert. Es handelt sich somit klinisch um einen der seltenen Fälle von Muskel- und Gelenkbeteiligung bei Morphea [12].

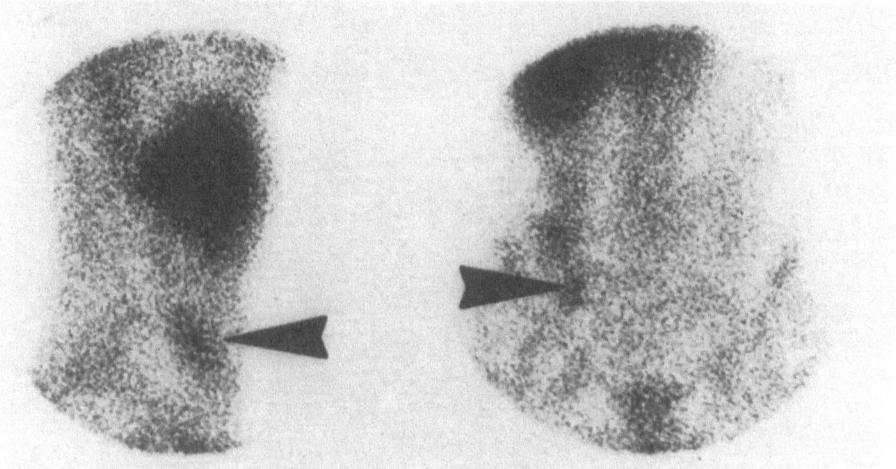

Abb. 4. Galliumszintigramm bei Acanthosis nigricans (seitliche und AP-Aufnahme). Fokale Mehranreicherung im Bereich des rechten Unterbauchs, die auch nach 72 Stunden konstant nachzuweisen ist

104

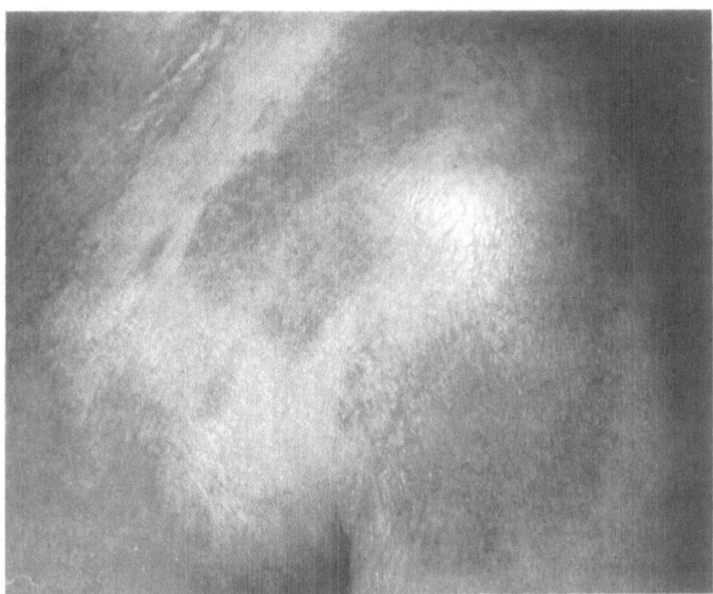

Abb. 5. Hautveränderungen bei cirkumskripter Sklerodermie im Bereich der linken Schulter. Zentrales intraläsionales Erythem, umgeben von einer weißlich-atrophischen Zone mit peripherer Sprenkelung

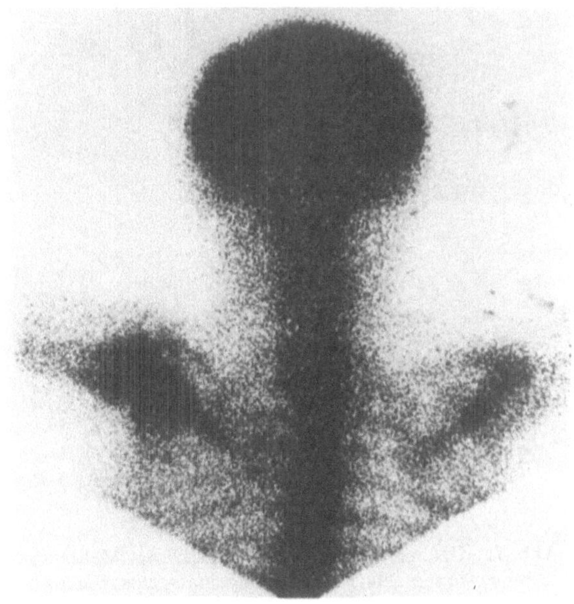

Abb. 6. Skelettszintigramm bei cirkumskripter Sklerodermie. Deutliche Mehranreicherung im Bereich des linken Schultergelenkes (dorsale Aufnahme)

Szintigraphisch (Abb. 6) bestätigte sich der klinische Verdacht auf eine Gelenk-
bzw. Skelettbeteiligung. Fokale Anreicherungen fanden sich im linken Schulterge-
lenk, im linken Handgelenk, in sämtlichen Fingergelenken, rechts weniger als links.
Ein Teil des Effektes beruht auf einer ossären Mehranreicherung, die sich in gelenknahen Skelettabschnitten deutlicher darstellt. Ein Knochenmarkszintigramm ergab
keine Besonderheiten außer einer peripheren Expansion mit einem diffus vermehrten Pulmonalkontrast, der jedoch in der Lungenfunktionsprüfung ohne Korrelat war.
Eine gründliche Durchuntersuchung ergab auch sonst keinen Anhalt für viszerale
Veränderungen. Bei diesem schwer klassifizierbaren Krankheitsbild lieferte die Skelettszintigraphie klare Hinweise auf eine Beteiligung der Gelenke bzw. der gelenknahen Skelettabschnitte.

Fall Nr. 7

Ein 36jähriger Patient stellt sich mit multiplen integumentalen Granulomen im
Gesichts- und Kniebereich vor. Die Anamnese erstreckte sich über 10 Jahre. Histologisch fanden sich epitheloidzellige Granulome ohne Nekrobiosezonen und ohne
periphere lymphozytäre Reaktion, so daß eine kleinknotig-disseminierte kutane
Sarkoidose diagnostiziert wurde. Anamnestisch gab der Patient gelegentliche subfe-
brile Temperaturen an; Atem- oder Gelenkbeschwerden bestanden nicht.

Das Galliumszintigramm (Abb. 7) zeigte Anreicherungen im gesamten Mediastinum und supraklavikulär sowie inguinal rechts. Röntgenologisch fanden sich poly-
zyklisch vergrößerte Hiluslymphknoten, eine Verbreiterung des Mediastinums
besonders nach rechts und eine feine retikuläre Zeichnungsvermehrung beider Lun-
genfelder. Eine Ventilationsstörung war anhand der Lungenfunktionsdiagnostik

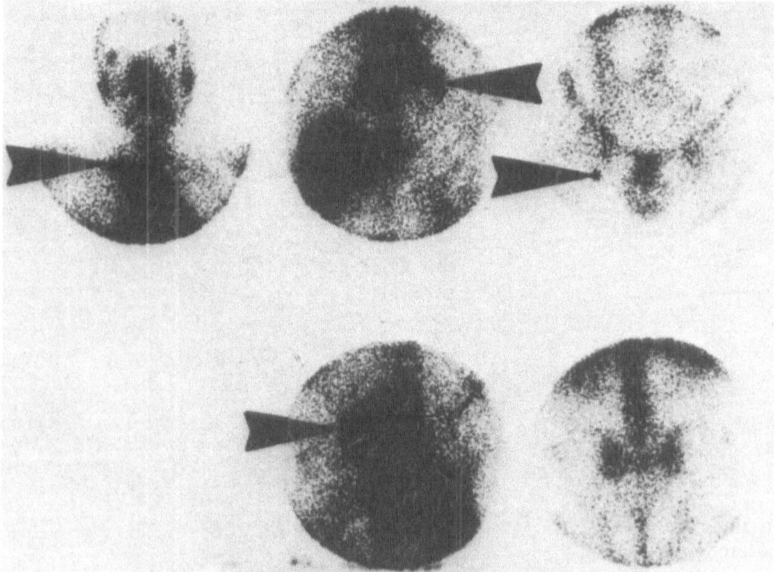

Abb. 7. Galliumszintigramm bei Sarkoidose. Mehranreicherungen im Mediastinum vorwiegend
rechts sowie supraklavikulär und inguinal rechts (Pfeile)

nicht nachweisbar. Skelettszintigraphisch ergab sich kein Anhalt für eine Knochenbeteiligung.

Fall Nr. 8

Eine 54jährige Patientin bemerkte seit 3 Wochen ein zunehmendes Exanthem am gesamten Körper. Gleichzeitig bestanden Schmerzen im Schulter-Armbereich links und eine schmerzhafte Angina tonsillaris, welche in einem auswärtigen Krankenhaus erfolglos behandelt wurden.

Bei einer routinemäßigen gynäkologischen Untersuchung wurde ein Ulkus an der Portio gefunden, welches histologisch reich an plasmazellulären Infiltraten war. Dieser Befund lenkte den Verdacht auf eine Syphilis. Aufgrund der Serologie (VDRL 1: 80, TPHA und FTA-ABS reaktiv) und der Hauptveränderungen diagnostizierten wir eine Frühsyphilis. Auffällig war die Persistenz des Primäreffektes, obwohl bereits die typischen Hautveränderungen der sekundären Syphilis bestanden. Die BSG war mit 69: 104 massiv beschleunigt, die alkalische Phosphatase mit 233 U/1 leicht erhöht. Aufgrund dieser Befunde und der anamnestisch angegebenen Knochenschmerzen wurde ein Skelettszintigramm aufgenommen, welches erhebliche Mehranreicherungen der Tibiae und Fibulae beidseits, besonders in Schaftmitte zeigte (Abb. 8). Die klinische Symptomatik bildete sich nach Einleitung einer Penicillin-Therapie innerhalb weniger Tage deutlich zurück.

Diskussion

In der dermatologischen Onkologie sind die Skelett- und Galliumszintigraphie insbesondere in der postoperativen Nachsorge von Melanompatienten zu unentbehrlichen diagnostischen Hilfsmitteln geworden [3, 10, 14]. Unsere Beispiele von Melanom-

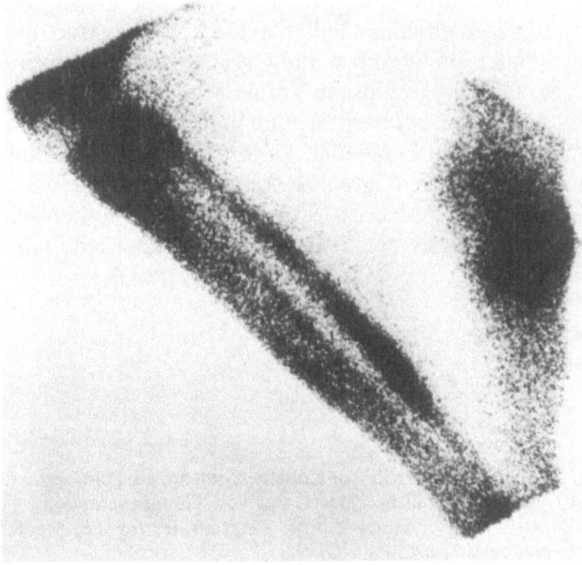

Abb. 8. Skelettszintigramm bei Frühsyphilis. Mehranreicherungen im Sinne einer periostalen Reaktion im mittleren Schaftbereich von Tibia und Fibula rechts

patienten zeigen, daß szintigraphische Befunde in die Entscheidung über das weitere
therapeutische Vorgehen miteinbezogen werden müssen. Wie am zweiten Fallbei-
spiel deutlich wurde, können die Befunde im Knochenszintigramm den röntgenologisch faßbaren Veränderungen vorausgehen. Auch die Galliumszintigraphie hat hier
ihre fest umrissene Bedeutung [10, 14] da mit einer einzigen Methode nahezu alle
Organsysteme gleichzeitig erfaßt werden können.

Bei paraneoplastischen Syndromen kann dieses Verfahren, wie das Beispiel der
Acanthosis nigricans zeigte, richtungsweisend für die weitere Diagnostik und die
einzuschlagende Therapie werden.

Die Fälle von Urticaria pigmentosa verdeutlichen, daß mit der Skelettszintigraphie
aufgrund ihrer großen Empfindlichkeit eine Knochenbeteiligung erfaßt werden kann,
die sonst weder klinisch noch anhand von Laborparametern erkannt worden wäre.
Wir fanden einerseits eine generalisierte diffuse Mehranreicherung mit vermehrtem
Knochen-Weichteil-Kontrast im Sinne eines „superscan", andererseits eine multi-
fokale umschriebene Aktivitätsvermehrung. Diese unterschiedlichen Befallsmuster
wurden auch von anderen Autoren herausgestellt [5, 6, 13]. Auffällig ist weiterhin,
daß bei diffuser ossärer Aktivitätsvermehrung das Knochenmarkszintigramm eine
deutliche Expansion des Knochenmarkorgans zeigte. Dies bedarf allerdings der
Überprüfung durch größere Fallzahlen. Umschriebene Speicherdefekte in parenchy-
matösen Organen, über die kürzlich von anderen Autoren [6] berichtet wurde,
fanden wir nicht. Eine fakultative Muskelbeteiligung bei zirkumskripter Sklerodermie ist seit längerem bekannt [12]; in unserem Fall erwies sich die Skelettszintigraphie
als geeignetes Verfahren, um eine (klinisch bereits vermutete) Beteiligung der
Gelenke bzw. der gelenknahen Skelettabschnitte nachzuweisen. Diese Befunde
zwingen dazu, dieses Krankheitsbild hinsichtlich Pathogenese und klinischem Verlauf neu zu überdenken.

Bei granulomatösen Prozessen wie dem dargestellten Fall von Sarkoidose hat die
Galliumszintigraphie gegenüber röntgenologischen Untersuchungen zwei Vorteile:
1. wird eine Beurteilung der Aktivität bzw. Progredienz ermöglicht [14], während die
   Röntgenaufnahme lediglich ein statisches Bild liefert;
2. können simultan fast alle Organsysteme gleichzeitig erfaßt werden.

Skelettszintigraphische Veränderungen bei Frühsyphilis wurden bisher nur in einzelnen Fällen beobachtet und beschrieben [7]. In unserem Fall bestanden in der
szintigraphisch befallenen Unterschenkelregion klinisch keine Beschwerden; auch
röntgenologisch zeigte sich kein auffälliger Befund. Mit Hilfe der empfindlichen
Skelettszintigraphie ist es also möglich, eine klinisch und röntgenologisch inappa-
rente Periostitis bei Frühsyphilis aufzudecken, die mit anderen Methoden nicht
faßbar ist.

Wir danken Herrn Professor Kollath, Zentrum der Radiologie der J. W. Goethe-Universität Frankfurt, für die freundliche Überlassung von Röntgenbefunden.

Herrn Professor Meier-Sydow, Zentrum der Inneren Medizin, verdanken wir die Befunde der
Lungenfunktionsprüfung.

Literatur

1. Altmeyer P, Munz D (1982) Morphologische und funktionelle Untersuchungsbefunde am Retikulo-endothelialen System bei Psoriatikern. Z Hautkr 57: 1325–1336
2. Altmeyer P, Munz D, Holzmann H, Hör G (1983) Funktional studies of sessile macrophages in liver and spleen of psoriatics. Dermatologica 166: 15–22
3. Altmeyer P, Munz D, Steinhoff W, Hör G, Holzmann H (1981) Szintigraphische Identifizierung der Lymphdrainage maligner Rumpfmelanome. Akt Derm 7: 127–130
4. Beare JM (1968) Mastocytoses. In: Rook A, Wilkinson DS, Ebling FJG (eds.) Textbook of Dermatology, Vol two. Blackwell scientific publications, Oxford and Edinburg, pp 1245–1253
5. Ensslen RD, Jackson FI, Reid AM (1983) Bone and Gallium scans in Mastocytosis: Correlation with count Rate, Radiography and Microscopy. J Nucl Med 24: 586–588
6. Gupta SM, Gupta A, Spencer RP, Herrera NE (1984) Bone and Spleen Lesions in Systemic Mastocytosis. J Clin Nucl Med 3: 34
7. Hansen K, Hvid-Jacobsen K, Lindewald H, Sørensen PS, Weismann K (1984) Bone lesions in early syphilis detected by bone szintigraphy. Br J Vener Dis 60: 265–268
8. Herzberg JJ (1981) Paraneoplastische Syndrome der Haut. In: Korting GW (Hrsg) Dermatologie in Praxis und Klinik Bd. IV Thieme Verlag Stuttgart, New York: 41.158–41.174
9. Kimmig J, Jänner M (1969) Retikulosen. In: Jadassohn J (Hrsg) Handbuch der Haut- und Geschlechtskrankheiten, Erg.-Werk Band III zweiter Teil. Springer, Berlin Heidelberg New York, S 582–740
10. Neumann RD, Vlock DR, Hoffer PB, Meyers JR, Gottschalk A, Kirkwood JM (1981) The utility of Ga-67 Scintigraphy for detection of clinically unsuspected metastatic malignant melanoma. J Nucl Med 22: 36–41
11. Rosenbaum RC, Fieri M, Metcalfe DD (1984) Patterns of Skeletal Scintigraphy and their Relationship to Plasma and Urinary Histamine Levels in Systemic Mastocytosis. J Nucl Med 25: 859–864
12. Sollberg G, Denk R, Holzmann H (1967) Neurologische und elektrophysiologische Untersuchungen bei progressiver Sklerodermie und Morphea. Arch klin exp Dermatol 229: 20–32
13. Sy WM, Bonventre MV, Camera A (1976) Bone scan in Mastocytosis: Case Report. J Nucl Med 17: 699–701
14. Thiers G, Munz D, Altmeyer P, Holzmann H (1984) Die Bedeutung der Galliumszintigraphie bei Tumoren und Granulomatosen der Haut. Z Hautkr 59: 801–803

II. Szintigraphische Verfahren in der dermatologischen Onkologie

Nuklearmedizinisch-onkologische Einführung*

G. Hör

Zusammenfassung

Einleitend wird eine Übersicht vermittelt zur Radiopharmazie: Tumoraffine (^{67}Ga, ^{201}Tl), melanomaffine (^{131}J, ^{123}J-Quinoline, -tyrosine), tumorselektive (^{131}J, ^{111}In-carzinoembryonales Antigen), radioaktiv markierte Metabolite (^{11}C-Aminosäuren), Zellmarkierung (^{111}In-Granulozyten). Postulate auf dem Gerätesektor werden definiert: Digital-rotierbare Gammakamera mit Rechneranschluß zur Tomoszintigraphie. Im klinischen Teil wird die Bedeutung der direkten und indirekten Tumor- und Lymphabflußszintigraphie (^{67}Ga, ^{99m}Tc-Sb$_2$S$_3$) bei folgenden Primärtumoren und Metastasen abgehandelt: Melano-Malignom mit Leber-, Milz-, Hirn-, Lungen- und Skelettmetastasen, unter Berücksichtigung der Knochenmarkszintigraphie, bei kutanem T-Zell-Lymphom (^{111}In-Leukozyten), bei Weichteilneoplasmen (Skelett- und weichteilaffine ^{99m}Tc-MDP) unter Angabe von Sensitivität und Spezifität für Melanom-Metastasen-Szinztigraphie mit ^{67}Ga (Sensitivität 88, Spezifität 91, Genauigkeit 91%, gültig für Tomographietechnik). Skelettszintigraphische Funktionsmuster bei systemischer Mastozytose werden im Unterschied zur osteogenetischen Reaktion primär maligner Tumoren diskutiert. Abschließend finden Möglichkeiten der Tumortherapie-Kontrolle mit Verfahren der Nuklearmedizin Erwähnung unter Hinweis auf deren komplementäre diagnostische Rolle im Rahmen anderer bildgebender Verfahren (Sonographie, Computertomographie): in Metastasensuche, Verifizierung einer Organbeteiligung von Systemerkrankungen, Kontrolle der Therapieeffektivität, Erfassung von Folgen bzw. Komplikationen der Tumortherapie.

Schlüsselwörter

Tomoszintigraphie, Radiopharmazie, Meßtechnik, klinische Dermatologie

Summary

The introduction comprises a review on radiopharmaceuticals: Tumorseeking (^{67}Ga, ^{201}Tl), melanoma-seeking (^{131}J, ^{123}J-Qinolines, -tyrosine), tumor-selective (^{131}J, ^{111}In-carcinoembryonic antigen), radioactive metabolites (^{11}C-Aminoacids), cell-labelling (^{111}In-granulocytes). Instrumental prerequisites are defined: Digital-rotating gamacamera, interfaced to computer for tomoscintigraphy. The clinical part concerns the importance of the direct and indirect tumor and lymph drainage scintigraphy (^{67}Ga, ^{99m}Tc-Sb$_2$S$_3$) in following primary tumors and metastases: malignant melanoma associated with metastases in liver, spleen, brain, lung, bone, also considering the adjuvant bone marrow scans, in cutaneous T-cell lymphoma (^{111}In-Leucocytes), in soft tissue neoplasms (^{99m}Tc-MDP). The sensitivity of ^{67}Ga-tomoscintigraphy in metastases of malignant melanoma is 88% (specifity 91, accuracy 91). Functional patterns of skeletal scintigraphy in systemic mastocytosis are mentioned as compared to osteogenetic reaction of malignant origin. Finally possibilities of nuclear medicine procedures are outlined: their complementary role as compared to other imaging modalities (sonography, computerized-x-ray-tomography) for screening of metastases, verifying organ involvement in systemic diseases, control of therapeutic effectiveness, detecting complications of therapy. Future tendencies are mentioned.

---

* Herrn Prof. Dr. W. Lorenz, Frankfurt, zum 65. Geburtstag gewidmet

Dermatologie und Nuklearmedizin
Hrsg. Holzmann, Altmeyer, Hör, Hahn
© Springer-Verlag Berlin · Heidelberg 1985

Bildgebende und laborchemische Methoden ließen die Tumordiagnostik beachtlich verbessern. Der Beitrag der Nuklearmedizin zur Erkennung von Primärtumoren, Extrakutanmetastasen und deren Lymphabflußwegen für Staging, Therapieplanung und -kontrolle ist, je nach verwendetem Radiopharmazeutikum, Methode und Meßgerät sowie in Abhängigkeit von Tumorart und -stadium mit unterschiedlich hohem Sicherheitsgrad anzusetzen [10, 23–27, 34, 60].

1. Zur Radiopharmazie

Nuklear-onkologische Diagnostik besteht in der kombinierten Anwendung von In-vitro- und In-vivo-Tumormarkern zur direkten Tumorszintigraphie (positiver Tumorkontrast). Die indirekte Szintigraphie (negativer Kontrast) wurde z. T. durch Sonographie und Computertomographie ersetzt.

Tumoraffine Radionuklide (^{67}Ga, ^{201}Tl) stehen heute im Mittelpunkt (Tabelle 1). Tumorselektive Radiopharmazeutika mit polyklonalen und monoklonalen Antikörpern machen Tumor-Immun-Reaktionen sichtbar: Für die in Entwicklung begriffene Radioimmunszintigraphie gibt es z. Z. keine Alternative [13, 31, 33, 34, 51, 61, 63]. Melanomaffine Radiopharmazeutika wurden im Tiermodell und beim Menschen erprobt [3, 6, 36]. Tyrosinderivate als „Melanin-precursor" [39] bieten bereits einige Stunden nach Applikation günstige Akkumulationsraten, Alpha-Methyl-Tyrosin in melanotischen und amelanotischen Melanomen [6]. Reversible Enzymblockaden der Tyrosinhydroxylase werden als Anreicherungsmechanismus diskutiert. Quinolinderivate weisen eine günstige Affinität zu melanotischen, nicht aber zu amelanotischen Melanomen auf. Radio-Immun- und Tumormetabolit-Szintigraphie tragen der Erkenntnis Rechnung, daß Tumore und deren Metastasen metabolische Funktionsmuster entfalten, die sich von dem Primärgewebe, aus dem sie hervorgehen, klar unterscheiden. Beschleunigte Glykolyse und Nukleinsäuresynthese gelten als „biochemischer Phänotypus der Malignität" [20].

2. Zum Gerätesektor

Meßinstrument der Wahl ist eine hochauflösende (digitale) Gammakamera, möglichst mit rotierbarem (Doppelkopf-)Detektor zur Anfertigung von Tomoszintigrammen in verschiedener Schichttiefe (Tomoszintigraphie = single photon emission computerized tomography = SPECT [7, 14, 22]. Der on-line-Anschluß an einen Rechner erlaubt auch die Funktionsszintigraphie der regionalen Tumorkinetik [25, 38]. Ferner werden durch die (Mehrphasen-) Sequenzszintigraphie Skelett und Weichteil (Perfusion) beurteilbar und damit die Differentialdiagnose maligner sowie nicht-maligner bzw. entzündlicher Prozesse erleichtert [24].

3. Indikationen der Dermato-Onkologie

Derzeitiger Schwerpunkt nuklear-onkologischer Diagnostik ist die Metastasenszintigraphie mit in-vivo-Tumormarkern und die – hier nicht zu behandelnde – Immun-Radiometrie mit in-vitro-Tumormarkern.

114

Tabelle 1. Radiopharmazeutika zur nuklearonkologischen Diagnostik

1. *Indirekte* Tumorszintigraphie (Tu = „kalt") mit *tumorphoben* Radiopharmazeutika

	Metastasen/Primär-Tu
^{99m}Tc-Millimikrosphären,	Leber, Milz, Knochenmark
-S-Kolloid	
-Dimercaptosuccinylsäure	Nieren
-Mikrosphären	Lungen, Beckenvenen (Tumor-Embolien!)
-HIDA	Gallenwege (Verschlußikterus!)
-Sb$_2$S$_3$	Lymphdrainage

2. *Direkte* Tumorszintigraphie (Tu = „heiß")
2.1. mit *tumoraffinen* Radiopharmazeutika

^{67}-Ga-Citrat	Lymphome und Melanomalignome
^{201}Tl-Cl	
^{111}In-Bleomycin	(Abdomen!)
^{131}J-Benzyl-Guanidin	Phäochromozytom, Neuroblastom
^{99m}Tc-MDP	Skelett
-EHDP	

2.2. mit *tumorselektiven* Radiopharmazeutika
Antitumor-Antikörper (AK)
^{131}J-Fibrinogen (-AK)
^{131}J-, ^{111}In-Karzinoembryonales Antigen
    Polyklonale Antikörper
    Monoklonale Antikörper
    = *„Radioimmun-Szintigraphie"*

2.3. mit *melanomaffinen* Radiopharmazeutika
$^{131,\,123}$J-Quinoline
    -Tyrosine
^{131}J (anti-p97) IgG*
    z. B. cell surface antigen (melanomassoziiertes Antigen)
        Immunglobulin (spez. für p97)
        human antimurine IgG

2.4. mit radioaktiv markierten *Metaboliten*
(Positronenkamera, Zyklotron erforderlich)
z. B. ^{11}C-Aminosäuren
     ^{18}F-Fluoro-2-Deoxyglukose
     = *Metabolic Imaging*
       (Glukoseutilisation)

2.5. Zellmarkierung
z. B. ^{111}In-Granulozyten
     -Thrombozyten
    ^{99m}Tc-Erythrozyten

---

* onkofetales Glukoprotein des menschlichen Melanoms
Literaturhinweise: [1, 3, 4, 6, 11, 23, 27, 28, 34, 37, 39, 42, 43, 46, 47, 56, 60, 61, 63, 64]

3.1. *Melano-Malignom*

Die Lebenserwartung ist im Falle eines pathologischen Szintigrammes bei Melanompatienten um etwa 3 Monate kürzer als bei normalen Szintigrammen [29]. Primärtumore sind szintigraphisch mit tumoraffinen Radiopharmazeutika darstellbar. 1970 wiesen wir erstmals mit ^{67}Ga-Citrat 8 von 13 malignen Melanomen nach [23]. Diese

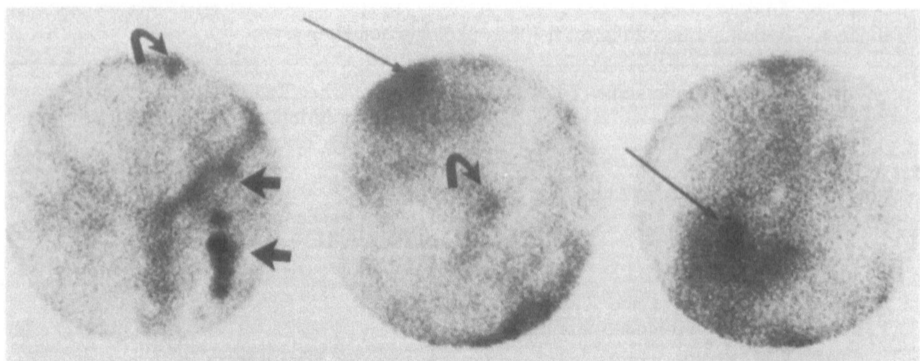

Abb. 1. Statisches ^{67}Ga-Szintigramm (Lokalszintigramme in ventraler Ansicht) bei einem 81jährigen Patienten mit akrolentiginösem Hautmelanom an der li. Großzehe. ^{67}Ga-speichernde Melanommetastasen in den inguinalen (←) und paraaortalen (→) Lymphknoten links sowie in der Leber (■) und fraglich auch in der Lunge, perihilär li.

mittlere Sensitivität der Tumorszintigraphie wurde mehrfach bestätigt [10, 12, 15, 16, 30, 34, 41, 44, 48, 50, 52, 54, 55]. Melanomaffinität wurde ferner für ^{201}Tl mitgeteilt [46], womit jedoch ebensowenig Erfahrungen vorliegen wie mit der Radioimmun-Szintigraphie. Metastasen werden in Abhängigkeit von der Art des Radiopharmazeutikums und der szintigraphischen Technik mit unterschiedlicher Sensitivität nachgewiesen. Der Metastasensitz verteilt sich auf Lymphknoten (75%), davon abdominal 56, im kleinen Becken 37, Lungen (71%), Leber (58%), Nebennieren (47%), Gastrointestinaltrakt (44%) [9, 45]. Okkulte Metastasen des Stadium I und II werden szintigraphisch selten aufgedeckt [58].

^{67}Ga-Szintigrammen (Abb. 1) wurde eine Sensitivität zwischen 39 und 90% zuerkannt, bei endothorakalen Herden nur eine Nachweisempfindlichkeit von 68%. Bemerkenswert ist aber die hohe Spezifität (96–99%) und damit die Aussagekraft des negativen Szintigrammes. Die Sensitivität des positiven Scans wird durch SPECT markant erhöht [7, 16, 30, 44]. Bei Verlaufskontrollen können Ersthinweise auf die Tumorprogression gewonnen werden.

3.1.1. Lymphknoten-Metastasen

Die früher geübte (statische) Lymphadenoszintigraphie erwies sich für den Nachweis oder Ausschluß eines Lymphknotenbefalls als zu unsicher [32, 64].

3.1.2. Lymphabfluß-Szintigraphie

Neue Wege diagnostischen Vorgehens wurden erschlossen durch präoperative Funktionsszintigraphie der Lymphabflußkinetik in Form der (Zwei-Phasen-)Lymph-Angio-Adenoszintigraphie [43]: Um das Melanom werden zirkuläre Injektionsdepots mit ^{99m}TcSb$_2$S$_3$ gesetzt. Die Lymphdrainage ist bei den meisten Rumpfhautmelanomen anatomisch nicht prognostizierbar, die Identifikation der Lymphabflußwege

116

mit der Lymphdrainageszintigraphie in der Regel eindeutig. Der darauf basierenden prophylaktischen Lymphadenektomie bei „high-risk"-Melanomen wird zunehmende Aufmerksamkeit geschenkt (s. S. 148).

3.1.3. Lebermetastasen

Im Stadium I und II ist das Leberszintigramm mit ^{99m}Tc-S-Kolloid in 100% korrekt negativ; erst im Stadium III und IV kommen in 7 bzw. 27% Metastasen zum Nachweis [12, 54], wobei 95% der Patienten bereits symptomatisch sein sollen. Die hohe Zahl potentiell falsch positiver Leberszintigramme (in Planartechnik) ließ manche Autoren vom Einsatz dieser Methode abraten [10].

3.1.4. Milzmetastasen („hot spleen")

Ob die gesteigerte Radiokolloidraffung mit oder ohne IgM-Spiegelerhöhung als sicheres Zeichen des Melanombefalls [18, 55, 59] zu werten ist, erscheint noch nicht genügend abgesichert. Möglicherweise ist die „hot-spleen" als Signal einer tumorinduzierten Steigerung der Makrophagenaktivität im Sinne einer Immunstimulation anzusehen [59]. Diskutiert wird, ob dieses Phänomen auch als Frühindikator einer anderweitig nicht erkennbaren Tumorexpansion und somit als Prognostikum gelten kann.

3.1.5. Hirnmetastasen

Im Hirnszintigramm (mit ^{99m}Tc-DTPA) werden in den Stadien I und II in 99% korrekt negative Befunde erhoben, in III und IV in 3 bzw. 22% korrekt positive [12, 58].

3.1.6. Lungenmetastasen

Die Sensitivität der ^{67}Ga-Szintigraphie ist bei endothorakalen Herden mit ca. 70% anzusetzen, bei Tomoszintigraphien höher. Tumor-Mikroembolien können mit dem Lungenperfusionsszintigramm erfaßt werden [8]:

3.1.7. Skelettmetastasen

In frühen Verlaufsstadien sind melanombedingte Skelettherde szintigraphisch selten nachweisbar [12, 15, 58], wobei die Rolle der Tomoszintigraphie noch abzuklären bleibt. Die adjuvante Bedeutung der Knochenmarkszintigraphie haben wir anderenorts beschrieben [42]: Der Systemcharakter benigner wie maligner Dermatosen ist verifizierbar, ebenso eine lokale Knochenmarksinfiltration bei (noch) negativem Röntgenbefund und Skelettszintigramm. Bei 110 unserer Tumorpatienten waren in 91% regional-pathologische Befunde der Makrophagenfunktion in Knochenmark (87%), Leber (40%) oder Milz (36%) vorhanden.

3.2. Kutanes T-Zell-Lymphom

Das Sezary-Syndrom (pruriginöse Erythrodermie, generalisierte Lymphadenopathie, zirkulierende maligne Lymphozyten) ist durch eine funktionelle Asplenie charakterisiert, wobei ^{111}In-Leukozyten in Milz, Knochenmark und Lymphknoten sequestriert werden [21]. Zur Lymphomszintigraphie s. [25].

3.3. Weichteilneoplasmen

Weichteilsarkome und maligne fibröse Histiozytome zeigen eine pathologisch gesteigerte Affinität für [67]Ga [19, 53] und [201]Tl [57]. Durch Kombination mit dem (3-Phasen-)Sequenz- und Funktionsszintigramm [24] dürfte die Sensitivität des Tumornachweises erhöht werden, zugleich mit der Nachweismöglichkeit einer Periostbeteiligung bei noch negativem Röntgenbild, vorausgesetzt, daß der Tumor noch nicht anbehandelt wurde.

3.4. Varia

Mucosis fungoides, Leyomyosarkom, paraneoplastische Neuropathie (Blasen-Ektasie) und Histiozytom sind weitere mit der ^{67}Ga-Tumor- und der ^{99m}Tc-MDP-Skelettszintigraphie darstellbare Erkrankungen [16, 62].

3.5. Systemische Mastozytose

Unter den Extrakutanmanifestationen ist das Skelett häufigster Sitz. Radiologische Erscheinungen sind Sklerosen oder ein „mixed-pattern" im Szintigramm: uni-, multifokal oder diffuse Funktionsmuster („superscan") werden beobachtet [49]; in diesem Fall sollen eindeutige Unterscheidungen gegenüber osteogenetischen Reaktionen primär maligner Systemerkrankungen möglich sein.

4. Kontrolle der Tumortherapie

Möglichkeiten nuklearmedizinischer Methoden erstrecken sich auf Staging, Auswahl der Region vor gezielten Biopsien, Nachweis von Tumorremission oder -progression über die kinetische Analyse der Phagozytose und Proteolyse (im Rahmen der Knochenmarkszintigraphie) zur Charakterisierung des Immunstatus eines Tumorpatienten, auf die Selektion der für eine intraarterielle Zytostasetherapie geeigneten Tumorkranken sowie auf die Erfassung von Therapiefolgen (Tabelle 2).

5. Nuklearmedizin vs andere bildgebende Verfahren

Der Vorteil nuklearmedizinischer Verfahren liegt in der – durch andere Methoden nicht möglichen – quantifizierten Bildgebung von Funktion, Metabolismus und Immunreaktion. Prospektive Studien zur Sensitivität und Komplementarität verschiedener bildgebender und nicht-bildgebender Methoden in Abhängigkeit von Tumorstadium, Tumor-Metastasensitz, Histologie sind bisher nicht bekannt. Nach einer kürzlich mitgeteilten Vergleichsstudie liefert die Leberszintigraphie mit Radio-

Tabelle 2. Erfassung von Therapiefolgen durch nuklearonkologische Verfahren in Anlehnung an Hör [25]

1. *Nach Radiotherapie von:* Expansion des Extrazellularraumes, Ödemisierung, evtl. Nekrose	*Hirnmetastasen* Zerebrales Funktionsszintigramm mit ^{99m}Tc-DTPA
Hilus- und Lungentumoren Strahlenpneumonitis, Tumorembolien, Lungenfibrosen	^{133}Xe, ^{81m}Kr Tumorszintigramm mit ^{67}Ga
Thoraxregion Myokardnekrosen	„Infarkt"-Szintigramm mit ^{99m}Tc-Sn-Pyrophosphat
Leberregion Strahlenhepatitis, Hepatopathie	Leberszintigramm mit ^{99m}Tc-Millimikrosphären
Nierenregion Strahlennephritis	Erniedigte Gesamt- und/oder seitengetrennte ^{131}J-Hippuran-Clearance (renale Funktionsszintigraphie)
Knochenregionen Strahlennekrose	(3-Phasen-)Skelettszintigramm mit ^{99m}Tc-MDP, „cold lesion" (im bestrahlten Knochen), Knochenmarkszintigramm
2. *nach Zytostatikatherapie* *Hirn* Methothrexat-Encephalopathie	Szintigraphische Darstellung der Hirnventrikel im cerebralen Sequenz-Szintigramm
Lungen Bleomycin-Pneumonitis, interstitielle Lungenfibrose	Perfusionsdefekte im Lungen-Sz., „hot lesions" im ^{67}Ga-Szintigramm
Myokard Adriamycin-Kardiomyopathie (Herzmuskel-Nekrosen)	„hot spots" im Infarktszintigramm mit ^{99m}Tc-Sn-Pyrophosphat, progr. Erniedrigung der Auswurffraktion des linken Ventrikels (im Radionuklid-Ventrikulogramm)
Nieren Cis-Platin-, Vincristin-Nephropathie (Tubuluszellnekrosen)	„hot kidneys" im Skelett-Szintigramm, erniedrigte Gesamt-Nierenclearance

kolloiden bei Melanomen mehr falsch-positive Befunde und ist daher der Sonographie und Computertomographie unterlegen [10].

In der diagnostischen Gesamtstrategie steigt nach unseren Erfahrungen der Wert nuklear-onkologischer Untersuchungen in folgender Reihenfolge: Diagnosefindung, Staging, Therapieplanung, -kontrolle, Erfassung von Therapiefolgen. Der Tumorkranke hat u. E. Anspruch auf den sukzessiven Einsatz aller nicht-nuklearmedizinischen und nuklearmedizinischen Untersuchungsmethoden, so lange kein Verfahren existiert, das alle hier aufgeworfenen Probleme der Onkologie im Alleingang zu lösen vermag.

6. Zukunftsaspekte

Der Anwendung von radioaktiv markierten monoklonalen Antikörpern wird z. Z.
größte Aufmerksamkeit gewidmet. Alternativen sehen wir in der Tumorszintigraphie
mit ^{201}Tl, radioaktiv markierten Zytostatika und Zellkomponenten, Liposomen unter
Anwendung der computerunterstützten Tumor-Funktionsszintigraphie [25, 34].
Experimentelle und klinische Studien mit der sog. Kernspin-Tomographie zur Darstellung von Tumoren und Analysen des Tumormetabolismus („Spektroskopie") sind
in Entwicklung, der Zeitpunkt ihrer Integration in die klinische Tumordiagnostik
noch nicht absehbar [5, 17, 35, 40].

Literatur

1. Beierwaltes WH, Lieberman LM, Varma VM, Counsell RE (1968) Visualising human malignant
   melanoma and metastases. J Am Med Ass 206: 97–102
2. Bergquist L, Strand SE, Hafström L, Jönsson PE (1984) Lymphoscintigraphy in patients with
   malignant melanoma: A quantitative and qualitative evaluation of its usefulness. Eur J Nucl Med
   9: 129–135
3. Bockslaff H, Kloster G, Stöcklin G, Safi N, Bornemann, H (1980) Studies on L-3-[123]iodo-
   -methyltyrosine: a new potential melanoma seeking compound. In: Schmidt HAE, Riccabona G
   (eds) Nuklearmedizin, die klinische Relevanz der Nuklearmedizin, Schattauer, Stuttgart New
   York, pp 179–189
4. Bossi G, Benedetto A, Zina G (1964) Il fibrinogeno [131]J nella diagnosi delle neoplasie cutanee.
   Minerva Dermatologica 39: 69–73
5. Brownell GL, Budinger TF, Lauterbur PC, McGeer PL (1982) Positron tomography and nuclear
   magnetic resonance imaging. Science 215: 619–626
6. Bubeck B, Eisenhut M, Heimke U, zum Winkel K (1981) Melanoma affine radiopharmaceuticals.
   Eur J Nucl Med 6: 227–233
7. Büll U, Kirsch CM, Roedler HD (1983) Die Single-Photon-Emissions-Computertomographie
   (SPECT). Fortschr Röntgenstr 138: 391–402
8. Crane R, Rudd THG, Dail D (1984) Tumor microembolism: Pulmonary perfusion pattern. J Nucl
   Med 25: 877–880
9. Das Gupta T, Braesfield R (1964) Metastatic melanoma: A clinico-pathological study. Cancer 17:
   1323–1339
10. Doiron MJ, Bernardino ME (1981) A comparison of noninvasive imaging modalities in the
    melanoma patient. Cancer 47: 2581–2584
11. Dutcher JP (1984) Labeled cells in patients with malignancy. Sem Nucl Med 14: 251–261
12. Evans RA, Bland KI, McMurtrey MJ, Ballantyne AJ (1980) Radionuclide scans not indicated for
    clinical stage I melanoma. Surgery 150: 532–534
13. Fairweather DS, Bradwall AR, Dykes PW, Vaughan AT, Watson-James SF, Chandler S (1983)
    Improved tumour localisation using indium-111 labeled antibodies. Brit Med J 287: 167–170
14. Feine U (persönliche Mitteilung)
15. Felix EL, Sindelar WF, Bagley DJ et al (1975) The use of bone and brain scans as screening
    procedures in patients with malignant lesions. Surg Gyn Obstet 141: 867
16. Fordham EW, Ali A, Turner DA, Charters JR (1982) Atlas of total body radionuclide imaging,
    Vol. I/II, Harper and Row Publ., Philadelphia
17. Frahm J, Haase A, Matthaei D (1983) NMR-Spektroskopie in der Medizin. Dtsch med Wschr
    108: 1486–1490
18. Goldman AB, Braunstein P, Song C (1974) Augmented splenic uptake of radiocolloid in patients
    with malignant melanoma. Lancet 1: 460
19. Gunnoe R, Kalivas J (1982) Technetium scanning in Kaposi's sarcoma and its simulators. Am
    Acad Derm 6: 463–469
20. Harap KR (1975) Deviant metabolic pattern in malignant disease. In: Ambrose EJ, Roe FJC
    (eds) Biology of cancer, 2nd Ed, Halsted Press, New York, pp 96–107

21. Hazenberg HJA, Hiddink HJM, Link EAM, Muller CHRJ, Smeenk G, Brouwers THM (1983) In-111 leucocyte scanning and partial functional asplenia in a patient with Sezary syndrome. Clin Nucl Med 8: 3–6

22. Henke M, Adaman O, Sialer GG, Thum P, Lütolf U, Horst W (1981) Ergebnisse des „Staging" in der Onkologie: Wann nuklearmedizinische Emissionstomographie (ECT), wann CT? In: Schmidt HAE, Wolf F, Mahlstedt J (Hrsg) Nuklearmedizin, FK Schattauer, Stuttgart New York, S 857–859

23. Hör G, Glaubitt D, Grebe SF, Hampe J, Haubold U, Kaul A, Koeppe P. Koppenhagen J, Langhammer H, van der Schoot JB (1972) Tumorszintigraphie mit ^{67}Ga. In: Pabst HW (Hrsg) Nuklearmedizin – Klinische Leistungsfähigkeit und technische Entwicklung, FK Schattauer, Stuttgart New York, S 318–332

24. Hör G, Keyl W, Langhammer H, Herzog M, Pabst HW (1975) Ergebnisvergleich der ^{99m}Tc-Polyphosphat-Kamera-(Sequenz-, Funktions-)Szintigraphie, der ^{85}Sr-, ^{87m}Sr-Scanner-Szintigraphie und radiologischer Methoden in der Orthopädie. Nucl Med 14: 37–45

25. Hör G, Maul FD, Standke R, Munz D (1981) Scintigraphy in oncology. In: Medical radionuclide imaging, Vol. II, Intern. Atomic Energ. Agency, Vienna, pp 487–496

26. Hör G, Munz DL, Brandhorst I, Maul FD, Halbsguth A (1983) Zum aktuellen Stand der szintigraphischen Diagnostik bei Lebererkrankungen. Z. Gastroenterologie 21: 614–627

27. Hör G, Munz DL (1983) Nuklearmedizin – einst und jetzt. Fortschr Med 101: 415–422

28. Hübner KF, Andrews GA, Washburn I, Wieland BW, Gibbs WD, Hayes RL, Butler TA, Winebrenner JD (1977) Tumor location with ^{1}-A-minocyclopentane (^{11}C) carboncylic acid: Preliminary clinical trials with single-photon detection. J Nucl Med 18: 1215–1221

29. Jackson FI, McPherson TA, Lentle BC (1977) Gallium-67 scintigraphy in multisystem malignant melanoma. Radiology 122: 163–167

30. Kirkwood JM, Myers JE, Vlock DR, Neumann R, Ariyan S, Gottschalk A, Hoffer P (1982) Tomographic gallium-67 citrate scanning: Useful new surveillance for metastatic melanoma. Ann Int Med 97: 694–699

31. Köhler G, Milstein C (1975) Continuous culture of fused cells secreting antibodies of predefined specificity. Nature 256: 495–497

32. Langhammer H, Büll U, Kucharczyk D, Hör G, Frey KW, Pabst HW (1974) Zur Treffsicherheit der abdominalen Lymphknotenszintigraphie in der Tumordiagnostik. Med Welt 25: 358–365

33. Larson STM, Brown JP, Wright PW, Carrasquillo JA, Hellström I, Hellström KE (1983) Imaging for melanoma with ^{131}I-labeled monoclonal antibodies. J Nucl Med 24: 123–129

34. Larson STM, Carrasquillo JA (1983) Nuclear oncology: Current Perspectives. In: Freeman LM, Weissman HS (eds) Nuclear Medicine Annual 1983, Ravens Press New York, pp 167–198

35. Levy GC, Craik DJ (1981) Recent developments in nuclear magnetic resonance spectroscopy. Science 214: 291–299

36. Lieberman LM, Boyd CM, Varma VM, Bergstrom TJ, Beierwaltes WH (1971) Treatment doses of ^{131}I-labeled chloroquine analog in normal and malignant melanoma dogs. J Nucl Med 12: 153–159

37. Maslow DE (1973) Incorporation and release of ^{51}Cr and ^{14}C-labeled amino acids in Ehrlich ascites carcinoma cells. J Nucl Med 14: 84–88

38. Maul FD, Hör G, Happ J, Munz DL, Standke R (1983) Functional scintigraphy of phaeochromocytoma with ^{131}J-meta-bencylguanidine. Acta endocrinologica, Suppl 253: 11–12

39. Meier DA, Beierwaltes WH, Counsell RE (1967) Radioactivity from labeled precursors of melanin in mice and hamsters with melanomas. Cancer Res 27: 1354–1359

40. Mendonca-Dias MH, Gaggelli E, Lauterbur PC (1983) Paramagnetic contrast agents in nuclear magnetic resonance medical imaging. Sem Nucl Med 13: 364

41. Milder MS, Frankel RS, Bulkley GB, Ketcham AS, Johnston GS (1973) Gallium-67 scintigraphy in malignant melanoma. Cancer 32: 1350–1356

42. Munz D, Hör G (1981) Die Bedeutung der funktionellen Knochenmarkszintigraphie in der Tumordiagnostik. Verhandl Dtsch Ges Inn Med, 87. Band. JF Bergmann, München, S 1106–1111

43. Munz DL, Brandhorst I, Altmeyer P, Jung H, Hör G (1984) Lymphoscintigraphy in malignant tumors of the skin and mucosis membrane of the oral cavity: Identification of the regional lymph node drainage group(s) in 146 patients. In: Schmidt HAE, Adam WE (eds) Nuklearmedizin. FK Schattauer, Stuttgart New York, S 696–699

44. Neumann RD, Hoffer PB, Merino MJ, Kirkwood JM, Gottschalk A (1981) Clinical value of gallium-67 in imaging patients with lung carcinoma and melanoma. In: IAEA (ed) Medical radionuclide imaging, Vol. II, Vienna, pp 475–486

45. Patel JK, Didolkar MS, Pickren JW, Moore RH (1978) Metastatic pattern of malignant melanoma. Am J Surg 135: 807–810

46. Proctor JW, Adatepe MH, Yamamura Y, Concannon JP (1978) Round table: Oncology/hematology. Preliminary observations on 201-Tl as a scanning agent for metastatic melanoma. In: World Fed Nucl Med, 2. Int. Congress, Washington, Book of Abstr.

47. Reivich M, Kuhl D, Wolf A, Greenberg J, Phelps M, Ido T, Casella V, Fowler J, Hoffman E, Alavi A, Som P, Sokoloff L (1979) The (^{18}F-)fluorodeocyglucose method for the measurement of local cerebral glucose utilization in man. Circ Res 44: 127–137

48. Romolo JL, Fisher SG (1979) Gallium-67 scanning compared with physical examination in the preoperative staging of malignant melanoma. Cancer 44: 468

49. Rosenbaum RC, Frieri M, Metcalfe DD (1984) Patterns of skeletal scintigraphy and their relationship of plasma and urinary histamine levels in systemic mastocytosis. J Nucl Med 25: 859–864

50. Roth JA, Eilber FR, Bennett LR, Morton DS (1975) Radionuclide photoscanning; usefulness in preoperative evaluation of melanoma patients. Arch Surg 110: 1211

51. Scheinberg DA, Strand M (1982) Tumor imaging with radioactive metal chelates conjugated to monoclonal antibodies. Science 215: 1511–1513

52. Schmidt HAE, Wolf F, Mahlstedt J (1981) Nuklearmedizin. FK Schattauer, Stuttgart New York

53. Seabold JE, Simon MA, Buckwalter JA, Kirchner PT (1984) Clinical utility of bone and gallium scintigraphy for assessing soft tissue neoplasms in the extremities. J Nucl Med P 114

54. Seigler HF, Fedder BF (1977) Current management of melanoma. Ann Surg 186: 1

55. Sober AJ, Mintzis MM, Lew RA, Lo HH, Whalen CH, McKusick KA, Potsaid MS, Vialotti CH, Pearson B (1979) The significance of augmented radiocolloid uptake by the spleen in patients with malignant melanoma. J Nucl Med 20: 1232–1236

56. Spar J, Goodland RL, Bale WF (1959) Localisation of ^{131}J labeled fibrinogen antibody to rat fibrin in transplantable rat lymphosarcoma. Proc Soc Exp Biol Med 100: 259

57. Terui S, Oyamada H, Nishikawa K, Beppu Y, Fukuma H (1984) Tl-201 chloride scintigraphy for bone tumors and soft part sarcomas. J Nucl Med P 114

58. Thomas JH, Panoussopoulous D, Liesmann GE, Jewell WR, Preston DF (1979) Scintiscans in the evaluation of patients with malignant melanomas. Surg Gynecol Obstet 149: 574–576

59. Wagstaff J, Phadke K, Adam N, Thatcher N, Crowther D (1982) The „hot spleen“ Phenomenon in metastatic malignant melanoma. Cancer 49: 439–444

60. Winkler C (1965) Über die Nutzung gerinnungsphysiologischer und immunologischer Prozesse zur Radioaktivitätsanreicherung in Tumoren. In: Hoffmann G, Scheer KE (Hrsg) Radionuklide in der klinischen und experimentellen Onkologie, FK Schattauer, Stuttgart, S 349–359

61. Woodbury RG, Brown JP, Yeh MY, Hellstrom I, Hellstrom KE (1980) Identifikation of a cell surface protein, p97, in human melanomas and certain other neoplasms. Proc Natl Acad Sci USA 77: 2183–2187

62. Yeh SDJ, Rosen G, Benua RS (1984) The gallium scan in malignant fibrous histiocytoma. J Nucl Med P 114

63. Zimmer AM, Epstein AL, Spies SM (1984) Radioimmunoimaging of human lymphomas with I-131 tumor-specific monoclonal antibody. J Nucl Med P 114

64. Zum Winkel K (1972) Lymphologie mit Radionukliden. Verlag Hildegard Hoffmann, Berlin

Monoklonale Antikörper in der Tumordiagnostik und -therapie

D. Drahovsky

Zusammenfassung

Seit der Entwicklung der Hybridoma-Technologie für die Produktion von monoklonalen Antikörper vor etwa 9 Jahren hat sich gezeigt, daß diese Klasse von Immunglobulinen neue Möglichkeiten in der Diagnostik und vielleicht auch in der Therapie maligner Erkrankungen eröffnet. In meinem Beitrag zu dieser Tagung werde ich mich auf die Darstellung der Prinzipien der Herstellung muriner und menschlicher monoklonaler Antikörper beschränken, die gegen tumor-assoziierte Antigene gerichtet sind, und dann einige neue Entwicklungen bei der Anwendung dieser Antikörper in der klinischen Onkologie mit Ihnen diskutieren.

Schlüsselwörter

Murine und menschliche monoklonale Antikörper

Summary

Since the discovery of hydridoma technique for the production of monoclonal antibodies some 9 years ago, it became apparent that this new class of immunoglobulins may represent a new useful tool in the diagnosis and in the therapy of malignant diseases. In this paper we briefly discuss the methodology of the production of murine and human monoclonal antibodies as well as their application in experimental and clinical oncology.

Polyklonale und monoklonale Antikörper

Köhler und Milstein haben 1975 die Hybridoma-Technologie im Maus-System entwickelt [1]. Das Prinzip dieser Methode, sowie der Unterschied zwischen polyklonalen und monoklonalen Immunglobulinen sind aus der Abb. 1 zu entnehmen. Die polyklonale Immunantwort des Organismus läuft als eine Kaskade von Prozessen ab, die über Antigenerkennung und Proliferation bestimmter Lymphozyten zur Antikörperproduktion führt. Das Immunsystem erkennt das Antigen nicht als Ganzes, sondern vielmehr werden nur bestimmte Strukturen (Antigen-Determinanten, Epitope) erkannt. Da jedes Antigen mehrere und unterschiedliche Antigen-Determinanten besitzt, werden bei der humoralen Immunantwort gleichzeitig Immunglobuline produziert, die gegen mehrere oder alle dieser Determinanten gerichtet sind. In der Summe sind sie polyklonale Antikörper, weil sie Produkte verschiedener Klone von antikörper-produzierenden B-Lymphozyten sind. Ein B-Lymphozyt produziert Immunglobuline, die, auch wenn sie unterschiedlichen Klassen angehören, immer gegen ein und dasselbe Epitop gerichtet sind. Die Information für deren Synthese in antikörper-produzierenden B-Lymphozyten ist genetisch fixiert. Seit etwa 3 Jahren

Dermatologie und Nuklearmedizin
Hrsg. Holzmann, Altmeyer, Hör, Hahn
© Springer-Verlag Berlin · Heidelberg 1985

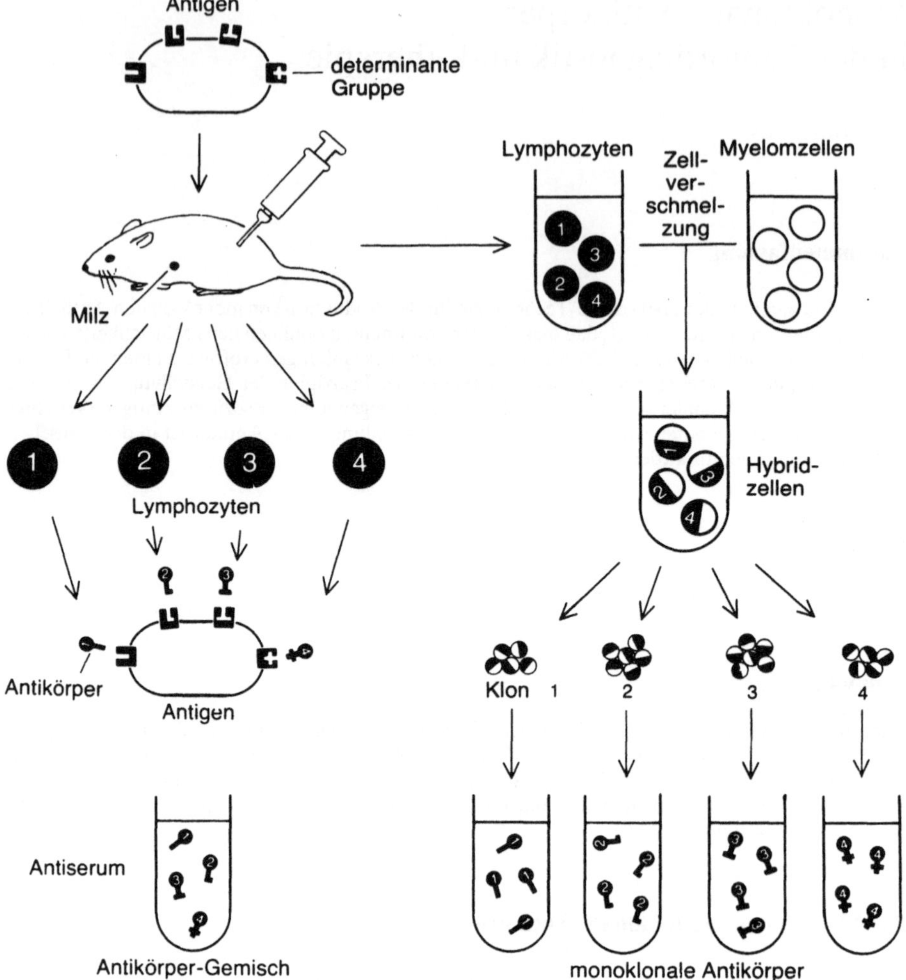

Abb. 1. Polyklonale Immunantwort und schematische Darstellung der Hybridoma-Technologie (nach Milstein, Scientific American, 1980)

wissen wir, daß für die Vielfalt der Antigen-Bindungsstellen somatische Rekombinationen heranreifender B-Lymphozyten verantwortlich sind [2–4]. Die genetische Stabilität der Information zur Bildung der Antikörper, die gegen dasselbe Epitop gerichtet sind, ist die wichtigste Voraussetzung für die Hybridoma-Technologie zur Produktion monoklonaler Antikörper. Die immunglobulinproduzierten Lymphozyten kann man aus der Milz eines immunisierten Tieres isolieren. Sie produzieren auch in der Zellkultur dieselben Immunglobuline wie *in vivo*. Nach kurzer Zeit in der Zellkultur sterben jedoch diese Lymphozyten ab. Durch eine Fusion oder Hybridisierung mit malignen Zellen können die antikörper-produzierenden B-Lymphozyten

124

immortalisiert werden. So konstruierte Hybride haben dann die Eigenschaft des B-Lymphozyten, die Antikörper zu produzieren, und der Tumorzelle, in der Kultur permanent zu wachsen. Zu der Fusion werden maligne Myelome verwendet, weil diese Zellen die Mechanismen zur Ig-Produktion besitzen.

Ein wichtiger Schritt nach der Fusion ist die Hybrid-Selektion. Die nicht-fusionierten B-Lymphozyten sterben in der Kultur ab. Für die Trennung der Hybridzellen von den Myelom-Zellen hat sich als vorteilhaft erwiesen, mit einer Myelom-Mutante zu arbeiten, der das Enzym Hypoxanthin-Phosphorybosyltransferase (HPRT) fehlt. Solche Zellen können im Selektionsmedium, das Hypoxanthin, Aminopterin und Thymin enthält, nicht überleben; durch das Aminopterin wird die *de novo*-Biosynthese der Purine und Pyrimidine blockiert, und diese Zellen können das exogene Hypoxanthin nicht utilisieren. Die Hybridzellen überleben in einem solchen Medium, da sie das HPRT-Enzym von den Lymphozyten erhalten haben. Es hat sich weiterhin als vorteilhaft erwiesen, für die Fusion Myelom-Zellen zu verwenden, die keine eigenen Immunglobuline produzieren. Solche Doppel-Myelom-Mutanten der

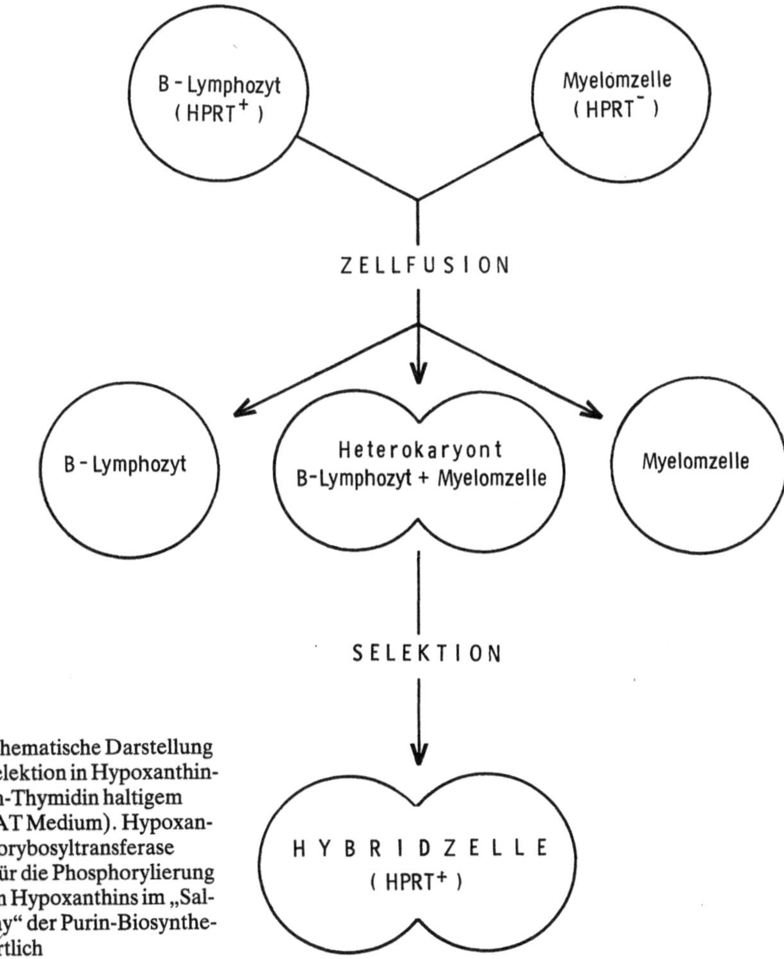

Abb. 2. Schematische Darstellung der Hybridselektion in Hypoxanthin-Aminopterin-Thymidin haltigem Medium (HAT Medium). Hypoxanthin-Phosphorybosyltransferase (HPRT) ist für die Phosphorylierung des exogenen Hypoxanthins im „Salwage pathway" der Purin-Biosynthese verantwortlich

Maus sind isoliert worden und werden für die Herstellung muriner monoklonaler Antikörper auch verwendet. Bei der Herstellung menschlicher monoklonaler Antikörper ist die Situation wesentlich komplizierter, nicht zuletzt deshalb, weil uns geeignete und stabile menschliche Myelom-Mutanten fehlen.

Weitere wichtige Phasen bei der Herstellung monoklonaler Antikörper ist die Selektion spezifischer Klone. Wenn das Antigen bekannt ist, ist auch die Selektion leicht. Man sucht meistens in einem einfachen RIA- oder ELISA-Verfahren nach Immunglobulinen im Kulturmedium, die mit solchen Antigenen Immunkomplexe bilden. Mit Hilfe einer solchen Selektion ist es gelungen, eine ganze Reihe von monoklonalen Antikörper zu identifizieren, die gegen verschiedene Hormone, Enzyme und andere Antigene (z. B. CEA) gerichtet sind.

Die Hybridoma-Technologie ist besonders geeignet, noch unbekannte Antigen-Determinanten zu identifizieren, z. B. Antigen-Determinanten oder Strukturen, die für den malignen Phänotyp charakteristisch sind und an den nicht-malignen Zellen nur selten oder überhaupt nicht vorkommen. Bei einer solchen Suche werden die Mäuse zunächst mit menschlichen Tumorzellen immunisiert, und die Fusion wird wie schon beschrieben durchgeführt. Man selektiert zuerst solche Klone, die Immunglobuline gegen Tumorzellen produzieren. Die positiven werden dann auf Kreuzreaktivität mit nicht-malignen Zellen überprüft. Die wenigen Klone, die in diesem zweiten Test negativ ausfallen, produzieren Immunglobuline, die wahrscheinlich gegen eine bestimmte Antigen-Determinante der Tumorzelle gerichtet sind. In den letzten 5 Jahren versuchten zahlreiche Gruppen, mit solchen Verfahren tumor-spezifische Antigene zu identifizieren. Es sind mehrere hunderttausend Klone konstruiert und auf ihre Spezifität geprüft worden. Bis jetzt ist jedoch kein Antigen bzw. Antigendeterminante gefunden worden, die eine absolute Spezifität bezüglich des malignen Phänotyps aufweisen. Es ist jedoch eine ganze Reihe von Antigenen identifiziert worden, die sehr häufig an der Tumorzelle exprimiert werden und relativ selten auf den nicht-malignen Zellen vorkommen [5–8].

Menschliche monoklonale Antikörper

Bei Überlegungen zur therapeutischen Nutzung monoklonaler Antikörper schien es vorteilhaft, menschliche monoklonale Antikörper anzuwenden. Die Herstellung solcher Antikörper erwies sich als wesentlich komplizierter im Vergleich zur Herstellung monoklonaler Antikörper aus der Maus. Protokolle, die dafür in verschiedenen Laboratorien, einschließlich dem unsrigen, benützt werden, sind in der Tabelle 1 zusammengefaßt. Die Erfahrungen haben gezeigt, daß antikörper-produzierende menschliche B-Lymphozyten sich mit Maus-Myelom-Zellen leicht fusionieren lassen. Solche Heterohybride sind jedoch hinsichtlich der Immunglobulinproduktion instabil; aus den Maus-Mensch somatischen Hybriden werden aus noch unbekannten Gründen die menschlichen Chromosomen eliminiert. Deshalb versuchte man, für eine Fusion antikörper-produzierender menschlicher B-Lymphozyten menschliche Myelome als Fusionspartner zu verwenden. Für diese Versuchsanordnung fehlen meist geeignete menschliche Myelom-Zellen, nämlich solche, die einmal für eine Hybridselektion durch den HPRT-negativen Phänotyp geeignet sind und zum anderen kein eigenes Ig produzieren. Die wenigen menschlichen Myelome, die bis jetzt

126

Tabelle 1. Protokolle zur Herstellung menschlicher monoklonaler Antikörper gegen tumor-assoziierte Antigene

---

Methoden
a) Fusion mit Maus-Myelom-Zellen
b) Fusion mit menschlichen Myelom-Zellen (oder anderen Tu-Zellen)
c) Virale Transformation
d) Transfektion mit DNA

Verwendete B-Lymphozyten
a) Mitogen-stimulierte periphere Lymphozyten
b) „antigen-primed" periphere Lymphozyten
c) Lymphozyten aus regionalen Lymphknoten

Klonale Selektion:
primär-autologer Tumor versus autologe nicht-maligne Zellen
sekundär-allogene Tumorzellen und nicht-maligne Zellen

---

isoliert worden sind und beide Kriterien erfüllen, haben jedoch sehr niedrige Fusionsraten gezeigt [9, 10].

Andere Möglichkeiten, antikörper-produzierende menschliche B-Lymphozyten zu immortalisieren, stellen eine virale Transformation (z. B. mit EBV Virus) oder eine Transfektion mit bestimmter DNA dar. Diese Protokolle sind jedoch in einem frühen experimentellen Stadium, und deren Effektivität läßt sich noch nicht bewerten.

Die Wahl der menschlichen Lymphozyten in diesen Protokollen stellt eine zusätzliche Komplikation dar. Es werden drei verschiedene Typen von Lymphozyten verwendet: unspezifisch stimulierte Lymphozyten; periphere Lymphozyten, die mit dem Antigen *in vitro* konfrontiert worden sind; Lymphozyten aus regionalen Lymphknoten, die bei der Lymphadenektomie gewonnen werden können. Für die klonale Selektion werden meist alle Ig-produzierenden Klone gegen den autologen Tumor und nicht-maligne Zellen getestet.

Anwendung der monoklonalen Antikörper zur in vitro-Tumordiagnostik

Monoklonale Antikörper gegen tumor-assoziierte Antigene sind in jedem Fall zur Differentialdiagnose in immunhistochemischen Verfahren geeignet. Wird ein von solchen monoklonalen Antikörpern erkanntes Antigen von den Tumorzellen freigesetzt, kann es als Tumormarker für die Diagnostik herangezogen werden. Zu den mit Hilfe monoklonaler Antikörper neu entdeckten tumor-assoziierten Antigenen gehört

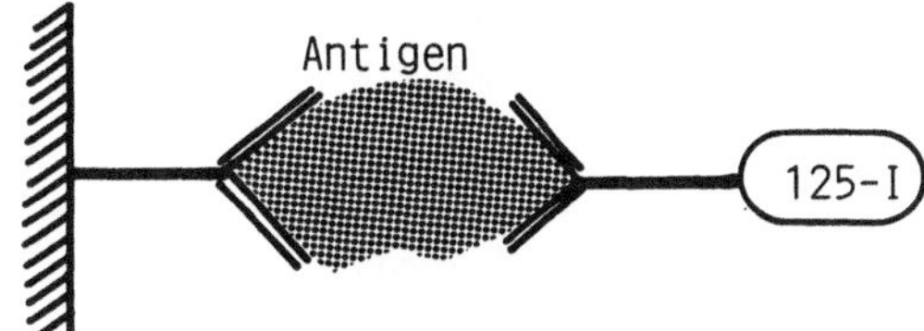

Abb. 3. Schematische Darstellung eines „solid-phase" Radioimmunoassays für den Nachweis von Ca 19-9 Antigen. Immobilisierte und 125-J markierte monoklonale Antikörper erkennen dasselbe Epitop am Ca 19-9 Molekül

das Ca 19-9-Antigen bei gastrointestinalen Karzinomen und Tumoren des Pankreas oder das Ca 12-5-Antigen bei Ovarialkarzinomen. Diese beiden Antigene werden nach dem Schema in Abb. 3 quantitativ bestimmt. Ähnliche Testverfahren zum Nachweis von mit Bronchial-Ca und Mamma-Ca assoziierten zirkulierenden Antigenen werden gegenwärtig klinisch geprüft.

Anwendung für in vivo Tumordiagnostik („Radioimaging")

Die Untersuchungen mit xenotransplantierten menschlichen Tumoren an thymusaplastischen Mäusen vor etwa 10 Jahren haben gezeigt, daß isotopen-markierte polyklonale Antikörper, z.B. gegen CEA, geeignet sind, Malignome bestimmter Größe im Radioscan zu erkennen. Diese Technik war leicht auf die monoklonalen Antikörper zu übertragen, und tatsächlich ließen sich in zahlreichen Untersuchungen verschiedene Heterotransplantate mit monoklonalen Antikörpern nachweisen. In den wenigen klinischen Studien in dieser Richtung wurden jedoch auch die Grenzen solcher Methoden gezeigt. Es traten nicht nur Probleme mit der unspezifischen Kumulation markierter Antikörper in anderen Organen auf, sondern es gelangte auch nur ein sehr geringer Teil der applizierten Immunglobuline durch die Blutgefäße in die Tumorgewebe hinein. Arbeiten mehrerer Arbeitsgruppen haben gezeigt, daß Fab-Fragmente der monoklonalen Antikörper für die Radioimmunolokalisation besser geeignet sind als das ganze Immunglobulinmolekül [9, 10].

Therapeutische Anwendung monoklonaler Antikörper gegen tumor-assoziierte Antigene

Auch wenn für die *in vivo* Applikation beim Mensch die menschlichen monoklonalen Antikörper von Vorteil wären, sind bisher keine derartigen Immunglobuline mit entsprechender Spezifität und in ausreichender Menge hergestellt worden. Die bis jetzt bekannten Studien sind deshalb mit murinen monoklonalen Antikörpern durch-

Tabelle 2. Bisherige Erfahrungen bei der *in vivo* Applikation muriner monoklonaler Antikörper

---

a) Murine monoklonale Antikörper können i.v. bis zu einer Gesamt-Dosis von 1000 mg appliziert werden
b) Murine Immunglobuline sind immunogen beim Mensch (Immunkomplexbildung, anti-idiotypische Antikörper)
c) Antitumorale Wirkung wurde beobachtet (Leukämie, Lymphome, andere Malignome)
d) Wirkungsmechanismus
 – via Komplement (gering)
 – via Antikörper-abhängige zelluläre Toxizität
 – via Makrophagen
 – via andere Mechanismen (?)
e) Limitierende Faktoren
 – geringe Infiltration des Tumors
 – anti-idiotypische Immunantwort
 – Verbrauch von Effektorzellen
 – andere (?)

---

geführt worden. Die Erkenntnisse, die bei diesen Studien gewonnen werden konnten, sind in Tabelle 2 zusammengefaßt.

Eine Verstärkung der therapeutischen Wirksamkeit muriner monoklonaler Antikörper durch Konjugation mit Zytostatika oder Toxinen wurde versucht. Voraussetzung für solche Ansätze ist jedoch eine relativ hohe Spezifität der monoklonalen Antikörper gegenüber der Tumorzelle. Mangel in dieser Hinsicht kann ein limitierender Faktor der therapeutischen Anwendung von den sog. Immuntoxinen sein. Andere Entwicklungen gehen in die Richtung der Applikation von monoklonalen Antikörpern gegen Rezeptoren für verschiedene Wachstumsfaktoren, deren funktionelle Integrität für die proliferative Aktivität der malignen Zellen essentiell ist.

Zusammenfassend ist zu sagen, daß die monoklonalen Antikörper zur Identifizierung zahlreicher tumor-assoziierter Antigene geführt haben und daß sie in der Routine- *in vitro* Tumordiagnostik breit angewendet werden. Bei der *in vivo* Applikation befinden wir uns noch in einem frühen experimentellen Stadium. Auch wenn die Situation sehr komplex ist, lassen die beobachteten Ergebnisse gewisse Hoffnungen zu.

Literatur

(Die Literaturangaben beziehen sich überwiegend auf Monographien zum diskutierten Thema.)

1. Köhler G, Milstein C (1975) Nature 256: 495. Continous cultures of fused cells secreting antibody of predefined specificity
2. Blomberg B, Traunecker A, Eisen H, Tonegawa S (1981) Proc Natl Acad Sci 78: 3765. Organization of four mouse light chain immunoglobulin genes
3. Early P, Huang H, Davis M, Calame K, Hood L (1980) Cell 19: 981. An Immunoglobulin heavy chain variable region gene is generated from three segments of DNA: V_H, D and J_H
4. Honjo T (1983) Annual Rev Immunol 1: 499
5. Kennett RH, McKearn TJ, Bechtold KB (eds) (1980) Monoclonal Antibodies, Plenum Press
6. McMichael AJ, Fabre JW (1982) Monoclonal Antibodies in Clinical Medicine, Academic Press
7. Boss BD, Langman R, Trowbridge I, Dulbecco R (eds) (1983) Monoclonal Antibodies and Cancer, Academic Press
8. Peters H (eds) (1983) Protides of the Biological Fluids, Pergamon Press
9. Mitchel M, Oettgen H (eds) (1982) Hybridoma in Cancer Diagnosis and Treatment, Raven Press
10. Dammaco F, Dorie G, Pinchera A (eds) (1982) Monoclonal Antibodies '82, Elsevier/North Hollan Biomedical Press

Monoklonale Antikörper beim malignen Melanom

W. G. Dippold*, H.-P. Dienes*, A. Knuth*, K.-H. Meyer zum Büschenfelde*

Zusammenfassung

In immunhistologischen Untersuchungen an über 100 kryo-konservierten Gewebeproben maligner und nicht-maligner Herkunft konnte die einzigartige Spezifität des monoklonalen G_{D3}-Gangliosid-Antikörpers mAk R-24 für maligne Melanomzellen etabliert werden. Dieser Antikörper (Ak) reagierte mit allen Tumorproben von 21 Patienten mit primärem malignen Melanom und von 20 Patienten mit metastatischem malignen Melanom. Im Gegensatz zu den Gewebeproben beim primären malignen Melanom zeigten Gewebeproben von Patienten mit metastatischem malignen Melanom im mehreren Fällen eine heterogene Anfärbung, selbst bei Metastasen, die vom gleichen Patienten gewonnen wurden. Normale Melanozyten in Hautpräparaten reagierten nicht mit mAk R-24. Normalgewebe unterschiedlicher Herkunft (über 50 Gewebeproben) zeigten ebenfalls keine positive Anfärbung bis auf vereinzelte Zellen ($< 1\%$) in der Nebenniere und im Bindegewebe.

Die Spezifität des monoklonalen Antikörpers mAk R-24 wurde in einer ersten klinischen Anwendung bei 3 Patienten bestätigt. Es kam zu einer Entzündungsreaktion im Tumorbereich. Nebenwirkungen dieser Antikörpergabe wurden nicht beobachtet.

Schlüsselwörter

Melanom, G_{D3}-Gangliosid-Antikörper, Immunhistologie, Tumorentzündung

Summary

More than 100 cryopreserved tissue probes of malignant and non-malignant origin were studied by indirect immunoperoxidase staining with monoclonal antibody mAk R-24. This antibody recognizes the disialoganglioside G_{D3}. A striking specificity of this mAk R-24 for malignant melanoma tissue was established. This antibody reacted with all tumor probes of 22 patients with primary malignant melanoma and of 20 patients with metastatic malignant melanoma. More than 80% of tumor cells stained positive in the probes of primary malignant melanoma. In contrast melanoma cells in tissue sections of patients with metastatic malignant melanoma showed a more heterogenous staining pattern, even in different metastatic sites of the same patient. Normal melanocytes of human skin did not react with antibody R-24 as well as more than 50 normal human tissue samples of different origin. Only singular cells ($< 1\%$) in the zona reticularis of the pararenal gland and in connective tissue gave positive staining.

The specificity of the mAk R-24 was confirmed in a first clinical application. A local inflammatory response at the tumor site was observed in all 3 patients who had received mAk R-24. No side effects of this mAk-application were observed.

* Diese Arbeit wurde gefördert durch Mittel der Deutschen Forschungsgemeinschaft (Di 245/3-2, Kn 180/3-2)

130 Dermatologie und Nuklearmedizin
Hrsg. Holzmann, Altmeyer, Hör, Hahn
© Springer-Verlag Berlin · Heidelberg 1985

Einleitung

Eine Vielzahl von Antigenen auf der Oberfläche von malignen Melanomzellen wurde mit Hilfe monoklonaler Antikörper (mAk) von verschiedenen Arbeitsgruppen neu definiert [7]. Auf der Basis biochemischer Strukturunterschiede und serologischer Reaktionsmuster charakterisierten wir kürzlich sechs neue Antigensysteme [2] auf der Melanomzelloberfläche. Ein Antigen, das Disialogangliosid G_{D3} [8], erkannt von dem mAk R-24, hat seitdem besondere Aufmerksamkeit erfahren, da dieses Antigen in einer Studie an 50 kultivierten Tumor- und Normalzellen eine bisher einzigartige serologische Restriktion for maligne Melanomzellen des Menschen aufweist.

In immunhistologischen Untersuchungen von kryokonservierten Melanomproben konnte dieses Antigen regelmäßig nachgewiesen werden [3]. Umfassende Ergebnisse dieser Testungen an primären und metastatischen Melanomproben sollen hier dargestellt werden. Neben dieser einzigartigen Spezifität zeigt mAk R-24 bemerkenswerte funktionelle Eigenschaften. Er besitzt direkten zytostatischen/zytotoxischen Effekt auf maligne Melanomzellen in Gewebekultur [3], bindet humanes Komplement [10] und vermittelt gleichzeitig eine starke zelluläre Zytotoxizität (ADCC) [6]. Die genannten In-vitro-Ergebnisse rechtfertigten die erste klinische Erprobung dieses G_{D3}-reaktiven monoklonalen Antikörpers [4].

Patienten, Material und Methoden

Indirekte Immunperoxidasefärbungen: Gefrierschnitte von 5 µm wurden mit dem Kryostaten bei $-27°C$ hergestellt. 50 µl des mAk (Gewerbekulturüberstand, 5:1 eingeengt) reagierten mit den Schnitten für 40 min bei 24°C. Die Färbung wurde entsprechend der Methode von Stein et al. [9] durchgeführt. Als Substrat verwendeten wir 2-Amino-9-Aethylcarbazol (Sigma Chemical Co., St. Louis, MO, USA).

Herstellung des monoklonalen Antikörpers R-24 für die In-vivo-Applikation: Ak R-24 produzierende Hybridom-Zellen wurden als Aszites-Tumor in F1-Mäuse (BALB/c × C57B1) gegeben. Der Ak wurde vom Aszites dieser Mäuse durch Ammoniumsulfat-Präzipitation angereichert, in physiologischer Kochsalzlösung aufgelöst und gegen diese dialysiert. Diese Ak-Präparation wurde schließlich auf Endotoxin bei einer Konzentration von 1 mg/dl (Limulus-Amoebozyt-Lysat-Test, Behringwerke, Marburg) und auf bakterielle und Pilzkontamination getestet. Nach Ultrazentrifugation (100 000 g für 20 min) und Filterung (0,2 µ, Millipore-GmbH, Neu-Isenburg, W-Germany) wurde der gereinigte Ak in 250 ml physiologischer Kochsalzlösung mit 5% Humanalbumin verdünnt und über 6 h infundiert.

Ergebnisse

Nachweis von Gangliosid G_{D3} im Tumorgewebe von Patienten mit primärem und metastasierendem malignen Melanom

Tumorproben von 21 Patienten mit primärem malignen Melanom wurden untersucht (Tabelle 1). Entsprechend der histologischen Klassifizierung handelte es sich dabei

Tabelle 1. Immunhistologischer Nachweis von Gangliosid G_{D3} in Tumorproben von Patienten mit primärem malignen Melanom

Patient	Histologie	Melanomzell-Anfärbung mit mAk R-24	
PM-A1	SSM, Level III D: 0,78 mm, P: ++	> 95%	R-24 ++
PM-A2	SSM, Level III–IV D: 0,6 mm, P: ++	> 95%	R-24 ++
PM-A3	SSM, Level III–(IV) D: 0,9 mm, P: ++	> 95%	R-24 ++
PM-A4	SSM, Level IV D: 1,51 mm, P: ++	> 95%	R-24 + → ++
PM-A5	SSM, Level IV D: 1,51 mm, P: +	> 95%	R-24 ++
PM-A6	SSM, Level II D: 0,48 mm, P: +	> 95%	R-24 +
PM-A7	SSM, Level III–IV D: 0,85 mm, P: ++	> 95%	R-24 ++
PM-B1	SSM mit nod. Anteil, Level IV D: 2,06 mm, P: +	> 95%	R-24 → ++
PM-B2	SSM mit nod. Anteil, Level IV D: 1,2 mm, P: (+)	> 95%	R-24 +
PM-B3	SSM mit nod. Anteil, Level IV D: 2,5 mm, P: +	> 95%	R-24 ++
PM-B4	SSM mit nod. Anteil, Level IV D: 2,25 mm, P: ++	> 95%	R-24 +
PM-B5	SSM mit nod. Anteil, Level IV D: 1,2 mm, P: ++	> 95%	R-24 ++
PM-C1	nodulärer Typ, Level IV D: 3,1 mm, P: ++	> 90%	R-24 + → ++
PM-C2	nodulärer Typ, Level IV D: 2,7 mm, P: +	> 95%	R-24 ++
PM-C3	nodulärer Typ, Level IV–V D: 8 mm, P: ++	> 80%	R-24 + → ++
PM-C4	nodulärer Typ, Level IV D: 1,65 mm, P: ++	> 95%	R-24 +
PM-C5	nodulärer Typ, Level IV D: 7 mm, P: +	> 95%	R-24 ++
PM-C6	nodulärer Typ, Level III D: 7,2 mm, P: (+)	> 95%	R-24 +
PM-C7	nodulärer Typ, Level IV D: 1,65 mm, P: +	> 95%	R-24 ++
PM-C8	nodulärer Typ, Level IV D: 3,4 mm, P: ++	> 70%	R-24 +
PM-C9	nodulärer Typ, Level IV D: 2,5 mm, P: ++	> 95%	R-24 + – ++

D ≙ Tumordicke; P ≙ Pigment. Intensität der R-24-Anfärbung und des Pigmentgehalts: + positiv, ++ stark positiv, – negativ

um 7 superfizielle spreitende maligne Melanome (SSM), um 5 spreitende maligne Melanome mit knotigem Anteil und um 9 noduläre maligne Melanome. Clarks Level lagen zwischen II und V. In den 21 histologisch als Tumor definierten Proben wurden mehr als 80% der Tumorzellen mit Ak R-24 positiv angefärbt. Die Intensität der Färbung variierte zwischen unterschiedlichen Tumorproben, manchmal aber auch innerhalb einer Tumorprobe. Weder das Ausmaß der Eindringtiefe des Tumors (Clarks Level) noch der Grad der Pigmentierung korrelierten mit der positiven Anfärbung der Tumorzellen durch mAk R-24.

Auch 27 Gewebeproben von Melanommetastasen wurden bei 20 Patienten gewonnen und auf Gangliosid G_{D3}-Antigenexpression mit mAk R-24 untersucht (Tabelle 2). 16 dieser Melanommetastasen waren in Lymphknoten lokalisiert, 11 in der Haut und jeweils eine in den Nebennieren, in der Nasenschleimhaut und im großen Netz. Singuläre Tumorzellen waren im Falle einer Lymphknotenmetastasierung und im Liquor eines Patienten mit einer Meningeosis carcinomatosa nachweisbar (Abb. 1). Das Ausmaß der positiven Reaktion mit mAk R-24 variierte stärker als bei den untersuchten Tumorproben primär maligner Melanome. In einigen Melanommetastasen (MM_{10}, MM_{14a}, $MM_{15a,b}$, $MM_{19a,b}$) färbten sich nicht alle Tumorzellen mit mAk R-24 positiv an. Zudem konnte in zwei Fällen ($MM_{14a,b}$, $MM_{15a,b}$) eine unterschiedliche G_{D3}-Expression von verschiedenen Metastasen des gleichen Patienten gezeigt werden.

Tabelle 2. Immunhistologischer Nachweis von Gangliosid G_{D3} in metastatischen malignen Melanomen mit mAk R-24

Patient	Tumorlokalisation	Melanin	Melanomzell-Anfärbung mit mAk R-24
MM 1	axillärer LK	+	> 95% ++
MM 2	axillärer LK	+	> 95% ++
MM 3	axillärer LK	++	> 95% ++
MM 4	Leisten-LK	+	> 95% +
MM 5	Leisten-LK	+	> 80% ++
MM 6	Leisten-LK	++	> 95% ++
MM 7	Haut	+	> 95% + → ++
MM 8	Haut	−	> 95% ++
MM 9	Haut	∅	> 95% +
MM 10	Haut	∅	> 50% +
MM 11	Hals-LK	∅	> 95% +
MM 12	Nasenschleimhaut	+	> 95% + → ++
MM 13	Netz	∅	> 95% ++
MM 14a	axillärer LK	∅	> 50% ++
MM 14b	axillärer LK	∅	> 80% + → ++
MM 15a	axillärer LK	+	> 1% +
MM 15b	Nebenniere	+	> 60% +
MM 16a	axillärer LK	∅	> 80% +
MM 16b	Haut	∅	> 80% +
MM 17a	Leisten-LK	∅	> 96% ++
MM 17b	Haut	++	> 95% ++
MM 18a	Haut	∅	> 95% + → ++
MM 18b	Haut	∅	> 95% + → ++
MM 19a	Haut	∅	> 50% + → ++
MM 19b	Haut	∅	> 50% + → ++
MM 20	Liquor	∅	> 95% ++

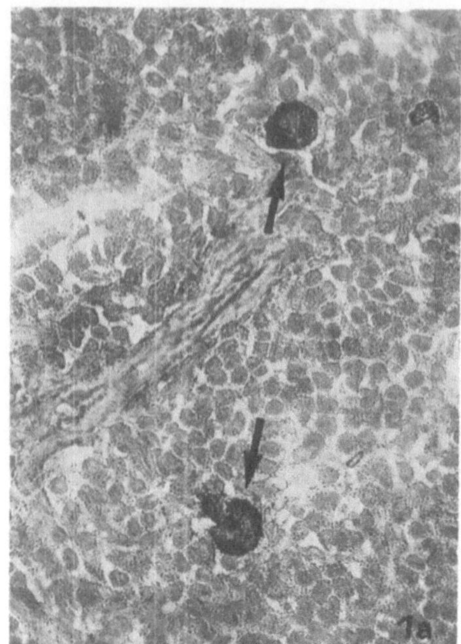
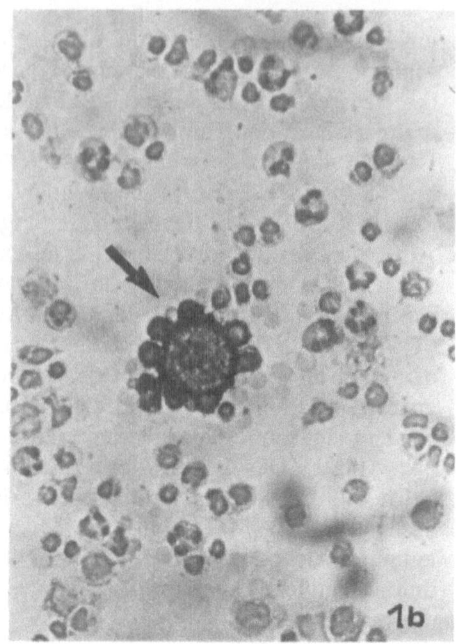

Abb. 1a u. b. Immunperoxidasefärbung von G_{D3}-Gangliosid-positiven singulären Melanomzellen. **a** im Lymphknoten eines Patienten mit malignem Melanom, Gegenfärbung mit Methylenblau. **b** im Liquor eines Patienten mit Meningeosis carcinomatosa

Immunhistologischer Nachweis von Gangliosid G_{D3} in Normalgeweben

Im Gegensatz zum Nachweis von Gangliosid G_{D3} in 8 von 10 Naevus-Präparaten zeigten normale Hautpräparate [4], einschließlich der Hautprobe eines Schwarzen, keine positive Immunperoxidasefärbung mit mAk R-24. Auch an primäre maligne Melanome angrenzende gesunde Hautpartien waren R-24-negativ. In der Nebenniere fanden sich nur in der Zona reticularis R-24-positive Zellen, die übrigen untersuchten endokrinen Organe (Schilddrüse, Nebenschilddrüse, Langerhans'sche Inseln des Pankreas) zeigten keine Reaktion. Ebenso konnten wir im untersuchten Nervengewebe (Großhirn, Cerebellumg, peripherer Nerv) und in 28 Proben von Epithelien des Respirations-, Verdauungstrakts und Urogenitalsystems keine positive Reaktivität beobachten. Es zeigte sich außerdem keine positive Anfärbung mit glatter und quergestreifter Muskulatur, mit Gefäßen, Milz, Knochenmark und Thymus. Bemerkenswert war allerdings, daß in Bindegewebsstrukturen vieler Gewebeproben bis zu 1% der Zellen positiv mit mAk R-24 reagierten.

Lokale Entzündungsreaktion am Tumorort nach systemischer Applikation von mAk R-24

Drei Patienten, die sowohl chirurgisch wie chemotherapeutisch extensiv vorbehandelt waren und progressives Tumorwachstum zeigten, wurde monoklonaler G_{D3}

134

Gangliosidantikörper R-24 infundiert. Vor mAk-Applikation wurde jeweils eine Tumorprobe entnommen und die Reaktivität dieser Proben mit mAk R-24 nachgewiesen. 3 Stunden nach Infusionsbeginn stellten sich bei allen 3 Patienten Schmerzen im Bereich des Tumors ein. Im Falle eines 28jährigen Patienten mit subkutanen Metastasen eines malignen Melanoms fand sich zu diesem Zeitpunkt eine Entzündungsreaktion mit Rötung und Schmerzen der betroffenen Hautareale. Weitere Nebenwirkungen dieses spezifischen mAk R-24 wurden nicht beobachtet.

Diskussion

Disialogangliosid G_{D3}, erkannt von dem murinen monoklonalen Antikörper R-24, hat sich als einzigartiger Marker für maligne Melanomzellen erwiesen. In den bereits durchgeführten serologischen Untersuchungen an 50 kultivierten Tumor- und Normalzellen unterschiedlicher Herkunft [2] und den hier vorgestellten immunhistologischen Untersuchungen zeigte sich ein auf maligne Melanome, Astrozytome und Naevi beschränktes Reaktionsmuster. Alle primären Melanome und die Mehrzahl metastatischer Melanome exprimierten danach G_{D3}-Antigen, obwohl heterogene Antigenexpression in Primärtumoren und in verschiedenen Metastasen eines einzelnen Patienten genauso beobachtet wurde wie in einem individuellen Gewebeschnitt.

Die besonders aggressiv wachsende Metastase eines Melanompatienten zeigte z. B. nur 1% positive Tumorzellen, während die in den Nebennieren gelegene Haupttumormasse zu 60% stark positiv anfärbte. Bemerkenswert erscheint uns außerdem die Tatsache, daß 8 von 10 Naevi mit mAk R-24 reagierten und alle Naevi, die klinisch eine Wachstumsprogredienz zeigten, deutlich G_{D3}-positiv waren. Mit den Melanozyten in Gewebeproben Erwachsener war keine positive Reaktion mit mAk R-24 nachweisbar. Die mit großer Regelmäßigkeit nachweisbare Präsenz von Gangliosid G_{D3} in frisch gewonnenen Melanom- bzw. Naevusbiopsien sowie der kürzlich beschriebene Nachweis von autologen Serumantikörpern und von mAk bei Melanompatienten gegen Ganglioside (G_{M2}, G_{D2}) der gleichen Familie deutet auf eine mögliche In-vivo-Bedeutung von Gangliosiden hin. Die außerordentliche Spezifität dieses monoklonalen G_{D3}-Gangliosidantikörpers R-24 und der in vitro geführte Nachweis, daß dieser Antikörper möglicherweise klinisch-immunbiologisch relevante Effektorfunktionen induziert, rechtfertigten eine Pilotstudie zum in vivo-Einsatz dieses mAk bei Patienten mit weit fortgeschrittenem Tumorleiden. Trotz hoher Dosen (bis 430 mg Gesamtdosis) war keine Unverträglichkeit oder Toxizität auch nach wiederholter Applikation nachweisbar. Bemerkenswert war jedoch, daß alle 3 Patienten ca. 3 Std. nach Beginn der 6stündigen Antikörper-Infusion in größeren Tumorkonglomeraten, besonders viszeral, über akute Schmerzen klagten. Die Entwicklung einer haloähnlichen perinodulären Entzündungsreaktion in tumordurchsetzten Hautarealen war besonders eindrucksvoll.

Danksagung

Wir danken Birgit Kinkel und Erika Boosfeld für die technische Durchführung der Arbeiten. Den Kollegen der Hautklinik und Chirurgischen Klinik der Universität Mainz danken wir für die Überlassung der Gewebeproben.

Literatur

1. Cahan LD, Irie RF, Singh R, Cassidenti A, Paulson JC (1982) Identification of a human neuroectodermal tumor antigen (OFA-I-2) as ganglioside G_{D2}. Proc Natl Acad Sci USA 79: 7629–7633
2. Dippold WG, Lloyd KO, Li LTC, Ikeda H, Oettgen HF, Old LJ (1980) Cell surface antigens of human malignant melanoma: definition of six antigenic systems with monoclonal antibodies. Proc Natl Acad Sci USA 77: 6114–6118
3. Dippold WG, Knuth A, Meyer zum Büschenfelde KH (1984) Inhibition of human melanoma cell growth in vitro by monoclonal anti-G_{D3}-ganglioside antibody. Cancer Res 44: 806–810
4. Dippold WG, Knuth A, Meyer zum Büschenfelde KH (1984) Inflammatory response at the tumor site after systemic application of monoclonal anti-GD_3-ganglioside antibody to patients with malignant melanoma. Proc Am Assoc Cancer Res 25: 978
5. Irie RF, Sze LL, Saxton RE (1982) Human antibody to OFA-I, a tumor antigen, produced in vitro by Epstein-Barr virus-transformed human B-lymphoid cell lines. Proc Natl Acad Sci USA 79: 5660–5670
6. Knuth A, Dippold WG, Houghton AN, Meyer zum Büschenfelde KH, Oettgen HF, Old LJ (1984) ADCC reactivity of human melanoma cells with mouse monoclonal antibodies. Proc Am Assoc Cancer Res 25: 1005
7. Lloyd KO (1983) Human tumor antigens: detection and characterization with monoclonal antibodies. In: Herberman RB (ed) Basic and Clinical Tumor Immunology, Vol I, S 159–214. Martinus Nijhof Publ, Boston USA
8. Pukel CS, Lloyd KO, Travassos LR, Dippold WG, Oettgen HF, Old LJ (1982) G_{D3} – a prominent ganglioside of human melanoma: detection and characterization by mouse monoclonal antibody. J Exp Med 155: 1133–1147
9. Stein H, Gerdes I, Schwab U, Lemke H, Mason D, Ziegler A, Schienle W, Diehl V (1982) Identification of Hodgkin and Sternberg-Reed cells as a unique cell type derived from a newly detected small cell population. Int J Cancer 30: 445–459
10. Vogel CW, Welt SW, Carswell EA, Old LJ, Müller-Eberhard HJ (1983) A murine IgG 3 monoclonal antibody to a melanoma antigen that activates complement in vitro and in vivo. Immunobiol 164: 309
11. Watanabe T, Pukel CS, Takeyama H, Lloyd KO, Shiku H, Li LTC, Travassos LR, Oettgen HF, Old LJ (1982) Human melanoma antigen AH is an autoantigenic ganglioside related to G_{D2}. J Exp Med 156: 1884–1889

Experimentelle Grundlagen der Radioimmundiagnostik und -therapie humaner Melanome mit monoklonalen Antikörpern

S. Matzku, W. Tilgen

Zusammenfassung

Der potentielle Nutzen monoklonaler Antikörper (MAk) für den Melanompatienten wird durch das Eigenschaftsspektrum der verfügbaren Antikörper und die Biologie der entsprechenden tumorassoziierten Antigene bestimmt. Biopsiematerial, Zellkulturen und Heterotransplantate humaner Melanome wurden mit 18 gegen membranassoziierte und 2 gegen zytoplasmatische Antigene gerichtete MAk untersucht. Die Charakterisierung der Antigenexpression heterogener Tumorzellpopulationen erfolgte mit Immunhistologie, und -zytologie, Autoradiographie, Zytofluorographie und einem Enzymimmunassay. Die Zielstrukturen der Antikörperbindung an oder in der Zelle konnten mit der Immunelektronenmikroskopie dargestellt werden. Sieben MAk wurden hinsichtlich ihres Bindungsverhaltens an kultivierten Melanomzellen und an Transplantaten in der Nacktmaus, sowie ihre Eignung für die Immunszintigraphie charakterisiert. Allgemein wurde festgestellt, daß
1. Shedding des Antigen-Antikörperkomplexes nach erfolgter Bindung zu niedriger Akkumulation des markierten Antikörpers im Tumorgewebe führt, während
2. hohe Akkumulation eintritt, wenn hohe Antigendichte auf der Tumorzell-Oberfläche mit einer Internalisierung des Antigen-Antikörperkomplexes einhergeht.

In dieser Situation wurden auch therapeutische Erfolge im Sinne einer Reduktion des Tumorvolumens in der Nacktmaus durch subletale Dosen von Antikörper-gebundenem ^{131}J erzielt. Aufgrund der vorliegenden Ergebnisse können zwei der geprüften Antikörper, nämlich M.2.7.6 und M.2.10.15, in die engere Wahl für künftige klinische Anwendungen gezogen werden.

Schlüsselwörter

Monoklonale Antikörper, humane Melanome, Radioimmundiagnostik, Radioimmuntherapie, Immunelektronenmikroskopie

Summary

The potential value of monoclonal antibodies (MAbs) for clinical application is determined by the properties of available MAbs and the biological characteristics of respective tumor-associated antigens. Biopsy material, cell lines and xenografts of human melanomas were investigated with MAbs directed against membrane-associated (18 MAbs) and cytoplasmic (2 MAbs) antigens. The characterization of the antigenic phenotype by immunohistology, -cytology, autoradiography, cytofluorography and an enzyme-linked immunosorbent assay revealed marked heterogeneity of tumor cell populations. The exact target structure of individual MAbs was visualized by immunoelectron microscopy. Seven MAbs were characterized with respect to their binding to cultured melanoma cells and to transplants in nude mice in order to evaluate their potential use as radiopharmaceuticals in scintigraphy and radiotherapy. In general it was found that
1) shedding of the antigen-antibody complex resulted in low accumulation of antibody in tumor tissue, while
2) high antigen density at the tumor cell surface together with internalization of the antigen-antibody complex led to high accumulation rates.

In the latter situation, reduction of preestablished tumor volumes in nude mice was observed in therapeutic trials using sublethal doses of antibody-bound ^{131}I. On the basis of present data, antibodies M.2.7.6 and M.2.10.15 deserve further consideration as candidates for clinical applications.

Dermatologie und Nuklearmedizin
Hrsg. Holzmann, Altmeyer, Hör, Hahn
© Springer-Verlag Berlin · Heidelberg 1985

Die Charakterisierung maligner Melanome des Menschen mittels monoklonaler Antikörper (MAk) hat zur Entdeckung einer Reihe von tumorassoziierten Antigenen geführt. Die Untersuchung der Spezifität dieser Antigene mit immunhistologischen Methoden hat ein komplexes Bild ergeben, insofern als

1. die einzelnen Antigene nicht in allen Melanomen [5, 10, 12] und innerhalb eines individuellen Melanoms nicht auf allen Zellen vorkommen [5, 10, 11 und diese Arbeit: Abb. 1 u. 2 und Tabelle 1],
2. vereinzelt spezielle Zellen in Normalgewebe positiv sind [10], und
3. normale Melanozyten nach geeigneter Stimulation die meisten Antigene gleichfalls exprimieren können [6].

In jüngster Zeit wurden Antigene mit höherer Spezifität entdeckt, welche nur auf Melanomzellen, aber nicht auf benignen Naevuszellen auftreten [9; H. J. Feickert, S. Ferrone, pers. Mitt.].

Auf der Grundlage dieser Befunde ergeben sich prinzipiell neue Möglichkeiten für die szintigraphische Lokalisation von Melanomen mittels radioaktiv markierter MAk. Die klinische Anwendung der Methode setzt voraus, daß aus der Palette der immunhistologisch charakterisierten MAk diejenigen ausgewählt werden, welche auch unter in vivo-Bedingungen eine hohe Melanom-Spezifität zeigen. Der vorliegende Beitrag beschäftigt sich mit der Erarbeitung von Auswahlkriterien hinsichtlich Antigenmuster, Antigendichte und Antigenlokalisation für experimentelle Melanomsysteme. In Tabelle 1 und 2 sind die verwendeten MAk aufgeführt.

Tabelle 1. Antigenprofile humaner Melanomzellinien: Immunzytologie und Enzymimmunassay

MAk	MML-I		SK-MEL-25		SK-MEL-28		MeWo		Mel JuSo	
	IC	E	IC	E	IC	E	IC	E	IC	E
96.5	+++	***	++	**	+	**	−	n.d.	±	*
8.2	+++	***	+	**	+	*	+	**	++	**
I_{12}	++	***	+	***	+	**	−	−	±	***
K_5	+	*	++	**	+	**	−	*	±	n.d.
L_1	++	**	++	**	++	**	−	−	±	*
L_{10}	++	**	++	**	+	**	−	−	n.d.	*
M_{17}	++	**	++	**	++	**	+	*	++	*
R_{19}	+	*	+	*	+	*	−	*	+	*
Q_{14}	++	**	+++	***	++	**	−	−	++	**
R_{24}	+	*	+	−	++	*	+	*	−	n.d.
M.2.2.4	+	***	±	*	+	*	+	*	±	−
M.2.6.4	±	*	±	−	±	−	++	**	n.d.	n.d.
M.2.10.15	−	−	±	−	+	*	+	*	+	−
M.2.9.4	++	**	+	**	+	**	++	*	+	*
SC 9514	++	**	±	−	+	**	+	**	n.d.	−
SC 9515	++	**	n.d.	−	++	**	++	**	n.d.	n.d.
SC 9516	++	**	±	−	+++	**	++	*	+	−
SC 9517	±	−	−	−	+	**	−	**	n.d.	−
SC 9518	++	**	+	**	++	**	++	***	±	n.d.
H_5	+++	***	++	**	+++	***	+++	**	+++	***
H116–22.R	−	−	−	−	−	−	−	−	−	−

Beurteilung der Immunzytologie (IC) von − bis +++ nach Färbeintensität durch unabhängige Begutachter. Beurteilung des Enzymimmunassay (E) von − bis *** nach der relativen Extinktion bezogen auf den Kontrollwert. Die MAk SC 9518 und H_5 sind gegen zytoplasmatische Antigene gerichtet.

138

Tabelle 2. Ursprung und Charakteristik der an Melanomtransplantaten in vivo getesteten MAk

Bezeichnung	Isotyp	Antigen	Referenz
96.5	IgG 2a	p97	(1)
L10	IgG 1	gp95 (= p97)	(4)
M.2.9.4	IgG 2a	Glycoprotein?	(2)
M.2.2.4	IgG 1	Glycolipid[1]	(2)
H.4–10–58	IgG 1	Glycolipid[1]	(2)
M.2.7.6	IgG 1	?	(2)
M.2.10.15	IgG 1	p200	(2)

[1] beide MAk binden an dasselbe Antigen

Antigenexpression und MAk-Bindung in vitro

Eine qualitative und quantitative Charakterisierung der Antigenmuster und der Antigendichte der in den radioimmunologischen Experimenten eingesetzten humanen Melanom-Zellinien erfolgte zunächst durch immunzytologische Untersuchungen [15] und einen Enzymimmunassay (Tabelle 1). Folgende Aussagen können gemacht werden:

1. Zellinien unterschiedlicher cytologischer Differenzierung – bipolar-spindelförmig (MeWo, Abb. 3a), epitheloid (SK-MEL-25, Mel-JuSo, Abb. 3b) polydendritisch (SK-MEL-28, MML-I, Abb. 3c) – weisen ein unterschiedliches Antigenprofil auf (Tabelle 1).
2. Die Antigendichte variiert für monoklonale Antikörper, die gegen unterschiedliche Epitope desselben Antigens gerichtet sind (Tabelle 1, MAk 96.5 bis R19).
3. Bis auf wenige Ausnahmen besteht eine gute Übereinstimmung zwischen Immuncytologie (Abb. 4a, b) und Enzymimmunassay sowie dem Radioantikörper-Bindungstest (Tabelle 1 und 3).

Cytofluorographisch (Abb. 6a, b) läßt sich die Antigendichte quantitativ und in Korrelation zum Zellzyklus mit Hilfe einer Fluoreszenz-Doppelmarkierung erfassen. Abb. 6a zeigt die Verteilungskurve des DNS-Gehalts von Zellkernen in der jeweili-

Tabelle 3. Radioantikörper-Bindungstest an Melanomzellen

| MAk | Antikörper-Bindungsstellen ($\times 10^4$) pro Zelle[1] | | | |
	MML-I[2]	SK-MEL-25[2]	SK-MEL-28[2]	MeWo[2]
96.5	34	4	26	0
L10	–	2	16	0
M.2.9.4	16	10	30	12
M.2.7.6	0,5	3,5	3,8	6–8
M.2.10.15	0,6	9	6	13
M.2.2.4	0,1	0	0,6	0,3
H.4–10–58	0,1	0,1	1,3	0,3

[1] 0°, 1 h, MAk Überschuß
[2] Melanomlinien

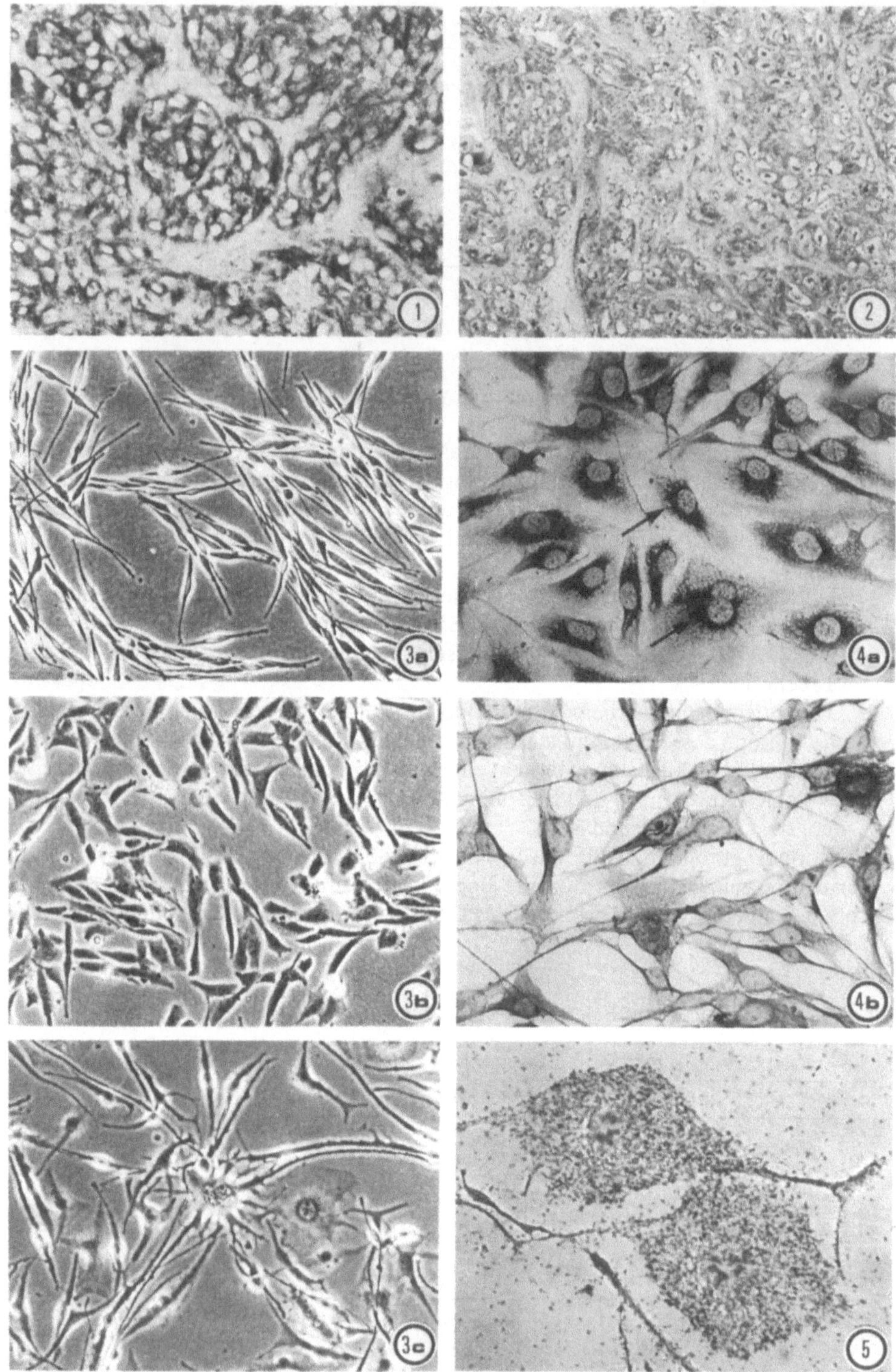

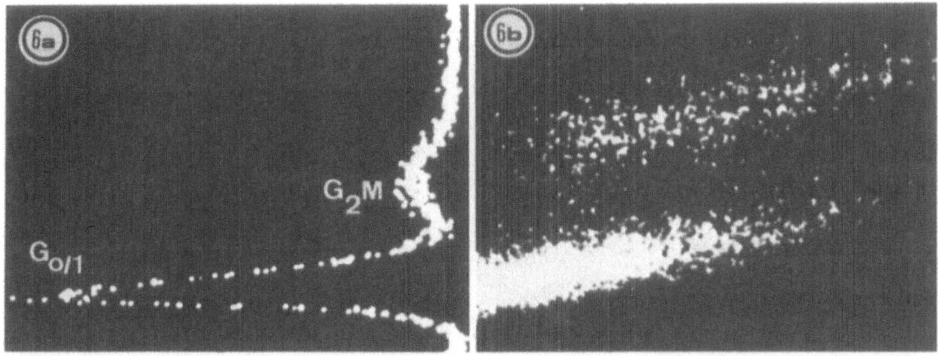

Abb. 6a u. b. Cytofluorographie: Fluoreszenzdoppelmarkierung mit Propidium-Jodid als spezifisches DNS-Fluorochrom und FITC zur Antikörpermarkierung. **a** DNS-Histogramm von MML-I, **b** Häufigkeitsverteilungs-„Wolken" von Antigen-Antikörperkomplexen im Bereich der $G_{0/1}$ und G_2/M-Phase

gen Zellzyklusphase. Abb. 6b zeigt die Häufigkeitsverteilungs-„Wolken" der Antikörper-markierten Zellen und erlaubt den Schluß, daß im vorliegenden Fall die Antigendichte in den einzelnen Phasen nahezu gleich ist.

Die Lokalisation der Targetstrukturen für die einzelnen MAk wurde durch Autoradiographie (Abb. 5) versucht. Jedoch erst immunelektronenmikroskopische Untersuchungen mit der Peroxidase-Technik [13, 14] konnten an Zellkulturen die genaue Lokalisation von membranassoziierten (Abb. 7a, b) und zytoplasmatischen (Abb. 8a, b) Antigen-Antikörperkomplexen darstellen. Der Einschleusmechanismus von monoklonalen Antikörpern gegen zytoplasmatische Antigene ist nicht geklärt. Ein möglicher Weg wäre die Rezeptor-gekoppelte Endozytose, d. h. Antigen-Antikörperkomplexe gelangen durch ein spezifisches Transportsystem über Ein- und Abschnürung der Zellmembran in das Zellinnere – wie dies die Abb. 9 nahelegt.

Im Hinblick auf die Anreicherung von MAk im Tumorgewebe in vivo hängt die Menge des gebundenen Antikörpers bei gegebener hoher Antigendichte von der Immunreaktivität des markierten MAk und vom Schicksal des MAk nach erfolgter Bindung ab. Letzteres wird wesentlich durch Antigen-Modulation beeinflußt, welche ihrerseits durch Shedding oder Internalisierung des Antigen-Antikörperkomplexes

---

Abb. 1. Immunhistologie einer Lebermetastase: MAk M.2.2.4 gegen ein membranassoziiertes Antigen. × 250

Abb. 2. Immunhistologie derselben Metastase wie Abb. 1: MAk H₅ gegen ein zytoplasmatisches Antigen. × 250

Abb. 3a–c. Phasenkontrastmikroskopie. **a** bipolar – spindelförmige Melanomzellinie (MeWo). × 160, **b** Epitheloide Melanomzellinie (SK-MEL-25). × 160, **c** Polydendritische Melanomzellinie (SK-MEL-28). × 160

Abb. 4a u. b. Immuncytologie: Immunperoxidasereaktionen an fixierten Zellen. **a** SK-MEL-28: MAk H₅ gegen ein zytoplasmatisches Antigen. Perinukleär betonte intrazelluläre Färbung (Pfeile). × 250, **b** MeWo: MAk SC 9516 gegen ein membranassoziiertes Antigen. Diffuse schwarz-braune Färbung der gesamten Zelloberfläche. × 400

Abb. 5. Autoradiographie: SK-MEL-28 nach Inkubation mit ¹²⁵J-markiertem M.2.9.4. × 500

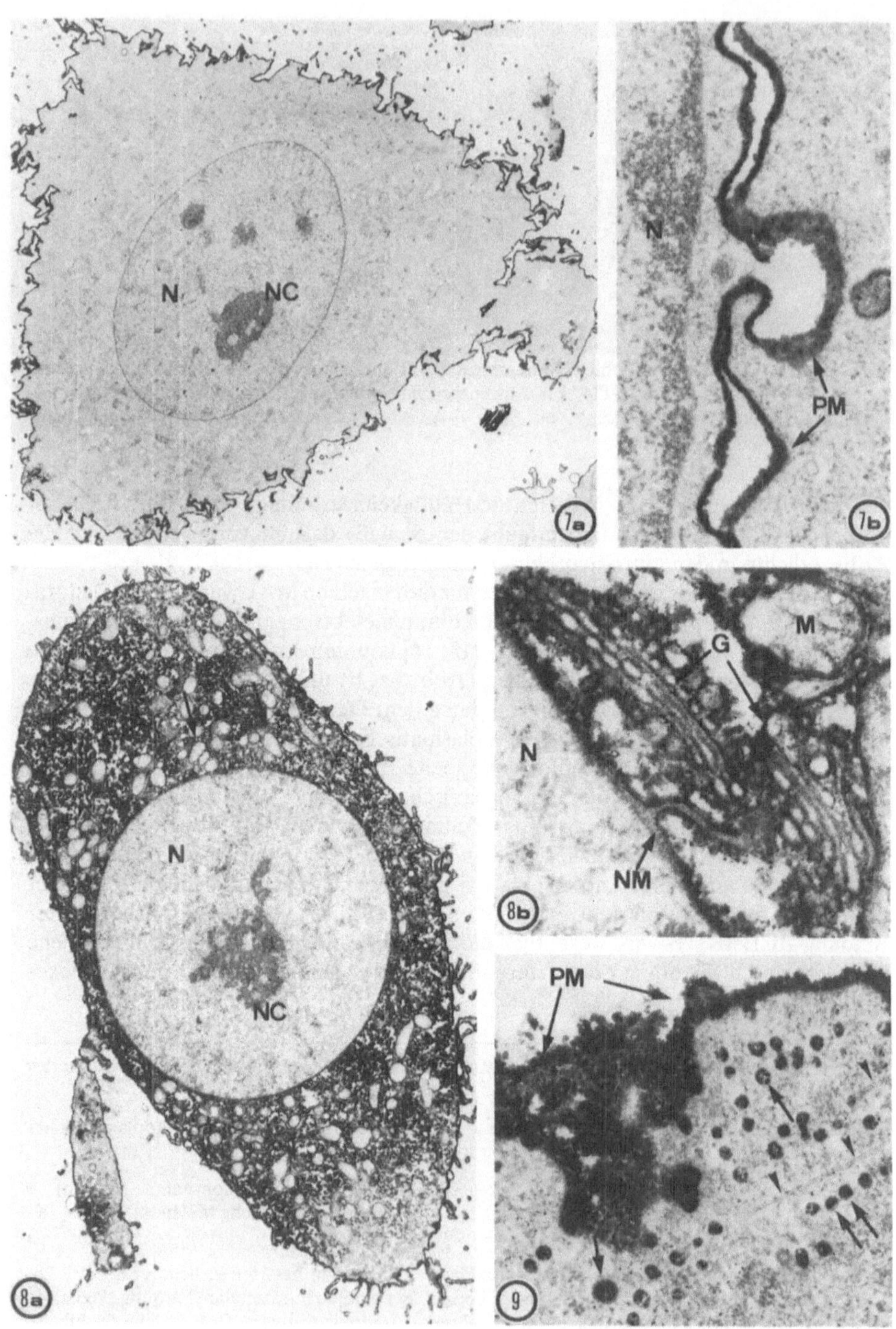

N
NC
7a
N
PM
7b
N
NC
8a
G
M
N
NM
8b
PM
9

Tabelle 4. Bindungscharakteristik markierter MAk

MAk	Zellinien[1]	% gebunden[2]	Bindungscharakteristik
96.5	MML-I	59%	Oberflächenbindung[3]
L10	SK-MEL-28	42%	Oberflächenbindung[3]
M.2.9.4	SK-MEL-28	75%	Internalisierung
M.2.7.6	MeWo	46%	Internalisierung
M.2.10.15	MeWo	21%	Internalisierung
M.2.2.4	SK-MEL-28	8%	Shedding
H.4–10–58	SK-MEL-28	10%	Shedding

[1] Zellinie mit maximaler Bindung in vitro
[2] Standardexperiment: 200000 cpm MAk/ml wurden 3× hintereinander mit 10^6 Melanomzellen für 2h bei 37°, 5% CO_2 inkubiert. Kumulative Bindung
[3] Bindungs- und Ablösungscharakteristik ohne Anzeichen von Internalisierung oder Shedding

zu verminderter oder gesteigerter Antikörperbindung führen kann [3]. Diese Phänomene wurden durch Bindungsexperimente mit Zellen in verschiedenen metabolischen Zuständen und durch Ablösung von gebundenem MAk mit saurem isotonem Puffer bestimmt. Aus den kombinierten Ergebnissen von Bindungs- und Ablösungsexperimenten konnte auf Internalisierung bzw. Shedding des Antigen-MAk-Komplexes geschlossen werden. Die Ergebnisse sind in Tabelle 4 zusammengefaßt.

Man erkennt, daß Modulation durch Internalisierung – wie sie in Abb. 9 morphologisch dargestellt ist – zu hoher Bindung führt, während Modulation durch Shedding geringe Bindung an Tumorzellen bewirkt. Beide Phänomene wurden nur in metabolisch aktiven Zellen beobachtet.

MAk-Akkumulation in vivo

Die „spezifische" Anreicherung von markierten MAk in solidem Melanomgewebe in der Nacktmaus wurde durch Vergleich des jeweiligen anti-Melanomantikörpers mit einem MAk gleichen Isotyps aber irrelevanter Spezifität bestimmt. Für die einzelnen Organe (Gewebe) wurden Spezifitätsindizes nach der Formel errechnet:

$$SI = [(cpm \ MAk_{Mel} \ Tumor/cpm \ MAk_{Mel} \ Organ): (cpm \ MAk_{Kontr.} \ Tumor/cpm \ MAk_{Kontr.} \ Organ)]$$

Abb. 7. **a** IEM von SK-MEL-28 mit MAk 96.5: Elektronendichte Markierung der Zellmembran. N = Nukleus, NC = Nukleolus. × 3000, **b** IEM von SK-MEL-28 mit MAk 96,5: Peroxidase-Präzipitate kennzeichnen die Lokalisation der Antigen-Antikörperkomplexe auf der Zellmembran. N = Nukleus, PM = Plasmamembran. × 55000

Abb. 8. **a** IEM von SK-MEL-28 mit MAk H_5: Diffuse Ablagerung von Reaktionsprodukten im Cytoplasma. N = Nukleus, NC = Nukleolus, ↑ = Mitochondrien. × 4200, **b** IEM von SK-MEL-28 mit MAk H_5: Elektronendichte feingranuläre Ablagerungen markieren den Golgikörper (G), die Kernmembran (NM) und Mitochondrien (M). × 50000

Abb. 9. IEM von SK-MEL-28 mit MAk R_{24}: Elektronendichte granuläre Antigen-Antikörperkomplexe in Endozytose-Vesikeln (Pfeile) und an der Plasmamembran (PM); Mikrotubuli (Pfeilspitzen). × 4300

Immunelektronenmikroskopie (IEM)

Tabelle 5. Spezifitäts-Indizes: MAk-Verteilung in vivo

MAk	Tumor	SI (Tumor/Blut)[1]	SI (Tumor/Muskel)
M.2.9.4	MeWo	7,7	11,2
M.2.7.6	MML-I	5,5	5,1
M.2.7.6	MeWo	5,5	4,8
M.2.10.15	MeWo	7,4	6,5
H.4–10–58	MeWo	1,2	1,3
M.2.2.4	MML-I	0,9	1,2
M.2.2.4	MeWo	1,0	1,2

[1] Definition des SI im Text. Sektion der Nacktmäuse 2 Tage nach Applikation

Dabei wurden nur Antikörper der M- und H-Serie berücksichtigt, da für MAk gegen das Antigen p97 bereits immunszintigraphische Daten vorliegen [7]. Man erkennt in Tab. 5, daß hohe Spezifitätsindizes überall dort erzielt werden, wo auch in vitro hohe MAk-Bindung beobachtet wurde. Mit MAk, welche nach Antigenbindung Shedding zeigten (d. h. M.2.2.4 und H.4–10–58), wurden SIs um 1 – charakteristisch für unspezifische Anreicherung – erzielt. Die szintigraphischen Resultate stimmten mit den Ergebnissen der Verteilungsstudien überein (Tabelle 5). Abb. 10 zeigt als Beispiel die Anreicherung von M.2.10.15 in einem MeWo-Transplantat 3 Tage nach Applikation von 80 µCi ^{131}J–M.2.15. Man erkennt hohe Anreicherung im Tumor, aber gleichzeitig persistierten nennenswerte Aktivitätsmengen im Blutpool. Höherer Kontrast wurde nach längeren Anreicherungszeiten, insbesondere aber bei Verwendung von markierten F(ab')$_2$-Fragmenten erzielt [8].

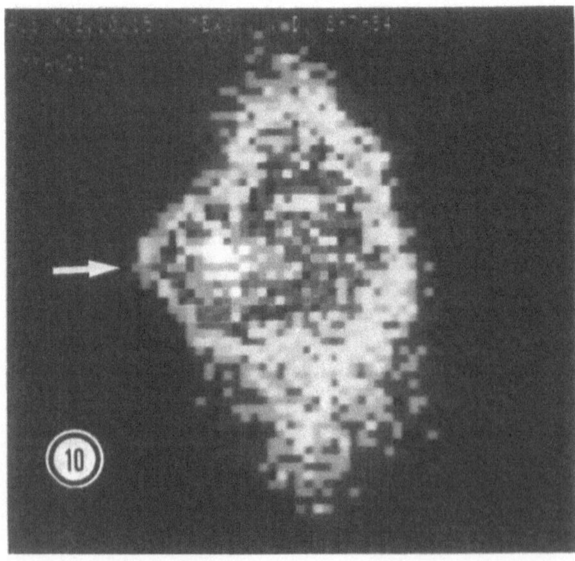

Abb. 10. Immunszintigramm einer Nacktmaus mit MeWo-Transplantat (Pfeil) 3 Tage nach Applikation von 80 µCi ^{131}J–M.2.10.15; Pinhole Kollimator

Therapie von Melanomtransplantaten mit [131]J-markiertem M.2.9.4

Die Internalisierung von markierten Antikörpern nach erfolgter Bindung vermag das Radionuklid in besonders engen Kontakt mit der Zielzelle zu bringen und verspricht starke Strahlenwirkung. Wir haben daher erste Therapieexperimente an subkutan etablierten Melanomknoten unternommen.

Abb. 11 zeigt, daß eine subletale Dosis von 200 µCi [131]J pro Maus über einen Zeitraum von mehreren Wochen zu einer deutlichen Volumenreduktion des MML-I Transplantats und zu einem längeren Überleben der Tumorträger führte. Ähnliche Resultate wurden mit MeWo-Transplantaten erzielt. Ein Kontrollexperiment hat gezeigt, daß der unmarkierte MAk M.2.9.4 keinen signifikanten Einfluß auf das Tumorwachstum hatte.

Die Ergebnisse der Modellexperimente mit 7 anti-Melanom MAk erlauben Prognosen für die Anreicherung der einzelnen MAk im Tumorgewebe von Melanompatienten und sie geben zusätzlich Aufschluß über die Biologie der jeweiligen Antigen-Antikörper-Systeme. Sie zeigen weiterhin, daß positive immunhistologische Lokalisation allein nicht ausreicht, um die Applikation individueller MAk in einer Phase 1 Studie am Patienten zu rechtfertigen. Dies wurde in mehrfacher Hinsicht deutlich mit den MAk M.2.2.4 und H.4–10–58, welche als brauchbare immunhistologische Reagenzien ausgewiesen waren [10], aber aufgrund des Sheddings des Antigen-Antikörperkomplexes von metabolisch aktiven Melanomzellen keine starke Bindung in vitro und auch keine spezifische Akkumulation in vivo zeigten.

Die anderen MAk wiesen in den verschiedenen Testsituationen konkordantes Verhalten auf, d. h. sie waren gegen ein Antigen mit relativ hoher Expressionsdichte gerichtet, nach erfolgter Bindung verblieb der Komplex bei der Zielzelle, die kumula-

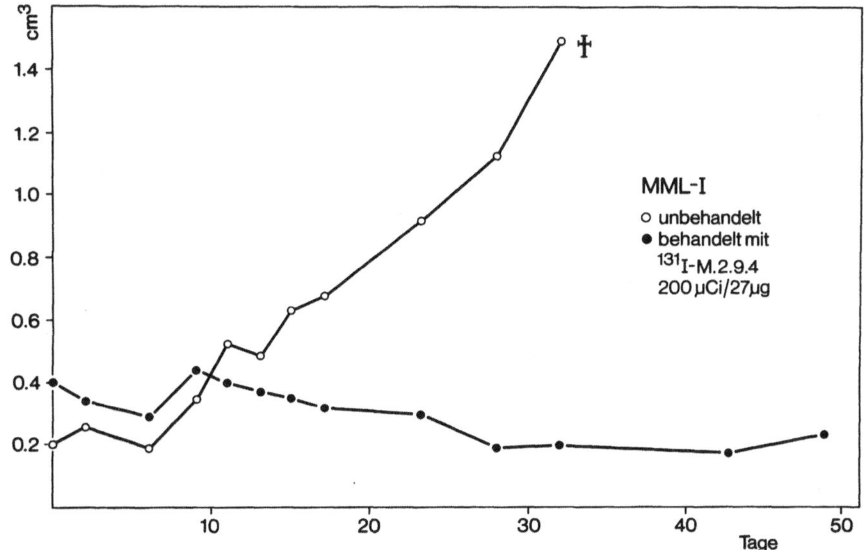

Abb. 11. Radioimmuntherapie von MML-I Transplantaten in der Nacktmaus mit 200 µCi [131]J–M.2.9.4. Mittlere Tumorvolumina (cm^3) von 4 Tieren pro Gruppe

tive Bindung war hoch, der SI war wesentlich größer als 1 und in den Szintigrammen stellt sich der Tumor als heißer Knoten dar. Bei einem MAk (M.2.9.4) konnte gezeigt werden, daß hohe Bindung und Internalisierung des ^{131}J-markierten Antikörpers zu einer Reduktion des Tumorvolumens in der Nacktmaus führten, wobei die vorläufigen Ergebnisse für den „spezifischen" Eintransport des Radionuklids als Ursache des therapeutischen Effekts sprechen. Vor einem Einsatz beim Patienten müssen die heutigen Ergebnisse mit den immunhistologischen Befunden kombiniert werden. Dabei zeigt sich, daß M.2.9.4 aufgrund des Vorkommens des entsprechenden Antigens in normalem Gewebe – vor allem auf Endothelzellen der Kapillargefäße [10] – für einen klinischen Einsatz nicht in Frage kommt. Die mit M.2.9.4 in der Nacktmaus (wo entsprechende Normalgewebe das spezielle Antigen naturgemäß nicht tragen) erzielten Ergebnisse haben folglich keine unmittelbare praktische Bedeutung. Sie zeigen aber immerhin, daß ein Antikörper mit entsprechendem Eigenschaftsspektrum und hinreichender Spezifität durchaus radiotherapeutische Effekte an etablierten Tumoren vermitteln kann.

Die klinische Bedeutung der Radioimmundiagnostik ist nach diesen und ähnlichen Befunden anderer Gruppen noch nicht definitiv einzuschätzen. Die Diskussion geht im Moment von einer Rolle bei der Identifizierung unbekannter (metastatischer) Tumorknoten und von einer Erfassung quantitativer Anreicherungsdaten bei der Therapie mit monoklonalen Antikörpern aus.

Danksagung

Die Autoren wurden durch den SFB 136-Krebsforschung (Teilprojekte B1 und B3) unterstützt. Für Koordinierung und Durchführung der Experimente danken wir Dr. I. Kaufmann, M. Weigand und H. Kirchgeßner; für Hilfe bei der Herstellung des Manuskripts danken wir R. Stephan. Die cytofluorographischen Aufnahmen stammen von Dipl. Phys. D. Haag (Pathol. Inst. Univ. Heidelberg). Die monoklonalen Antkörper wurden freundlicherweise von folgenden Arbeitsgruppen zur Verfügung gestellt: 96.5, 8.2 Prof. K. E. Hellström, Seattle; I_{12}–R_{24} und H_5 Dr. W. Dippold, Mainz; M.2.2.4–M.2.9.4 Dr. J. Brüggen/Prof. C. Sorg, Münster; SC 9514–SC 9518 Prof. S. Ferrone, New York; H116–22.R (Kontrollantikörper) Prof. G. Hämmerling, Heidelberg.

Literatur

1. Brown JP, Woodbury RG, Hart CE, Hellström I, Hellström KE (1981) Quantitative analysis of melanoma-associated antigen p97 in normal and neoplastic tissues. Proc Natl Acad Sci USA 78: 539–543
2. Brüggen J, Sorg C (1983) Detection of phenotypic differences on human malignant melanoma lines and their variant sublines with monoclonal antibodies. Cancer Immunol Immunother 15: 200–205
3. Chatenoud L, Bach JF (1984) Antigenic modulation – a major mechanism of antibody action. Immunol today 5: 20–25.
4. Dippold WG, Lloyd KO, Li LTC, Ikeda H, Oettgen HF, Old LJ (1980) Cell surface antigens of human malignant melanoma: Definition of six antigenic systems with mouse monoclonal antibodies. Proc Natl Acad Sci USA 77: 6114–6118
5. Garrigues HJ, Tilgen W, Hellström I, Franke W, Hellström KE (1982) Detection of a human melanoma-associated antigen, p97, in histological sections of primary human melanomas. Int J Cancer 29: 511–515.

146

6. Houghton AN, Eisinger M, Albino AP, Cairncross JG, Old LJ (1982) Surface antigens of melanocytes and melanomas. J Exp Med 156: 1755–1766
7. Larson SM, Brown JP, Wright JA, Carrasquillo JA, Hellström I, Hellström KE (1983) Imaging of melanoma with ^{131}J-labeled monoclonal antibodies. J Nucl Med 24: 123–129
8. Matzku S, Hellström I (1982) Tumor localization with F(ab')$_2$ fragments of monoclonal antibody 96.5 specific for the p97 marker of human melanomas. In: Raynaud C (ed) Proceedings of the Third World Congress of Nuclear Medicine and Biology. Vol IV, Pergamon Press, Paris, pp 3659–3661
9. Ruiter DJ, Dingjan M, Steylen PM, Van Beveren-Hooijer ME, De Graaff-Reitsma CB, Warnaar SO (1984) Monoclonal antibodies selected to discriminate between malignant melanoma and nevocellular nevi. J Invest Dermatol 82: 558–559
10. Suter L, Bröcker EB, Brüggen J, Ruiter DJ, Sorg C (1983) Heterogeneity of primary and metastatic human malignant melanoma as detected with monoclonal antibodies in cryostat sections of biopsies. Cancer Immunol Immunother 16: 53–58
11. Thompson JJ, Herlyn MF, Elder DE, Clark WH, Steplewski Z, Koprowski H (1982) Use of monoclonal antibodies in detection of melanoma-associated antigens in intact human tumors. Am J Pathol 107: 357–361
12. Tilgen W, Dzarlieva RT, Breitkreutz D, Engstner M, Haag D, Riehl R, Boukamp P, Hellström KE, Matzku S (1983) Charakterisierung maligner Melanome: morphologische, cytometrische, cytogenetische, biochemische und immunologische Untersuchungen in vivo und in vitro. Der Hautarzt 34, Suppl VI: 386–387
13. Tilgen W, Hellström I, Engstner M, Garrigues HJ, Riehl R, Hellström KE (1983) Localization of melanoma-associated antigen p97 in cultured human melanoma, as visualized by light and electron microscopy. J Invest Dermatol 80: 459–463
14. Tilgen W, Matzku S (1984) Monoclonal antibodies in the characterization of human malignant melanoma. J Invest Dermatol 82: 554
15. Tilgen W, Dzarlieva RT, Breitkreutz D, Hennes B, Engstner M, Matzku S, Fusenig NE (im Druck) Heterogeneity of human malignant melanoma cells in vitro and in vivo: Role of experimental systems. In: Bagnara J, Klaus SN, Paul E, Schartl M (eds). Proceedings of the XIIth International Pigment Cell Conference: Pigment Cell Vol 7, University of Tokyo Press

Erfahrungen mit der präoperativen peritumoral-interstitiellen Lymphoszintigraphie (PIL) beim malignen Melanom an 300 Patienten

D. L. Munz, P. Altmeyer

Zusammenfassung

Mit Hilfe der peritumoral-interstitiellen Lymphoszintigraphie (PIL) wurden bei 300 Patienten mit malignem Melanom der Haut im Stadium I die regionären Lymphknotengruppen präoperativ identifiziert. Bei den Melanomen der Rumpfhaut ließen sich die regionären Lymphdrainagestationen (Nll. axillares, Nll. inguinales, Nll. parasternales, Nll. supraclaviculares, Nll. nuchales) mittels der konventionellen anatomischen Richtlinien, die auf der These der „lymphatischen Wasserscheiden" basieren, im Einzelfall nicht vorhersagen. 52% der Rumpfhaut-Melanome wurden durch eine einzige regionäre Lymphknotengruppe drainiert, wobei sich der Primärtumor in einem Drittel dieser Fälle innerhalb „lymphatischer Wasserscheiden" befand. Die axillären Lymphknoten waren bei 94% der Rumpf-haut-Melanome an der regionären Lymphdrainage beteiligt – entweder alleine oder in Kombination mit anderen regionären Lymphknotengruppen. Bei den Hautmelanomen an den oberen Extremitäten war der regionäre Lymphabfluß über die Gruppe der ipsilateralen Nll. axillares in jedem Fall voraussagbar. Lediglich bei am proximalen Oberarm und an der Schulter positionierten Hauttumoren fand sich eine fakultative regionäre Lymphdrainage durch die Nll. supraclaviculares. Die regionäre Lymphdrainage der an den unteren Extremitäten lokalisierten Hautmelanome durch die jeweils ipsilaterale Gruppe der Nll. inguinales ließ sich in allen Fällen vorhersagen. Im Individualfall praktisch nicht möglich war die anatomische Vorhersage des Lymphabflusses von den am Kopf und Hals ansässigen Hautmelanomen über bestimmte Lymphknotengruppen. Hingegen konnte die Frage ein- oder beidseitiger Lymphabstrom von diesen Tumoren stets im voraus beantwortet werden. Als zentrale Filterstationen erwiesen sich die Nll. jugulares interni, die Nll. supraclaviculares und die Nll. submandibulares. Auf der Grundlage des lymphoszintigraphischen Befundes konnte eine prophylaktische Lymphadenektomie bei 92 Patienten mit „high-risk"-Melanom gezielt durchgeführt und dabei in 30% klinisch okkulte Lymphknotenmetastasen histologisch entdeckt werden. Für den unmittelbaren Nachweis lymphogener Metastasen in den identifizierten regionären Lymphknotengruppen erwies sich die PIL als ungeeignet. Die PIL identifizierte aber – als in der Klinik bei dieser Frage bisher konkurrenzloses Verfahren – diejenigen Lymphknotengruppen mit dem höchsten Risiko für eine lymphogene Metastasierung mit einer sehr hohen Genauigkeit. Das Verfahren ist indiziert bei Sitz des Primärtumors an der Haut des Rumpfes, des proximalen Oberarms, der Schulter, des Halses und des Kopfes.

Schlüsselwörter

Lymphoszintigraphie, Tc^{99m}-Kolloid, regionäre Lymphdrainage, Lymphknotenmetastasen

Summary

Performing peritumoral interstitial lymphoscintigraphy (PIL), the regional lymph node drainage groups of stage I malignant melanomas of the skin were identified preoperatively in 300 patients. Regional lymph node drainage groups of cutaneous melanomas on the trunk, i.e. axillary, inguinal, parasternal, supraclavicular, posterior cervical node-bearing areas, proved to be unpredictable by use of conventional anatomic guidelines based on the thesis of „lymphatic water-sheds". 52% of the melanomas of the truncal skin were drained by a single regional lymph node group, a third of these primary lesions being located inside „lymphatic water-sheds". In 94% of the truncal melanomas, axillary lymph node groups participated in regional lymphatic drainge – either solely or in combination with other regional lymph node drainage groups. The direction of regional lymph flow to the

Dermatologie und Nuklearmedizin
Hrsg. Holzmann, Altmeyer, Hör, Hahn
© Springer-Verlag Berlin · Heidelberg 1985

ipsilateral axillary lymph node groups was found to be predictable in cutaneous melanoms on the upper extremities, except for the most proximal parts of the arms as well as the shoulders. In tumors located in these areas, supraclavicular lymph node groups were occasionally involved in regional lymphatic drainage. Cutaneous melanomas on the lower extremities demonstrated regional lymphatic drainage exclusively by ipsilateral inguinal lymph node groups. Anatomical prediction of the lymphatic drainage groups of cutaneous melanomas on head and neck was practically impossible in individual cases. The question of uni- or bilateral lymphatic drainage, however, could always be answered in advance. Deep cercival, supraclavicular, and submandibular lymph node groups turned out to be the major drainage stations of cutaneous melanomas on head and neck. Based on the PIL data, prophylactic lymph node dissection could electively be performed in 92 patients with „high-risk"-melanomas. In 30% of these cases, clinically occult lymph node metastases were traced histologically. PIL proved to be inappropriate for direct localization of metastases in the regional lymph node drainage groups identified. However, those lymph node drainage groups implying greatest risk for harboring occult metastases could clearly be identified by the PIL technique. Clinical indications for PIL are stage I cutaneous melanomas on trunk, most proximal parts of the arms, shoulders, neck, and head.

Einleitung

Das maligne Melanom der Haut metastasiert bei den meisten Patienten bekanntlich primär lymphogen. Etwa 25–40% der Melanom-Patienten im klinischen Stadium I (Primärtumor ohne klinischen Hinweis auf Metastasen) haben okkulte Metastasen in den regionären Lymphknoten [1, 10, 14, 32]. Allgemeine Übereinstimmung besteht darin, daß eine bereits abgelaufene lymphogene Metastasierung die Lebenserwartung eines Melanomkranken entscheidend verschlechtert. Aufgrund dieser Gegebenheiten wurde von zahlreichen Arbeitsgruppen angeregt, zusätzlich zur Exzision des Primärtumors dessen regionäre Lymphknotengruppe(n) prophylaktisch auszuräumen [7, 8, 11, 12, 16, 17, 19]. Obwohl dieser therapeutische Ansatz noch umstritten ist [25, 30], mehren sich die Stimmen derjenigen Autoren, die anhand großer Kollektive nachzuweisen vermochten, daß durch diesen adjuvanten Eingriff die Lebenserwartung der Patienten mit „high-risk"-Melanomen verbessert wird [3, 4, 26, 29, 31]. „High-risk" bedeutet in diesem Zusammenhang hohes Risiko für eine lymphogene Metastasierung. Als „high-risk"-Melanome gelten im Klinikum der Universität Frankfurt am Main Melanome mit einer Invasionstiefe ab Level IV und/oder einem vertikalen Tumordurchmesser von mehr als 0,75 mm am Rumpf, Hals und Kopf bzw. mehr als 1,50 mm an den Extremitäten. Es besteht eine direkte Proportionalität zwischen dem vertikal-aggressiven Wachstum, d. h. der Dicke bzw. Invasionstiefe des Primärtumors, und der Häufigkeit regionärer Lymphknotenmetastasen, wobei die lymphogene Metastasierungsbereitschaft der Melanome bei Frauen deutlich geringer ist als bei Männern [2, 29].

Mißt man der prophylaktischen Lymphadenektomie bei Melanom-Patienten mit Tumoren im Stadium I den hier hervorgehobenen kurativen Wert bei, so ist die exakte Kenntnis der regionären Lymphknotenstationen eine unerläßliche Voraussetzung. Daraus ergibt sich, daß dem malignen Melanom der Haut im Stadium I in der Problematik der lymphoszintigraphischen Identifizierung der regionären Lymphknotengruppe(n) eines umschriebenen Primärtumors gleichsam Modellcharakter zukommt [20, 21].

In der vorliegenden Arbeit berichten wir über unsere Erfahrungen mit der präoperativen **peritumoral-interstitiellen Lymphoszintigraphie (PIL)** an einem nunmehr 300 Melanom-Patienten umfassenden Krankengut.

Methodik

Das von Munz entwickelte und standardisierte Verfahren der präoperativen PIL zur Identifizierung der regionären Lymphknotengruppe(n) eines zirkumskripten Primärtumors ist in dessen Habilitationsschrift [20, 21] ausführlich beschrieben.

In Kürze: Mit Hilfe einer Tuberkulinspritze mit dünner Kanüle ($\leq$ 26 Gauge) wurden pro Patient insgesamt 1,5–2,0 mCi (555,5–74 MBq) Tc-^{99m}-markiertes Antimontrisulfid-Kolloid oder – neuerdings – Tc-^{99m}-markiertes Humanserumalbumin-Nanokolloid im Abstand von 0,5–1 cm (in jüngster Zeit 0,3–0,5 cm) um den Hauttumor herum („peritumoral") ohne Druck sowohl intra- als auch subkutan injiziert. Dabei wurden jeweils zunächst die subkutanen, dann – nach Zurückziehen der Kanülenöffnung – die intrakutanen Aktivitätsdepots gesetzt (pro Depot weniger als 0,1 ml Volumen, nach Möglichkeit 25–50 µl, um die Gewebetraumatisierung und damit das iatrogene Metastasierungsrisiko zu minimieren). Durch Aspirieren wurde die interstitielle Lage der Kanülenöffnung kontrolliert. Der Abstand der Einstichstellen voneinander betrug höchstens 0,5 cm. Die Anzahl der Einstichstellen richtete sich nach dem äußeren Umfang des Primärtumors. Um den lymphogenen Abtransport des Radiokolloids aus den Injektionsdepots zu steigern, wurden die Patienten aufgefordert, sich zwischen Injektion und Szintigraphie zu bewegen, nach Möglichkeit in Form gymnastischer Übungen oder – bei Tumorsitz im Gesichts-Schädel-Bereich – durch Betätigung der mimischen und/oder der Kaumuskulatur. Es sei ausdrücklich betont, daß den Radiokolloid-Präparationen weder ein Anästhetikum noch der „spreading factor" Hyaluronidase zugesetzt wurden.

3–6 h p.i. wurde mit Hilfe einer Großfeld-Gammakamera mit 140 keV Allzweck-Parallelloch-Kollimator die Aktivitätsverteilung durch Anfertigung von überlappenden Einzelaufnahmen (Lokal- bzw. Regionalszintigrammen) registriert. Zur genauen topographischen Orientierung wurden relevante anatomische Fixpunkte und Hilfslinien markiert und ins Szintigramm eingezeichnet.

Das PIL-Verfahren ist einfach und rasch durchführbar, belastet den Patienten kaum und zeichnet sich durch eine 100prozentige Reproduzierbarkeit aus [20, 21]. Die Szintigramme können ohne Informationsverlust ab der dritten Stunde p.i. angefertigt werden. Die höchste Anreicherung der Tc-^{99m}-markierten Kolloide in den drainierenden Lymphknoten wird innerhalb der ersten fünf Stunden p.i. erreicht. 24 h p.i. stellen sich zwar noch dieselben Lymphknoten dar, ihr Aktivitätsgehalt ist aber deutlich abgefallen, weshalb sich die Abbildungsqualität erheblich verschlechtert hat [20, 21]. Kleinere Lymphknotengruppen der „in-transit"-Lymphknoten kommen oft erst durch Bleiabschirmung oder Herausfahren der Injektionsstelle aus dem Gesichtsfeld der Gammakamera („Übersteuerung") zur Abbildung [20, 21].

Dem Vorgehen einiger amerikanischer Arbeitsgruppen [6, 18, 27], welche die Lymphoszintigraphie zum Teil regelmäßig nach Exzision bzw. Exzisionsbiopsie des Primärtumors durchführten, indem sie das Radiokolloid entlang der Narbenränder injizierten, wird nicht zugestimmt. Einerseits wird das Radiokolloid aus einem Narbenfeld schlecht abtransportiert (in vier von 14 postoperativ untersuchten Fallen war der Abstrom aus den Injektionsdepots vollständig blockiert: [20, 21]) und andererseits kann die Lymphdrainage durch einen operativen Eingriff, insbesondere durch großflächige Exzision des Melanoms mit Verschiebeplastik, erheblich verändert werden (Unterbrechung von Lymphbahnen, passive Eröffnung lymphatischer Anasto-

150

mosen, Kollateralenbildung) [15, 22, 23, 24], so daß verläßliche diagnostische Aussagen nicht mehr möglich sind. Darüber hinaus kann es sehr schwierig oder sogar unmöglich sein, den ursprünglichen Ort des Primärtumors nach dessen Exzision topographisch exakt wiederzufinden.

Eine intratumorale Injektion, wie sie Comet et al [5] beim Mammakarzinom praktizierten, wird aus zwei Gründen abgelehnt: zum einen sind die Lymphkapillaren und -gefäße innerhalb eines soliden Tumorzellverbandes fast immer verstopft oder zerstört [9, 13, 28, 34], wodurch der Abtransport des Radiokolloids behindert oder verhindert werden könnte; zum anderen könnten Tumorzellen mobilisiert und möglicherweise Metastasen gesetzt werden.

Das radiologische Pendant zur indirekten Lymphoszintigraphie, die indirekte Röntgenlymphographie nach interstitieller Injektion eines öligen oder wasserlöslichen Kontrastmittels, kann zur verläßlichen, risikoarmen Identifizierung der regionären Lymphknotengruppe(n) eines umschriebenen Primärtumors wohl kaum eingesetzt werden. Der Erfolg der indirekten Röntgenlymphographie hängt von einem erhöhten Gewebedruck, welcher das Kontrastmittel in die Lymphkapillaren preßt [33], ab. Hierzu müssen mindestens 2–4 ml Kontrastmittel interstitiell injiziert werden (Arnaudow, persönliche Mitteilung). Durch die Gewebedruckerhöhung im Tumorgebiet würde aber einerseits die Wahrscheinlichkeit für einen – fälschlicherweise – retrograden Lymphabfluß (durch Lymphgefäßklappeninsuffizienz) und andererseits das Risiko einer iatrogenen Metastasierung vermutlich stark erhöht werden.

Die direkte Röntgenlymphographie – wie auch die direkte Lymphoszintigraphie – nach operativem Freilegen und Kanülieren von Lymphgefäßen scheiden als invasive Verfahren in der unmittelbaren Umgebung eines malignen Tumors aus.

Sonographie und Transmissionscomputertomographie sind als nicht-invasive Verfahren bekanntlich nicht in der Lage, Lymphbahnen darzustellen. Sie können daher das regionäre Lymphdrainagegebiet eines Tumors nicht identifizieren.

Somit ist die präoperative PIL eine in der Klinik bisher konkurrenzlose Methode zur Identifizierung der regionären Lymphknotengruppe(n) eines umschriebenen Primärtumors.

Krankengut

Untersucht wurden 168 Männer im Alter zwischen 22 und 83 Jahren $(\overline{x} = 54{,}2$ Jahre) und 132 Frauen im Alter zwischen 17 und 79 Jahren $(\overline{x} = 52{,}9$ Jahre). Die Patienten besaßen ein malignes Hautmelanom im klinischen Stadium I. Dabei handelte es sich in 204 Fällen um ein superfiziell spreitendes (SSM), in 71 Fällen um ein primär noduläres (NM), in 22 Fällen um ein Lentigo maligna (LMM) und in 3 Fällen um ein akro-lentiginöses Melanom (ALM). Die Hauttumoren waren 198mal am Rumpf, 59mal an den Extremitäten (43mal an den Armen, 16mal an den Beinen) und 43mal an Kopf und Hals lokalisiert.

Vor der lymphoszintigraphischen Untersuchung wurde die topographische Position jedes Hauttumors genau bestimmt und in ein Schema eingetragen.

Bei den Rumpfhaut-Tumoren wurde besonders darauf geachtet, ob sie innerhalb oder außerhalb der „lymphatischen Wasserscheiden" positioniert waren. „Lymphatische Wasserscheiden" sind etwa 5 cm breite Zonen, welche die vordere und hintere

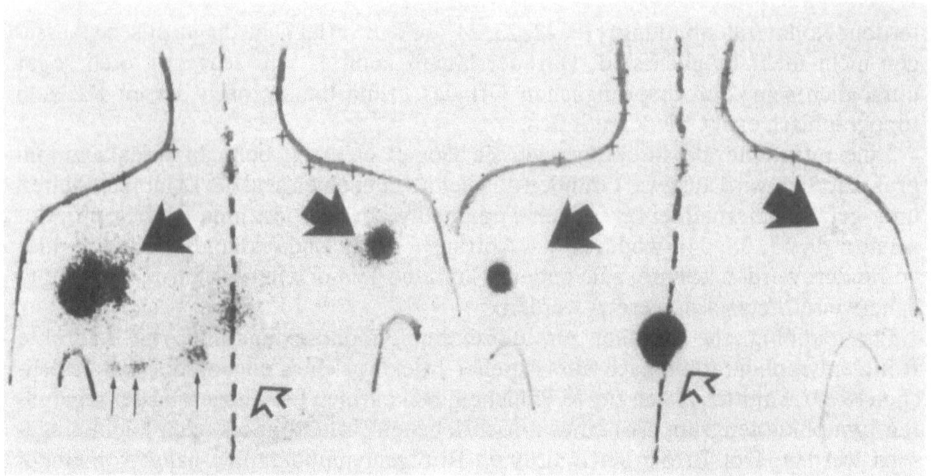

Abb. 1. Lymphoszintigramm mit ^{99m}Tc-Sb$_2$S$_3$-Kolloid (Aufnahmebeginn: 3 h p.i.). Einzelaufnahmen in dorsaler Ansicht. 27jäh. Patientin mit einem „high-risk"-Melanom der Haut (NM, Level IV,
Tumordicke 2,7 mm) am Rücken, innerhalb der um die dorsale Medianlinie angeordneten „lymphatischen Wasserscheide" auf Höhe des sechsten Brustwirbels (Injektionsstelle: ⌀). Regionäre Lymphdrainage des Primärtumors durch die Gruppen der Nll. axillares (♦) beidseits. Nach Bleiabschirmung
der Injektionsstelle (Szintigramm links) kamen mehrere „in-transit"-Lymphknoten (→) zur Darstellung („Übersteuerung")

Medianlinie sowie die horizontal verlaufende Sappeysche Linie umgeben (ausführlich bei 20, 21).

Regionäre Lymphdrainage maligner Hautmelanome am Rumpf

Bei den 198 Melanomen der Rumpfhaut konnten die folgenden regionären Lymph-
knotengruppen lymphoszintigraphisch identifiziert werden: axilläre, inguinale, parasternale, supraklavikuläre und nuchale. Bei 21% der Tumoren kamen ins afferente
Lymphdrainagegebiet eingeschaltete „in-transit"-Lymphknoten im Szintigramm zur
Darstellung (z.B. Abb. 1). Die Abb. 2 und 3 zeigen die Lymphoszintigramme zweier
Melanom-Patienten mit vergleichbarem Tumorsitz an der Haut über der unteren
Etage des Thorax links, d.h. außerhalb „lymphatischer Wasserscheiden". Im ersteren Fall floß die Lymphe ausschließlich über ipsilaterale Nll. axillares, im letzteren
zusätzlich zu ipsilateralen axillären über ipsilaterale parasternale und supraklaviku-
lare Lymphknoten ab. Das regionäre Lymphdrainagemuster eines exakt im Nabel,
d.h. innerhalb sowohl der „lymphatischen Wasserscheide" um die vordere Medianlinie als auch derjenigen um die Sappeysche Horizontallinie lokalisierten Melanoms
gibt Abb. 4 wieder. Als regionäre Lymphknotengruppen konnten Nll. inguinales
beidseits und Nll. axillares rechts ermittelt werden. Überraschenderweise floß die
Lymphe nicht über die Nll. axillares links ab. Der Patient, dessen Lymphoszintigramm in Abb. 5 vorgestellt wird, hatte ein Melanom mit Sitz innerhalb der dorsalen
„lymphatischen Wasserscheide" der Rumpfhaut direkt über der hinteren Medianlinie

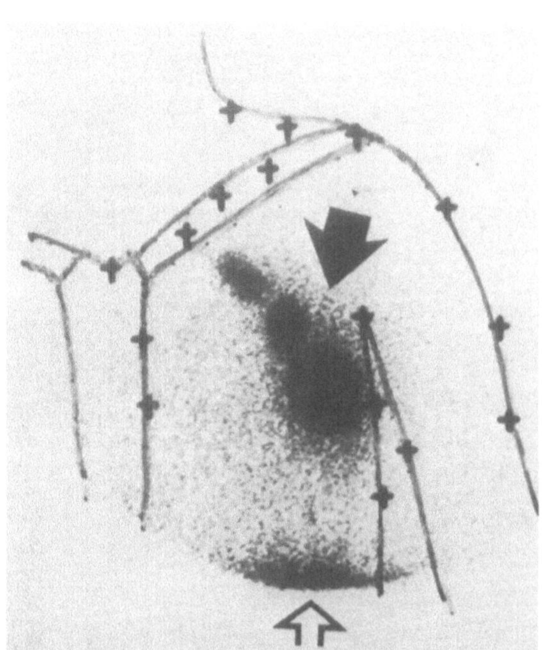

Abb. 2. Lymphoszintigramm mit
^{99m}Tc-Sb$_2$S$_3$-Kolloid (Aufnahmebeginn: 3,5 h p. i.). Einzelaufnahme in
ventraler Ansicht. 43jäh. Patient mit
einem „low-risk"-Melanom der Haut
(SSM, Level II, Tumordicke 0,69 mm)
im Bereich der unteren Etage des Thorax links (Injektionsstelle: ◁). Regionäre Lymphdrainage des Primärtumors
ausschließlich durch die ipsilaterale
Gruppe der Nll. axillares (▸)

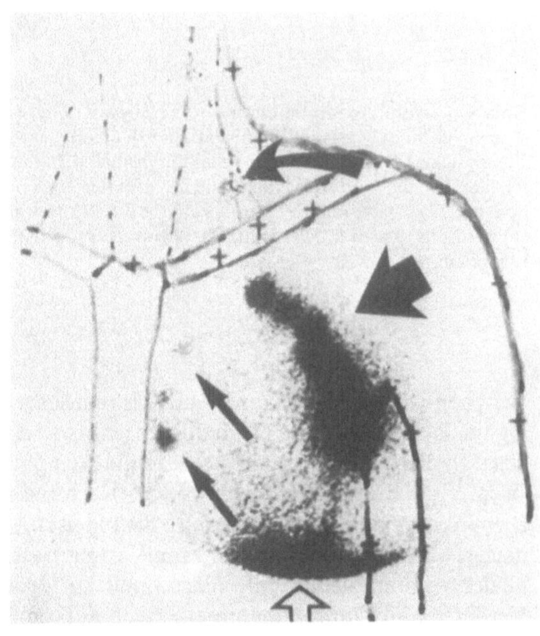

Abb. 3. Lymphoszintigramm mit
^{99m}Tc-Sb$_2$S$_3$-Kolloid (Aufnahmebeginn: 3,5 h p. i.). Einzelaufnahme in
ventraler Ansicht. 48jäh. Patient mit
einem „low-risk"-Melanom der Haut
(SSM, Level II, Tumordicke 0,62 mm)
im Bereich der unteren Etage des Thorax links (Injektionsstelle: ◁). Regionäre Lymphdrainage des Primärtumors
durch die ipsilateralen Gruppen der
Nll. axillares (▸), der Nll. parasternales
(➡) und der Nll. supraclaviculares
(⬅)

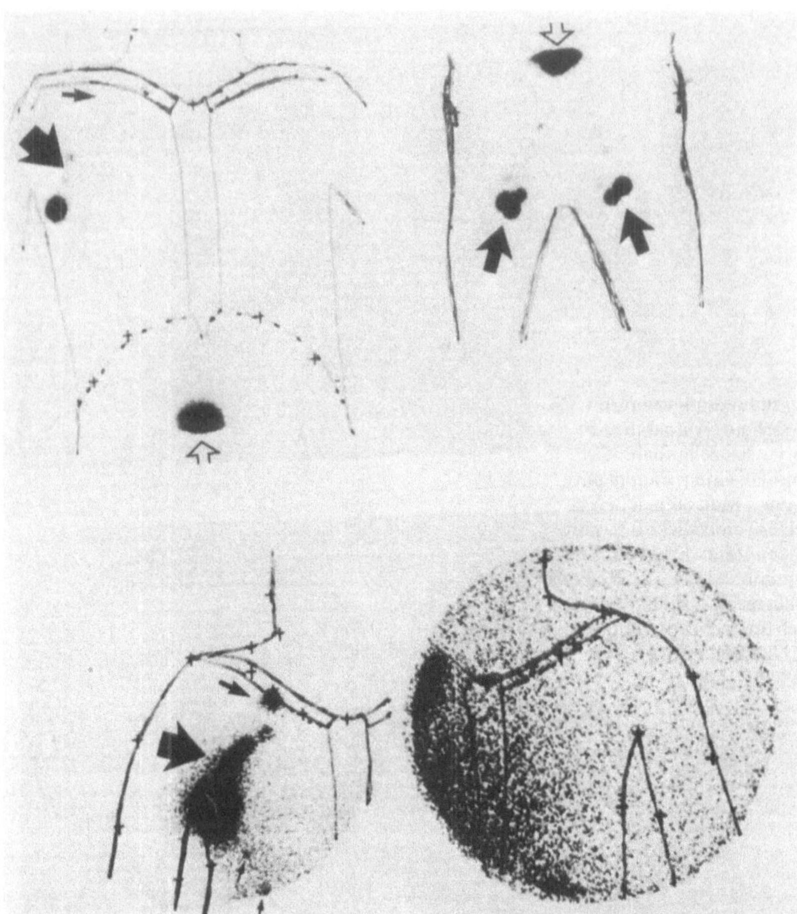

Abb. 4. Lymphoszintigramm mit ^{99m}Tc-Sb$_2$S$_3$-Kolloid (Aufnahmebeginn: 5 h p. i.). Einzelaufnahmen in ventraler Ansicht. 38jäh. Patient mit einem „high-risk"-Melanom der Haut (NM, Level III, Tumordicke 1,8 mm) am Bauch, exakt im Nabel, d. h. innerhalb sowohl der „lymphatischen Wasserscheide" um die vordere Medianlinie als auch derjenigen um die Sappeysche Horizontallinie (Injektionsstelle: ⌂). Regionäre Lymphdrainage des Primärtumors durch die Gruppen der Nll. inguinales (♦) beidseits und der Nll. axillares (➡) rechts. ♦ Nll. infraclaviculares rechts; → „in-transit"-Lymphknoten

zwischen LWK 5 und Kreuzbein. Als regionare Lymphknotengruppen wurden Nll. inguinales beidseits und Nll. axillares rechts – erstaunlicherweise nicht links – identifiziert. In diesem Fall war die horizontale „lymphatische Wasserscheide" vom Lymphstrom kranialwärts gekreuzt worden. Nach radikaler Exstirpation beider inguinaler Lymphknotengruppen konnten histologisch beidseits Lymphknotenmetastasen nachgewiesen werden. Im weiteren Verlauf traten tastbar vergrößerte Lymphknoten in der rechten Axilla auf, die schnell an Größe zunahmen und den dringenden Verdacht auf Lymphknotenmetastasen aufkommen ließen.

154

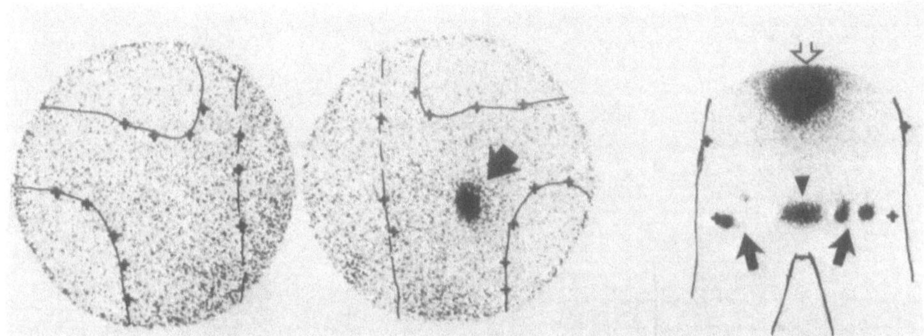

Abb. 5. Lymphoszintigramm mit ^{99m}Tc-Sb$_2$S$_3$-Kolloid (Aufnahmebeginn: 6 h p.i.). Einzelaufnahmen in dorsaler (links und Mitte) und ventraler (rechts) Ansicht. 60jäh. Patient mit einem „high-risk"-Melanom der Haut (NM, Level V, Tumordicke 7,9 mm) am Rücken, zwischen LWK 5 und Os sacrum innerhalb der um die hintere Medianlinie angeordneten „lymphatischen Wasserscheide" (Injektionsstelle: ⌂). Regionäre Lymphdrainage des Primärtumors durch die Gruppen der Nll. inguinales (♦) beidseits und der Nll. axillares (➡) rechts. ▼ Blase

Zahlreiche Beispiele für die Nicht-Vorhersagbarkeit der regionären Lymphknotenstationen bei Melanomen der Rumpfhaut sowie für die potentielle Passierbarkeit „lymphatischer Wasserscheiden" finden sich bei Munz [20, 21] in Form von Graphiken mit Darstellung der Beziehung der Tumororte zu den für die Lymphdrainage jeweils zuständigen Lymphknotenregionen.

Bemerkenswert ist, daß bei 52% der Rumpfhaut-Melanome der Lymphabfluß in eine einzige regionäre Lymphknotengruppe erfolgte, wobei sich der Primärtumor in einem Drittel dieser Fälle innerhalb „lymphatischer Wasserscheiden" befand, d.h. die Lymphe hätte durch mehr als eine regionäre Station drainiert werden können. In diesen besonderen Fällen ermöglicht die PIL im Falle eines „high-risk"-Melanoms ein gezieltes chirurgisches Vorgehen und erspart dem Patienten einen zusätzlichen operativen Eingriff.

Besonders eindrucksvoll, damit aber effektiven chirurgischen Maßnahmen meist nicht zugänglich, waren die bi- bzw. polyvalenten (bis zu fünf regionäre Lymphknotenstationen) Lymphdrainagemuster, die nicht nur bei Tumoren innerhalb, sondern auch bei solchen außerhalb „lymphatischer Wasserscheiden" objektiviert werden konnten. Ob die prophylaktische Dissektion von mehr als einer regionären Lymphknotengruppe die Prognose bei diesen Melanom-Kranken verbessern kann, ist noch nicht entschieden.

Trotz der ausgeprägten interindividuellen Variabilität ist die Richtung des Lymphabflusses von Tumoren der Rumpfhaut aber nicht rein zufällig. Bei 186 (94%) der untersuchten Rumpfhaut-Melanome waren die axillären Lymphknoten an der regionären Lymphdrainage beteiligt, und zwar entweder alleine – 88mal eine (Abb. 2), 39mal beide axillären Gruppen (Abb. 1) – oder in Kombination mit anderen regionären Lymphknotengruppen (Abb. 3 und 4). Sogar bei weit kaudal der Sappeyschen Horizontallinie lokalisierten Tumoren konnte ein Lymphabfluß in die axillären Lymphknotengruppen nachgewiesen werden (Abb. 6). Dies legt den Schluß nahe,

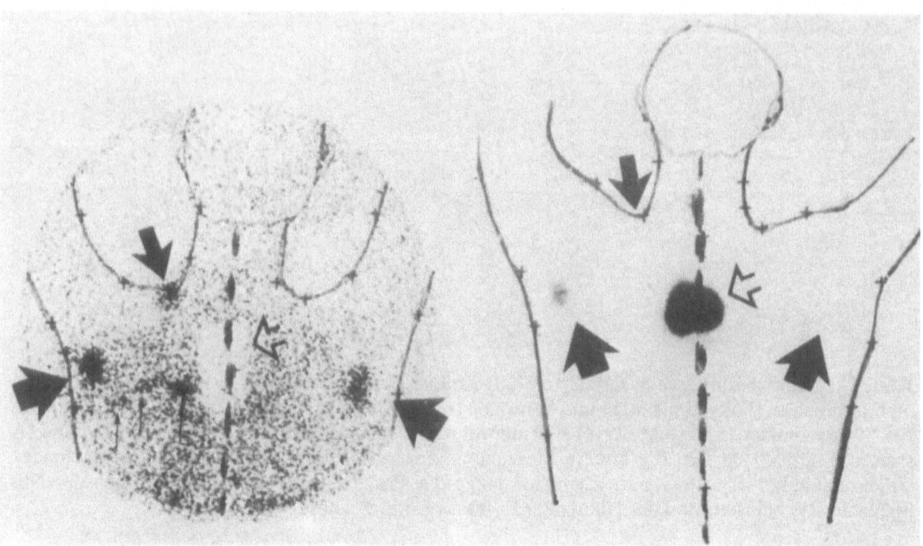

Abb. 6. Lymphoszintigramm mit ^{99m}Tc-Sb$_2$S$_3$-Kolloid (Aufnahmebeginn: 3 h p. i.). Einzelaufnahmen in dorsaler Ansicht. 41jäh. Patientin mit einem „high-risk"-Melanom der Haut (SSM, Level III, Tumordicke 1,9 mm) am Rücken, innerhalb der um die dorsale Medianlinie angeordneten „lymphatischen Wasserscheide" auf Höhe des vierten Brustwirbels (Injektionsstelle: ⌒). Regionäre Lymphdrainage des Primärtumors durch die Gruppen der Nll. axillares (➡) beidseits und der Nll. nuchales (♦) links. Nach Bleiabschirmung der Injektionsstelle (Szintigramm links) kamen mehrere „intransit"-Lymphknoten (→) zur Darstellung („Übersteuerung")

daß die axillären Lymphknotenstationen die zentrale Position in der Lymphdrainage der Rumpfhaut einnehmen [23]. Den axillären Lymphknoten gebührt daher bei jedem malignen Melanom oder anderen bösartigen Primärtumor der Rumpfhaut mit lymphogener Metastasierungstendenz, unabhängig von dessen topographischer Position, die größte Aufmerksamkeit des Untersuchers.

Eine ausschließlich von den inguinalen Lymphknotenstationen ausgeübte regionäre Lymphdrainage fand sich bei 13 Rumpfhaut-Tumoren (9mal eine, 4mal beide inguinalen Gruppen). Die übrigen Lymphknotenregionen (parasternale, supraklavikuläre und nuchale) erhielten keinen isolierten, sondern lediglich einen kombinierten Lymphzufluß von den untersuchten Melanomen der Rumpfhaut (Abb. 3 und 6).

Unsere bisher erzielten PIL-Ergebnisse bei Rumpfhaut-Melanomen haben klar gezeigt, daß den anatomischen Richtlinien für die Voraussage der Lymphabflußrichtung, die sich auf die These der „lymphatischen Wasserscheiden" stützen, im Einzelfall keine praktisch-klinische Relevanz zukommt. Es ist daher zu fordern, daß die Lymphdrainage eines malignen Melanoms der Rumpfhaut bei jedem Patienten präoperativ lymphoszintigraphisch identifiziert wird.

Regionäre Lymphdrainage maligner Hautmelanome an den Extremitäten

Die regionäre Lymphdrainage von Hautmelanomen im Bereich der Extremitäten unterlag keiner großen Variabilität und ließ sich folglich anatomisch weitgehend

156

voraussagen. Von sämtlichen an den unteren Extremitäten ansässigen Hauttumoren floß die Lymphe über die jeweils ipsilaterale inguinale Lymphknotengruppe ab. Bei den Tumoren mit Sitz an der Dorsalseite des Unterschenkels fanden sich popliteale „in-transit"-Lymphknoten in den regionären Lymphstrom eingeschaltet.

Die Gruppe der axillaren Lymphknoten war bei allen untersuchten Melanomen der Arme an der regionären Lymphdrainage beteiligt. Lediglich die Tumoren an den proximalen Partien des Oberarms und der Schulterregion zeigten eine gewisse Variabilität im Lymphdrainagemuster. Hierzu konnten in 11% der Fälle Verbindungen zu der ipsilateralen supraklavikulären Lymphknotengruppe nachgewiesen werden.

Regionäre Lymphdrainage maligner Hautmelanome an Kopf und Hals

Bei sämtlichen an Kopf und Hals lokalisierten Hautmelanomen war es möglich, die Frage ein- oder beidseitiger Lymphabfluß auf der Grundlage der konventionellen anatomischen Richtlinien zu beantworten. Doppelseitige Abflüsse ließen sich nur bei den in der Nähe der Medianlinie gelegenen Hauttumoren entdecken. Ansonsten war eine gekreuzte Drainage (kontralateraler Lymphabfluß) nicht zu beobachten.

Die anatomische Voraussage des Lymphabstroms über bestimmte Lymphknotengruppen erwies sich im Einzelfall als sehr schwierig bzw. nahezu unmöglich. Als unerläßliche Voraussetzung für die topographische Zuordnung der Aktivitätsanreicherungen („hot spots") zu bestimmten Lymphknotengruppen stellte sich die Markierung anatomischer Fixpunkte und Hilfslinien auf dem Szintigramm heraus.

Die Abb. 7 und 8 vermitteln das Lymphdrainagemuster zweier Melanome mit vergleichbarem Sitz an der Haut der linken bzw. rechten Wange. Im ersteren Fall wurde der Tumor durch ipsilaterale Nll. jugulares interni, im letzteren durch ipsilaterale Nll. submandibulares und Nll. jugulares interni drainiert.

Die Gruppen der Nll. jugulares interni waren insgesamt 40mal, die der Nll. supraclaviculares 17mal und die der Nll. submandibulares 14mal an der Lymphdrainage der Hautmelanome an Kopf und Hals beteiligt und erwiesen sich damit als die Hauptfilterstationen.

Nachweis lymphogener Metastasen des malignen Hautmelanoms

181 Patienten (60%) besaßen ein „low-risk"- und 120 (40%) ein „high-risk"-Melanom. Bei letzteren wurde in 92 Fällen eine radikale Exstirpation der lymphoszintigraphisch identifizierten regionaren Lymphknotengruppen vorgenommen und dabei in 28 Fällen (30%) histologisch Lymphknotenmetastasen nachgewiesen.

Unterbrechungen einer Lymphknotenkette bzw. (vermeintliche) Speicherdefekte im Lymphoszintigramm kamen sowohl bei Vorliegen als auch bei Fehlen von Lymphknotenmetastasen zur Darstellung. Andererseits konnten auch in nuklearmorphologisch unverdächtigen Lymphadenoszintigrammen histologisch Melanommetastasen entdeckt werden. Demzufolge ist die PIL nicht dazu geeignet, Metastasen des malignen Hautmelanoms in den identifizierten regionären Lymphknotengruppen unmittelbar nachzuweisen. Dies gilt besonders für Mikrometastasen. Es sei aber ausdrücklich betont, daß in einem Beobachtungszeitraum von zwei Monaten bis knapp vier Jahren – mit Ausnahme eines Patienten – keine Lymphknotenmetastasen in den im Lymphoszintigramm nicht dargestellten Lymphknotengruppen auftauchten. Besag-

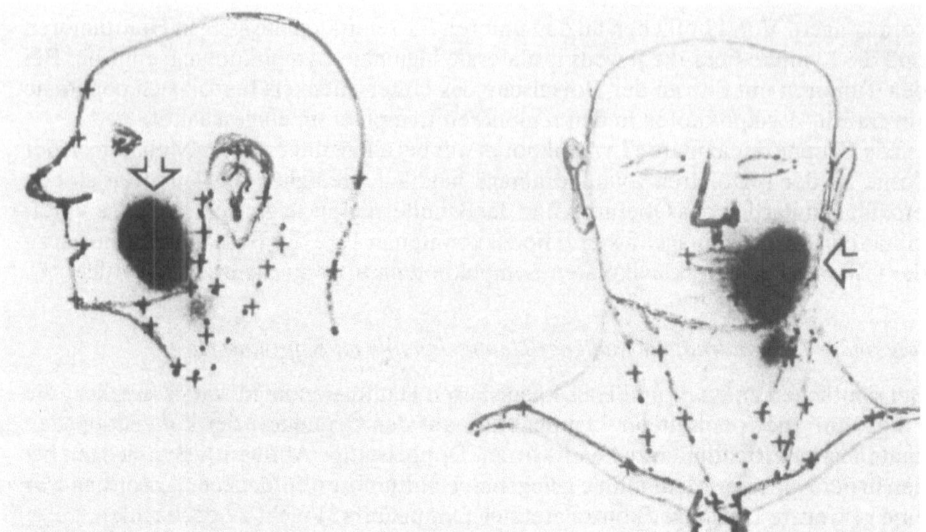

Abb. 7. Lymphoszintigramm mit ^{99m}Tc-Sb$_2$S$_3$-Kolloid (Aufnahmebeginn: 4 h p.i.). Einzelaufnahmen in links seitlicher (links) und ventraler (rechts) Ansicht. 42jäh. Patientin mit einem „low-risk"-Melanom der Haut (SSM, Level II, Tumordicke 0,38 mm) an der linken Wange (Injektionsstelle: ⌂). Ipsilaterale Lymphdrainage durch die Gruppe der Nll. jugulares interni

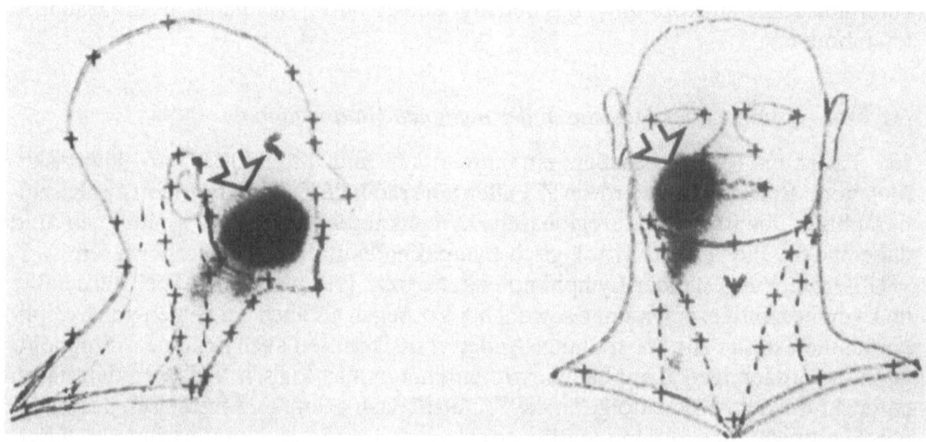

Abb. 8. Lymphoszintigramm mit ^{99m}Tc-Sb$_2$S$_3$-Kolloid (Aufnahmebeginn: 4 h p.i.). Einzelaufnahmen in rechts seitlicher (links) und ventraler (rechts) Ansicht. 46jäh. Patient mit einem „low-risk"-Melanom der Haut (SSM, Level II, Tumordicke 0,57 mm) an der rechten Wange (Injektionsstelle: ⌂). Ipsilaterale Lymphdrainage durch die Gruppen der Nll. submandibulares und der Nll. jugulares interni

ter Patient hatte ein malignes Melanom am Oberarm, und sechs Monate nach der operativen Entfernung des Primärtumors und Ausräumung der – lymphoszintigraphisch identifizierten – ipsilateralen axillären Lymphknotengruppe (mit Nachweis lymphogener Metastasen) stellte sich eine generalisierte Metastasierung ein, unter anderem mit Verdacht auf Befall beider inguinaler Lymphknotengruppen.

Resumée

Die Lymphoszintigraphie in der hier praktizierten Form (PIL) ist eine sehr geeignete, reproduzierbare, bisher konkurrenzlose Methode zur nicht-invasiven Identifizierung der regionären Lymphknotengruppe(n) beim malignen Hautmelanom im klinischen Stadium I. Das Verfahren ist indiziert bei Tumorsitz am Rumpf, am proximalen Oberarm, an der Schulter, am Hals und am Kopf.

Literatur

1. Altmeyer P, Nödl F (1978) Erfahrungen mit der Immuno-BCG-Behandlung des malignen Melanoms. Dtsch Med Wschr 103: 1214
2. Altmeyer P, Nödl F, Merkel K (1980) Lymphogene Metastasierungsbereitschaft des malignen Melanoms: Eine retrospektive Analyse von 202 lymphadenektomierten Patienten. Dtsch Med Wschr 105: 1769–1772
3. Balch CM, Murad MT, Soong SJ, Ingalls AL, Richards PC, Maddose WA (1979) Tumor thickness as a guide to surgical management of clinical stage I melanoma patients. Cancer 43: 883–888
4. Breslow A (1975) Tumor thickness, level of invasion and node dissection in Stage I cutaneous melanoma. Ann Surg 182: 572–575
5. Comet M, Gabelle P, Conti ML, Coornaert S, Lecayon M (1982) Mammary lympho-scintigraphy via intra-tumoral injection. In: Raynaud C (ed) Nuclear Medicine and Biology: Proceedings of the Third World Congress of Nuclear Medicine and Biology, Aug 29–Sept 2, 1982, Paris, vol II. Pergamon Press, Paris Oxford New York Toronto Sydney Frankfurt, pp 1940–1943
6. Fee HJ, Robinson DS, Sample WF, Graham LS, Holmes EC, Morton DL (1978) The determination of lymph shed by colloidal gold scanning in patients with malignant melanoma: A preliminary study. Surgery 84: 626–632
7. Fortner JG, Booker RJ, Pack GT (1964) Results of groin dissection for malignant melanoma in 220 patients. Surgery 55: 485–494
8. Fortner JG, Das Gupta T, McNeer G (1965) Primary malignant melanoma on the trunk: An analysis of 194 cases. Ann Surg 161: 161–169
9. Gilchrist RK (1950) Surgical management of advanced cancer of the breast. Arch Surg 61: 913–929
10. Goldsmith HS (1979) The debate over immediate lymph node dissection in melanoma. Surg Gynecol Obstet 148: 403–405
11. Goldsmith HS, Shah JKP, Kim DH (1970) Prognostic significance of lymph node dissection in the treatment of malignant melanoma. Cancer 26: 606–609
12. Gumport SL, Meyer HW (1959) Treatment of 126 cases of malignant melanoma: Long-term results. Ann Surg 150: 989–992
13. Herzberg JJ (1964) Das Verhalten der cutanen Lymphgefäße beim malignen Melanom. Arch Klin Exp Dermatol 220: 129–141
14. Hornstein OP (1972) Therapie und Prognose des malignen Melanoms. Fortschr Med 90: 1087–1090
15. Kubik (1980) Drainagemöglichkeiten der Lymphterritorien nach Verletzung peripherer Kollektoren und nach Lymphadenektomie. Folia Angiol 28: 228–237

16. Lane N, Lattes R, Mahn J (1958) Clinicopathological correlations in a series of 117 malignant melanomas of the skin of adults. Cancer 11: 1025–1043
17. McLeod R, Davis NC, Herron JJ, Caldwell RA, Little JH, Quinn RL (1968) A retrospektive survey of 498 patients with malignant melanoma. Surg Gynecol Obstet 126: 99–108
18. Meyer CM, Lecklitner ML, Logic JR, Balch CE, Bessey PQ, Tauxe WN (1979) Technetium-^{99m} sulfur-colloid cutaneous lymphoscintigraphy in the management of truncal melanoma. Radiology 131: 205–209
19. Mundth ED, Guralnik EA, Raker JW (1965) Malignant melanoma: A clinical study of 427 cases. Ann Surg 162: 15–28
20. Munz DL (1983) Experimentelle und klinische Untersuchungen über die regionäre Lymphdrainage der Haut mit Tc-^{99m}-markiertem Antimontrisulfid-Kolloid: Bedeutung für das maligne Hautmelanom. Habilitationsschrift, Frankfurt (Main)
21. Munz DL (1984) Experimentelle und klinische Untersuchungen über die regionäre Lymphdrainage der Haut mit Tc-^{99m}-markiertem Antimontrisulfid-Kolloid: Bedeutung für das maligne Hautmelanom. R. G. Fischer, Frankfurt (Main)
22. Munz DL, Altmeyer P, Holzmann H, Encke A, Hör G (1982) Der Stellenwert der Lymphoszintigraphie in der Behandlung maligner Melanome der Haut. Dtsch Med Wschr 107: 86–91
23. Munz DL, Altmeyer P, Sessler MJ, Hör G (1982) Axillary lymph node groups – the center in lymphatic drainage from the truncal skin in man: Clinical significance for management of malignant melanoma. Lymphology 15: 143–147
24. Rees WV, Robinson DS, Holmes EC, Morton DL (1980) Altered lymphatic drainage following lymphadenectomy. Cancer 45: 3045–3049
25. Sim FH, Taylor WF, Ivins JC, Pritchard DJ, Soule EH (1978) A prospective randomized study of the efficacy of routine elective lymphadenectomy in management of malignant melanoma: Preliminary results. Cancer 41: 984–986
26. Sugarbaker EV, McBride CM (1976) Melanoma of the trunk: The results of surgical excision and anatomic guidelines for predicting nodal metastasis. Surgery 80: 22–30
27. Sullivan DC, Croker Jr BP, Harris CC, Deery P, Seigler HF (1981) Lymphoscintigraphy in malignant melanoma: Tc-^{99m} antimony sulfur colloid. Amer J Roentgenol 137: 847–851
28. Tanigawa N, Kanazawa T, Satomura K. Hikasa Y, Hashida M, Muranishi S, Sezaki H (1981) Experimental study on lymphatic vascular changes in the development of cancer. Lymphology 14: 149–154
29. Tonak J, Gall FP, Hermanek P (1980) Die prophylaktische Lymphknotendissektion beim malignen Melanom. Dtsch Med Wschr 105: 1782–1786
30. Veronesi U, Adamus J, Bandiera DC, Brennhovd IO, Caceres E, Cascinelli N, Claudio F, Ikonopisov RL, Javorskj VV, Kirov S, Kulakowski A, Lacour J, Lejeune F, Mechl Z, Morabito A, Rodé I, Sergeev S, van Slooten E, Szczygiel K, Trapeznikov NN, Wagner RI (1977) Inefficacy of immediate node dissection in stage 1 melanoma of the limbs. N Engl J Med 297: 627–630
31. Wanebo HJ, Woodruff J, Fortner JG (1975) Malignant melanoma of the extremities: A clinicopathologic study using levels of invasion (microstage). Cancer 35: 666–676
32. Weidner F, Hornstein OP, Hermanek P, Wutz G (1976) Early metastases in regional lymph nodes and prognosis of malignant melanoma. Arch Dermatol Res 256: 167–177
33. Wenzel-Hora BI, Siefert HM, Grüntzig J (1982) Animal experimental studies of indirect lymphography of the eye, face and neck regions using iotasul. Lymphology 15: 32–35
34. Zeidman I, Copeland BE, Warren S (1955) Experimental studies on the spread of cancer in the lymphatic system. II. Absence of a lymphatic supply in carcinoma. Cancer 8: 123–127

Lokale prätherapeutische Lymphoszintigraphie beim malignen Melanom

Zur Übereinstimmung der angezeigten Lymphabfluß-Richtungen mit nachgewiesener lymphogener Metastasierung

L. Illig, S. F. Grebe, H. Müller, E. Paul, H. Schmitt

Zusammenfassung

Anhand von 100 prätherapeutischen lokalen Lymphoszintigraphien bei heikel lokalisierten, stärker invasiven malignen Melanomen der Haut am Oberschenkel, am Oberarm und vor allem an Stamm und Nacken wird der mögliche verfälschende Einfluß einer vorausgehenden diagnostischen Exzision überprüft und in 13 Fällen mit regionaler Metastasierung das Szintigramm mit der Lokalisation der nach der Dissektion gefundenen Lymphknoten-Metastasen verglichen.

Dabei stellt sich heraus, daß die diagnostische Exzision des Tumors ein nachfolgendes Lymphoszintigramm nicht nachweislich beeinträchtigt. In den 13 Fällen mit lymphogenen Metastasen korrespondiert die uni- oder multi-direktionale Metastasierungs-Richtung nur 4mal mit dem Lymphoszintigramm, einschließlich eines cross-over. Bei einem midline-Tumor am Rücken wird nur eine von zwei Metastasierungs-Richtungen angezeigt, und es kommt im weiteren Verlauf zu einem nicht vorhergesehenen bilateralen Lymphknotenbefall. Bei einem medio-skapulär lokalisierten Tumor zeigt das Szintigramm keinen Abfluß, es wird aber anschließend doch eine bi-direktionale Metastasierung gefunden. Ohne diese Fehlanzeige wäre vielleicht aufgrund der topographisch zu erwartenden Abflüsse eine En-bloc-Dissektion vorgenommen worden. Massive, z.T. schon inoperable Lymphknotenmetastasen in den Achseln behinderten die lymphoszintigraphische Anzeige wider Erwarten nicht. Bei Stamm-Melanomen mit oder ohne lymphogene Metastasen waren die Achsel-Lymphknoten auffallend häufig involviert, auch wenn der Tumor unterhalb der Sappeyschen Linie lokalisiert war oder bei multi-direktionalem Abfluß im Szintigramm, was im Hinblick auf uni-direktionale bzw. bi-direktionale En-bloc-Dissektionen von praktischer Bedeutung ist.

Schlüsselwörter

Malignes Melanom, lokale Lymphoszintigraphie, prätherapeutische Bestimmung des regionalen Lymphabflusses, Vergleich mit der regionalen lymphogenen Metastasierungs-Richtung

Summary

On the basis of 100 pretherapeutic local lymphoscintigraphs in critically located invasive melanomas at the thigh, upper arm, trunk, and neck, the potential falsifying influence of previous diagnostic excision was examined, and in 13 cases with regional metastases the scintigrams were compared with the location of the lymph node metastases observed after dissection.

It was found that diagnostic tumor excision did not notably affect the following lymphoscintigram. Of the 13 cases with lymphogenic metastases, only 4 had unidirectional or multidirectional metastases correlating with the lymphoscintigram, including one cross-over. In a midline tumor at the back, only one of two metastatic directions was indicated, and an unexpected bilateral lymph node involvement was observed during the later course. In a medio-scapular tumor the scintigram failed to show any drainage, but bidirectional metastases were found subsequently. Without this false information, block dissection might have been performed in view of the topographically expected drainages. Contrary to expectation, the lymphoscintigraphic information was not impeded by massive, partly inoperable axillary lymph node metastases. In melanomas of the trunk with or without lymphogenic metastases,

Dermatologie und Nuklearmedizin
Hrsg. Holzmann, Altmeyer, Hör, Hahn
© Springer-Verlag Berlin · Heidelberg 1985

the axillary lymph nodes were frequently involved, also in cases where the tumor was located beneath the Sappey's line or where the scintigram had shown multidirectional drainage. This is of practical importance for unidirectional or bidirectional block dissections.

Die kurative Behandlung maligner Melanome der Haut im Primärstadium und bei regionaler Metastasierung ist nach wie vor rein operativ; je nach Invasionstiefe des Tumors gilt die weite Exzision ohne oder mit Spalthautplastik, die En-bloc-Dissektion mitsamt den zugehörigen Lymphabflußwegen und Lymphknoten und – als topographisch bedingter Kompromiß – die *dis*kontinuierliche Dissektion der regionalen Lymphknoten auf der ganzen Welt als Therapie der Wahl [1]. Nur beim regional metastasierenden Extremitäten-Melanom ist als *adjuvante* Maßnahme noch die isolierte extrakorporale Zytostatika-Perfusion (meist in Verbindung mit der regionalen Lymphknoten-Ausräumung) hinzugekommen; sie hilft die Prognose verbessern und Amputationen vermeiden [10, 18, 21].

Als optimale Therapie gilt bei stärker invasiven Melanomen seit altersher – wenn topographisch möglich – die En-bloc-Dissektion des Primärtumors mitsamt den zugehörigen Lymphabflußwegen und regionalen Lymphknoten. Bei sog. midline-Tumoren z. B. des Rückens oder der Flanke wird sie von manchen Autoren auch bidirektional bzw. bilateral ausgeführt (Achsel-Achsel; Achsel-Leiste; vgl. [8, 9]).

Grundlage *aller* melanom-typischen Operationen von der weiten Exzision bis zur bipolaren En-bloc-Dissektion ist die Tatsache, daß die Melanome der Haut lange Zeit vorzugsweise regional-*lymphogen* metastasieren, ehe nach Überschreiten einer bestimmten Invasionsstufe des Primärtumors die okkulte hämatogene Metastasierung in den Vordergrund tritt und das Schicksal bestimmt [4].

Damit hängt die Effektivität der chirurgischen Melanom-Behandlung in erster Linie von der Radikalität des Eingriffs ab *und* von einer möglichst genauen Kenntnis der jeweiligen Lymphabflußwege.

Bei Melanomen am Kopf oder an den Extremitäten stellt dies – von der Außenseite des Oberschenkels und des Oberarms abgesehen – kein Problem dar. Auch der Abfluß von Tumoren nahe der vorderen oder hinteren Achselfalte ist topographisch weitgehend konstant und daher vorhersehbar. Bei allen übrigen Lokalisationen, insbesondere bei sog. midline-Tumoren des Stammes bzw. Nackens ist eine Vorhersage der zugehörigen Lymphabflußbahnen dagegen rein anatomisch nicht oder nur mit großer Unsicherheit möglich. *Aus diesem Grund ist jede neue Methode willkommen, welche eine Überprüfung der Lymphabflüsse eines Primärtumors ermöglicht und damit die individuelle Schnittführung bei seiner Exzision verbessert,* auf der anderen Seite aber unnötige Dissektionen vermeiden hilft.

In dieser Hinsicht hat nun die Methode der Lymphoszintigraphie große Hoffnungen geweckt, und die ersten Berichte stimmten optimistisch. Die Lymphoszintigraphie – genauer Lymph*knoten*-Szintigraphie – geht bis in die 50er Jahre zurück und wurde ursprünglich als Ersatz oder Ergänzung zur Kontrastmittel-Lymphographie bei der Metastasen-Suche eingesetzt [6, 16, 22]. Erst allmählich erkannte man die Eignung des Verfahrens zur präoperativen Ermittlung der Lymphabfluß-„Wege" (in Wirklichkeit allerdings meist nur der zuständigen Lymphknoten-Gruppen, d. h. der Abfluß-*Richtungen)* bei heikel lokalisierten Tumoren. Dabei wurde die Injektion des Radionuklids an den Ort des Tumors verlegt [7, 8, 17, 19]. Seit den grundlegenden

162

Studien von Robinson [17] bzw. Fee [7] wird die Lymphoszintigraphie praktisch nur noch lokal und zur Überprüfung der Lymphabflußwege eingesetzt [2, 3, 12, 14, 15, 20]. Wichtigstes Resultat dieser Bemühungen: Stamm-Melanome haben sehr stark variierende und daher topographisch nicht immer vorhersehbare Lymphabflußbahnen. Nicht nur bei sog. midline-Tumoren, sondern auch bei multi-direktionalem Abfluß findet sich unerwartet häufig ein „cross-over". Auch tiefer sitzende Stamm-Melanome weisen überraschend häufig Abflußmöglichkeiten zur Achsel auf. Andererseits läßt sich in Analogie zur bi-direktionalen *vertikalen* En-bloc-Dissektion nach Ariel [5] bei Tumoren der Flanke tatsächlich in manchen Fällen auch ein bi-direktionaler Lymphabfluß zur Achsel *und* zur Leiste nachweisen, was diesen übergroßen Eingriff nachträglich rechtfertigt.

Gleiches gilt für die *horizontale* bilaterale En-bloc-Dissektion nach Ariel bei midline-Tumoren des Rückens.

Diese erfolgversprechende Entwicklung veranlaßte uns, vor 4 Jahren die präoperative bzw. prätherapeutische lokale Lymphoszintigraphie zur Vorbereitung großer, vor allem „atypischer" En-bloc-Dissektionen bei schwierig lokalisierten high-risk-Melanomen des Stammes und der Oberschenkel- bzw. Oberarm-Außenseite in unser diagnostisches Programm aufzunehmen; und zwar in einer modifizierten Form, bei welcher das Radionuklid je nach Lokalisation des Tumors nicht „rundum", sondern unter Berücksichtigung der jeweiligen „Wasserscheiden" nur an zwei bzw. vier Punkten deponiert wird, um Injektionen in die kontralaterale Körperseite zu vermeiden [13]. Inzwischen verfügen wir über mehr als 100 Szintigramme und über eine Reihe von Patienten, bei denen anschließend lymphogene Metastasen nachgewiesen wurden, so daß ein Vergleich der präoperativ ermittelten Lymphabflußrichtungen mit dem tatsächlichen Verlauf postoperativ entdeckter Lymphbahn-Metastasen möglich ist. Über die letztgenannten Fälle möchten wir hier berichten und dabei zur „Treffergenauigkeit" der lokalen Lymphoszintigraphie Stellung nehmen.

Material und Methode

In den Jahren 1981 bis 1984 wurde bei 100 Melanom-Patienten eine präoperative bzw. prätherapeutische lokale Lymphoszintigraphie durchgeführt. In den meisten Fällen war der Tumor noch in situ, nur bei 34 Patienten war bereits außerhalb eine Exzisions-Biopsie von durchschnittlich 3 cm Länge mit primärer Wundnaht vorgenommen worden.

3–5 mCi Tc99m Schwefelkolloid + 150 E Hyaluronidase wurden in einem Gesamt-Volumen von 1–3 ml NaCl gelöst und anfangs in einem Radius von 4–5 cm um das Tumor-Zentrum herum auf 4–8 subkutane Depots verteilt. Später gingen wir dazu über, je nach den erwarteten Hauptabflußrichtungen nur 2 Depots zu setzen. Gescannt wurde auch die kontralaterale Körperseite, und zwar bis zur 4. bzw. 6. Stunde.*

---

* Das Verfahren wurde von H. Müller in unserer Nuklearmedizinischen Abteilung (Leiter: Prof. S. F. Grebe) aufgebaut, durchgeführt und ausgewertet

Lokalisation der Tumoren und Zahl der gefundenen Abflußrichtungen sind aus den Tabellen 1–3 ersichtlich.

13 der 100 Melanom-Patienten hatten oder bekamen postoperativ lymphogene Metastasen. Davon war der Primärtumor 1mal am Oberschenkel außen und 3mal am Oberarm außen lokalisiert. Das Szintigramm sollte bei der Entscheidung helfen, ob die Schnittführung bei der En-bloc-Dissektion jeweils dorsal oder ventral zur Achsel verlaufen müßte.

Die genaue Tumor-Position der 13 regional metastasierenden Fälle geht aus den Abb. 1–13 hervor, Tumortyp und Tumordicke aus den zugehörigen Legenden.

Resultat

1. Bei 87 Patienten, die nach der Therapie klinisch erscheinungsfrei geblieben waren, entsprach der Ausfall der präoperativen Szintigramme bei noch vorhandenem Primärtumor weitgehend dem, was aus der Literatur bekannt ist. 73 Patienten mit Stamm-Melanomen und 6 mit Nacken-Melanomen zeigten folgenden Befund:
   a) „Kein Abfluß" war selten und wurde insgesamt nur 4mal registriert. 2mal war bereits eine Exzision vorausgegangen, im dritten Fall hatte möglicherweise ein technischer Fehler vorgelegen.
   b) Ein uni-direktionaler Abfluß war ebenfalls selten, weil es sich größtenteils um Stamm-Lokalisationen handelte. Er wurde insgesamt 24mal beobachtet.
   c) Der bi-direktionale bzw. multi-direktionale Abfluß bildete bei Stamm-Melanomen die Regel. Bei 27 Patienten wurden zwei Lymphabfluß-Richtungen registriert, bei 21 Patienten drei oder mehr (Tabelle 1 und 2).

Tabelle 1. Lymphoszintigramme bei primären Melanomen. Gießen 1981–1984. Gesamt = 100

Lokalisation	gesamt	davon midline
Stamm + Nacken	73 + 6	16 + 4
Bein (O'Sch)	4	4*)
Arm (O'Arm)	17	16*)

*) Oberschenkel/Oberarm lateral

Tabelle 2. Lymphoszintigramme bei primären Melanomen. Gießen 1981–1984. Zahl der Abfluß-richtungen. Stamm + Nacken = 73 + 6

	gesamt	davon midline	nach Exzisions-Biopsie
1. Kein Abfluß	4	1	2
2. Uni-direktional	23 + 1	5	10
3. Bi-direktional	27 + 3	5 + 2	14
4. Multi-direktional	19 + 2	6 + 2	8
Davon bilateral (cross-over)	30 + 3	10 + 2	8 + 3

164

Tabelle 3. Vergleich der Abflußrichtungen in Lymphoszintigrammen bei Patienten mit/ohne vorausgegangener Operation. Stamm + Nacken = 79

Abfluß-Richtungen	mit Exzision	ohne Exzision
0	2	2
1	6	18
2	13	17
>2	8	13
Bilateral	12	21

d) Eine vorausgegangene Exzisions-Biopsie hatte wider Erwarten keinen signifikanten Einfluß auf das Resultat, auch nicht im Hinblick auf einen „Nicht-Abfluß" (Tabelle 3).

e) Bei Stamm-Melanomen dominierten unabhängig vom Sitz des Tumors auffallend die Achsel-Lymphknoten; auch bei multi-direktionalem Abfluß waren sie oft mitbeteiligt, selbst bei Tumorlokalisationen unterhalb des Bauchnabels (bei 73 Stamm-Melanomen insgesamt 53mal, bei 6 Nacken-Melanomen nur 1mal).

2. Bei 13 Patienten mit regionalen Lymphbahn-Metastasen zeigten alle 3 Oberarm-Melanome und das Bein-Melanom eine uni-direktionale Abfluß-Richtung (Abb. 1–4); 7 von 9 Stamm-Melanomen wiesen dagegen mindestens 2 Abfluß-Richtun-

Szintigraphische Befunde und Lokalisationen lymphogener Metastasen bei 13 Melanom-Patienten

+++ = Tumor bereits exzidiert

● = Tumor in situ

◀--- = Lymphabfluß-Richtung im Szintigramm

◀——— = Lymphabfluß-Richtung im Szintigramm und Metastasen identisch

M = Metastasen

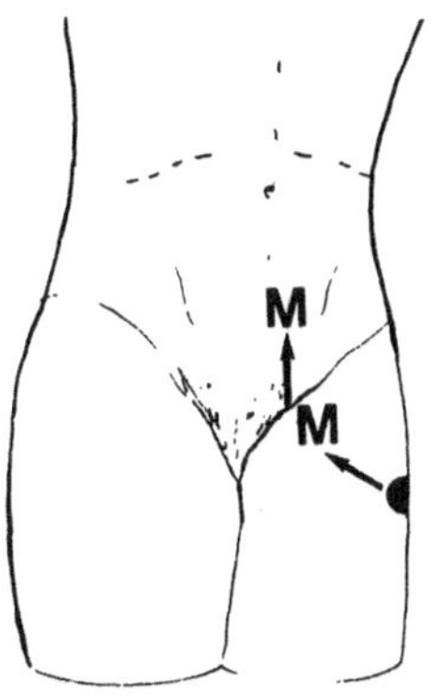

Abb. 1. Oberschenkel dorso-lateral rechts. Noduläres Melanom, Dicke 1,5 mm, 6 Wochen nach Exzisions-Biopsie (Narbe 16 cm). Szintigramm: Uni-direktional *femoral + iliakal.* Metastasen: *Femoral.* Weitere Metastasierung: *Para-iliakal, para-aortal.* Tod an Generalisation. Bemerkung: Korrespondenz von Szintigramm und Metastasierung

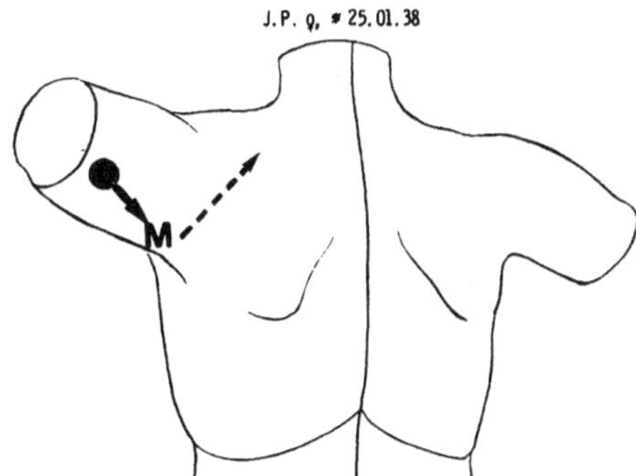

Abb. 2. Oberarm dorso-lateral links. Superficiell spreitendes Melanom, Dicke 1,2 mm, 3 Wochen nach Elektroresektion. Szintigramm: Uni-direktional *axillär,* klavikulär. Metastasen: *Axillär.* Verstorben an metastasierendem Mamma-Ca. Bemerkung: Korrespondenz von Metastasen und Szintigramm

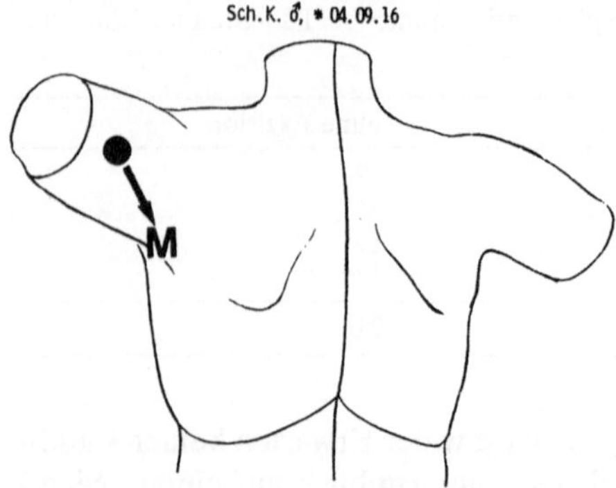

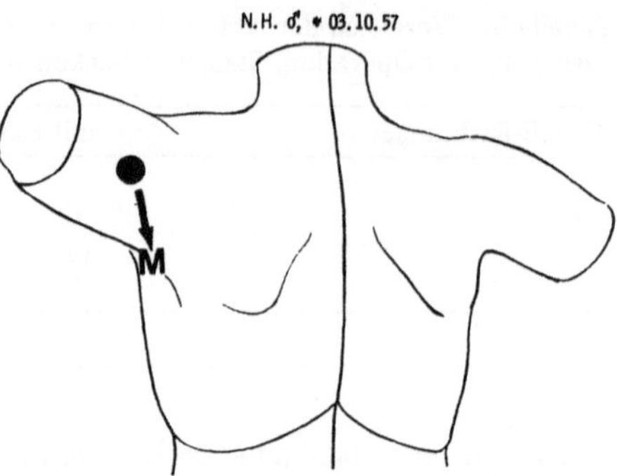

Abb. 3. Oberarm dorso-lateral links. Noduläres Melanom, Dicke 2,4 mm, 8 Monate nach Exzisions-Biopsie (Narbe 3 cm). Szintigramm: Uni-direktional *Axille links.* Metastasen: *Axille links* (massiv und inoperabel!). Bemerkungen: Keine Beeinträchtigung des Szintigramms trotz massiven Lymphknoten-Befalls. Korrespondenz von Metastasen und Szintigramm

Abb. 4. Oberarm dorso-lateral links. Noduläres Melanom, Dicke 4,4 mm (Tumor noch in situ). Szintigramm: Uni-direktional *axillär* (dorsal). Metastasen: *Axillär* (Makro und Mikro, nicht mehr operabel!). Tod an Generalisation. Bemerkungen: Keine Beeinträchtigung des Szintigramms durch massiven Lymphknotenbefall. Korrespondenz von Metastasen und Szintigramm

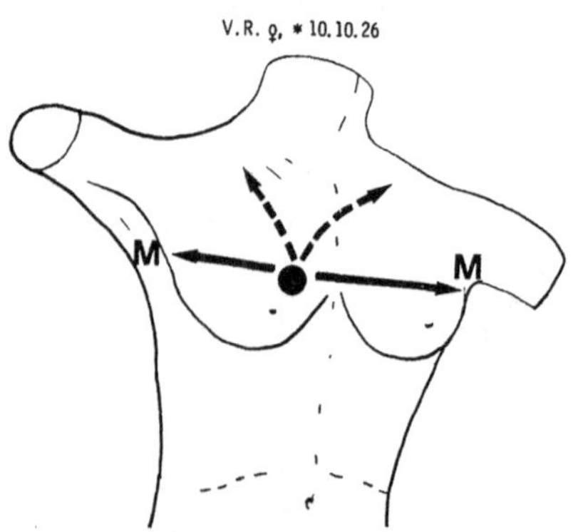

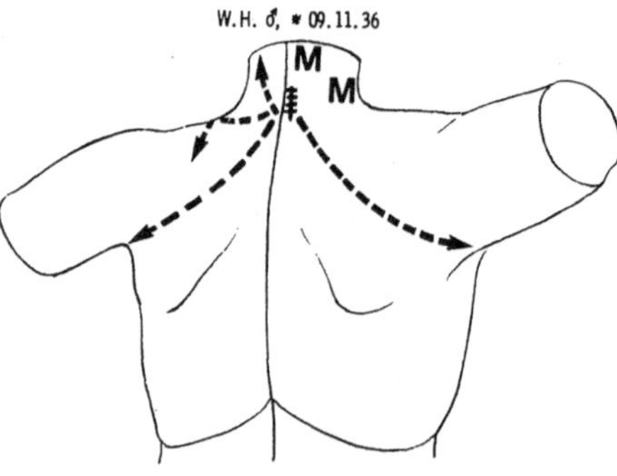

Abb. 5. Stamm, supra-mamillär rechts. Noduläres Melanom, Dicke 8,6 mm (Tumor noch in situ). Szintigramm: Multi-direktional klavikulär links und rechts, *axillär links und rechts* (doppelter cross-over). Metastasen: *Axillär rechts,* später auch *axillär links!* Tod an Hirnmetastasen. Bemerkung: Richtige Anzeige einer Abfluß-richtung und eines cross-over

Abb. 6. Stamm, Nacken midline. Superfiziell spreitendes Melanom, 3 Wochen nach Exzisions-Biopsie (Narbe 3 cm). Szintigramm: Multi-direktional axillär rechts und links, nuchal und klavikulär links. Metastasen: Hals und Hinterkopf rechts. Später Lungen-Metastasen. Bemerkungen: *Keine* Anzeige der tatsächlichen Metastasierungsrichtung. Es ist nicht sicher geklärt, ob der Abfluß nach klavikulär links auf direktem Wege oder über die Achsellymphknoten erfolgt [11]

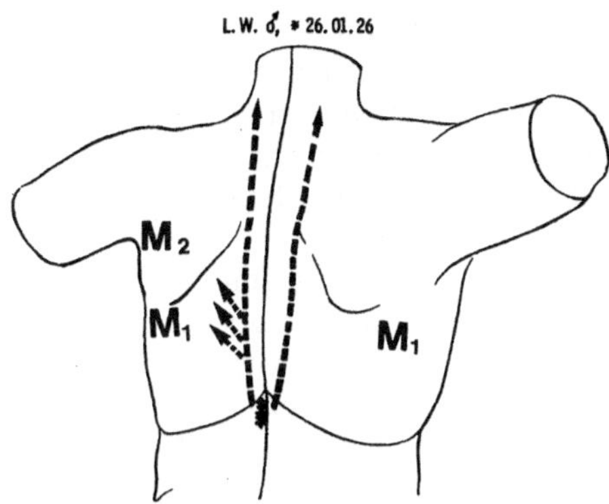

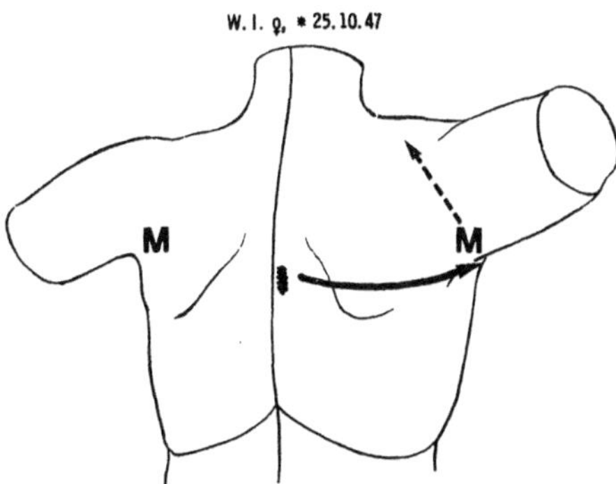

Abb. 7. Stamm, Rücken midline. Noduläres Melanom, Dicke 4,0 mm, 14 Tage nach Exzisions-Biopsie (Narbe 3,3 cm). Szintigramm: Multi-direktional zervikal links und rechts, interkostal links. Metastasen: 1 Jahr später Intransit-Metastasen beiderseits (M 1) axillär links (M 2). Bemerkung: Keine Anzeige der tatsächlichen bilateralen Metastasierungs-Richtungen

Abb. 8. Stamm, Rücken midline interskapulär. Melanom auf kongenitalem Naevus, Exzisions-Biopsie vor Jahren (Narbe 3 cm). Szintigramm: Uni-direktional *axillär rechts*, klavikulär rechts. Metastasen: *Axillär rechts* + axillär links. Tod an Hirnmetastasen. Bemerkung: Nur eine von zwei bilateralen Metastasierungs-Richtungen wird angezeigt

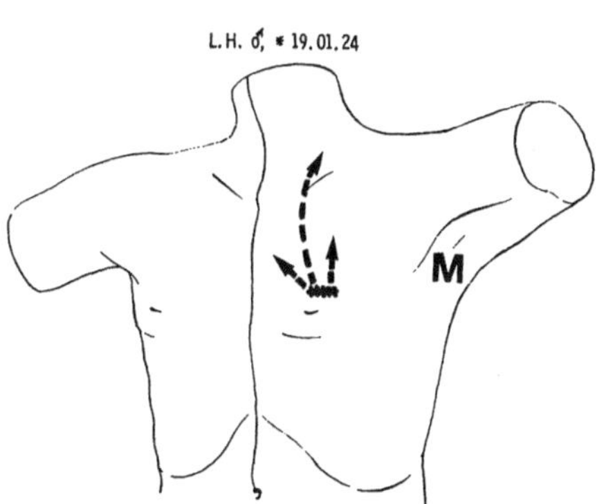

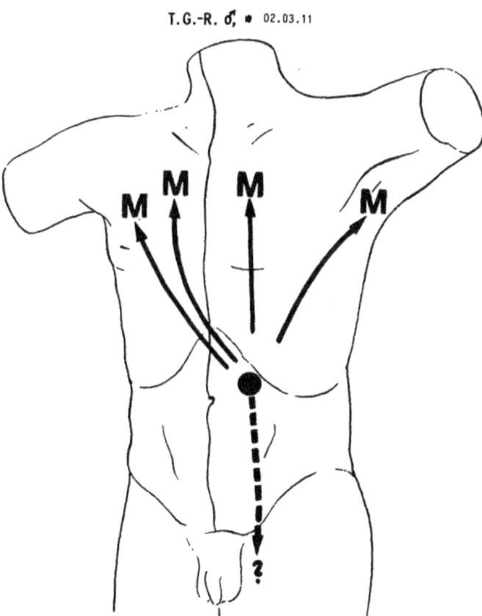

Abb. 9. Stamm, paramamillär links. Noduläres Melanom, lokal rezidivierend, Dicke 1,2 mm, nach 2 Exzisions-Biopsien – zuletzt vor 8 Tagen – (Narbe 4 cm). Szintigramm: Multidirektional, pektoral und klavikulär links (kranial und medial). Metastasen: Axillär links. Bemerkung: Metastasierungs-Richtung nicht angezeigt

Abb. 10. Stamm, Oberbauch paramedian etwas oberhalb des Nabels. Superfiziell spreitendes Melanom, Dicke 3,6 mm (Tumor in situ). Szintigramm: Multi-direktional parasternal links und rechts, *axillär links und rechts*, femoral links. Metastasen: *Axillär links und rechts*, thorakal links und rechts. Tod an Generalisation mit Hirnmetastasen. Bemerkungen: Trotz massiver Metastasierung in Brustwand und Achseln keine „Verstopfung" der Lymphbahnen mit „Nicht-Anzeige". Leiste klinisch unauffällig, histologisch nicht überprüft

gen auf, einige auch 3 und mehr (Abb. 5–7, 9–11, 13). Nur einmal fanden wir am Stamm einen uni-direktionalen Abfluß zur Axilla und zu den klavikulären Knoten (Abb. 8). „Kein Abfluß" wurde nur bei einem Patienten registriert, dessen medioskapulär lokalisierter Tumor bereits exzidiert worden war.

Dennoch traten aber später axilläre und supraklavikuläre Metastasen der gleichen Seite auf (Abb. 12).

Bei den 4 proximal lokalisierten Extremitäten-Melanomen stimmte die Richtung der lymphogenen Metastasen voll mit der Richtung des präoperativen Szintigramms überein (Leiste bzw. Achsel). Massive, z.T. schon inoperable Achsel-Metastasen verhinderten die korrekte Szintigramm-Anzeige *nicht*. Ob allerdings der Weg von der Oberarm-Außenseite ventral oder dorsal zur Achsel verlief, konnte nicht festgestellt werden, weil sich leider nur die Lymph*knoten,* nicht aber die Lymph*bahnen* selbst darstellten (siehe Tabelle 4, Abb. 1–4).

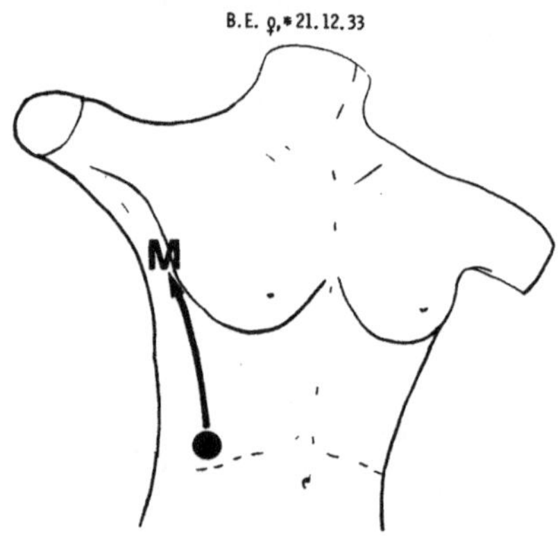

Abb. 11. Stamm, Flanke rechts midline. Superfiziell spreitendes Melanom, Dicke 5,4 mm (Tumor in situ). Szintigramm: Uni-direktional *axillär rechts mit* Darstellung der Lymphbahnen selbst. Metastasen: *Axillär rechts* (Mikro). Bemerkung: Trotz des tiefen Sitzes einziger Abfluß zur gleichseitigen Achsel

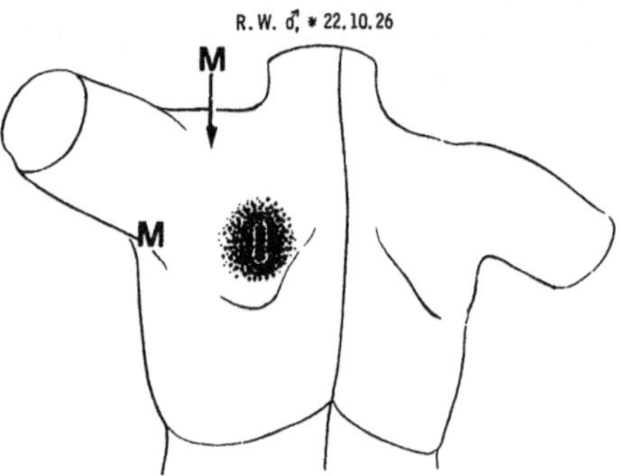

Abb. 12. Stamm, Rücken, medioskapulär links. Noduläres Melanom, Dicke 14 mm, vor 1 Woche Exzisions-Biopsie (Narbe 9 cm). Szintigramm: Kein Abfluß! Metastasen: Axillär links (massiv, inoperabel), klavikulär links. Im weiteren Verlauf Lungen-Metastasen. Bemerkungen: Trotz mangelnder Abflußanzeige doch lymphogene Metastasierung in *zwei* Richtungen. Ohne die „Nicht-Anzeige" des Szintigramms wäre vielleicht eine En-bloc-Dissektion vorgenommen worden

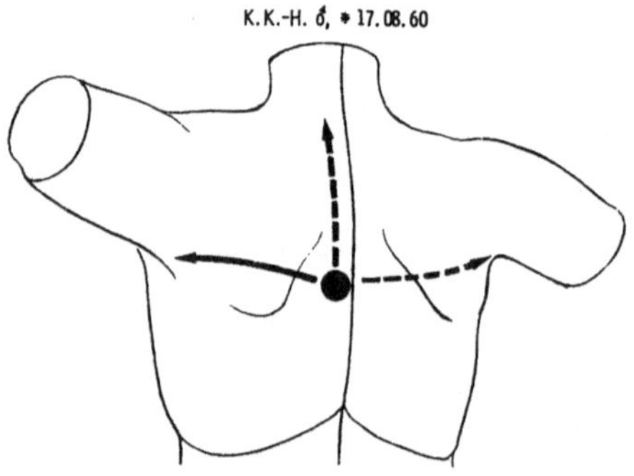

Abb. 13. Stamm, Rücken midline, interskapulär. Superfiziell spreitendes Melanom, Dicke 1,1 mm (Tumor in situ). Szintigramm: Multidirektional axillär links und rechts, kranial. Metastasen: Axillär links. Bemerkungen: Metastasierung in eine von drei möglichen Richtungen richtig angezeigt

Tabelle 4. Prä-therapeutisches Lymphoszintigramm bei malignen Melanomen. Vergleich mit der Richtung lymphogener Metastasierung. Patienten insgesamt = 13

	übereinstimmend	teilweise übereinstimmend	nicht übereinstimmend
Stamm + Nacken	4	1	4
Extremitäten	4	0	0

Bei den 9 Stamm-Melanomen stimmten die lymphogenen Metastasenwege nur 4mal mit den szintigraphisch angezeigten Abfluß-Richtungen überein (Abb. 5, 10, 11, 13). In einem weiteren Fall wurde nur einer von zwei Metastasierungswegen angezeigt, ein cross-over jedoch nicht (Abb. 8). Bei 4 Fällen versagte die Lymphoszintigraphie; bei diesen Patienten war allerdings die diagnostische Exzision des Tumors bereits erfolgt (Einzelheiten s. Tabelle 4, Abb. 6, 7, 9, 12).

Diskussion

Der Wert der lokalen präoperativen Lymphoszintigraphie steht und fällt naturgemäß mit ihrer Zuverlässigkeit, d. h. mit der Vollständigkeit der Lymphbahn-Darstellung und mit dem Nachweis, daß vorhandene oder später auftretende Lymphbahn-Metastasen auch tatsächlich mit den vorher angezeigten Lymphabflußwegen des Tumorbettes korrespondieren. Da die Methode noch neu ist, liegen nur wenige diesbezügliche Erfahrungsberichte vor. Die Reproduzierbarkeit der Lymphbahn-Darstellungen wurde u. W. überhaupt noch nicht überprüft, weder am Tier noch am Menschen. Die Arbeitsgruppe um Holmes und Fee in Los Angeles hat ihre Lymphoszintigramme aber sowohl mit der Verteilung gleich anschließend bei der regionalen Lymphknoten-Dissektion gefundener Metastasen als auch mit der Verlaufsrichtung *späterer* Lymphbahn-Metastasierung innerhalb von 55 Wochen verglichen. Dabei stimmte das präoperative Lymphoszintigramm in 17 von 18 Fällen mit den bei der Dissektion entdeckten Lymphknoten-Metastasen überein, und spätere Lymphbahnabsiedelungen lagen in 9 Fällen ausnahmslos innerhalb der vorher lymphoszintigraphisch ermittelten Abflußwege; keine Lymphknotenmetastase wurde also außerhalb der angezeigten Bahnen gefunden. Ein solches Resultat spricht nicht nur für den hohen diagnostischen Wert der Methode, sondern auch für einen hohen Grad an Reproduzierbarkeit.

Unsere eigenen, hier vorgelegten Befunde sehen leider nicht ganz so günstig aus. Die Übereinstimmung von Lymphoszintigramm und befallenen Lymphknotenregionen bei den 4 metastasierenden Extremitäten-Melanomen überrascht auch in dem Fall mit dorso-lateral lokalisiertem Oberschenkel-Tumor nicht. Bei einem Oberarm-Melanom wurden nach den Achsellymphknoten auch die klavikulären Knoten angezeigt, die Metastasierung erfolgte aber nur in die Achselknoten (Abb. 2). Nur die für die Schnittführung im Falle einer En-bloc-Dissektion bei dorso-lateralem Oberarm-Tumor wichtige Frage, ob der Lymphstrom dorsal oder ventral zur Achsel führt, war nicht zu entscheiden, weil das Szintigramm nur die Lymphknoten, nicht aber die Lymphbahnen selbst markiert. Hier könnten nur Intransit-Metastasen auf dem kur-

Tabelle 5. Prätherapeutisches Lymphoszintigramm bei malignen Melanomen. Vergleich mit der Richtung lymphogener Metastasierung. Tumoren an Stamm + Nacken = 8 + 1

	gesamt	davon midline	davon nach Exzisions-Biopsie	Metastasen vorhanden	Metastasen später
übereinstimmend	4	2	0	4	1
teilweise übereinstimmend	1	1	1	1	0
nicht übereinstimmend	4	2	4 (!)	4	1

zen Wege zwischen Tumor und Achsel weiterhelfen, die wir aber noch nicht gesehen haben.

Die mangelnde Übereinstimmung von Lymphoszintigramm und späteren Metastasierungen in 4 Fällen heikel lokalisierter Stamm-Melanome und die Fehlanzeige eines cross-over im fünften Fall (Abb. 6–10; Tabelle 4) sind etwas enttäuschend und lassen an der Zuverlässigkeit des Lymphoszintigramms erstmals zweifeln. Zwar erweckt ein Blick auf Tabelle 5 zunächst den Verdacht, an der mangelnden Übereinstimmung von Szintigrammbefund und Metastasennachweis sei eventuell die vorausgegangene diagnostische Exzision des Tumors schuld. Die Aufschlüsselung aller übrigen Fälle in solche mit und ohne diagnostische Exzision auf Tabelle 3 läßt aber darauf schließen, daß die vorausgehende diagnostische Exzision zumindest keinen signifikanten Einfluß auf den Ausfall des Szintigramms hat, nicht einmal in den Fällen von „Nicht-Abfluß".

Ein Versagen der lokalen Lymphoszintigraphie in Form von „kein Abfluß" ist in der Literatur bisher auch nur im Zusammenhang mit größeren Spalthaut-Plastiken beobachtet worden [2, 12, 20].

Sowohl die 79 Stamm-/Nacken-Melanome ohne Metastasennachweis als auch die 9 regional metastasierenden Stamm-Melanome lassen selbst bei tiefsitzenden Tumoren unterhalb der Sappeyschen Linie eine auffallende Bevorzugung der Achsel-Lymphknoten erkennen, auf welche Altmeyer et al. bereits hingewiesen haben (Abb. 7, 10, 11). Das gilt selbst dann, wenn das Szintigramm auch noch oder nur andere Abfluß-Richtungen angezeigt hat (Abb. 8–10, 13). Selbst ein Nacken-Tumor (Abb. 6) hat zwar in Richtung Klavikular- und Zervikal-Region metastasiert, das Szintigramm zeigte aber außerdem einen bilateralen Abfluß in Richtung Achseln.

Zweifellos ist es noch zu früh, um den tatsächlichen diagnostischen Wert der lokalen prätherapeutischen Lymphoszintigraphie endgültig zu beurteilen. Die Zahl von Patienten mit anschließender Lymphbahn-Metastasierung ist noch klein. Wir möchten diese Methode dennoch bei heikel lokalisierten Stamm-Melanomen nicht mehr missen; hat sie doch schon jetzt zu onkologisch wichtigen Korrekturen unserer Kenntnisse und Vorstellungen über die Lymphabflußverhältnisse der Haut geführt, z. B. im Hinblick auf Vorkommen und Häufigkeit multi-direktionaler Abflüsse und eines gekreuzten Abflusses bei Stamm-Melanomen (in [11], Tab. 2; [2]). Trotz der beschriebenen Diskrepanzen hat sie uns bisher ermutigt, bei high-risk-Melanomen auch „atypische" En-bloc-Dissektionen mit ungewöhnlicher Schnittführung durchzuführen.

Die vorgelegten Befunde lassen es aber unbedingt notwendig erscheinen, in Zukunft die Vollständigkeit des lokalen Lymphoszintigramms (z. B. durch kurzfristige Wiederholung bei Patienten *ohne* nachweisbaren Lymphabfluß oder auch im Tierversuch) noch sorgfältiger als bisher zu überprüfen. Möglicherweise ergeben sich dabei Anhaltspunkte für sinnvolle methodische Verbesserungen. Die Fälle in den Abb. 6, 9 und 12 zeigen, daß ein partiell falsch-negatives Szintigramm bei Stamm-Melanomen eventuell zum Verzicht auf eine nützliche Lymphknoten-Dissektion oder zur falschen Schnittführung bei einer En-bloc-Dissektion verleiten könnte.

Nachtrag

Unmittelbar vor dem Frankfurter Gespräch haben wir die *Reproduzierbarkeit* der Methode durch Wiederholungs-Szintigramme mit viertägigem Abstand in 4 orientierenden Selbstversuchen und bei einer Patientin vor und nach einer großen diagnostischen Exzision überprüft, deren unerwartetes Resultat wir hier noch nachfügen möchten.

Da die melanom-verdächtige Pigmentläsion bei der Patientin am Rücken zwischen den Schulterblättern fast in midline-Position saß, wurden die beiden Radionuklid-Depots bei vier Freiwilligen (Verfasser selbst) ebenfalls am Rücken und in gleicher Höhe midline gesetzt und genau nach 4 Tagen wiederholt.

Kontroll-Szintigramme im Abstand von 4 Tagen

4 Selbstversuche und 1 Patientin, Rücken midline-Position

←—— Erst-Szintigraphie

←- - - Wiederholungs-Szintigraphie

+++ Diagnostische Exzision

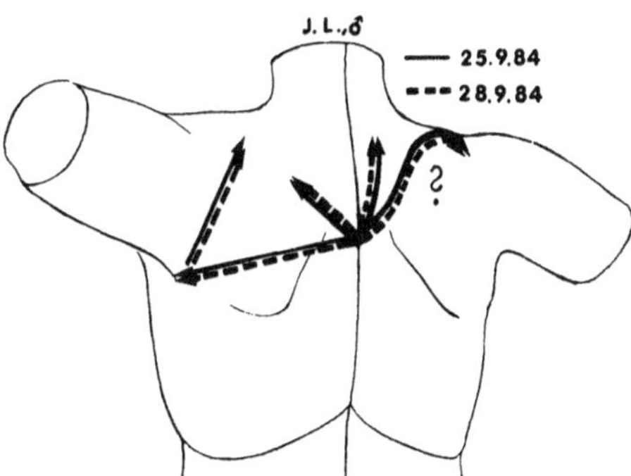

Abb. 14. Multi-direktionaler, teils bilateraler Abfluß Richtung Achsel, Schulter und Klavikularregion links sowie Klavikularregion rechts. Völlige Übereinstimmung beider Szintigramme. Direkter Abfluß zur klavikulären Lymphknotengruppe unter Umgehung der Axilla?

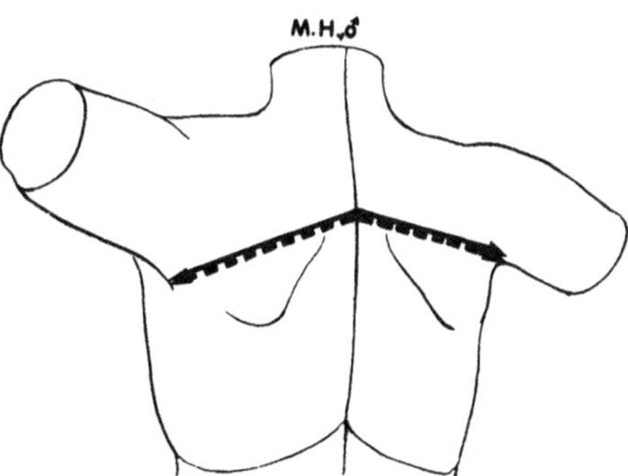

Abb. 15. Bi-direktionaler Abfluß zu beiden Achseln. Völlige Übereinstimmung beider Szintigramme

171

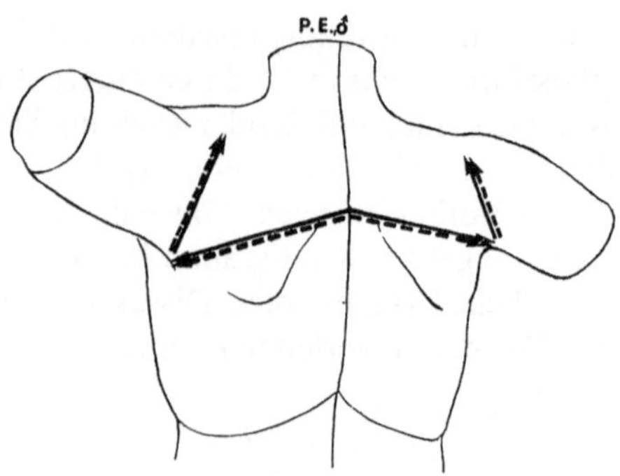

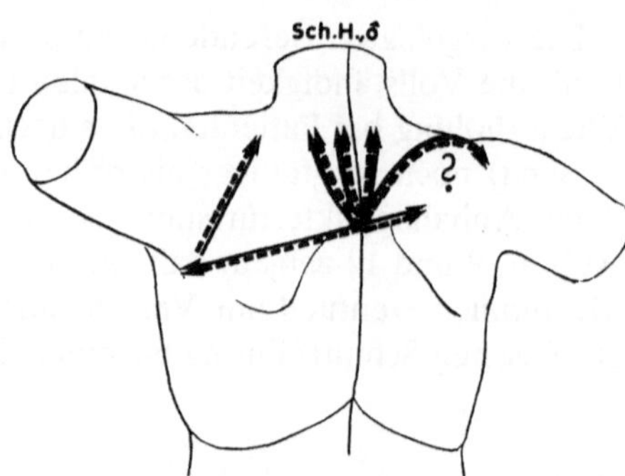

Abb. 16. Multi-direktionaler, bilateraler Abfluß Richtung Achseln und Klavikularregion. Völlige Übereinstimmung beider Szintigramme

Abb. 17. Multi-direktionaler Abfluß nach beiden Seiten, 7 Abflußrichtungen! Ebenfalls komplette Übereinstimmung von Erst-Szintigramm und Wiederholungs-Szintigramm

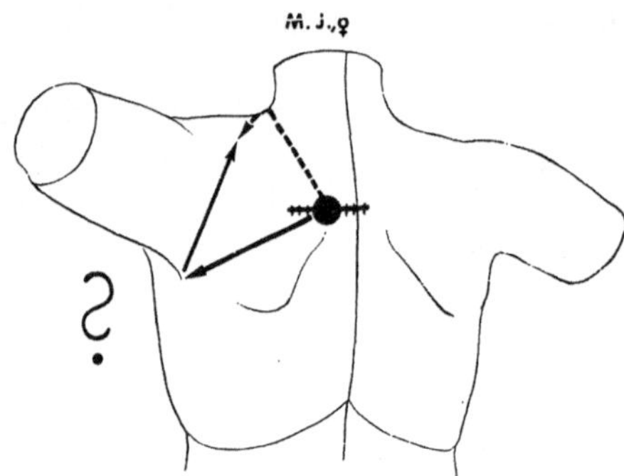

Abb. 18. Melanom-verdächtige Pigmentläsion links paramedian am Rücken. Vor der 9 cm langen diagnostischen Exzision uni-direktionale Abflußrichtung zur gleichseitigen Achsel und Klavikular-Region. *Nach* der Exzision dagegen wird nur noch klavikulär angezeigt, offensichtlich unter Umgehung der Axilla

Die Erst-Szintigramme ergaben jeweils 5, 2, 4, 7 und 2 Abflußrichtungen. Diese stimmten bei der Wiederholung in den Selbstversuchen vollkommen überein, während das Wiederholungs-Szintigramm bei der Patientin nach 9 cm langer horizontaler diagnostischer Exzision nur noch 1 von 2 Abflußrichtungen anzeigte (Abb. 14–18).

Dieser hohe Grad der Reproduzierbarkeit ohne vorausgegangene Operation – selbst bei multi-direktionalem Abfluß – hat unsere Erwartung bei weitem übertroffen. Andererseits läßt die Abweichung des Wiederholungs-Szintigramms nach einer allerdings recht großen diagnostischen Exzision nun doch sehr daran denken, daß auch die anfangs beschriebenen Diskrepanzen zwischen prätherapeutischem Lymphoszintigramm und anschließend gefundenen Metastasierungsrichtungen durch die vorausgegangenen – allerdings kleineren und größtenteils älteren – Exzisions-Biopsien bedingt waren. Diese Frage muß unbedingt an einer größeren Fallzahl weiter abgeklärt werden, weil es möglicherweise ratsam sein könnte, Patienten mit auswärts vorgenommener Exzisions-Biopsie von der lokalen Lymphoszintigraphie wegen zu hoher Irrtumsmöglichkeiten grundsätzlich auszuschließen, wie dies in Frankfurt bereits geschieht.

172

Literatur

1. Adam Y-G, Efron G (1983) Cutaneous Malignant Melanoma: Current Views on Pathogenesis, Diagnosis and Surgical Management. Surgery 93: 481–494
2. Altmeyer P (1982) Maligne Melanome am Kopf, Hals und Rumpf: Stellenwert der Lymphoszintigraphie. Hautarzt 33: 467
3. Altmeyer P, Munz D, Steinhoff W, Hör G, Holzmann H (1981) Szintigraphische Identifizierung der Lymphdrainage maligner Rumpfmelanome. Akt Derm 7: 127–130
4. Altmeyer P, Nödl F, Merkel H (1980) Lymphogene Metastasierungsbereitschaft des malignen Melanoms. Dtsch med Wschr 105: 1769–1772
5. Ariel M (1981) Principles of the Surgical Treatment of Malignant Melanoma. In: „Malignant Melanoma". Appleton-Century-Crofts, New York
6. Beisenherz D (1969) Diagnostik regionärer Lymphknotenmetastasen des malignen Melanoms mit Radionukliden. Dt Ärzteblatt 20: 1417–1419
7. Fee H-J, Robinson, D-S, Sample W-F, Graham L-S, Holmes C-E, Morton D-L (1978) The determination of lymph shed by colloidal gold scanning in patients with malignant melanoma. A preliminary study. Surgery 84: 626–632
8. Holmes E-C, Moseley H-ST, Morton D-L, Clark W, Robinson D, Urist M-M (1977) A Rational Approach to the Surgical Management of Melanoma. Ann Surg 186: 481–490
9. Illig L (1983) Therapie der malignen Melanome der Haut. Diagnostik 16: 31–36
10. Illig L, Aigner K (1980) Therapie des malignen Melanoms unter besonderer Berücksichtigung der isolierten Extremitätenperfusion. Dt Ärzteblatt 77: 2911–2925
11. Jossifow G-M (1930) Das Lymphgefäßsystem des Menschen mit Beschreibung der Adenoide und der Lymphbewegungsorgane. Jena, G Fischer
12. Meyer C-M, Lecklitner M-L, Logic J-R, Balch CH-E, Bessey P-Q, Tauxe W-N (1979) Technetium-^{99m} Sulfur-Colloid Cutaneous Lymphoscintigraphy in the Management of Truncal Melanoma. Radiology 131: 205–209
13. Müller H, Grebe S-F, Sattler E-L, Fängewisch G-L (1982) Szintigraphische Dokumentation der Lymphdrainage bei Hauttumoren. Internationales Symposium: Intraarterielle Tumortherapie, Gießen
14. Munz D-L, Altmeyer P, Holzmann H, Encke A, Hör G (1982) Der Stellenwert der Lymphoszintigraphie in der Behandlung maligner Melanome der Haut. Dtsch Med Wschr 107: 86–91
15. Munz D-L, Altmeyer P, Sessler M-J, Hör G (1982) Axillary Lymph Node Groups – The Center in Lymphatic Drainage from the Truncal Skin in Man. Lymphology 15: 143–147
16. Priwitzer U (1969) Eignung der Lymphoszintigraphie zur Metastasensuche beim malignen Melanom. Inaugural-Dissertation Heidelberg
17. Robinson D-S, Sample W-F, Fee H-J, Holmes E-C, Morton D-L (1977) Regional lymphatic drainage in primary malignant melanoma of the trunk determined by colloidal gold scanning. Surg. Forum 28: 147–148
18. Schraffordt-Koops H, Oldhoff J (1982) Regionale Perfusionsbehandlung bei primären malignen Melanomen der Extremitäten. Hautarzt 33: 506–510
19. Strand S-E, Jönsson P-E, Bergqvist L, Dawiskiba S, Hafström L-O, Persson B (1981) Preoperative ^{99m}Tc-antimony sulphide colloid scintigraphy for identification of the lymph drainage in patients with malignant melanoma. In: Cox P-H (Ed.) Progress in Radiopharmacology, Vol. 2 (Elsevier/North Holland: Amsterdam New York Oxford) 293
20. Sullivan D-C, Croker B-P, Harris C-C, Deery P, Seigler H-F (1981) Lymphoscintigraphy in Malignant Melanoma: ^{99m}Tc-antimony Sulfur Colloid. AJR 137: 847–851
21. Tonak J, Weidner F, Hoferichter S, Altendorf A (1981) Erlanger Therapieschema. Grundlagen, Ergebnisse und Behandlung von Rezidiven. In: Das maligne Melanom der Haut (Ed. Weidner F, Tonak J, Perimed Verlag Erlangen)
22. Winkel zum K, Priwitzer U, Jancke T, Schnyder U-W (1972) Lymphoszintigraphie beim malignen Melanom. Hautarzt 23: 394–399

Erfahrungen mit der Lymphoszintigraphie bei Stamm-Melanomen

W. Groth, L. Häussermann, U. Buschsiewecke, A. Voll

Zusammenfassung

Die Lymphoszintigraphie mit Tc^{99m}Antimonium-Kolloid hat sich in den letzten Jahren zunehmend durchgesetzt, um die Metastasierungsrichtung des malignen Melanoms am Stamm zu bestimmen. In Abhängigkeit von der Lokalisation erfolgte bei 84 Stamm-Melanomen (1981–1984) die Lymphdrainage in 35% der Fälle in eine regionale Lymphknotengruppe, in 53% der Fälle in zwei (37%) oder mehr Lymphknotengruppen; in 12% der Fälle war kein Abfluß nachweisbar. Bei 84% der Stamm-Melanome entsprach die Lymphabflußrichtung dem Sappey-Schema. Bei 7 Patienten mit Stamm-Melanomen trat eine Metastasierung in den regionalen Lymphknoten auf; bei 5 Fällen (71%) war diese Lymphknotengruppe richtig vorausbestimmt worden. Bei 3 weiteren Patienten entsprach die Richtung später auftretender Transitmetastasen der lymphoszintigraphisch vorausbestimmten Lymphdrainage in die regionale Lymphknotengruppe.

Schlüsselwörter

Stamm-Melanom, lymphogene Metastasierung, Lymphoszintigraphie, Technetium^{99m}Antimonium-Kolloid

Summary

Lymphoszintigraphy with ^{99m}Technetium-antimony-colloid was established during the last years to predict the direction of lymphogenic metastases in truncal melanoma. Depending on the primary localisation of the tumor in 35% of 84 cases ^{99m}Tc-AC was drained exclusively to one nodal group. In 53% of our cases we identified two (37%) or even more endangered groups of lymphatic nodes. 12% of our patients showed no evident drainage of intradermal injected ^{99m}Tc-AC near the primary site of the tumor. In 84% the lymphatic drainage correlated with Sappey's lines. 7 melanomas actualy metastasized in regional lymph node-groups, in 5 cases (71%) the predicted region was affected. Three other patients suffered from transit metastases near the localisation which had been marked by ^{99m}Tc-AC.

Maligne Melanome des Stammes, die etwa 25% [5] aller Melanome ausmachen, zeigen eine schlechtere Prognose als die Extremitäten-Melanome. Die chirurgische Therapie der Stamm-Melanome wird hinsichtlich der prophylaktischen regionalen Lymphknotendissektion kontrovers diskutiert [5]. Zur Begründung wird der mögliche lymphogene Abfluß in mehrere regionale Lymphknotengruppen angegeben.

Die mögliche Metastasierungsrichtung eines Stamm-Melanoms über die kutanen Lymphgefäße wurde früher mit Hilfe des von Sappey [3, 4] erarbeiteten Schemas abgeschätzt. Melanome, die in der Nähe der Mittellinie lokalisiert sind, können danach in eine oder beide axilläre bzw. inguinale Lymphknotengruppen metastasieren. Bei Stamm-Melanomen mit Sitz in der Nähe einer Linie zwischen Umbilicus und

Dermatologie und Nuklearmedizin
Hrsg. Holzmann, Altmeyer, Hör, Hahn
© Springer-Verlag Berlin · Heidelberg 1985

LWK I/II ist ein Lymphtransport sowohl in axilläre als auch in inguinale Lymphknoten möglich.

In den letzten Jahren hat die Lymphoszintigraphie mit ^{99m}Technetium-Antimonium-Kolloid zunehmend klinische Bedeutung erlangt, da sich mit ihrer Hilfe die Richtung der voraussichtlichen Lymphdrainage von Melanommetastasen sehr viel sicherer vorausbestimmen läßt [1, 2]. Kolloidales Tc^{99m} wird aufgrund seiner kleinen Partikelgröße schnell über die kutanen Lymphgefäße abtransportiert und zeichnet sich infolge der kurzen Halbwertszeit von 6 Stunden durch eine nur geringe Strahlenbelastung aus.

Material und Methode

Seit 1981 wurden 84 Patienten mit malignem Melanom am Stamm untersucht. Die überwiegende Zahl der Melanome war im Bereich des Rückens lokalisiert mit einer auffälligen Häufung in der Interskapular-/Skapularregion (Abb. 1). Bei 10 Patienten war der Primärtumor zum Zeitpunkt der Lymphoszintigraphie bereits exzidiert. Bei low risk-Melanomen verzichteten wir auf eine prophylaktische Lymphadenektomie. In einzelnen Fällen wurden bis zu drei unterschiedliche regionale Lymphknotengruppen, in die lymphoszintigraphisch ein Abfluß nachgewiesen wurde, exstirpiert.

In Lokalanästhesie der peritumoralen Kutis-/Subkutisregion wurden insgesamt 1 mCi Tc^{99m}Antimonium-Kolloid in 1 cm Abstand vom Tumorrand an mehreren Stellen kreisförmig oberhalb der Muskelfaszie appliziert, da hier die Lymphgefäße 3. Ordnung verlaufen. 4 Stunden später wurden die Lymphoszintigramme angefertigt.

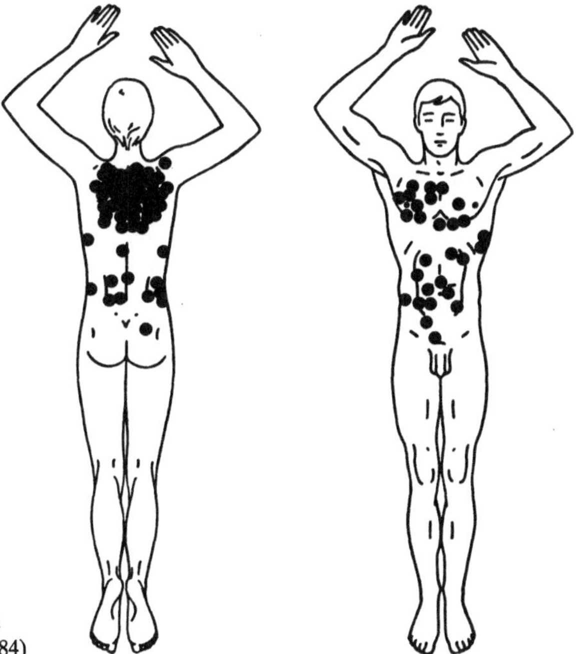

Abb. 1. Verteilung der Melanome am ventralen/dorsalen Stamm (n = 84)

Ergebnisse

Von den 84 Stamm-Melanomen erfolgte die Lymphdrainage entsprechend der überwiegenden Lokalisation im dorsalen Thoraxbereich zu 92% in die axillären Lymphknoten. Rechte und linke Axilla waren bei Abfluß in nur eine regionale Lymphknotengruppe etwa gleich häufig betroffen. Bei 27 Stamm-Melanomen (33%) zeigte die Lymphoszintigraphie lediglich in einer axillären Lymphknotenstation eine Markierung, bei 55 Stamm-Melanomen (67%) beiderseits axillär. Ein Abfluß in die Leistenlymphknoten war nur in 13% nachweisbar, wobei auch hier der Technetiumkolloid-Transport in beide Leisten überwog (Tabelle 1 u. 3). Viermal (6%) erfolgte ein Lymphabfluß sowohl in die Axillar- wie auch die Inguinalregion; diese Melanome waren ausschließlich auf der horizontalen Sappey-Linie zwischen Bauchnabel und

Tabelle 1. Häufigkeit der regionalen Lymphknotenstationen, in die lymphoszintigraphisch ein Abfluß nachgewiesen wurde. Da in 53% der Fälle (n = 84) ein Abfluß in zwei oder mehr Lymphknotenregionen nachweisbar war, ergeben sich die hohen Einzelfallzahlen

	n	%
Axilla	76	92
Leiste	12	13
Nuchal	2	2
Supraklavikulär	4	5
Infraklavikulär	4	5
Parasternal	7	8
Iliacal	2	2
Cervical	1	1

Tabelle 2. Anzahl der regionalen LK-Regionen, in die ein Abfluß nachweisbar war

Abfluß in	n	%
1 Regionale LK-Gruppe	29	35
2 Regionale LK-Gruppen	32	37
3 Regionale LK-Gruppen	9	11
4 Regionale LK-Gruppen	3	4
Kein Abfluß	10	12
Pararegional	14	17

Tabelle 3. Häufigkeit der lymphoszintigraphischen Abflußrichtung in die regionalen axillären/inguinalen LK-Gruppen beim malignen Melanom des Stammes

		re.	li.
Axilla	n	15*/25**	12/30
	%	(18 /30)	(14/36)
Leiste	n	2/ 7	1/ 3
	%	(2/ 7)	(1/ 2)

* Die erste Zahl gibt die Anzahl der Fälle wieder mit Abfluß in nur eine LK-Gruppe

** Die zweite Zahl repräsentiert die Stamm-Melanome, von denen aus die Lymphdrainage in 2 oder mehr axill-/ing. LK-Gruppen erfolgte

Tabelle 4. Korrelation des Sappey-Schemas mit den Ergebnissen der Lymphoszintigraphie

	n	%
Entsprechend Sappey-Schema	69	84
Entgegen Sappey-Schema	13	16

LWK I/II bzw. einmal distal dieser Linie (linker Unterbauch) gelegen. Ein links lumbal gelegenes Melanom dieser Gruppe zeigte einen Abfluß in beide Axillen und Leisten. Dies zeigt, daß schon mit Hilfe des Sappey-Schemas eine recht gute Voraussage des zu erwartenden Lymphabflusses in eine oder mehrere der regionalen Lymphknotenstationen möglich war (Tabelle 2 u. 4).

Zusätzlich zu dem axillären/inguinalen Lymphabfluß ließ sich auch ein Transport zu klavikulären und nuchalen Lymphknoten nachweisen (Tabelle 1). Stets war in diesen Fällen auch ein axillärer Lymphabfluß vorhanden – bis auf einen Fall, bei dem von einem Stamm-Melanom im Bereich der oberen Brustwirbelsäule der Lymphtransport in beide supraklavikulären Lymphknotenstationen erfolgte. Obwohl es sich um ein high-risk-Melanom in einer BANS-Lokalisation handelte (SSM, Level IV, Invasionstiefe 3,5 mm) verzichteten wir auf eine prophylaktische Lymphadenektomie, ohne daß sich bisher eine Metastasierung nachweisen ließ. Somit bleibt die Bedeutung dieser Lymphabflußrichtung noch unklar, auch wenn wir bei einem Melanom der rechten Brustregion supraklavikuläre Lymphknotenmetastasen beobachten konnten. Lymphoszintigraphisch war in diesem Fall kein Abfluß in die erwarteten axillären Lymphknoten nachweisbar, lediglich eine Aktivitätsanreicherung lateral des Tumorsitzes wies auf die axilläre Abflußrichtung hin. Bei 12% unserer Fälle war außer der peritumoralen Aktivitätsanreicherung kein Abfluß nachweisbar (Tabelle 1). Die intradermale Injektion des Tc^{99m}Antimonium-Kolloids war stets von denselben Untersuchern durchgeführt worden, so daß eine fehlerhafte Applikationstechnik weitestgehend ausscheidet. Lediglich bei einem Patienten wies die streifenförmige Ausziehung der peritumoralen Aktivitätsanreicherung eines links paraumbilikal gelegenen Melanoms auf die zu erwartende inguinale Abflußrichtung hin. Auch die Verteilung der Stamm-Melanome ohne Abfluß unterschied sich nicht von denen mit Abfluß (Abb. 2).

Bei 7 Stamm-Melanomen wurde ein Abfluß zu parasternalen Lymphknoten festgestellt. In dieser Gruppe zeigte ein über dem Sternum gelegenes Melanom einen Abfluß ausschließlich in die beidseitigen parasternalen Lymphknoten, ein am linken Unterbauch lokalisiertes Melanom wies einen Abfluß sowohl in die linksseitigen axillären und inguinalen als auch die linksseitigen parasternalen Lymphknoten auf. 2 Stamm-Melanome des Unterbauches wurden in iliakale Lymphknotengruppen drainiert. Diese Beobachtung deutet auf einen transfaszialen Lymphtransport bei Stamm-Melanomen in sogenannte extraregionale Lymphknotenstationen hin.

Tabelle 5. Häufigkeit der Übereinstimmung der Metastasierungsrichtung mit der lymphoszintigraphischen Abflußrichtung bei LK-Metastasen

Übereinstimmend	5
Nicht übereinstimmend	2

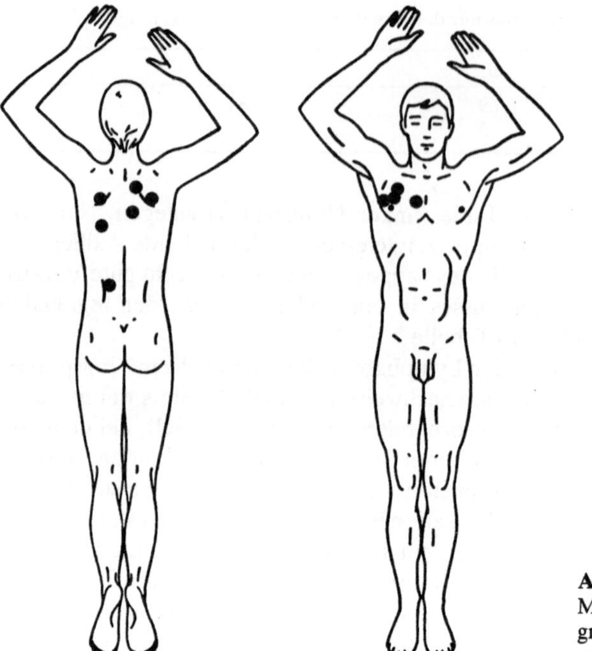

Abb. 2. Verteilung der Stamm-Melanome, bei denen lymphoszintigraphisch kein Abfluß nachweisbar war

In 17% der Fälle wurden Aktivitätsanreicherungen in der Nachbarschaft des Primärtumorsitzes oder in Richtung auf eine regionale Lymphknotengruppe festgestellt, z. B. über der Schulterblattregion, am Beckenkamm, sowie paravertebral. Bei einem Melanom über dem lateralen Rippenbogen rechts waren zusätzlich zur axillären LK-Gruppe Aktivitätsanreicherungen über der V. und VII. Rippe in der Axillarlinie nachweisbar; histologisch wurden hier Lymphknotenstrukturen nachgewiesen, die jedoch keine Metastasen aufwiesen. In einem anderen Fall wurde bei einem Melanom des rechten Mittelbauches lediglich eine Aktivitätsanreicherung unterhalb des Tumorsitzes und oberhalb des Tuberkulum pubis nachgewiesen; einer dieser Lymphknoten war metastatisch befallen, während die inguinalen Lymphknoten, die mitentfernt worden waren, histologisch tumorzellfrei waren. Wir möchten daher diese Lymphknoten bzw. Aktivitätsanreicherungen als pararegional gelegen bezeichnen, da sie in Nachbarschaft zum Tumorsitz oder der regionalen Lymphknotengruppe stehen.

Die nuchalen und supraklavikulären Lymphknotengruppen, in die ein Abfluß von Stamm-Melanomen der dorsalen Thoraxregion nachweisbar war, müssen als regionale LK-Gruppen eingestuft werden (n = 13/15%), auch wenn in den meisten Fällen (n = 12) gleichzeitig ein axillärer Lymphtransport feststellbar war. Bei den infraklavikulären Aktivitätsanreicherungen war stets auch eine axilläre Aktivitätsanreicherung nachweisbar, so daß diese Lymphknotenstation als juxtaregional anzusehen ist. Eine Ausnahme bildete ein in der Nachbarschaft der Mamille lokalisiertes Melanom, von dem der Lymphabfluß direkt in homolaterale, infraklavikuläre und angedeutet in juguläre Lymphknoten erfolgte.

Von einem Melanom, das am Oberrand der linken Skapula gelegen war, konnte lymphoszintigraphisch ein Abfluß in die homolateralen axillären und hauptsächlich in die homolateralen, zervikalen Lymphknoten nachgewiesen werden. In einem exstirpierten, zervikalen Lymphom wurden histologisch Melanomzellen gefunden. Insgesamt konnten in fünf von sieben Fällen mit lymphogen metastasierendem malignen Melanom des Stammes Metastasen in den Lymphknotenstationen nachgewiesen werden, in die die Lymphoszintigraphie einen Abfluß aufgezeigt hatte (Tabelle 5).

Diskussion

Die Lymphoszintigraphie mit Technetium-^{99m}Antimonium-Kolloid hat sich im klinischen Alltag als Routinemethode bewährt, um die lymphogene Metastasierungsrichtung bei Stamm-Melanomen abzuschätzen. Tc^{99m}AK zeichnet sich durch kurze Halbwertszeit und schnellen Transport durch die Lymphgefäße aus. Diese Eigenschaften machen es zu einem vorteilhaften Untersuchungsmittel, da die Strahlenbelastung gering ist und ein hoher Durchgang an Untersuchungen möglich ist; kurze Zeit nach der Operation sind Kontrolluntersuchungen möglich, die z.B. Aufschluß über die Qualität bzw. Radikalität der Lymphknotendissektion geben könnten. Mittels eines Detektors kann jedoch auch schon intraoperativ kontrolliert werden, ob gerade die Lymphknoten erfaßt sind, die zum Drainagegebiet der Hautregion gehören, in dem das Stamm-Melanom lokalisiert war.

Die Lymphoszintigraphie hat im wesentlichen die Ergebnisse des Lymphdrainagemodells nach Sappey bestätigt (Tabelle 4). Wenn jedoch ein Abfluß in mehrere, regionale Lymphknotengruppen nachgewiesen wird, bleibt leider noch immer unklar, in welcher Lymphknotenstation am ehesten mit einer Metastasierung zu rechnen ist. Anfangs exstirpierten wir prophylaktisch alle markierten Lymphknoten-Gruppen. Da sich jedoch histologisch nur in knapp 10% tatsächliche Lymphknotenmetastasen verifizieren ließen, gingen wir später dazu über, nur noch die Lymphknotenstationen auszuräumen, in denen aufgrund der klinischen Erfahrung am ehesten eine Metastasierung zu erwarten ist. Die übrigen lymphoszintigraphisch dargestellten Lymphknoten-Gruppen untersuchten wir in der Tumornachsorge mit besonderer Aufmerksamkeit.

Der Vorteil der Lymphoszintigraphie liegt darin, daß postoperative Kontrolluntersuchungen möglich sind. So erfolgte bei einem Patienten mit high risk-Melanom über der rechten Hüfte der lymphoszintigraphische Abfluß in die rechte Axilla; die Dissektion dieser Lymphknoten ergab histologisch keinen Hinweis auf eine Metastasierung. Eine postoperative Kontrolluntersuchung ein Jahr später zeigte jetzt eine Änderung der Lymphdrainage in die kontralateralen, axillären Lymphknoten; da in dieser LK-Station ein vergrößerter, aber nicht metastasenverdächtiger Lymphknoten palpabel war, wurde auch diese LK-Gruppe exstirpiert; histologisch wurde in einem von sechs Lymphknoten eine Metastasierung nachgewiesen. Außerdem wird durch die Lymphoszintigraphie die Richtigkeit der Kontinuitätsdissektion bestätigt. Wie schon bei dem Fall mit Melanom am rechten Mittelbauch beschrieben, wurden bei der Aufarbeitung des Kontinuitätsdissektats die lymphoszintigraphisch markierten, pararegionalen Lymphknoten gefunden und in einem eine Metastasierung nachgewiesen. Wird keine oder eine diskontinierliche Lymphknotenexstirpation durchgeführt, so erleichtert die Lymphoszintigraphie die Tumornachsorge. Bei 3 Patienten konnten in der lymphoszintigraphisch bestimmten Abflußrichtung vom Tumorsitz frühzeitig Transitmetastasen entdeckt werden. Weitere Verlaufsbeobachtungen sind erforderlich, um die Bedeutung des Lymphabflusses in parasternale oder iliakale Lymphknoten zu klären; Metastasen haben wir hier bisher nicht beobachtet. Wird die Anzahl der markierten Lymphknoten in der jeweiligen, regionalen LK-Gruppe angegeben, so ist es vielleicht möglich, die bevorzugte Metastasierungsrichtung bei Abfluß in mehrere, regionale LK-Stationen vorauszubestimmen. Wir haben jedoch schon eine Metastasierung in beide inguinalen LK-Regionen beobachtet. Die Fälle ohne Lymphabfluß bleiben unklar; eine Lymphangiosis melanomatosa, die die Lymphabflußwege embolisiert haben könnte, haben wir bisher nicht festgestellt. In einem Fall zeigte eine postoperative durchgeführte Kontroll-Lymphoszintigraphie nunmehr einen Abfluß in beide Axillen.

Literatur

1. Häussermann L (1983) Die Lymphoszintigraphie zur Bestimmung des Lymphabflußweges beim malignen Melanom. Der Hautarzt, Supplement VI, 34: 342–343
2. Meyer CM et al. (1979) Technetium-99m sulfur-colloid cutaneous lymphoscintigraphy in the management of truncal melanoma. Radiology, 131: 205–209
3. Sappey MPC: Injection preparation et conservation des vaisseaux lymphatiques. These pour le doctorat en medicine, No 241, Paris 1843, Rignoux Imprimeur de la faculté de Medicine
4. Sappey MPC: Anatomie, physiologie, pathologie des vaiseaux lymphatiques considérés chez l'homme et les vertébrés, Paris 1874, A. DeLahaye and E. Lecrosnier
5. Sugarbaker EV, McBride ChM (1976) Melanoma of the trunk: The results of surgical excision and anatomic guidelines for predicting nodal metastasis. Surgery, 80 (1): 22–30

Die präoperative peritumorale-interstitielle Lymphoszintigraphie beim Plattenepithelkarzinom im Mundhöhlen- und Gesichtsbereich

H. Jung, D. L. Munz

Zusammenfassung

Über 84 lymphoszintigraphische Untersuchungsergebnisse bei 54 Patienten mit Plattenepithelkarzinomen im Mundhöhlen- und Gesichtsbereich wird berichtet. Die zur Lymphabflußuntersuchung neu entwickelte Methode der zweiphasigen peritumoral-interstitiellen mit ^{99m}Tc-Nanokolloid und ^{67}Ga-Zitrat wird dargestellt. Während bei weit über einem Drittel der Karzinome im Mundhöhlenbereich unabhängig von ihrer Lage bilaterale oder kontralaterale Lymphabflüsse aufgezeigt werden, ist die Frage des ein- oder beidseitigen Lymphabflusses der an der Haut des Gesichtsbereichs lokalisierten Karzinome nach den konventionellen anatomischen Richtlinien zu beantworten. Doppelseitige Abflüsse fanden sich nur bei Tumoren, die in der Nähe der Medianlinie lokalisiert waren. Zur Klärung der Frage bereits vorliegender Lymphknotenmetastasen in den zuvor identifizierten Lymphknoten mit ^{67}Ga-Zitrat kann auf Grund der Ergebnisse die Anreicherung von ^{67}Ga-Zitrat sowohl in chronisch entzündlichen Lymphknoten wie auch in Lymphknotenmetastasen als relativ unspezifisch eingestuft werden. Die Konsequenz dieser Untersuchung für die Klinik sollte bei entsprechender Indikation in einer der szintigraphischen Darstellung korrespondierenden Ausräumung der Lymphknoten des Halsbereichs bestehen.

Schlüsselwörter

Lymphoszintigraphie, TC-^{99m}-radiokolloid, Ga-^{67}-Zitrat, Lymphknotenmetastasen

Summary

The results of 84 lymph outflow studies of malignant growths in the visceral cranium and oral cavity using ^{99m}Tc antimony trisulfide colloid or ^{99m}Tc labelled nanocolloid and ^{67}Ga citrate were reported. Regardless of their location, approximately one third of the malignant growths in the oral cavity showed contralateral outflow of lymph into the cervical region. All palpable lymph nodes were demonstrated by scintigraphy. Radiocolloid enhancement in the sense of lymph node identification was present in most patients with negative clinical lymph node findings. ^{67}Ga citrate enhancement was observed in lymph node metastases. Lymphoscintigraphic studies of the cervical region are a valuable addition to preoperative diagnostic methods, particularly in question of unilateral or bilateral lymph drainage or metastatic spread. Our results indicate that, with appropriate indication, radical sanitation of the cervical region, in accordance with the scinticraphic visualization, shoud be carried out whenever possible.

Einleitung

Die Methode der lymphoszintigraphischen Identifizierung der regionären Lymphknotengruppen hat sich als eine große Bereicherung des diagnostischen und therapeutischen Prozedere beim Malignom im Gesichtsschädel- und Mundhöhlenbereich erwiesen. Bei Plattenepithelkarzinomen in der Mundhöhle ist es im Hinblick auf die

Dermatologie und Nuklearmedizin
Hrsg. Holzmann, Altmeyer, Hör, Hahn
© Springer-Verlag Berlin · Heidelberg 1985

Ausdehnung einer erforderlichen Lymphadenektomie sehr wichtig zu wissen, ob die Lymphe ein- oder beidseitig abströmt, und welche Lymphknoten(gruppen) sich an der Drainage beteiligen [3, 4, 6, 7].

Während hingegen bei Plattenepithelkarzinomen im Gesichtsschädelbereich die anatomische Vorhersage des Lymphabflusses über bestimmte Lymphknotengruppen im Individualfall praktisch nicht möglich ist, kann hingegen die Frage ein- oder beidseitiger Lymphabstrom stets im voraus beantwortet werden [5]. Die Methode der einphasigen interstitiellen Radiokolloid-Lymphoszintigraphie erfüllt ihre Aufgabe bei der Ermittlung der regionären Lymphknotenstationen mit Erfolg, ist aber beim Nachweis von Lymphknotenmetastasen überfordert. Die Erkenntnis, daß ^{67}Ga-Zitrat nach interstitieller peritumoraler Injektion – vermutlich durch Bindung an Transferrin der Lymphe – lymphogen abtransportiert wird und eine hohe Affinität zu Metastasen von Malignomen aufweist [1, 2], hat uns veranlaßt, sich mit der Entwicklung einer neuen kombinierten Methode der peritumoral-interstitiellen Doppel-nuklid-Doppelcompound-Lymphoszintigraphie (PIDDL) zur Identifizierung der regionären Lymphknotenstationen mit nachfolgendem direkten Metastasennachweis im Positivkontrast zu beschäftigen [3, 4, 7].

Patientengut und Methode

Bei 54 Patienten mit Plattenepithelkarzinomen wurden 84 lymphoszintigraphische Untersuchungen präoperativ durchgeführt. Das Krankengut setzte sich aus 38 Männern im Alter zwischen 33 und 86 Jahren ($\overline{x}$ = 57,6 Jahre) und 16 Frauen im Alter zwischen 31 und 85 Jahren ($\overline{x}$ = 67,7 Jahre) zusammen. Als Radiopharmazeutika dienten ^{99m}Tc-Antimontrisulfid-Kolloid oder ^{99m}Tc-Nanokolloid und ^{67}Ga-Zitrat (Abb. 1). In der ersten Phase wurden zur Identifizierung der regionären Lymphknoten insgesamt 1,5–2,0 mCi ^{99m}Tc-Antimontrisulfid-Kolloid oder ^{99m}Tc-Nanokolloid im Abstand von 0,3–0,5 cm um den Tumor herum mit Hilfe der Tuberkulinspritze mit dünner Kanüle (= 26 Gauge) ohne Druck je nach Lage des Primärtumors submukös bzw. intra- oder subkutan injeziert. Das Aktivitätsdepot betrug pro Injektion weniger als 0,05 ml Volumen. Der Abstand der Einstichstellen voneinander belief sich auf höchstens 0,5 cm. 3–4 h p.i. wurde mit Hilfe einer Großfeld-Gammakamera mit 140 keV Allzweck-Parallelloch-Kollimator die Aktivitätsverteilung registriert. Es wurden Lokalszintigramme in mehreren Ebenen angefertigt. Unmittelbar im Anschluß an diese Aufnahmen erfolgte in der zweiten Phase die Applikation von 200–300 µCi ^{67}Ga-Zitrat in gleicher Weise. 5–10 min p.i. wurden statische Aufnahmen von den zuvor identifizierten Lymphknotenstationen mit Hilfe einer Gammakamera mit 280 keV Parallelloch-Kollimator angefertigt. Abb. 2a zeigt die in der ersten Phase mit Hilfe des Radiokolloids identifizierten regionären Lymphknotengruppen eines Plattenepithelkarzinoms der linken Zungenseite; Abb. 2b läßt eine Anreicherung von ^{67}Ga-Zitrat in den zuvor identifizierten Lymphknotengruppen erkennen als Ausdruck des direkten Metastasennachweises.

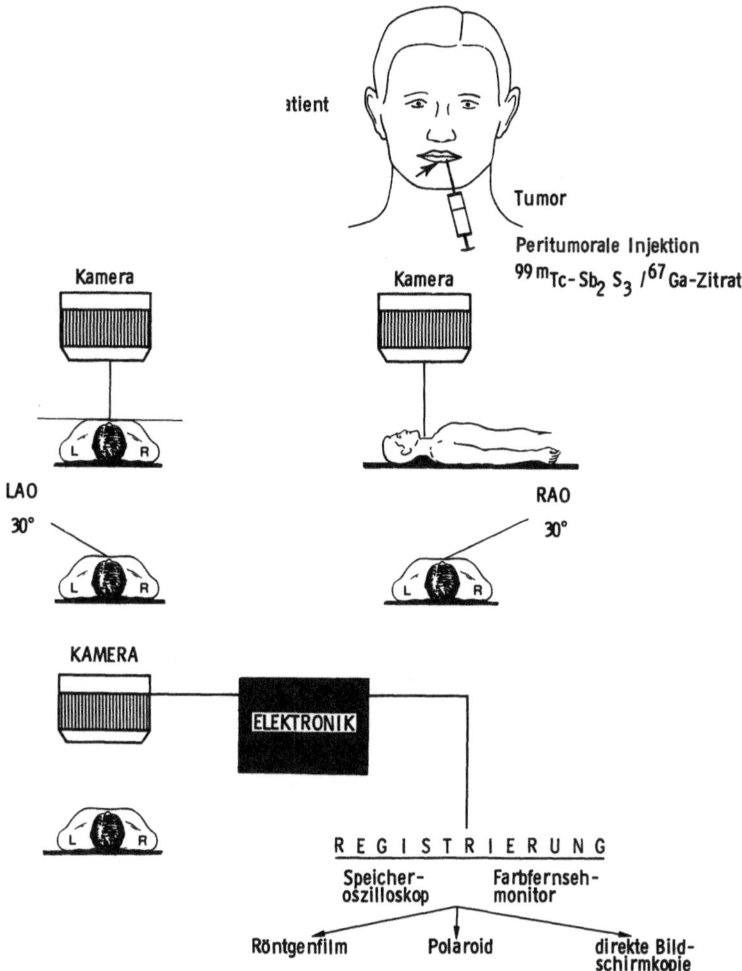

Abb. 1. Schema der zweiphasigen Radiokolloid-Applikation, Aufnahme durch die Gammakamera und Registrierung

Untersuchungsergebnisse

Die präoperativ lmyphoszintigraphisch untersuchten Patienten zeigten alle einen lymphogenen Abtransport des ^{99m}Tc-Radiokolloids von den peritumoralen interstitiellen Injektionstellen. Bei sämtlichen Patienten war es möglich, die regionären Lymphknoten(gruppen) 2–3 h p.i. endgültig zu identifizieren (Tabelle 1). Das vermehrte Auftreten bilateraler Lymphabflüsse, besonders von Plattenepithelkarzinomen im Mundhöhlenbereich bei zunehmender Tumorgröße und klinisch positivem Lymphknotenbefund wird mit der Identifizierung der Lymphknoten(gruppen) in der ersten Phase der Lymphoszintigraphie aufgezeigt (Tabelle 2).

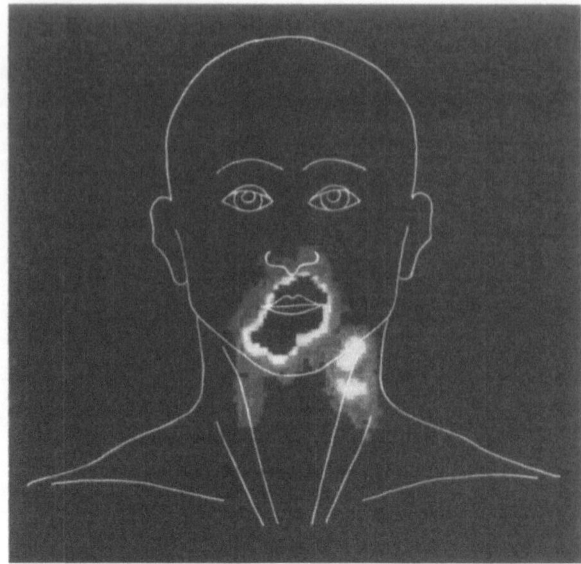

Abb. 2a. Lymphoszintigramm mit ^{99m}Tc-Nanokolloid in ventral-dorsaler Richtung bei linksseitigem Zungenkarzinom am Übergangs-bereich vorderes und mittleres Drittel der Zunge (TINOMO)

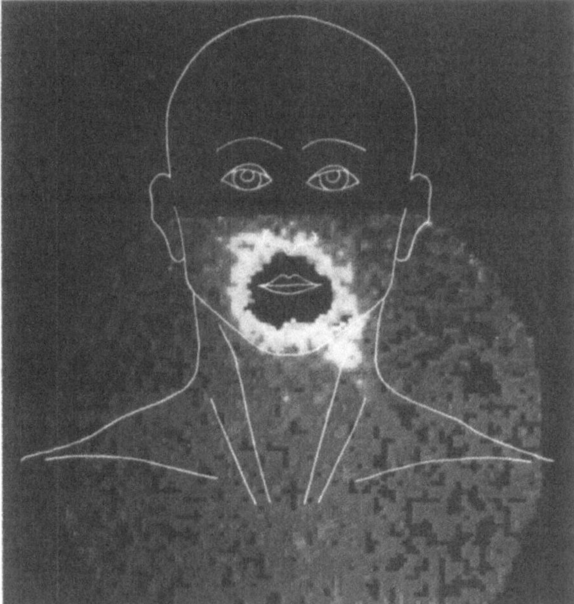

Abb. 2b. Lymphoszintigramm desselben Patienten mit ^{67}Ga-Zi-trat. Darstellung einer ipsilateralen submandibular-dorsalen histolo-gisch gesicherten Lymphknoten-metastase

Ein weiteres Kriterium für bilateralen Lymphabfluß ist die Lokalisation des Karzinoms im Mundhöhlenbereich. Dennoch kann die Frage des ein- oder beidseitigen Lymphabflusses mit Einbeziehung der tributären Lymphknoten(gruppen) oder Umgehung derselben für den Einzelfall ohne Durchführung der ersten Phase der Lymphoszintigraphie auf Grund der großen interindividuellen Variabilität des

184

Tabelle 1. Aufschlüsselung nach dem Injektionsort des Radiopharmakons in Gegenüberstellung der lymphoszintigraphischen Lymphabflußwege

Injektionsort	Anzahl	Lnn. subment.	Lnn. submandib.	Lnn. jugulares interni obere Gruppe	mittlere Gruppe	untere Gruppe	Lnn. supracl.	Lnn. parotidei	Lnn. retroauric.
1. untere orale Etage, praecanin	5	1⊕	4⊕		5⊕ 1†				
1. untere orale Etage, postcanin	20	1⊕	8Φ 8⊕	6Φ 3⊕	4Φ 11⊕ 2⊖ 3†	3Φ 3⊕	1Φ		
1. untere orale Etage, postmolar	7		7Φ 1⊕	3Φ 1⊕	7Φ 2⊕ 1†	1Φ	2Φ		
2. obere orale Etage, praecanin	1		1⊕	1⊕	1⊕				
2. obere orale Etage, postcanin	1		1Φ	1Φ	1Φ				
2. obere orale Etage, postmolar	4		2Φ 1⊕	1⊕	2Φ 1⊕	1⊕			
3. Schädel, parietal	4		1Φ		3Φ 1⊕		2Φ	2Φ	2Φ
4. Nasolabialfalte, Wange	4	1Φ	4Φ		5Φ 1⊕		1Φ	1Φ	
5. Unterlippe	5	2Φ 3⊕	2Φ 3⊕	1Φ	2Φ 3⊕				
6. Ohrmuschel	1			1Φ	1Φ			1Φ	1Φ
7. Nacken	1				1⊕		1⊕		
8. Hals	1					1Φ	1Φ		

(Φ = ipsilateral, ⊕ = bilateral, ⊖ = kontralateral, † = tributäre LK-Gruppen übersprungen)

Tabelle 2. Vergleich zwischen Tumorgröße (cm), klinischem Lymphknotenbefund und Lymphabfluß mit ^{99m}Tc-Antimontrisulfid-Kolloid

Primärtumor (Ø cm)	0–2			2–4			≥ 4		
Anzahl n = 54		17			28			9	
	Φ	$\oplus$	$\ominus$	Φ	$\oplus$	$\ominus$	Φ	$\oplus$	$\ominus$
klinisch positiver Lymphknotenbefund, n = 34	7		1	15	3		7	1	
Lymphabfluß mit ^{99m}Tc-Anreicherung Lymphknoten(gruppen) n = 86	10	7	1	16	27	2	10	16	

Lymphabfluß: Φ = ipsilateral, $\oplus$ = bilateral, $\ominus$ = kontralateral

Lymphabflusses nicht primär vorausgesagt werden. So zeigt ein Patient mit Unterlippenkarzinom auf der linken Seite (Abb. 3a) sowohl mit ^{99m}Tc-Antimontrisulfid-Kolloid als auch mit ^{67}Ga-Zitrat (Abb. 3b) eine vermehrte Anreicherung in der klinisch unauffälligen rechtsseitigen Submandibularloge. Die histologische Untersuchung erbrachte eine Lymphknotenmetastase des Ln. submandibularis dorsalis rechts, während der klinisch positive linksseitige Submandibularlymphknoten eine chronische Lymphadenitis aufwies.

Die tastbaren Lymphknoten reicherten bis auf einen ^{67}Ga-Zitrat an (Tabelle 3). Als Hauptsammelbecken traten neben den Lnn. jugulares interni der perizervikale Lymphknotenring bestehend aus Lnn. occipitales, retroaurikulares, parotideales, submandibulares und submentales in Erscheinung (Tabelle 1). Bei 30 lymphadenektomierten Patienten, die vorher mit ^{99m}Tc-Antimontrisulfid-Kolloid lymphoszintigraphiert worden waren, fahndeten wir in der zweiten Phase mit Hilfe von ^{67}Ga-Zitrat

Tabelle 3. Beziehung zwischen Tumorgröße (cm) und klinisch positivem Lymphknotenbefund in Aussage zur PIDDL-Unters

Tumorgröße (Ø cm)	0–2			2–4			≥ 4		
Anzahl n = 27		8			15			4	
	Φ	$\oplus$	$\ominus$	Φ	$\oplus$	$\ominus$	Φ	$\oplus$	$\ominus$
klinisch positiver Lymphknotenbefund, n = 17	3		1	7	2		3	1	
^{99m}Tc-Anreicherung Lymphknoten(gruppen) n = 34	5	3	1	7	9		5	4	
^{67}Ga-Anreicherung Lymphknoten(gruppen) n = 24	4	2		7	2	1	4	4	

Lymphabfluß: Φ = ipsilateral, $\oplus$ = bilateral, $\ominus$ = kontralateral

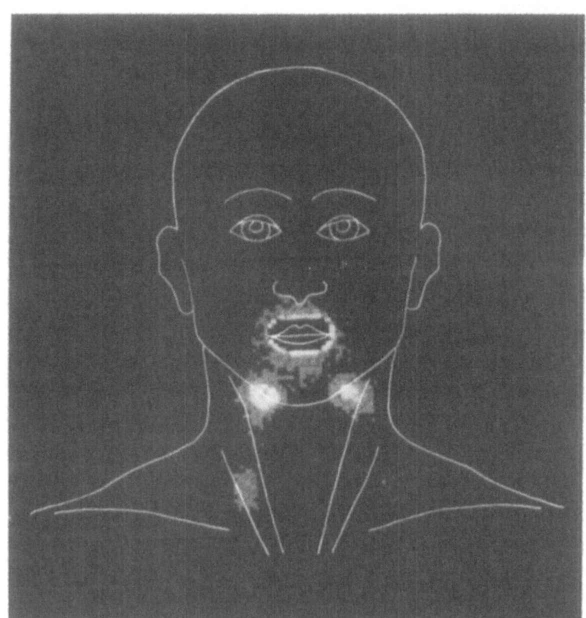

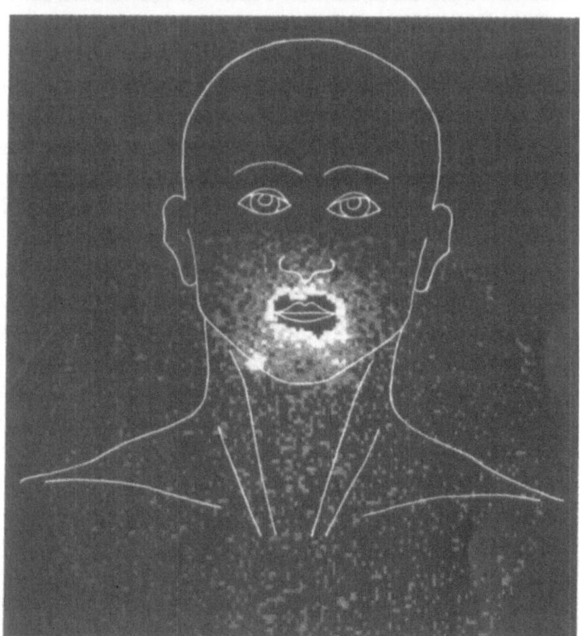

nach Lymphknotenmetastasen (Abb. 4). Die Fahndung nach Lymphknotenmetastasen mit ^{67}Ga-Zitrat erbrachte keine falsch negativen Ergebnisse. Bei 22 Patienten mit ^{67}Ga-Zitrat-Anreicherung konnten 10 mal Lymphknotenmetastasen und 12 mal chronische Lymphadenitiden festgestellt werden.

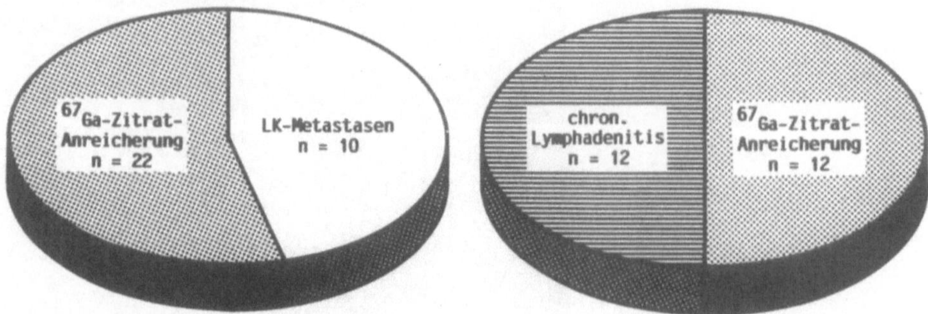

Abb. 4. Vergleich der Lymphknotenhistologie mit den ^{67}Ga-Zitrat-Lymphoszintigraphie-Ergebnissen

Diskussion

Die peritumoral-interstitielle Applikation von ^{99m}Tc-Antimontrisulfid-Kolloid in der ersten Phase dient zunächst ausschließlich zum Zweck der Identifizierung der regionären Lymphknoten(gruppen). Der szintigraphische Nachweis des Lymphabflusses in eine bestimmte Lymphknotengruppe impliziert für sich noch keine metastatische Absiedlung. Dabei werden aber die Regionen mit dem höchsten Risiko für eine metastatische Besiedlung identifiziert.

Die Frage ein- oder beidseitigen Lymphabflusses der an der Haut des Gesichts-Schädelbereichs lokalisierten Plattenepithelkarzinome konnte auf der Grundlage der konventionellen anatomischen Richtlinien bei allen in der vorliegenden Studie untersuchten Patienten beantwortet werden. Doppelseitige Abflüsse fanden sich nur bei den Tumoren, die in der Nähe der Medianlinie lokalisiert waren. Eine gekreuzte Lymphdrainage trat sonst nicht zutage. Demgegenüber konnten unabhängig von der Lage des Primärtumors im Mundhöhlenbereich in gut über einem Drittel der Patientenzahl ein bilateraler Lymphabfluß festgestellt werden, wobei sich die Lnn. jugulares interni, aufgeteilt als kraniale und kaudale Gruppe um die Vena jugularis interna, als die zentrale Filterstation der Lymphe am Hals erwiesen. Aus diesem Grund ist es besonders bei Primärtumoren in der Mundhöhle in Hinblick auf die Ausdehnung einer erforderlichen Lymphadenektomie wichtig zu wissen, ob die Lymphe ein- oder doppelseitig abströmt, und welche Lymphknoten sich an der Drainage beteiligen. Erst durch den lymphoszintigraphischen Befund kann eine prophylaktische Lymphknotendissektion gezielt durchgeführt werden und die Zahl zusätzlicher überflüssiger Eingriffe reduziert werden. Ist keine Lymphknotendissektion möglich, z. B. bei hohem Alter und schlechtem Allgemeinzustand des Patienten, so ist man durch den lymphoszintigraphischen Befund in die Lage versetzt, die Lymphknotengruppen mit dem höchsten Risiko für eine okkulte lymphogene Metastasierung im Hinblick auf weitere diagnostische oder therapeutische Maßnahmen sowie für die Verlaufskontrolle bereits zu kennen. Es werden somit Risiken und Fehler bei der Ausräumung der regionären Lymphabflußgebiete bei oder infolge der Indikationsstellung durch Anwendung der neuen Methode der Lymphoszintigraphie vermieden.

Zur Klärung der Frage bereits vorliegender Metastasen in den identifizierten Lymphknoten(gruppen) wurde die zweite Phase der Lymphoszintigraphie mit ^{67}Ga-Zitrat eingeführt.

Wie die Ergebnisse zeigen, kann ^{67}Ga-Zitrat per se als relativ unspezifisch eingestuft werden. Trotzdem zeichnet sich dieses Radionuklid bei einer breiten Palette von malignen Tumoren und Systemerkrankungen durch eine hohe Intensität aus [1].

Die Weiterentwicklung dieser von uns neu entwickelten kombinierten Methode (PIDDL) zur Identifizierung der regionären Lymphknotenstationen mit nachfolgendem direkten Metastasennachweis im Positivkontrast sollte in der zweiten Phase mit anderen tumorspezifischen Radiopharmazeutika weiter fortgeführt werden.

Literatur

1. Edwards CL, Hayes RL (1969) Tumor scanning with ^{67}Ga-Citrate, J nucl Med 10: 103–105
2. Hoffer P (1980) Status of Gallium-[67] in tumor detection. J nucl Med 21: 394–398
3. Jung H, Munz DL, Hör G, Frenkel G (1983) Lymphabflußuntersuchungen mit ^{99m}Tc-Antimontrisulfid-Kolloid und ^{67}Ga-Zitrat bei Malignomen im Gesichtsschädel- und Mundhöhlenbereich. Dtsch Z Mund-Kiefer-Gesichts-Chir 7: 445–450
4. Jung H, Munz DL, Hör G, Frenkel G (1984) Peritumoral-interstitielle Doppelnuklid-Doppelcompound-Lymphoszintigraphie (PIDDL) zum nicht-invasiven Nachweis von Lymphknotenmetastasen bei Malignomen im Gesichts-, Schädel- und Mundhöhlenbereich. 34. Kongreß der Deutschen Gesellschaft für Mund-, Kiefer- und Gesichts-Chirurgie Proceedings in press.
5. Munz DL: Habilitationsschrift (1983) Experimentelle und klinische Untersuchungen über die regionäre Lymphdrainage der Haut mit ^{99m}Tc-Markiertem Antimontrisulfid-Kolloid – Bedeutung für das maligne Hautmelanom – Frankfurt am Main 1983
6. Munz DL, Brandhorst I, Altmeyer P, Jung H, Hör G (1984) Lymphoscintigraphy in malignant tumors of the skin and mucous membrane of the oral cavity: Identification of the regional lymph node drainage group(s) in 146 patients Adam WE, Nuklearmedizin, Imaging of Metabolism and Organ Function, 696–699
7. Munz DL, Jung H, Altmeyer P, Hör G (1984) Peritumoral interstitial double-nuclid double-compound lymphoszintigraphy (PIDDL): A promising approach for non-invasive detection of lymph node metastases. J. of Cancer Research and Clinical Oncology, Volume 107

Die präoperative peritumoral-interstitielle Doppelnuklid-Doppelcompound-Lymphoszintigraphie (PIDDL) zum nicht-invasiven Nachweis von Lymphknotenmetastasen: Prinzip und klinische Einsatzmöglichkeiten

D. L. Munz, H. Jung, P. Altmeyer

Zusammenfassung

Das Prinzip einer neuentwickelten nicht-invasiven zweiphasigen lymphoszintigraphischen Technik, der peritumoral-interstitiellen Doppelnuklid-Doppelcompound-Lymphoszintigraphie (PIDDL), zur Identifizierung der einen umschriebenen Primärtumor drainierenden Lymphknotengruppe(n) mit nachfolgendem direkten Nachweis von Lymphknotenmetastasen im Positivkontrast wird beschrieben. Klinische Einsatzmöglichkeiten des PIDDL-Verfahrens werden umrissen.

Schlüsselwörter

Lymphoszintigraphie, Tc-^{99m}-Kolloid, tumorspezifisches Radiopharmazeutikum, Lymphknotenmetastasen

Summary

The principle of a newly developed non-invasive two-phase lymphoscintigraphic approach, i. e. peritumoral interstitial double-nuclide double-compound lymphoscintigraphy (PIDDL), for identification of lymph node drainage group(s) of a primary tumor followed by direct visualization of lymph node metastases in positive contrast is described. Potential clinical indications for the PIDDL technique are outlined.

Das nicht-invasive Verfahren der präoperativen **peritumoral-interstitiellen Lymphoszintigraphie (PIL)** zur Identifizierung der regionären Lymphknotengruppe(n) eines umschriebenen Primärtumors ist beim malignen Melanom der Haut im Stadium I im Frankfurter Universitätsklinikum zu einem festen Bestandteil der klinischen Routinediagnostik geworden [1, 3, 4, 5, 6]. Auch bei Malignomen in Mundhöhle und Rachenraum gewinnt die PIL zunehmend an Bedeutung, insbesondere zur Klärung der Frage uni- oder bilateraler Lymphabfluß und damit der Ausdehnung einer erforderlichen Lymphadenektomie [2, 7].

Der PIL-Befund dokumentiert die Lymphknotengruppe(n) mit dem höchsten Risiko für eine – möglicherweise bereits erfolgte – metastatische Besiedlung. Zur Beantwortung der Frage, ob in der/den identifizierten Lymphknotengruppe(n) bereits lymphogene Metastasen angesiedelt sind, kann die PIL allerdings wenig beitragen: Speicherdefekte in den dargestellten Lymphknoten sind keine verläßlichen Indikatoren für das Vorliegen von Lymphknotenmetastasen, da diese auch bei Lymphadenitis, Atrophie oder Vernarbung sowie anlagebedingt vorkommen. Darüber hinaus wird interstitiell injiziertes Radiokolloid in den drainierenden Lymphknoten sektoral verteilt, und eine Füllungslücke („Speicherdefekt") kann somit einfach daraus resultieren, daß der Ort des Primärtumors für „ausgefallene" Sektoren

 Dermatologie und Nuklearmedizin
Hrsg. Holzmann, Altmeyer, Hör, Hahn
© Springer-Verlag Berlin · Heidelberg 1985

der Einzellymphknoten nicht tributär ist [3, 4]. Schließlich besteht die Möglichkeit, daß metastatische Speicherdefekte infolge Überlagerung durch normal speichernde Lymphknoten(anteile) verdeckt sind.

Diese Erkenntnisse haben uns veranlaßt, die einphasige PIL zu einem zweiphasigen Verfahren zu erweitern: zur **p**eritumoral-**i**nterstitiellen **D**oppelnuklid-**D**oppelcompound-**L**ymphoszintigraphie (**PIDDL**) [8].

Wie Tabelle 1 ausweist, werden in der Phase 1 der PIDDL die den Primärtumor drainierenden Lymphknotengruppen mit einem ^{99m}Tc-markierten lymphgängigen Kolloid oder Dextran nach peritumoraler interstitieller Injektion identifiziert. Die meßtechnische Ausstattung besteht dabei aus einer Großfeld-Gammakamera mit 140 keV Allzweck-Parallelloch-Kollimator. Unmittelbar anschließend wird in der Phase 2 der PIDDL ein tumoraffines (z. B. ^{67}Ga, ^{111}In, welche sich in der Lymphe als Transferrin binden) oder – besser – ein tumorspezifisches lymphgängiges Radiopharmazeutikum (z. B. monoklonale Antikörper bzw. deren F(ab')$_2$- oder F(ab)-Fragmente) in derselben Art und Weise wie das ^{99m}Tc-markierte Präparat in Phase 1 peritumoral interstitiell injiziert und mit Hilfe einer Gammakamera und gegebenenfalls (z. B. bei ^{67}Ga, ^{131}I) eines 280 keV Parallelloch-Kollimators nach Metastasen in den drainierenden Lymphknotengruppen gefahndet. Die zur erforderlichen Diskriminierung des in der Phase 2 jeweils verwendeten Radionuklids von ^{99m}Tc („Doppelnuklid"-Verfahren) zu benutzenden Gamma-Peaks sind Tabelle 2 zu entnehmen.

Die sukzedane peritumorale interstitielle Injektion der beiden Radiopharmazeutika sollte von ein und derselben Person vorgenommen werden, um eine optimale Reproduzierbarkeit der Position der Injektionsdepots zu gewährleisten. Bei Tumoren der Haut injizieren wir die Präparate sowohl intra- als auch subkutan, bei denen der Schleimhäute intra- und submukös, um den Lymphabfluß aus den verschiedenen Schichttiefen zu erfassen. Der Abstand der Einstichstellen sowohl vom Außenrand

Tabelle 1. Die **p**eritumoral-**i**nterstitielle **D**oppelnuklid-**D**oppelcompound-**L**ymphoszintigraphie (**PIDDL**)

Phase 1: Identifizierung der den Primärtumor drainierenden Lymphknotengruppe(n)
^{99m}Tc-markiertes lymphgängiges Kolloid (z. B. Humanserumalbumin-Nanokolloid, Antimontrisulfid-Kolloid) oder ^{99m}Tc-markiertes lymphgängiges Dextran

Phase 2: Lokalisation von Metastasen in der/den drainierenden Lymphknotengruppe(n)
^{67}Ga, ^{111}In, ^{123}I, ^{131}I, ^{67}Cu, ^{97}Ru-markiertes lymphgängiges tumoraffines/-spezifisches Radiopharmazeutikum (z. B. Transferrin, monoklonale Antikörper bzw. deren F(ab')$_2$- oder F(ab)-Fragmente)

Tabelle 2. Radionuklide mit Eignung für die PIDDL

	Phase 1			Phase 2			
Radionuklid	^{99m}Tc	^{67}Ga	^{111}In	^{123}I	^{131}I	^{67}Cu	^{97}Ru
Benutzter Gamma-Peak (keV)	140	185 300	173 247	159	364	185	216 325
$T_{1/2\,phys}$	6.1 h	3.25 d	2.81 d	13.3 h	8.02 d	2.57 d	2.89 d

des Primärtumors als auch voneinander sollte 0,3–0,5 cm nicht überschreiten, damit der Lymphstrom vom Tumor – und nur dieser – exakt erfaßt wird. Die Anzahl der Einstichstellen richtet sich nach dem äußeren Umfang des Primärtumors.

Zur interstitiellen Injektion der Radiopharmazeutika verwenden wir eine Tuberkulinspritze mit dünner Kanüle ($\leq$ 26 Gauge). Die Injektion erfolgt ohne Druck; das pro Injektionsdepot verabfolgte Volumen sollte 0,05 ml nicht überschreiten, um einerseits die Gewebetraumatisierung und damit die Absorptionsbedingungen für das in der zweiten Phase zu injizierende Radiopharmazeutikum möglichst konstant zu halten und das iatrogene Metastasierungsrisiko zu minimieren bzw. auszuschalten und andererseits eine retrograde Lymphströmung (Lymphgefäßklappeninsuffizienz durch zu hohe Gewebedrücke) und kollaterale Lymphabflüsse und damit die Identifizierung „falscher" drainierender Lymphknoten(gruppen) zu vermeiden.

Klinische Erfahrungen konnten wir bisher mit der PIDDL-Kombination ^{99m}Tc-Kolloid/^{67}Ga-Zitrat sammeln, und zwar bei 54 Patienten mit Plattenepithelkarzinomen im Mundhöhlen- und Gesichtsbereich. Einzelheiten hierzu sind dem Beitrag Jung und Munz in diesem Band zu entnehmen. Wie zu erwarten, hatte sich ^{67}Ga nicht nur in Lymphknotenmetastasen, sondern auch in (chronisch) entzündlich veränderten Lymphknoten angereichert. Bemerkenswert ist aber, daß mit ^{67}Ga bisher keine falsch negativen Lymphknotenbefunde beim Plattenepithelkarzinom erhoben wurden. Dennoch sollten zukünftig in der Phase 2 der PIDDL, d.h. zum direkten Metastasennachweis im Positivkontrast, tumorspezifische Radiopharmazeutika eingesetzt werden, z.B. monoklonale Antikörper bzw. deren F(ab')$_2$- oder F(ab)-Fragmente.

Einsatzmöglichkeiten für die PIDDL zum Nachweis von Lymphknotenmetastasen gibt Tabelle 3 wieder.

Abschließend sei darauf hingewiesen, daß im Anschluß an die PIDDL das tumorspezifische Radiopharmazeutikum intravenös injiziert werden kann, um möglicherweise bereits vorliegende Fernmetastasen bzw. generalisierte Tumormanifestationen zu lokalisieren.

Tabelle 3. Einsatzmöglichkeiten für die PIDDL

1. Karzinome im Kopf-Hals-Bereich (Haut, Schleimhaut)	8. Bronchialkarzinom
2. Malignes Melanom (Haut, Schleimhaut)	9. Ösophaguskarzinom
3. Portiokarzinom	10. Magenkarzinom
4. Vulvakarzinom	11. Kolonkarzinom
5. Peniskarzinom	12. Blasenkarzinom
6. Prostatakarzinom	13. Mammakarzinom (gut umschriebene, oberflächlich lokalisierte Tumoren)
7. Hodentumoren (z.B. Seminom)	

Literatur

1. Altmeyer P, Munz D, Steinhoff W, Hör G, Holzmann H (1981) Szintigraphische Identifizierung der Lymphdrainage maligner Rumpfmelanome. Akt Dermatol 7: 127–130
2. Jung H, Munz DL, Hör G, Frenkel G (1983) Lymphabflußuntersuchungen mit ^{99m}Tc-Antimontrisulfid-Kolloid und ^{67}Ga-Zitrat bei Malignomen im Gesichtsschädel- und Mundhöhlenbereich. Dtsch Z Mund-, Kiefer- ú Gesichts-Chir 7: 445–450

3. Munz DL (1983) Experimentelle und klinische Untersuchungen über die regionäre Lymphdrainage der Haut mit ^{99m}Tc-markiertem Antimontrisulfid-Kolloid: Bedeutung für das maligne Hautmelanom. Habilitationsschrift, Frankfurt (Main)
4. Munz DL (1984) Experimentelle und klinische Untersuchungen über die regionäre Lymphdrainage der Haut mit ^{99m}Tc-markiertem Antimontrisulfid-Kolloid: Bedeutung für das maligne Hautmelanom. R. G. Fischer, Frankfurt (Main)
5. Munz DL, Altmeyer P, Holzmann H, Encke A, Hör G (1982a) Der Stellenwert der Lymphszintigraphie in der Behandlung maligner Melanome der Haut. Dtsch Med Wschr 107: 86–91
6. Munz DL, Altmeyer P, Sessler MJ, Hör G (1982b) Axillary lymph node groups – The center in lymphatic drainage from the truncal skin in man: Clinical significance for management of malignant melanoma. Lymphology 15: 143–147
7. Munz DL, Brandhorst I, Altmeyer P, Jung H, Hör G (1984a) Lymphoscintigraphy in malignant tumors of the skin and mucous membrane of the oral cavity: Identification of the regional lymph node drainage group(s) in 146 patients. In: Schmidt HAE, Adam WE (eds) Nuclear Medicine: Imaging of Metabolism and Organ Function. Schattauer, Stuttgart New York, pp 696–699
8. Munz DL, Jung H, Altmeyer P, Hör G (1984b) Peritumoral-interstitial double-nuclide double-compound lymphoscintigraphy (PIDDL): A promising approach for non-invasive detection of lymph node metastases. J Cancer Res Clin Oncol 107 (Suppl): 98

Lokale Lymphoszintigraphie in der Diagnostik der malignen Melanome der Haut

Round-Table-Gespräch (Moderation: L. Illig)

(Teilnehmer u. a. P. Altmeyer, Frankfurt; J. Auböck, Innsbruck; R. Baum, Frankfurt; D. Glaubitt, Krefeld; W. Groth, Köln; G. Hör, Frankfurt; L. Illig, Gießen; B. Leisner, München; F. D. Maul, Frankfurt; H. Müller, Gießen; D. L. Munz, Philadelphia; E. Paul, Gießen; H. J. Schulze, Köln; K. zum Winkel, Heidelberg)

Eine Zusammenfassung nach Tonbandprotokoll von L. Illig u. P. Altmeyer

Die zweistündige Diskussion drehte sich in erster Linie um Vollständigkeit bzw. Zuverlässigkeit der Lymphabflußrichtungen im lokalen Lymphoszintigramm, um eine mögliche Verfälschung des Befundes durch diagnostische Exzisionen oder eine „Verstopfung" der Lymphbahnen durch Metastasen sowie um eventuelle unerwünschte Nebenwirkungen des Verfahrens.

Unter Bezugnahme auf die fünf vorgetragenen Gießener Fälle mit Diskrepanzen zwischen prätherapeutischem Lymphoszintigramm und nachgewiesenen Metastasierungswegen werden vom Moderator vier Wiederholungs-Szintigramme (4tägiger Abstand) aus Selbstversuchen vorgelegt, die nach Injektion in midline-Position am Rücken multidirektionale Abflüsse mit unerwartet großer Übereinstimmung ergeben haben und für eine hohe Reproduzierbarkeit der Darstellung regionaler Lymphabflußwege sprechen. Bei einer Patientin mit midline-Tumor des Rückens und bidirektionaler Abflußrichtung stellte sich dagegen bei Wiederholung *nach* einer größeren Exzisionsbiopsie (Schnittlänge 9 cm) nur noch eine von beiden Abflußrichtungen dar, was einen störenden Einfluß des Eingriffs nahelegt.

Die im übrigen gute Reproduzierbarkeit des lokalen Lymphoszintigramms bei Wiederholung schließt allerdings eine unvollständige Darstellung der verschiedenen Abflußrichtungen im Einzelfall nicht aus. Unvollständige Füllungsbilder spielen bekanntlich bei der diagnostischen Kontrastmittel-Lymphangiographie eine entscheidende Rolle und haben an manchen Melanom-Zentren zur Aufgabe der Methode geführt.

Bezüglich einer möglichen Verfälschung von Lymphoszintigrammen durch vorausgegangene operative Eingriffe muß nicht nur an die Durchschneidung der Lymphbahnen selbst gedacht werden, sondern auch an eine Änderung der Lymphstromrichtungen, die normalerweise unter sehr geringem Druck stehen dürften. Die Frankfurter Arbeitsgruppe ist davon überzeugt, daß ein lokales Lymphoszintigramm durch jeden operativen Eingriff verändert wird, obwohl dies in der Literatur nur für größere Spalthautplastiken beschrieben worden ist und obwohl die Gießener Arbeitsgruppe bei über 70 lokalen Lymphoszintigrammen mit und ohne vorhergehende diagnosti-

Dermatologie und Nuklearmedizin
Hrsg. Holzmann, Altmeyer, Hör, Hahn
© Springer-Verlag Berlin · Heidelberg 1985

sche Exzision (Schnittlänge ca. 2–4 cm) keinen signifikanten Einfluß auf die Zahl der Lymphabflußrichtungen nachweisen konnte. Selbst 4 Fälle mit der Anzeige „kein Abfluß" verteilten sich gleichmäßig auf beide Kollektive. Bei länger zurückliegenden, kleinen Exzisionsnarben ist nach Ansicht der Gießener Gruppe noch zu bedenken, daß es wahrscheinlich zu einer weitgehenden Revaskularisierung der kleinen Lymphbahnen kommt.

Acht Patienten der Frankfurter Arbeitsgruppe zeigten allerdings auch längere Zeit nach *größeren* Operationen stark abweichende Lymphabflußverhältnisse im Szintigramm. Aus diesem Grund wurde die Methode in Frankfurt später grundsätzlich nur noch präoperativ eingesetzt. Auch in Köln wurden bei zwei von fünf Patienten Diskrepanzen zwischen Lymphoszintigramm und Metastasierungsrichtungen gesehen.

Im ersten Fall war keine Operation vorausgegangen, und die mangelnde Übereinstimmung wird damit erklärt, daß es in den regionalen Lymphknoten-Gruppen möglicherweise Knoten erster und zweiter Ordnung gibt, so daß sich dann bei Metastasierung in einem Knoten erster Ordnung das ganze Abflußgebiet nicht mehr darstellt.

Im zweiten Fall wird die mangelnde Übereinstimmung dagegen darauf zurückgeführt, daß durch die vorausgehende (therapeutische) Operation nicht nur Lymphabflußrichtungen, sondern auch Metastasierungswege umgelenkt wurden – eine Ansicht, die auch von anderen Diskussionsteilnehmern nachdrücklich geteilt wird.

Ein sehr langer und lebhafter Disput entwickelte sich um methodische Details: Soll man möglichst viele Radionuklid-Depots um den Tumor herum setzen (Frankfurt, Köln) oder soll man sich unter Berücksichtigung der jeweiligen „Wasserscheiden" auf jeweils 2–4 Depots beschränken, um eine Injektion in die kontralaterale Körperseite zu vermeiden (Gießen)? Welche Bedeutung kommt der sog. Übersteuerungsmethode mit Nachweis möglichst vieler Intransit-Depots zu? Ist der von der Radio-Gold-Anwendung herrührende Zusatz von Hyaluronidase beim Technetium-Szintigramm noch notwendig? Die Frankfurter Arbeitsgruppe ist der Auffassung, daß die Zahl der Radionuklid-Depots zur Erzielung eines vollständigen Lymphszintigramms möglichst hoch sein sollte, und daß auch die Übersteuerung des Szintigramms hierin tatsächlich eine notwendige Voraussetzung hat. Das würde bedeuten, daß zwei Depots für eine vollständige Darstellung möglicherweise nicht ausreichen.

Ein wichtiger methodischer Unterschied der Szintigraphie-Technik in Frankfurt, Gießen und Köln liegt darin, daß die Frankfurter Gruppe die eine Hälfte des Radionuklids subkutan, die andere dagegen intrakutan injiziert, während die Depots in Gießen ausschließlich subkutan und in Köln tief-subkutan bzw. epifaszial gelegt werden. Dies wird jeweils mit der Lage und dem Verlauf der peripheren Lymphbahnen und eventueller lymphogener Melanom-Metastasen begründet.

In Köln glaubt man außerdem, daß die intradermalen peritumoralen Lymphbahnen oft komprimiert würden und daß ihre Strömung so langsam sei, daß man das Radionuklid besser in die Subcutis injizieren solle, wo es in weiteren Lymphbahnen rascher und zuverlässiger abtransportiert werden könne. In Frankfurt hält man mindestens sechs peritumorale Radionuklid-Depots für notwendig, weil man bei systematischen Untersuchungen mit ansteigender Depotzahl mit 4–6 Depots die besten Resultate erzielt hatte. Die Gießener Gruppe war dagegen umgekehrt bei Versuchen mit verschieden vielen Depots von 8 abwärts zu dem Ergebnis gelangt, daß auch zwei Depots für eine vollständige Anzeige der Lymphabflußrichtungen ausreichend seien. Hierzu wird aber darauf hingewiesen, daß die meisten anderen Autoren in der Literatur (nicht nur beim Melanom) möglichst viele peritumorale Depots setzen, um eine möglichst vollständige Darstellung aller Lymphabflußrichtungen zu erhalten.

Die Injektion eines Teils des Radionuklids in die *Cutis* wird in Frankfurt aus logischen Gründen praktiziert, weil Tumor und Lymphabflußwege vorwiegend intradermal liegen. Bezüglich des *Abstandes von Radionuklid-Depots und Tumorrand* stimmen die drei Arbeitsgruppen weitgehend überein: Wünschenswerte Distanz 1–3 cm, um die theoretisch mögliche Verschleppung von Tumorzellen zu vermeiden – obwohl dies Risiko für unbeträchtlich gehalten wird. In Köln beträgt die Zahl der Injektionen ebenfalls 6–8.

Obwohl es aufgrund der verschiedenen im Laufe der Diskussion vorgebrachten Argumente denkbar erscheint, daß die in Gießen und Köln gefundenen Divergenzen zwischen prätherapeutischem Lymphoszintigramm und posttherapeutisch nachgewiesenen Melanom-Metastasen methodisch bedingte Artefakte waren, erscheint es nunmehr doch notwendig, auch die Frankfurter Fälle zahlenmäßig auf die Korrespondenz von Lymphoszintigramm und Metastasen zu überprüfen; dies um so mehr, als auch Fee und Holmes die Praktikabilität der lokalen Lymphoszintigraphie in erster Linie mit der hohen Übereinstimmung in 17 von 18 bzw. 9 von 9 Fällen begründet haben.

Bei einem solchen Vergleich von präoperativem Szintigramm und tatsächlichen Metastasierungswegen sollte unbedingt unterschieden werden zwischen sofort nach der Ausräumung nachgewiesenen Lymphknoten-Metastasen und erst später im weiteren follow-up auftretenden Absiedlungen. Die Frankfurter Arbeitsgruppe ist der Meinung, daß sich in Abhängigkeit von der Operationsmethode die Richtungen *späterer* Lymphbahn-Metastasierungen erheblich von der Anzeige im präoperativen Lymphoszintigramm unterscheiden können; dem ist aber entgegenzuhalten, daß die Gruppe um Fee (1978) auch in 9 Fällen von „follow-up-Metastasen" eine völlige Übereinstimmung mit dem präoperativen Lymphoszintigramm gefunden hat. Trotz großer therapeutischer Operationen war es in diesen Fällen also *nicht* zu einer Modifikation der Abflußrichtungen bzw. der tatsächlichen Metastasen-Richtungen gekommen. Eine Kontrolle der klinischen Relevanz lokaler Lymphoszintigramme bietet sich vor allem bei großen bi-direktionalen En-bloc-Dissektionen an, wie sie in Gießen vorgenommen werden – sofern in dem Ausräumungsmaterial Lymphknoten-Metastasen nachweisbar sind.

Nach einem lebhaften Disput über die klinische Relevanz der präoperativen Lymphoszintigramme und die Möglichkeiten ihrer Überprüfung sind sich alle Teilnehmer darüber einig, daß ein retrospektiver Vergleich zumindest anhand der sofort bei der Ausräumung gefundenen Lymphknoten-Metastasen zulässig sei. Hierzu wird angemerkt, daß die Frankfurter Gruppe nur in einem einzigen Fall Metastasen an einem Ort gefunden habe, der außerhalb der präoperativ angezeigten Lymphabflußrichtungen lag. Diese Aussage basiert auf 300 Fällen, von denen etwa 31% nach der Operation tatsächlich lymphogene Metastasen aufwiesen. Die Zahl der wiederholten und durch eine vorausgehende Operation veränderten Lymphoszintigramme beträgt übrigens im Frankfurter Material 8 (publiziert in „Aktuelle Dermatologie"). Nach Ansicht der Kölner Arbeitsgruppe fallen Szintigramme, wenn sie nach einer Operation wiederholt werden, teilweise identisch, teilweise aber modifiziert aus; dies gelte sowohl für die Verwendung von Radio-Gold als auch von Radio-Technetium. Um das Problem einer solchen Relevanzprüfung optimal zu lösen, bedarf es in Zukunft einer noch engeren Zusammenarbeit zwischen Nuklearmedizinern und Dermatologen, insbesondere bei der *Melanom-Nachsorge*.

Die Zugabe von Hyaluronidase wird bei Technetium-Szintigrammen für überflüssig bzw. sogar störend gehalten. Übereinstimmung besteht darin, daß die lymphographische *Anzeige „kein Abfluß" immer einen Artefakt* darstellt, auch wenn keine Operation vorausgegangen ist.

In Gießen kam dies in 4 von 100 Fällen vor, in Köln insgesamt 12mal.

Die Frankfurter Gruppe erklärt sich bereit, an ihrem großen Material alle Melanom-Patienten mit lymphogenen Metastasen retrospektiv auf die Korrespondenz der Metastasenrichtungen mit den szintigraphisch angezeigten Lymphabfluß-richtungen zu überprüfen. Wenn möglich, soll das Resultat noch in die Monographie des Springer-Verlags eingebracht werden. Die Gießener Gruppe wird sich sofort speziell dem Problem widmen, welchen Einfluß insbesondere kleinere Operationen auf das lokale Lymphoszintigramm haben; wahrscheinlich wird es mehr oder weniger von der Größe der Operation, von ihrer Art und auch von der Lokalisation des Tumors abhängen, ob der Ausfall eines lokalen Lymphoszintigramms hierdurch entscheidend verändert wird oder nicht.

Bezüglich der Frage unerwünschter Nebenwirkungen kommen alle drei Arbeitsgruppen zu der Ansicht, daß eine Verschleppung von Tumorzellen im Rahmen der lokalen Lymphoszintigraphie bei Einhaltung der diskutierten Methode wegen der sehr kleinen injizierten Mengen und wegen der sehr geringen angewandten Drücke äußerst unwahrscheinlich ist – im Gegensatz zur diagnostischen Kontrastmittel-Lymphographie, bei welcher größere Mengen einer öligen Flüssigkeit unter höherem Druck direkt in die Lymphbahnen injiziert werden müssen.

Die Thallium-201-Szintigraphie in der Diagnostik des metastasierenden malignen Melanoms

F. D. Maul, P. Altmeyer, G. Bittner, U. Wanner, R. P. Baum, R. Standke, H. J. Chr. Wenisch, H. Holzmann, G. Hör

Zusammenfassung

[201]Tl-Onkoszintigraphien – in Form multiregionaler 2-Phasenszintigraphien – wurden bei 11 Patienten mit malignen Melanomen im Rahmen der postoperativen Verlaufskontrolle durchgeführt. 8 Patienten hatten aufgrund des weiteren Verlaufs oder histologischer Untersuchungen Metastasen in regionalen Lymphknoten. Bei 7 dieser 8 Patienten ließ sich ein entsprechender positiver Tl-Befund nachweisen. Jedesmal fanden wir einen typischen zunehmenden Aktivitätskontrast im 2-Stunden-Szintigramm. 2 mal ließen sich Lungenmetastasen und 1 mal Lebermetastasen nur schwach positiv bzw. nicht erkennen. Jedoch konnten bei einem dieser Fälle multiple Lungenmetastasen mit ^{67}Ga eindrucksvoll dargestellt werden. Bei drei Patienten ohne klinischen Anhalt einer Metastasierung fanden sich auch negative Tl-Befunde. Aufgrund der Ergebnisse dieser 11 Melanom-Patienten schließen wir, daß der Einsatz von Tl in der Diagnostik von regionalen Lymphknotenmetastasen erfolgversprechend ist, möglicherweise aber nicht bei der Diagnostik von internen Fernmetastasen.

Schlüsselwörter

Thallium-201-Onkoszintigraphie, multiregionale 2-Phasenszintigraphie, metastasierendes Melanom, regionale Lymphknotenmetastasen

Summary

11 Patients with malignant melanoma underwent ^{201}Tl-oncoscintigraphy subsequent to surgery. Our aim was the detection of metastases. 8 patients had metastases in regional lymph nodes which were confirmed later on by follow up studies resp. histological findings. A corresponding pathological ^{201}Tl-uptake was found in 7 out of 8 patients. In all cases we found a typical increasing activity contrast pattern 2 hours after ^{201}Tl-injection. Pulmonary metastases (2 patient) and liver metastases (one patient) presented with questionable positive resp. negative ^{201}Tl-scintigram. However, this patient showed an intense ^{67}Ga uptake in lung metastases. 3 patients without clinical evidence of metastases were Tl-negative. From these preliminary results we conclude scintigraphy with ^{201}Tl might turn out to become a helpful tool in the diagnostic strategy of metastases detection of regional lymph nodes. The procedure seems to be of minor importance for visualising distant organ-metastases.

1976 wurde die ^{201}Tl-Onkoszintigraphie eingeführt, nachdem zufällig im Rahmen einer Myokardszintigraphie entdeckt worden war, daß sich ^{201}Tl in einem Bronchial-Ca anreicherte, und dadurch im Positivkontrast zur Abbildung kam [1]. Unsere Arbeitsgruppe beschäftigt sich seit 1980 mit der ^{201}Tl-Onkoszintigraphie, zunächst beim Bronchial-Ca [2], später beim Schilddrüsen-Ca [3]. Neben anderen Autoren fanden wir als kinetisches Charakteristikum malignen Gewebes einen in Spätszintigrammen bis zu 2 Stunden persistierenden oder neuauftretenden bzw. zunehmenden Positivkontrast. Zur ^{201}Tl-Onkoszintigraphie des malignen Melanoms liegen bis auf experimentelle Untersuchungen [4, 5, 6] sowie den Bericht über einen Patienten mit

Dermatologie und Nuklearmedizin
Hrsg. Holzmann, Altmeyer, Hör, Hahn
© Springer-Verlag Berlin · Heidelberg 1985

Hirnmetastasen eines malignen Melanoms im Rahmen einer Studie über Hirntumore [7] unseres Wissens keine Publikationen vor. Ziel dieser Arbeit war die Abklärung der Frage, inwieweit sich ^{201}Tl auch zur Diagnostik des metastasierenden Melanoms eignet.

Patienten

Wir untersuchten 11 Patienten mit malignem Melanom, im Alter von 39–70 Jahren, 4 Frauen und 7 Männer (Tabelle 2). Bei allen Patienten war zu einem früheren Zeitpunkt der Primärtumor operativ entfernt worden. Bei 8 Patienten ging es um die szintigraphische Bestätigung des klinischen Verdachts eines regionalen Lymphknotenbefalls. 3 Patienten waren klinisch tumorfrei.

Methode

Die Tumorszintigraphie mit ^{201}Tl wurde als Früh- und Spätszintigramm durchführt, wobei mehrere Lymphknotenregionen untersucht wurden (Multiregionale 2-Phasen-^{201}Tl Szintigraphie) (Tabelle 1). Die Aquisition wird 2 min. nach i.v. Injektion von 2 mCi (74 MBq) ^{201}Tl-Chlorid begonnen. Die Dokumentation der ^{201}Tl-Verteilung erfolgt als Szintiphoto auf Röntgenfilm und statischen Computeraquisitionen. Als Meßinstrumente wurden eine Großfeld-Gamma-Kamera (Searle, LFOV), mit Allzweckkollimator und ein on line angeschlossenes nuklearmedizinisches Computersystem (PDS, Philips) benutzt. Die Szintigramme der ersten Phase sind 20 bis spätestens 30 min nach Injektion beendet, die der zweiten Phase beginnen nach 120 min. Es hat sich als hilfreich erwiesen, Früh- und Spätaquisitionen einer Sicht gegenüberzustellen, und zwar indem das späte Bild einmal auf das Maximum des frühen und zum anderen auf das eigene Maximum normiert wird. Das gleich skalierte Frühbild wird 2 mal und zwar jeweils links abgebildet. Auf diese Weise entsteht ein „4er Block" von Bildern. Mit Hilfe einer 16teiligen Farbskala läßt sich eine semiquantitative Auswertung der ^{201}Tl-Umverteilung bzw. des Tl-washouts ermitteln.

Tabelle 1. Methode der ^{201}Tl-Onkoszintigraphie. Multiregionale 2-Phasenszintigraphie (zervikale, axilläre, inguinale Lk-Regionen)

- i.v. Injektion von 2 mCi ^{201}Tl
- Computeraquisition ab 2 min. p.i. (1. Phase)
- regionale Aquisitionsfolge nach Verdachtsgrad
- 500000 cts pro Gesichtsfeld und Aquisition
- Aquisitionsstart 2. Phase nach 120 min.
- Abfolge und Technik wie 1. Phase

- Aktivitätsvergleichende Darstellung der Früh- und Spätaufnahmen in Form eines sogenannten „4er Blocks"

Großfeld-Gamma-Kamera (Searle, LVOF), Mehrzweckkollimator
Computer: PDS, Philips

Ergebnisse

Kasuistiken

Fall 1: Die 63jährige Patientin hatte ein noduläres malignes Melanom Level IV am linken Knie. Im Tl-Szintigramm stellt sich eine bekannte Hautmetastase in beiden Phasen als intensiver Positivkontrast dar. Zusätzlich deckt das Tumorszintigramm einen klinisch zu diesem Zeitpunkt nicht bekannten Leistenlymphknotenbefall auf, der die tumortypische Kinetik eines zunehmenden Spätkontrastes zeigt (Abb. 1).

Fall 2: Es handelt sich um einen 49jährigen Patienten mit Zustand nach operativer Entfernung eines malignen Melanoms am linken Daumenendglied. Bei dem Patienten lag klinisch eine multiple Metastasierung in Leber und Lunge vor. Im Tl-Szintigramm stellen sich die Lungenmetastasen nur mit schwachem und die Lebermetastasen mit fehlendem Tumorkontrast dar. Eine oberflächliche zervikale Metastase wird hingegen deutlich sichtbar und weist einen zunehmenden Kontrast auf (Abb. 2).

Fall 3: 59jähriger Patient, bei dem wegen eines malignen Melanoms Level III die 2. und 3. Zehe des linken Fußes amputiert werden mußte. In der linken Leistenregion zeigt sich eine fokale ^{201}Tl-Akkumulation mit zunehmendem Aktivitätskontrast im Spätszintigramm (Abb. 3).

Fall 4: 44jähriger Patient mit primärem Melanom am rechten Oberschenkel. 14 Tage nach einem Zeckenbiß wurde die ^{201}Tl-Szintigraphie durchgeführt. Die in unmittelbarem zeitlichen Zusammenhang aufgetretene Schwellung eines linksseitigen Leistenlymphknotens konnte somit auch durch den Biß bedingt sein. Das Tl-Szintigramm ergibt einen eindeutig malignitätstypischen Befund mit intensivem noch 2 Stunden noch zunehmendem Aktivitätskontrast (Abb. 4).

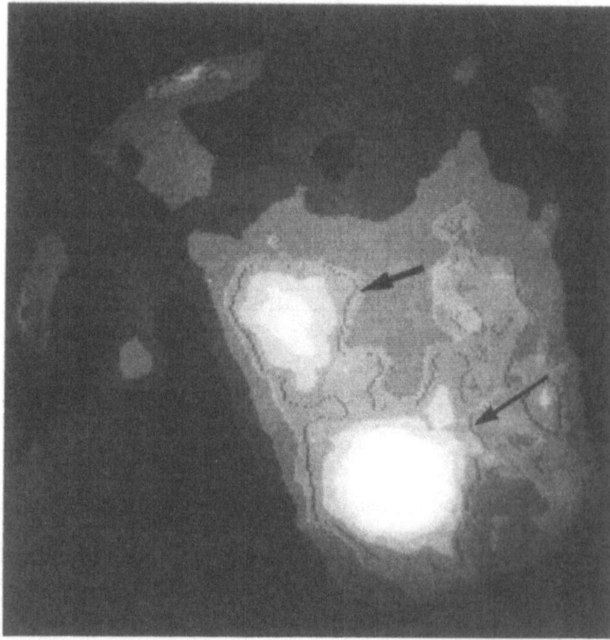

Abb. 1. Thallium-201 positive Hautmetastase (⟵) und Leistenlymphknotenmetastase (←) eines malignen Melanoms. Das primäre Melanom befand sich in der Knieregion (Pat. 1)

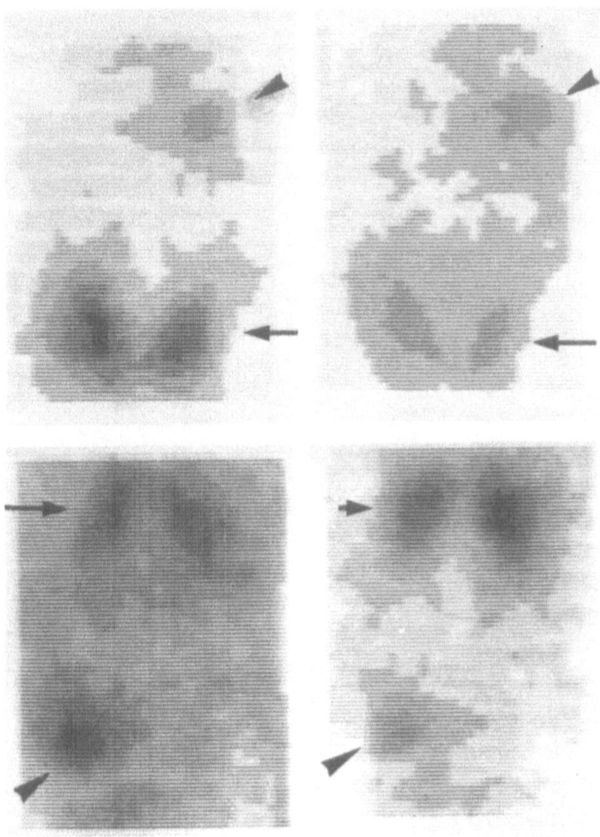

Abb. 2. 4er Block: Links jeweils die Früh-, rechts die Spätszintigrame, die oben auf das Maximum des Frühszintigramms und unten auf das eigene Maximum skaliert sind (s. Text). Thallium positive Lymphknotenmetastase (◀) mit zunehmendem Spätkontrast. Physiologische Kontrastabnahme der Schilddrüse (←) (Pat. 2)

Ergebnisse aller Patienten (Tabelle 2)

Alle szintigraphisch pathologischen Lymphknotenbefunde zeigen eine tumortypische Kontrastverstärkung zwischen dem Früh- und Spätszintigramm. Sämtliche positiven szintigraphischen Befunde konnen aufgrund des klinischen Verlaufes oder histologisch bestätigt werden (Tabelle 2). Bei den Patienten 5 und 6 lieferte das ^{201}Tl-Onkoszintigramm sogar den Erstnachweis des klinisch noch unerkannten Leistenlymphknotenbefalls. Lungen- (2 Pat.) und Lebermetastasen (1 Pat.) wurden dagegen durch die ^{201}Tl-Szintigraphie unzureichend bzw. nicht abgebildet bei gleichzeitig stark positivem ^{67}Ga-Szintigramm (Patient 3 mit Lungenmetastasen) (Tabelle 2).

In Tabelle 3 sind die szintigraphischen und klinischen Befunde gegenübergestellt. Es wird deutlich, daß – mit Ausnahme eines Patienten – bei allen Melanommetastasenträgern der klinisch bekannte Lymphknotenbefall mit einem tumortypischen ^{201}Tl-Szintigramm einherging. Bei dem Patienten mit dem falsch negativen Befund konnte die Untersuchung technisch nicht adäquat durchgeführt werden. Umgekehrt hatten alle 3 Patienten ohne klinisch manifeste Melanommetastasen negative Tl-Onkoszintigramme.

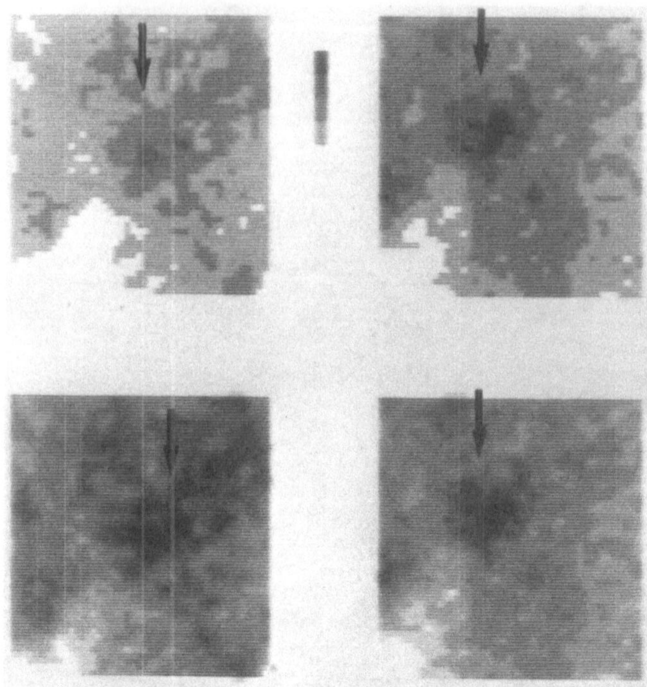

Abb. 3. Thallium-201
positive Leisten-Lymph-
knotenmetastase (Par. 3).
Beachte: Sie ist erst durch
den zunehmenden Spät-
kontrast eindeutig erkennbar

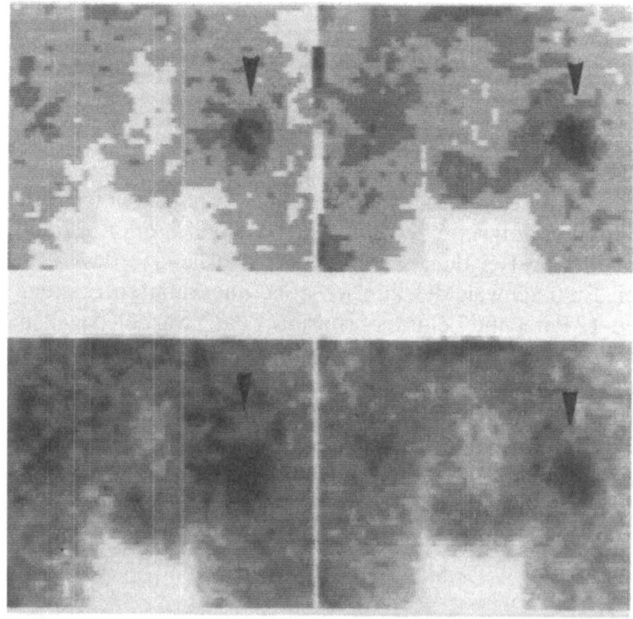

Abb. 4. Thallium-201
positive Leisten-Lymph-
knotenmetastase (◄).
Bereits frühszintigraphisch
(links) eindeutig erkennbar.
Der zunehmende Kontrast
(vergleiche gleichskalierte
obere Bildserie) spricht
gegen eine Lymphadenitis
(Pat. 4)

Tabelle 2. Klinische und ^{201}Tl-szintigraphische Ergebnisse

Nr.	Name	Geschl.	Alter	Primärtumor	Fragestellung	Sicherung	Tl-Fr.	Tl-Sp.	GA
1	F.W.	m	44 J	MM rechter Oberschenkel	Metastase bei LK-Schwellung 14 Tage nach Zeckenbiß	klin. Verlauf	++	+++	
2	F.A.	m	64 J	NMM Level V TD 13 mm re. präaurikulär	Kontrolle	–	–	–	
3	K.H.	m	39 J	NMM Level IV li Oberschenkel	Filiae beide Lungen	Röntgen	+	+	+++
4	K.A.	m	59 J	MM Level III 2/3 Zehe li. Fuß	Lokalrezidiv LK li. Leiste	klin. Verlauf klin. Verlauf	+	++	
5	M.M.	w	63 J	NMM Level IV li. Knie	Hautmetastast li. Obersch. LK li. Leiste	Histologie Histologie	+++ +	+++ ++	
6	N.I.	w	63 J	high risk Melanom li. Unterschenkel	Haut- u. LK-Metastase li. Leiste	klin. Verlauf	+	+++	
7	O.W.	m	70 J	NMM Level III Rücken Höhe LWK 1	Kontrolle	–	–	–	
8	R.K.	m	54 J	NMM Level V	Filiae am Capillitium	klin. Verlauf	techn. inadäquat		
9	S.E.	w	55 J	MM Level IV li. Oberarm TDl, 5 mm	Lokalrezidiv und LK Metastasen li. Axilla	klin. Verlauf	(+)	+	
10	S.U.	w	58 J	unbekannt	Kontrolle	–	–	–	
11	S.R.	m	49 J	akrolent. Melanom li. Daumen-endglied	Filiae Lunge, Leber und Magen	klin. Verlauf	+	++	

Tabelle 3. ^{201}Tl-Onkoszintigraphie beim metastasierenden Melanom. Zusammenfassung der Ergebnisse

Klinischer Befund	Szintigraphie positiv	negativ
positiv (klinischer Verlauf/Histologie)	7	1*
negativ	0	3

* inadäquate Technik (Pat. 8)

Diskussion

^{201}Tl-Anreicherung in Haut- und Lymphknotenmetastasen

Für Schilddrüsen- und Bronchialcarzinome ist der hohe Grad der ^{201}Tl-Affinität durch zahlreiche, auch eigene, Untersuchungen belegt. Die hier vorgelegte Studie weist darüberhinaus nach, daß auch Haut- und Lymphknotenmetastasen von malignen Melanomen Thallium-201 anreichern. Soweit aufgrund unserer begrenzten Erfahrungen bei diesen ersten 11 Fällen beurteilbar, scheint die ^{201}Tl-Onkoszintigraphie eine sensitive Methode zum Nachweis von Lymphknotenmetastasen maligner Melanome zu sein.

Vergleichsdaten aus der Literatur stehen uns nicht zur Verfügung. Entsprechende, möglichst als prospektive Multizenterstudien angelegte Untersuchungen wären aufschlußreich, wobei es verschiedene Detailfragen aufzuklären gilt: Welchen Einfluß haben Größe und Proliferationsgrad der Melanommetastase auf den Grad der Tl-Anreicherung (im Frühszintigramm) und auf das Ausmaß der konsekutiven Kontrastzunahme (im Spätszintigramm). Bei Patient 2 muß z. B. trotz des negativen TL-Befundes aufgrund des fortgeschrittenen Tumorstadiums ein klinisch stummer Mikrometastasenbefall der regionären Lymphknoten angenommen werden. Andererseits konnten wir mit ^{201}Tl 2 mal Lymphknotenmetastasen bereits vor deren klinischer Manifestation nachweisen. Deshalb erscheint es denkbar, daß es gelingt, mit Hilfe der ^{201}Tl-Onkoszintigraphie den Zeitpunkt der Entdeckung eines Lymphknotenbefalls beim malignen Melanom vorzuverlegen.

Spätszintigramme

Wie beim Nachweis der Lymphknotenmetastasen des Schilddrüsen-Ca's, erscheinen auch in der Metastasendiagnostik des malignen Melanoms Spätaufnahmen aus mindestens 2 Gründen wichtig. 1. Einige Metastasen lassen sich erst durch die Spätaufnahme sicher diagnostizieren und 2. In Analogie zu Schilddrüsen- und Bronchialcarzinomen dürfte der zunehmende Tl-Kontrast pathognomonisch für die Existenz eines malignen Prozesses sein. Wir gehen aufgrund bisheriger Erfahrungen davon aus, daß entzündliche Prozesse mit der von uns entwickelten multiregionalen 2-Phasen-^{201}Tl-Szintigraphie gegenüber Malignomen abgegrenzt werden können.

Derzeitiger klinischer Einsatz

Das bisher publizierte Schrifttum zur Tl-Onkoszintigraphie beim metastasierenden Melanom ist spärlich. Empfehlungen zum Einsatz des Verfahrens in der klinischen Routinediagnostik sind derzeit mit Vorbehalt zu akzeptierem. Auf der Basis weltweit gewonnener und eigener Erfahrungen mit anderen in-vivo-Tumormarkern – insbesondere ^{67}Ga – erscheint uns aber bereits jetzt die Annahme berechtigt, daß ^{201}Tl besondere Vorteile bietet in der Lokalisation und Dignitätsbeurteilung lymphonodulärer Melanommetastasen. Die gezielte Änderung der ^{201}Tl-Melanommetastasen-Szintigraphie ist daher u. E. bei Problemfällen vertretbar, immer vorausgesetzt, daß die von uns vorgeschlagene 2-Phasen-Technik mit Tl-Kinetikanalyse berücksichtigt wird.

Literatur

1. Cox PH, Belfer AJ, van der Pompe WB (1976) Thallium-201 chloride uptake in tumors, a possible complication in heart scintigraphy. Br J Radiol 49: 767
2. Maul FD, Müller D, Lorenz W, Hör G (1980) Erste Erfahrungen mit ^{201}Tl in der szintigraphischen Diagnostik von Bronchialtumoren. Nucl Med 4: 335
3. Maul FD, Wenisch HJC, Schumm PM, Usadel KH, Bittner G, Wanner U, Hör G (1984) Zur szintigraphischen Differenzierung maligner und benigner Schilddrüsentumoren mit ^{201}Tl. Verhandlungen d Deutschen Gesellsch f innere Med im Druck
4. Potts AM, Au PC (1971) Tl Ion and the Eye, Investigative Ophthalmology, 10: 925
5. Hudson FR, Dewey DL, Galpine AR, Whittingham AG (1978) Tumour Uptake of Thallium-201 Chloride, Eur J of Nucl Med 4: 283
6. Proctor JW, Adatepe MH, Yamamura Y, Concannon JP (1978) Preliminary Observations on ^{201}-Thallium as a Scanning Agent for Metastatic Melanoma, Abstr. 2. Int. Congress World Federation of Nucl Med Sept. 1978 Washington
7. Ancri D, Basset JY (1980) Diagnosis of Cerebral Metastases by Thallium201, British J of Radiol 53: 443

III. Zellkinetische und -metabolische Untersuchungsverfahren in der Dermatologie

Anwendungsweisen radioaktiver Isotope
in klinischer und experimenteller Dermatologie

J. Auböck, P. Fritsch

Zusammenfassung

Die Anwendung radioaktiver Isotope in der Dermatologie hat wesentlich zum Verständnis der Physiologie und Pathophysiologie der Haut beigetragen. Besondere Bedeutung hat der Einsatz radioaktiver Isotope bei der Aufklärung verschiedener zellkinetischer und zellmetabolischer Vorgänge erlangt. Auch in der klinischen Diagnostik sind radioaktive Isotope ein unverzichtbares Hilfsmittel geworden.

In diesem Einführungsreferat soll anhand einiger ausgewählter Beispiele die Vielfalt der Einsatzmöglichkeiten radioaktiver Isotope in der Dermatologie aufgezeigt werden.

Schlüsselwörter

Radioaktive Isotope, Zellkinetik, Zellmetabolismus, Diagnostik

Summary

The use of radioactive isotopes in dermatology has significantly contributed to our knowledge of the physiology and pathophysiology of the skin. Radioactive isotopes have been of particular value in the investigation of cell kinetics and cell metabolism. In addition, they have become an invaluable diagnostic tool for the clinician. This introduction will review in brief the usefulness and versatility of application of radioactive isotopes in dermatology.

Radioaktive Isotope haben sowohl in der Erforschung dermatologischer Krankheiten als auch von Grundlagenproblemen der Dermatologie eine wesentliche Rolle gespielt. Es ist nicht schwer vorauszusehen, daß ihre Bedeutung künftig noch anwachsen wird; ein Ausblick auf neue künftige Anwendungsbereiche erfolgt in den nachfolgenden Beiträgen. Es scheint mir daher angebracht, die Einführung zu diesen zur Darstellung des Status quo zu verwenden und anhand einiger Schlaglichter die Vielfalt und Vielschichtigkeit des Einsatzes von Isotopen in unserem Fachbereich bei der Aufklärung zellkinetischer und zellmetabolischer Phänomene aufzuzeigen.

Wie werden Radioisotope eigentlich eingesetzt? Sie werden Zellen, Geweben oder dem Gesamtorganismus meist in Form von markierten Liganden oder Stoffwechselpräkursoren (etwa des Nukleotid-, Eiweiß-, Fett- und Kohlehydrat-Stoffwechsels) angeboten, um anschließend entweder ihre Lokalisation, ihre dynamische oder metabolische Kinetik zu bestimmen und dadurch Aufschluß über die Funktion des Studienobjektes zu bekommen [27]. Zur Darstellung der Isotope stehen drei grundsätzliche Techniken zur Verfügung: die Autoradiographie, das Zählgerät (Beta- oder Gammacounter) und schließlich die Szintigraphie. Ich möchte mich auf die beiden ersten Techniken beschränken.

Dermatologie und Nuklearmedizin
Hrsg. Holzmann, Altmeyer, Hör, Hahn
© Springer-Verlag Berlin · Heidelberg 1985

Ein klassisches Anwendungsgebiet von Radioisotopen, vorwiegend mit Hilfe der Autoradiographie, ist die epidermale Proliferationskinetik. Schon frühe Studien brachten grundlegende Erkenntnisse über die Dynamik des Wundheilungsvorganges [7, 20] und führten zur Modellvorstellung der Chalone [6, 17, 18]. Die Übertragung der gewonnenen Erkenntnisse auf manche Krankheitszustände der Haut brachte bedeutsame Fortschritte im Wissen über deren Pathomechanismen. Das bekannteste Beispiel hierfür ist die Psoriasis: bei dieser befinden sich die Epidermalzellen in einem Zustand gesteigerter Proliferation; die Zahl der DNS-synthetisierenden Zellen ist um ein Vielfaches erhöht, was sich durch eine gesteigerte Einbaurate von ^{3}H-Thymidin auch sehr eindrucksvoll demonstrieren läßt. Ebenso läßt sich eine enorm verkürzte Transitzeit der Epidermalzellen feststellen, wenn man zur Zellmarkierung wiederum ^{3}H-Thymidin oder auch die ^{14}C gelabelte Aminosäure Glycin – einen Eiweißpräkursor – verwendet. Aufgrund von Zellzyklusanalysen mit ^{3}H-Thymidin nimmt Van Scott [25] eine enorm verkürzte Generationszeit der Epidermalzellen bei einer in etwa gleichbleibenden Dauer der S- und G2-Phase an, ein Befund, der jedoch von späteren Untersuchern modifiziert und auch anders gedeutet worden ist [16, 21, 28].

Thymidin-Markierungsstudien an epidermalen und dermalen Zellen haben auch in der Erforschung der Proliferationskinetik von Ekzemen [5] und ichthyosiformen Dermatosen eine große Rolle gespielt: die auch heute noch gängige Klassifikation der Ichthyosen nach Frost [13, 14] beruht teilweise auf derartigen Untersuchungen. Darüber hinaus haben zellkinetische Untersuchungen an der Epidermis mit Radioisotopen auch zum besseren Verständnis der Wirkung von Arzneimitteln geführt. In einem schon vor Jahren durchgeführten Experiment an haarlosen Mäusen konnten wir zeigen, daß die synchronisierte DNS-Synthesewelle, die an der Epidermis nach einem milden Trauma – in diesem Fall Scotch-tape-stripping – zu beobachten ist, durch eine einmalige PUVA-Bestrahlung weitgehend unterdrückt werden kann [10]: nach Stripping kommt es bei der unbestrahlten Maus zu einem deutlichen Gipfel der DNS-Synthese-Rate (nach 14 Stunden 30%), bei der bestrahlten Maus bleibt ein solcher Gipfel jedoch aus. Die Interpretation ist, daß die PUVA-bedingten interstrand cross-links die DNS-Synthese und somit auch die Zellproliferation hemmen, ein Effekt, den man sich bei der PUVA-Behandlung der Psoriasis erfolgreich zunutze macht.

Ein anderes Beispiel, gleichfalls an der Maus: Etretinate führt zu einer dosisabhängigen Steigerung der epidermalen Proliferation [11]. Eine auch klinisch sehr wichtige Isotopenuntersuchung ist die Messung des sogenannten dark repairs [9], also des Regenerationsmechanismus der DNS im Anschluß an – vor allem – Ultraviolett-Traumen. Nach Bestrahlung werden die beschädigten DNS-Stücke herausgeschnitten, reaktiv DNS resynthetisiert und wieder eingebaut, was entweder autoradiographisch oder im Counter nachgewiesen werden kann. Manche Konstitutionstypen, strahlenempfindliche Individuen mit keltischer Komplexion oder auch Individuen, die intensiv an UV-Keratosen leiden, scheinen eine verminderte DNS-Repair-Fähigkeit zu besitzen: Patienten mit aktinischen Keratosen bauen weniger effizient DNS im Sinne des DNS-repairs ein als Normalpersonen [1]. Besonders stark ausgeprägt ist dieses Phänomen bei Patienten mit Xeroderma pigmentosum, wo der DNS-repair praktisch völlig fehlt [8].

Nun zu zwei völlig anderen Beispielen: bei manchen Dermatosen mit genetisch determinierten Enzymfehlregulationen ergab die Anwendung radioenzymatischer

210

Tests Aufschluß über deren Pathogenese und brachte die Basis zur exakten Labordiagnostik. Wesentliche Beispiele sind hier die Epidermolysis bullosa dystrophicans, bei der ein genetisch determinierter Überschuß an Kollagenase vorliegt [4], und die X-chromosomale rezessive Ichthyose, die durch einen Mangel an Steroidsulfatase ausgezeichnet ist [22].

Besonders erfolgreich wurden Isotope bei der Erforschung des Pigmentstoffwechsels eingesetzt. Nicht nur kann der Einbau von ^{3}H-Thymidin zur Bestimmung der Proliferationseigenschaften von Melanozyten in vitro verwendet werden, wir haben auch vor Jahren mit Hilfe von ^{131}J-markiertem MSH die MSH-Rezeptoren an Melanomzellen und auch an normalen Melanozyten nachweisen können [12, 26]. Dieser Rezeptor wird lediglich während der G2-Phase des Zellzyklus ausgebildet, was durch gleichzeitige Markierung mit radioaktivem MSH und mit ^{3}H-Thymidin nachgewiesen wurde. Diese Art von Doppel-Markierungsstudien ist wohl ein besonders illustratives Beispiel der Anwendung von Isotopen in der dermatologischen Basisforschung. Im Rahmen unserer Untersuchungen am Pigmentsystem konnten wir auch den radioenzymatischen Tyrosinase-Assay nach Pomerantz [19] an normale Melanozytenkulturen adaptieren [3] und unter anderem nachweisen, daß Azelain-Säure, eine im Augenblick sehr populäre Substanz, zur Reduktion der Tyrosinaseaktivität führt, allerdings durch einen zytostatischen Effekt.

Nahezu überflüssig zu erwähnen ist, daß in der allergologischen Routinediagnostik radioimmunologische Assays ein völlig unverzichtbares Hilfsmittel geworden sind, wie etwa der Nachweis von Typ-I-Allergien mit Hilfe des RAST. Ein weniger weites Anwendungsspektrum besitzt, aber unter gewissen Umständen sehr aufschlußreich ist der Nachweis von zirkulierenden Immunkomplexen mit Hilfe des Clq-binding-assays, etwa bei der nekrotisierenden Vasculitis.

Mit einem neuartigen Isotopenverfahren kann man seit kurzem die Kinetik von Phagozytose und Proteolyse in Makrophagen in vivo untersuchen. Die Arbeitsgruppe Altmeyer, Munz, Holzmann und Hör [2] konnte in 66% von untersuchten Psoriasispatienten mit dieser Methode eine vermehrte phagozytische und proteolytische Aktivität feststellen. Inwieweit nun diese funktionelle Makrophagen-Testmethode sich in der Erforschung von anderen Dermatosen, z. B. Kollagenosen, Sarkoidose, bewähren wird, ist derzeit noch nicht abzusehen. Einblicke über die Vorzüge eines solchen in vivo-Makrophagentests werden wir in den folgenden Beiträgen gewinnen können.

Der Begriff Makrophage wurde 1892 von Metchnikov geprägt, und zwar in Anspielung auf dessen Fähigkeit, große Partikel durch Phagozytose aufzunehmen. 1924 faßte Aschoff Zellen verschiedener Zellarten, die in der Lage sind, Vitalfarbstoffe aufzunehmen, unter dem Sammelbegriff „reticulo-endotheliales System (RES)" zusammen, ein auch heute noch gebräuchlicher Terminus, der jedoch besser durch den Ausdruck „mononukleär-phagozytäres System (MPS)" ersetzt werden sollte. Die mononukleären Phagozyten stammen aus dem Knochenmark, nach ihrer Reifung (hämopoietische Stammzelle – Monoblast – Promonozyt – Monozyt) gelangen sie in den Blutkreislauf, von wo sie nach 1–2 Tagen in die verschiedenen Gewebe und Organe einwandern (Tabelle 1).

Die Identifizierung von Makrophagen kann schwierig sein, da morphologische Kriterien allein unzureichend sind und weitere charakteristische Merkmale (Enzyme, Membranmoleküle, Funktionen) herangezogen werden müssen. Eine zentrale Rolle spielt der Nachweis intrazytoplasmatischer (unspezifische Esterase, Lysozym, Pero-

Tabelle 1. Monunukleär-phagozytäres System

Bindegewebe (Histiozyten)
Leber (Kupffer-Zellen)
Lunge (Alveolar-Makrophagen)
Lymphknoten und Milz (freie und sessile Makrophagen)
Knochenmark (Makrophagen)
Seröse Höhlen (Pleura- und Peritonealmakrophagen)
Knochen (Osteoklasten)
Nervensystem (Mikroglia-Zellen)
Haut (Histiozyten, Langerhanszellen?)

xidase) und membrangebundener (5-Nukleotidase, Leucinaminopeptidase, alkalische Phosphodiesterase I) Markerenzyme, neuerdings auch die Identifizierung makrophagenspezifischer Membranantigene mit Hilfe monoklonaler Antikörper. Von überragender diagnostischer und funktioneller Bedeutung sind Membranrezeptoren für das Fc-Stück des IgG Moleküls und für die dritte Komplementkomponente: Die Fc-Rezeptoren befähigen die Makrophagen zur Immunphagozytose, d. h. zur Endozytose opsonisierter Bakterien oder IgG-beladener Erythrozyten. Vitalfarbstoffe und kolloidale Partikel hingegen werden durch unspezifische Phagozytose aufgenommen, eine Funktion, die auch viele andere Zellarten ausüben können. Außer der Beseitigung von Mikroben und Gewebedebris spielen die Makrophagen auch im Rahmen der Immunabwehr eine bedeutsame Rolle: neben der Endozytose von Antigenen können sie Ia-Moleküle synthetisieren und an der Membran exprimieren. Durch die Präsentation von „verarbeitetem" Antigen im Kontext mit Ia-Molekülen an die T-Lymphozyten erfüllen sie eine Schlüsselfunktion bei der Immuninduktion. Schließlich kommt ihnen am Effektorschenkel der zellvermittelten Immunität eine wichtige Aufgabe zu: sie stellen einen großen Anteil der Entzündungszellen. Granulomatöse Entzündungsreaktionen sind fast zur Gänze von Makrophagen geprägt, die sich zum Teil zu Epitheloidzellen umwandeln oder zu mehrkernigen Riesenzellen verschmelzen. Hierbei entwickeln sie eine enorme sekretorische Kapazität. Diese umfaßt unter anderem proteolytische Enzyme (z. B. Kollagenase, lysosomale Proteasen), die auf die Eliminierung unerwünschter Proteine gerichtet sind, oder Sekretionsprodukte mit entscheidendem Einfluß auf die Abwehrfunktion des Körpers, etwa Komplement, Interferon, bakteriolytische und lymphozytenstimulierende Substanzen. Durch Lymphokine (u. a. Gamma-Interferon) aktivierte Makrophagen sind darüber hinaus fähig, zytozide Funktionen auszuüben und können intrazelluläre pathogene Keime sowie Tumorzellen abtöten [15, 23, 24].

Die Erfassung dieses Spektrums von Schlüsselfunktionen in Entzündung und Abwehr ist bislang nur in vitro möglich, die Diagnostik von Makrophagenfunktionen am Kranken in vivo eine Wunschvorstellung. Der Isotopen-Makrophagentest, der eine nicht-invasive Funktionsprüfung in vivo gestattet, könnte ein erster Schritt in diese Richtung sein.

212

Literatur

1. Abo-Darub JM, Mackie R, Pitts JD (1978) Bull Cancer 63: 357
2. Altmeyer P, Munz DL, Chilf G, Holzmann H, Hör G (1983) Morphological and functional findings of fixed phagocytes in psoriatics. Arch Dermatol Res 275: 95–99
3. Auböck J, Köfler D, Sifter M, Fritsch P (1983) Application of the tyrosinase assay to normal melanocytes in culture. Brit J Dermatol 109: 413–419
4. Bauer EA, Gedde-Dahl T, Eisen AZ (1977) The role of human skin collagenase in epidermolysis bullosa. J Invest Dermatol 68: 119–124
5. Brunner R, Pullmann H, Steigleder GK (1976) Zytokinetik epidermaler und dermaler Zellen beim allergisch bedingten Kontaktekzem und bei der Neurodermitis constitutionalis (Endogenes Ekzem). Arch Dermatol Res 255: 297
6. Bullough WS, Mitriani E (1976) An analysis of the epidermal chalone control mechanism. In: Houck JC (Hrsg) Chalones. North-Holland, Amsterdam, S 7–36
7. Christophers E (1972) Kinetic aspects of epidermal woundhealing. In: Maibach HI, Rovee DT (Hrsg) Epidermal wound healing. Year Book Medical Publishers, Chicago
8. Cleaver JE (1968) Defective repair replication of DNA in xeroderma pigmentosum. Nature 218: 652
9. Cleaver JE (1975) Methods for studying repair of DNA damaged by physical and chemical carcinogens. In: Busch H (Hrsg) Methods in cancer research, Vol. 11. Academic Press, New York, S 123
10. Fritsch P, Gschnait F, Kaaserer G, Brenner W, Chaikittisilpa S, Hönigsmann H, Wolff K (1979) PUVA suppresses the proliferative stimulus produced by stripping on hair-less mice. J Invest Dermatol 73: 188–190
11. Fritsch P, Pohlin G, Längle U, Elias P (1981) Response of epidermal cell proliferation to orally administered aromatic retinoid. J Invest Dermatol 77: 287–291
12. Fritsch P, Varga J (1976) Melanocyte stimulating hormone receptors on cultured guinea pig melanocytes. J Invest Dermatol 67: 538–540
13. Frost P (1973) Ichthyosiform dermatoses. J Invest Dermatol 60: 541–552
14. Frost P, Van Scott EJ (1966) Ichthyosiform dermatoses. Classification based on anatomic and biometric observations. Arch Dermatol 94: 113–126
15. Furth R van (1980) Mononuclear phagocytes. Martinus Nijhoff Publishers, The Hague
16. Gelfant S (1976) The cell cycle in psoriasis – a reappraisal. Brit J Dermatol 95: 577
17. Laurence EB (1980) The significance of chalones in epidermal growth. In: Spearman R, Riley PA (Hrsg) Skin of vertebrates. Symposium of the Linnean Society.
18. Marks F (1976) The epidermal chalones. In: Houck JC (Hrsg) Chalones. North-Holland, Amsterdam, S 171–227
19. Pomerantz SH (1964) Tyrosine hydroxylation catalyzed by mammalian tyrosinase: an improved method of assay. Biochem Biophys Res Commun 16: 188–194
20. Potten CS, Allen TD (1975) The fine structure and cell kinetics of mouse epidermis after wounding. J Cell Sci 17: 413
21. Pullmann H, Lennartz KJ, Steigleder GK (1974) In vitro examination of cell proliferation in normal and psoriatic epidermis with special regard to diurnal variations. Arch Dermatol Forsch 250: 117
22. Shapiro LJ et al (1978) X-linked ichthyosis due to steroid sulfatase deficiency. Lancet 1: 70
23. Thiele DL, Lipsky PE (1984) Mononuclear phagocytes: phenotype and function. Surv Immunol Res 3: 142–149
24. Unanue ER (1983) Regulatory functions of mononuclear phagocytes. Progress in Immunology V: 973–983
25. Van Scott EJ, Ekel TM (1963) Kinetics of hyperplasia in psoriasis. Arch Dermatol 88: 373
26. Varga JM, Fritsch P (1977) Discontinuous display of MSH receptors during the melanoma cell cycle: unmasking of receptors by neuraminidase. Endocrinology 1: 492–497
27. Wang CH, Willis DL (1965) Radiotracer methodology in biological science. Prentice-Hall, New Jersey
28. Weinstein GD (1975) On the cell cycle in psoriasis. Brit J Dermatol 92: 229

In-vivo-Testsystem zur Erfassung von Phagozytose und Proteolyse sessiler Makrophagenpopulationen

D. L. Munz

Zusammenfassung

Die vorliegende Arbeit beschreibt das biokinetische Prinzip und die Methodik eines nicht-invasiven nuklearmedizinischen in-vivo-Testsystems zur Erfassung von phagozytotisch-proteolytischer Funktion und szintigraphischer Morphologie (Funktionsmorphologie) sessiler Makrophagenpopulationen in Leber, Milz und Knochenmark.

Schlüsselwörter

in-vivo-Testsystem, Phagozytose, Proteolyse, sessile Makrophagenpopulationen

Summary

The biokinetic principle as well as the methods of a non-invasive scintigraphic in vivo test system for the assessment of both phagocytosis and proteolysis and functional morphology of fixed macrophage populations in liver, spleen, and bone marrow are described in this article.

Die „funktionelle RES-Szintigraphie" oder moderner „Funktionsszintigraphie sessiler Makrophagenpopulationen" ist ein von unserer Frankfurter Arbeitsgruppe entwickeltes und standardisiertes nicht-invasives nuklearmedizinisches in-vivo-Testsystem zur Erfassung von einerseits phagozytotisch-proteolytischer Funktion und andererseits szintigraphischer Morphologie (Funktionsmorphologie) mononukleär-phagozytärer Gewebsanteile in Leber, Milz und Knochenmark [10, 12, 14].

Als Radiopharmazeutika dienen ^{99m}Tc-markierte Humanserumalbumin-Millimikrosphären (HSA-MM) oder ^{99m}Tc-markiertes Humanserumalbumin-Nanokolloid (HSA-NK). Nach intravenöser Injektion dieser Testsubstanzen lassen sich diejenigen sessilen mononukleären Phagozytenpopulationen szintigraphisch analysieren, die Zugang zum Partikelverteilungsraum, d. h. zum peripheren Blut, haben und eine nuklearmeßtechnisch ausreichende Aktivität akkumulieren. Dabei handelt es sich in erster Linie um die von Kupfferschen Sternzellen der Leber sowie um unmittelbar subsinusendothelial lokalisierte Makrophagen in Milz und Knochenmark. Die übrigen Zellelemente des mononukleären Phagozytensystems (Abb. 1 und 2) entgehen der szintigraphischen in-vivo-Diagnostik (Ausnahmen: Erfassung mononukleärer Phagozyten der Lymphknoten nach interstitieller Injektion eines lymphgängigen Radiokolloids; Zugang zu Pleura- und Peritonealmakrophagen sowie Makrophagen in Gelenken durch intrapleurale, -peritoneale bzw. -artikuläre Injektion kolloidaler Radiopharmazeutika, meist zu therapeutischen Zwecken). Unter bestimmten Bedingungen finden sich im Szintigramm Aktivitätsanreicherungen in Lungen und Nieren [3], in Entzündungsprozessen sowie – vereinzelt – in malignen Tumoren bzw. Metastasen [5].

Dermatologie und Nuklearmedizin
Hrsg. Holzmann, Altmeyer, Hör, Hahn
© Springer-Verlag Berlin · Heidelberg 1985

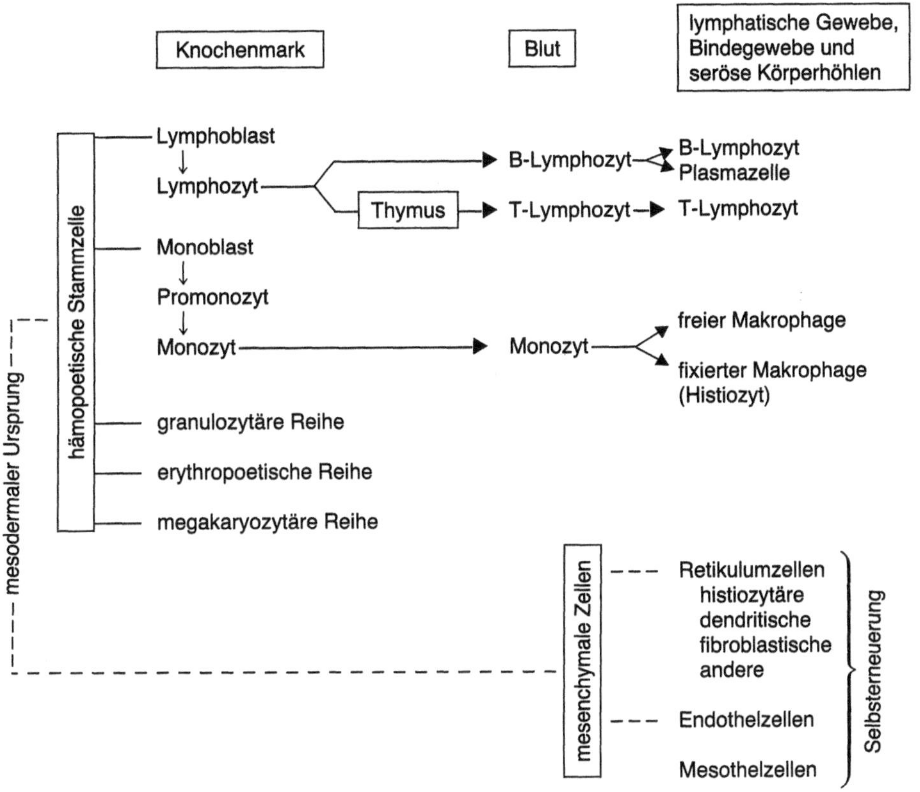

Abb. 1. Schematische Darstellung von Ursprung und Lokalisation der Zellen in lymphatischen Geweben, Bindegewebe und serösen Körperhöhlen (nach 15)

Die meßtechnische Ausstattung zur Durchführung der Funktionsszintigraphie sessiler Makrophagenpopulationen besteht aus einer Großfeld-Gammakamera mit 140 keV Allzweck-Parallellochkollimator und einem on-line daran angeschlossenen elektronischen Datenverarbeitungssystem.

20–30 min nach oraler Pramedikation mit 1,2 g Natriumperchlorat zur Blockade der Aufnahme freien ^{99m}Tc-Pertechnetats in die Schilddrüse nimmt der Patient auf dem Untersuchungstisch eine bequeme Rückenlage ein. Dann wird das Gesichtsfeld der Gammakamera von dorsal so positioniert, daß kaudal beide Iliosakralregionen und kranial der Oberrand von Leber und Milz eingeschlossen sind. Anschließend werden 150 µCi/kg Körpergewicht ^{99m}Tc-HSA-MM oder ^{99m}Tc-HSA-NK möglichst rasch intravenös injiziert, die Aktivitätsverteilung über Leber, Milz und Knochenmark 40–45 min lang registriert (4 frames/min) und in dem elektronischen Datenverarbeitungssystem gespeichert (ausführlich bei 6, 9, 14). Am Ende dieses dynamischen Untersuchungsabschnitts wird der Patient aufgefordert, die Blase nach Möglichkeit vollständig zu entleeren.

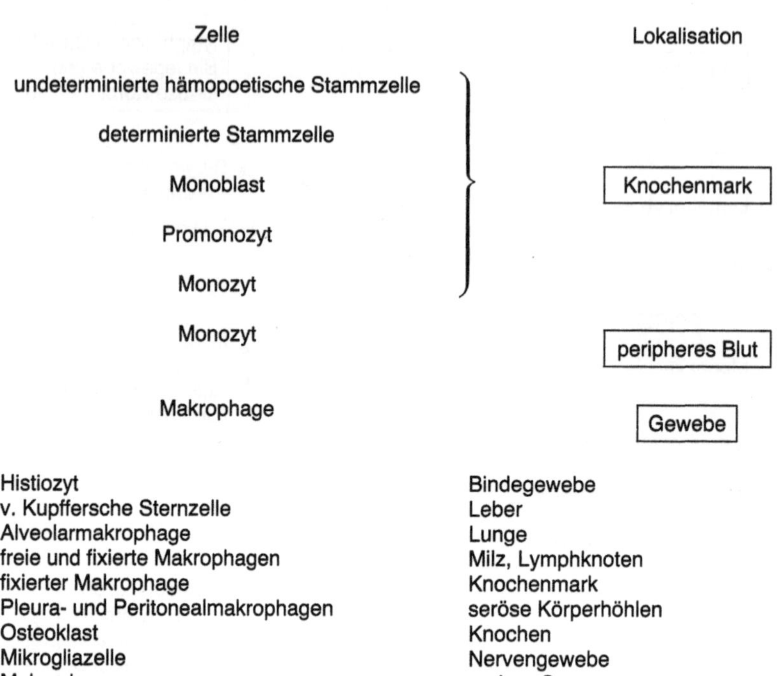

Abb. 2. Konzept des Mononukleären Phagozyten-Systems (MPS) (nach 15)

Im Anschluß daran nimmt der Patient zur Durchführung der statischen (Lokalisations-)Szintigraphie erneut Rückenlage ein. Das Gesichtsfeld der Gammakamera wird zunächst von dorsal über dem Becken (cave: Hereinragen von Leber, Milz und Nieren) parallel zur Körperoberfläche eingestellt und so dicht wie möglich an den Patienten herangefahren. Zur Aufnahme dieses „Becken-Szintigramms" werden 300000 Impulse („counts") akkumuliert. Die dafür benötigte Zeit dient als Vorwahl („preset time") für die Anfertigung der übrigen Regionalszintigramme des Knochenmark-Organs (ausführlich bei 5). Schließlich wird ein Leber-Milz-Szintigramm in vier bis sechs Ansichten angefertigt.

Bei der Auswertung des dynamischen Untersuchungsabschnitts werden zunächst interessierende Regionen (regions of interest = ROIs) über Leber, Milz und Knochenmark (die Iliosakralregion dient als Referenz für das zentrale Knochenmark) sowie Untergrundregionen (außerhalb Leber, Milz, Knochenmark und Nieren im Winkel zwischen LWS und Ala ossis ilii) festgelegt. Über diesen ROIs werden Zeit-Aktivitätskurven erstellt. Die Kurven über Leber, Milz und Knochenmark werden untergrundkorrigiert und mit zwei oder drei Exponentialfunktionen approximiert. An den computerangepaßten Umsatzkurven werden die in Abb. 3 dargestellten Parameter $t_{1/2\,acc}$, $f_{1\,el}$, $f_{2\,el}$ bestimmt. An der Knochenmark-Kurve wird im Kurvenmaximum zusätzlich ein Quotient („uptake ratio" d_{KM}, „Anreicherungsintensität")

216

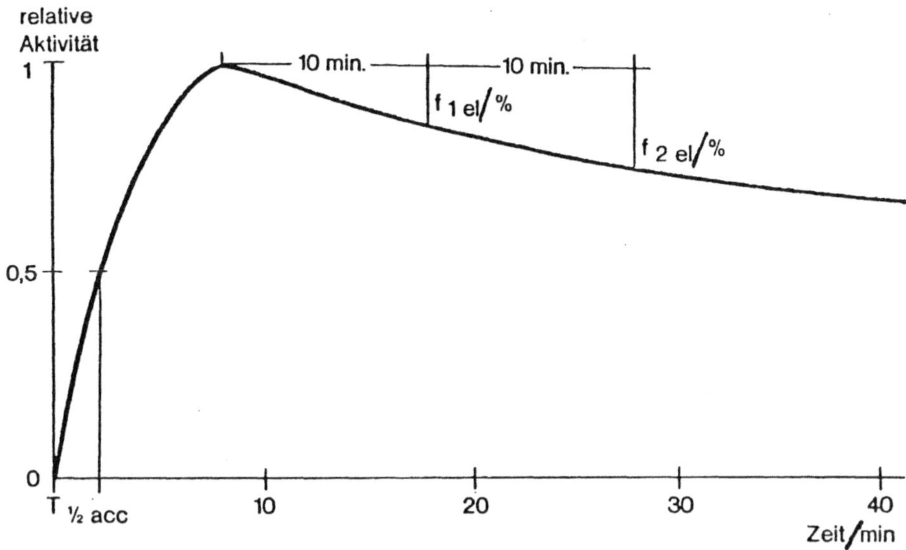

Abb. 3. Schematische Darstellung einer computerangepaßten Kurve des Umsatzes ^{99m}Tc-markierter Humanserumalbumin-Partikel (HSA-MM) durch sessile Makrophagenpopulationen.
Parameter: $T_{1/2\,acc}$ = Akkumulationshalbwertzeit; $f_{1\,el}$= Eliminationsfaktor 1, Aktivierungsrückgang (Elimination) in % des Aktivitätsmaximums, 10 min nach dem Maximum gemessen; $f_{2\,el}$= Eliminationsfaktor 2, Aktivitätsrückgang (Elimination) in % des Aktivitätsmaximums, 20 min nach dem Maximum gemessen

zwischen der Impulsdichte über dem Knochenmark und dem Untergrund ermittelt (ausführlich bei 4).

Die im zweiten Untersuchungsabschnitt erhaltenen statischen Szintigramme zur Beurteilung der Funktionsmorphologie von Leber, Milz und Knochenmark werden ebenfalls nach einem festen Schema ausgewertet: Zunächst wird die Größe, Form und Lage von Leber und Milz sowie das Muster der Aktivitätsverteilung (homogen, heterogen, Herde verminderter oder vermehrter Speicherung?) in diesen Organen überprüft. Anschließend wird das Verteilungsmuster des funktionstüchtigen Knochenmarks befundet, wobei wir besonders darauf achten, ob das Knochenmark-Organ eine altersentsprechende Verteilung aufweist, ob eine periphere Expansion oder eine Verdrängung des zentralen Knochenmarks in die Peripherie vorliegt [5]. Der nächste Schritt besteht in der Suche nach fokalen Läsionen, d. h. Herden verminderter (Speicherdefekt, Negativkontrast, cold lesion) oder vermehrter (Positivkontrast, hot spot) Aktivitätsanreicherung im zentralen und peripheren Knochenmark. Schließlich wird der szintigraphische Knochenmarkstatus klassifiziert (ausführlich bei 4, 5).

Die Analyse der Kurvendaten liefert Informationen über die phagozytotisch-proteolytische Reaktionslage bzw. die Aktivität der sessilen Makrophagenpopulationen innerhalb ihrer natürlichen Mikroumgebung in Leber, Milz und Knochenmark. Eine pathologisch veränderte Reaktionslage bzw. Aktivität im Sinne einer Stimulation oder Suppression kann sowohl in allen drei Organen gleichsinnig als auch in verschiedenen Kombinationen wechselsinnig vorliegen [3, 6, 7, 8, 14], was auf organspezifische Funktionen bzw. ein differentes Reaktionsvermögen der verschiedenen Makrophagenpopulationen schließen läßt.

Die größte Aussagekraft für die organspezifische phagozytotisch-proteolytische Reaktionslage der Makrophagenpopulationen kommt den Eliminationsfaktoren zu (je höher der Wert der Eliminationsfaktoren, desto schneller der phagozytotisch-proteolytische Umsatz der Testpartikel), während die Akkumulationshalbwertzeit zahlreichen Einflüssen unterworfen ist (u. a. Durchblutung der Leber, Milz und Knochenmark, Größe, Anzahl, elektrische Ladung und sonstige Oberflächenbeschaffenheit der Testpartikel, Anwesenheit von Stabilisatoren und oberflächenaktiven Substanzen in der Präparation, Opsonisierung der Partikel in vivo, Anzahl und endozytotische Kapazität der Makrophagen).

Zwischen ^{99m}Tc-HSA-MM und ^{99m}Tc-HSA-NK fanden sich fundamentale Unterschiede in Kinetik und Biodistribution nach intravenöser Injektion:

1. ^{99m}Tc-HSA-NK wird etwa um den Faktor 2,3 langsamer aus dem Blutpool entfernt als ^{99m}Tc-HSA-MM, zeigt einen während einer Stunde post injectionem kaum meßbaren proteolytischen Umsatz und ist damit für kinetische Untersuchungen in der Routinepraxis nicht geeignet.
2. ^{99m}Tc-HSA-NK wird im Unterschied zu ^{99m}Tc-HSA-MM praktisch nicht in der Lunge angereichert und ist damit für den Nachweis einer Lungenbeteiligung bei der progressiven Sklerodermie nicht geeignet.
3. ^{99m}Tc-HSA-NK wird etwa um den Faktor 1,7 stärker im Knochenmark angereichert als ^{99m}Tc-HSA-MM und ermöglicht damit die Anfertigung qualitativ besserer Knochenmarkszintigramme.

Die differente Biokinetik und -distribution der verwendeten Radiopharmazeutika ist in erster Linie auf die unterschiedliche Partikelgröße zurückzuführen: Die Millimikrosphären sind mit einem Durchmesser von 0,5–2 µm wesentlich größer als die Nanokolloid-Partikel, welche nach Angaben des Herstellers zu 95% kleiner sind als 80 nm. Daneben dürften noch Unterschiede im Ausmaß der Opsonisierung sowie in der Erkennbarkeit für die verschiedenen Makrophagen-Populationen eine Rolle spielen.

Die Interaktion zwischen den markierten Eiweißteilchen und den Makrophagen stellen wir uns wie folgt vor: Nach intravenöser Injektion werden die Partikel im Blut vermutlich opsonisiert, um von den Makrophagen-Rezeptoren besser erkannt und gebunden werden zu können. Denkbar ist auch der Einfluß chemotaktischer Faktoren.

Nachdem die Partikel von den Makrophagen erkannt worden sind, werden sie an die Rezeptoren des Plasmalemms angelagert (attachment). Daran schließt sich die eigentliche Phagozytose, die Ingestion (engulfment) an. Schließlich werden die Eiweißteilchen in den Lysosomen proteolytisch abgebaut (Digestion). Ein partieller Katabolismus findet vermutlich bereits im Plasmalemm durch dort lokalisierte Proteasen statt [14].

Wir haben die beschriebene Methode im Verlaufe der letzten 4, 5 Jahre bei einer ganzen Reihe von Erkrankungen getestet [1–3, 5–9, 11–13]. Dabei vermochten wir

218

pathogenetisch und klinisch sehr wertvolle Einblicke zu gewinnen in den Systemcharakter von Krankheitsprozessen, auf dem Gebiete der Dermatologie vor allem bei der Psoriasis vulgaris (siehe den Beitrag Schlesinger et al, S. 220) und der progressiven Sklerodermie (siehe den Beitrag Ehrenheim et al, S. 229). Die ermittelten kinetischen und funktionsmorphologischen Daten erwiesen sich auch als geeignet zur Erfassung von Therapieeffekten bzw. zur Verlaufskontrolle bei malignen und benignen Erkrankungen.

Literatur

1. Altmeyer P, Munz DL, Chilf G, Holzmann H, Hör G (1983) Morphological and functional findings of fixed phagocytes in psoriatics. Arch Dermatol Res 275: 95–99
2. Altmeyer P, Munz D, Holzmann H, Hör G (1983) Functional studies of sessile macrophages in liver and spleen of psoriatics. Dermatologica (Basel) 166: 15–22
3. Ehrenheim Ch (1984) Funktionelle RES-Szintigraphie und Skelettszintigraphie bei progressiver systemischer Sklerose (PSS). Dissertation, Frankfurt (Main)
4. Munz DL (1984) The scintigraphic bone marrow status in adult man: A new classification. In: Schmidt HAE, Adam WE (Hrsg) Nuklearmedizin: Darstellung von Metabolismen und Organ-Funktionen. Schattauer, Stuttgart New York, S 640–644
5. Munz DL (1984) Knochenmarkszintigraphie: Grundlagen und klinische Ergebnisse. Nuklearmediziner (Gräfelfing) 7: 251–268
6. Munz D, Altmeyer P, Chilf G, Schlesinger S, Holzmann H, Hör G (1982) Functional bone marrow scintigraphy in psoriatics. In: Höfer R, Bergmann H (Hrsg) Radioaktive Isotope in Klinik und Forschung, Bd 15. Egermann, Wien, S 195–203
7. Munz DL, Altmeyer P, Ehrenheim C, Tuengerthal S, Holzmann H, Hör G (im Druck) Erste Ergebnisse der funktionellen RES-Szintigraphie mit ^{99m}Tc-Humanserumalbumin-Millimikrosphären bei progressiver Sklerodermie: Möglichkeit der Früherkennung einer Lungenbeteiligung? Z Hautkr
8. Munz DL, Altmeyer P, Holzmann H, Hör G (im Druck) Die Bedeutung einer funktionellen Makrophagendiagnostik in vivo bei verschiedenen Dermatosen. Hautarzt
9. Munz D, Hör G (1981) Die Bedeutung der funktionellen Knochenmarkszintigraphie in der Tumordiagnostik. Verh Dtsch Ges Inn Med 87: 1106–1111
10. Munz D, Hör G (1982) The benefit of ^{99m}Tc-labeled human serum albumin millimicrospheres (HSA-MM) in clinical bone marrow studies. In: Schmidt HAE, Rosler H (Hrsg) Nuklearmedizin: Computer-gestützte funktionelle Analyse. Schattauer, Stuttgart New York, S 862–865
11. Munz DL, Hör G (1983) Symmetric visualization of the femoral heads in reticuloendothelial bone marrow scanning in adults: Correlation with peripheral extension of the bone marrow organ. Europ J Nucl Med 8: 109–112
12. Munz D, Kötter R, Hör G (1982) Die funktionelle Knochenmarkszintigraphie: Ein Fortschritt in der Früherkennung einer Beteiligung des Knochenmark-Skelett-Systems bei malignen Tumoren? Inform Arzt 10/5: 18–27
13. Munz DL, Kötter R, Kornemann I, Brandhorst I, Hör G (1984) Bone marrow scanning versus bone scanning in the early diagnosis of neoplastic involvement of the skeletal system: A comparative parallel study. In: Schmidt HAE, Adam WE (Hrsg) Nuklearmedizin: Darstellung von Metabolismen und Organ-Funktionen. Schattauer, Stuttgart New York, S 664–668
14. Munz D, Standke R, Hör G (1981) Measurement of phagocytic and proteolytic function of macrophages in liver, spleen and bone marrow. In: Cox PH (ed) Progress in radiopharmacology, vol II. Elsevier/North-Holland, Amsterdam, pp 261–266
15. Van Furth R (1980) Mononuclear phagocytes Functionalaspekts Part I (ed). Martinus Nejhoff, The Hagne Boston London

Funktionelle Makrophagendiagnostik bei Psoriasis vulgaris (Pv), Psoriasis inversa (Pinv) und bei Pustulosis palmaris et plantaris (Ppp)

S. F. Schlesinger

Zusammenfassung

In den letzten Jahren mehrten sich die Anzeichen, daß Psoriasis nicht nur als eine Hautkrankheit, vielmehr als eine Allgemeinerkrankung zu verstehen ist [7]. Die vorliegende Untersuchung [14] geht der Frage nach, inwieweit eine Beteiligung des Knochenmarks, der Leber und der Milz bei der Schuppenflechte vorliegt. Dazu wurden 50 Patienten beiderlei Geschlechts mit der funktionellen Knochenmarkszintigraphie untersucht. Die Ergebnisse geben zu der Vermutung Anlaß, Hyperproliferation sei bei Psoriasis nicht nur in der Haut, sondern auch in Leber, Milz und Knochenmark zu finden. Dabei fällt auf, daß die zentrale Anreicherung der Partikel im Knochenmark bei nahezu allen Pat. erniedrigt ist, bei Beschleunigung des Umsatzes. Die kinetischen Unterschiede bei Pat. mit Psor. vulgaris (Pv), Psor. inversa (Pinv) und Pustulosis palmaris et plantatis (Ppp) bestärken die Auffassung, daß es sich hier um unterschiedliche Krankheitsbilder mit abgestufter Organbeteiligung handelt.

Schlüsselwörter

Psoriasis, Organbeteiligung, Allgemeinerkrankung, Hyperproliferation, Knochenmark

Summary

During recent years extracutaneous manifestations have been reported in psoriasis, supporting the view of psoriasis as a general disease [7]. using functional bone marrow scintigraphy with Tc-^{99m}-labeled human serum albumin millimicrospheres [14], we tried to find out, if there is any alteration of liver, spleen and bone marrow in psoriasis. The most striking finding was, that in most patients the central bone marrow activity was decreased and that kinetic parameters accelerated, compared to normal healthy persons.

Einleitung

„Psoriasis ist eine Krankheit, die ein Leben lang dauern kann, die psychisch und ökonomisch verkrüppelt, und für die es bis jetzt nicht mehr als eine dunkle Ahnung zu ihrer Pathogenese gibt"; [6] sagte A. Rostenberg in einer Diskussion 1965. Mittlerweile mehren sich die Stimmen, die Psoriasis als Allgemeinerkrankung ansprechen. Mit der funktionellen Knochenmarkszintigraphie mit ^{99m}Tc-Serum-Albumin-Millimikrosphären ist es möglich in einer Untersuchung die Beteiligung von Leber, Milz und Knochenmark, d. h. also des gesamten Makrophagensystems zu erfassen [10–12].

Dermatologie und Nuklearmedizin
Hrsg. Holzmann, Altmeyer, Hör, Hahn
© Springer-Verlag Berlin · Heidelberg 1985

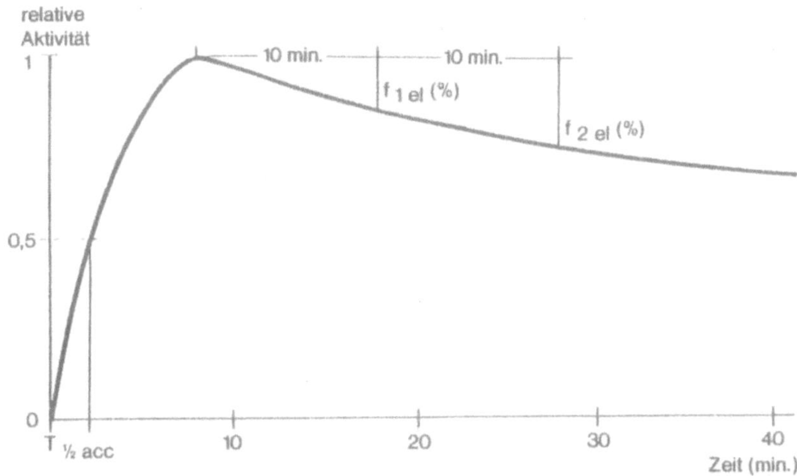

Abb. 1. Kurvenschema

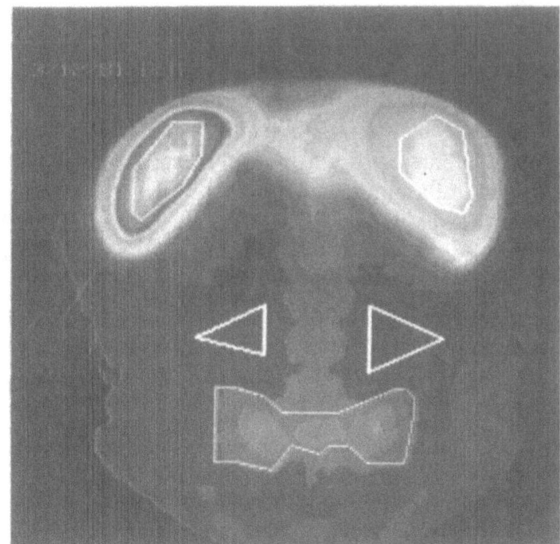

Abb. 2. Interessierende Regionen (Regions of interest, ROIs) in Leber (oben rechts), Milz (oben links), Knochenmark (unten), ‚background‘ (Mitte)

Patientengut und Methodik

43 Psoriatiker beiderlei Geschlechts im Alter zwischen 20 und 84 Jahren unterzogen sich der Knochenmarkszintigraphie, desgleichen 7 Patienten mit Pustulosis palmaris et plantaris im Alter zwischen 23 und 57 Jahren. Durch die Szintigraphie mit ^{99m}Tc-Human-Serum-Albumin-Millimikrosphären gelang es eine Substanz von hoher Qualität in die Nuklearmedizin einzuführen [13]. Nach einer oralen Gabe von 1,2 g Perchlorat wurden 100 µCi/kg Körpergewicht ^{99m}Tc-HSAMM rasch intravenös injiziert. Mit einer hochauflösenden Großfeldgammakamera registrierten wir die Aktivi-

221

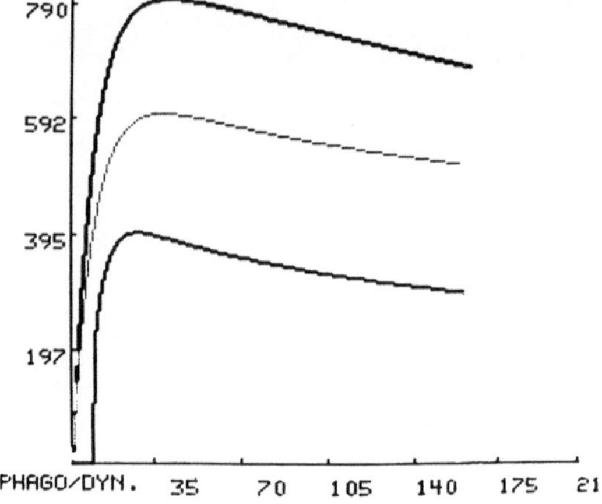

Abb. 3. Zeit-Aktivitätskurven (Computer-approximiert) eines 29jährigen gesunden Mannes von ROI Knochenmark (unten), Milz (Mitte), Leber (oben)

tätsverteilung über Knochenmark, Milz und Leber fortlaufend über 40 min. bei einer Sequenzfolge von 4 Bildern pro min. Mit einem Rechenprogramm approximierten wir die Kurven durch 3 Exponentialfunktionen (Abb. 3). Dabei bestimmten wir folgende Parameter:

T 1/2 acc: Accumulationshalbwertszeit; f1el: Eliminationsfaktor 1 – Anteil der Elimination in %, bezogen auf das Aktivitätsmaximum, gemessen 10 min. nach Maximum. f2el: dito, 20 min. nach Maximum; dKM: Knochenmarksdichtefaktor (vgl. Abb. 1). Zusätzlich wurden nach der dynamischen Studie noch statische Aufnahmen des gesamten Knochenmarkorgans sowie von Leber und Milz angefertigt. Der Knochenmarksdichtefaktor erlaubt die Unterteilung in 3 verschiedene Verteilungsmuster:

Typ 1 (Normaltyp): Anreicherung in Beckenknochen sowie in prox. Dritteln beider Femura.

Typ 2: Ausdehnung in periphere Femuranteile.

Typ 3: weitere Ausdehnung in die Peripherie, d.h. distale Femura und Humeri, evtl. auch Tibiae und Ulnae. Hinzu kommt die Unterscheidung A = normaler, B = erhöhter, C = erniedrigter Knochenmarksdichtefaktor. Die Abb. 4 schlüsselt die Ergebnisse nach 6 Patientengruppen auf.

Ergebnisse

Einen erniedrigten Knochenmarksdichtefaktor fanden wir bei 15 Psoriatikern (42%), einen erhöhten bei 3 (8%), sowie einen normalen Faktor bei 18 (50%). Inhomogene Aktivitätsverteilung in der Leber diagnostizierten wir bei 14 Patienten (39%) sowie Hepatomegalie bei 16 Patienten (44%). Acht Patienten wurden mit aromatischem Retinoid (Tigason) behandelt.

222

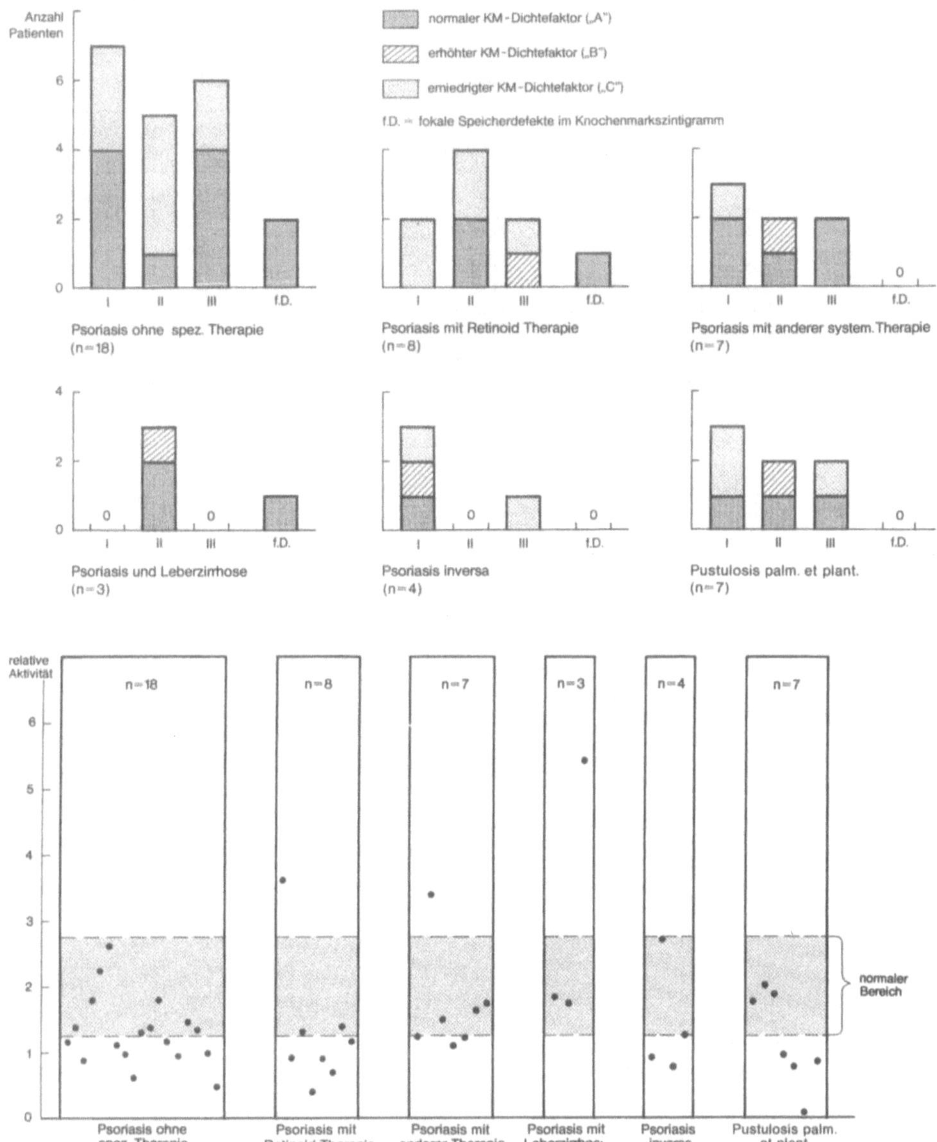

Abb. 4. Knochenmarkverteilungsmuster und Knochenmarksdichtefaktor

Bei allen Patienten dieser Gruppe fanden wir inhomogene Aktivitätsverteilung in der Leber, bei der Hälfte Lebervergrößerung. Eine 83jährige Patientin untersuchten wir zweimal; bei der 1. Untersuchung zeigten die Parameter eine stärker beschleunigte Elimination in Leber und Milz als bei der 2. Untersuchung, die nach 8tägiger Behandlung mit 50 mg Retinoid p. os erfolgte.

Tabelle 1. Kinetische Parameter aller Patienten

		Knochenmark				Milz				Leber			
Nr.	Verteilungs-muster	dKM	T1/2acc (min)	f1el (%)	f2el (%)	dM	T1/2acc (min)	f1el (%)	f2el (%)	dL	T1/2acc (min)	f1el (%)	f2el (%)
1	IC	1.21	1.01	1.84	3.95	43.09	1.28	4.55	9.95	38.04	1.10	8.68	17.11
2	IA	1.44	0.86	22.69	42.48	32.32	1.02	16.89	22.50	38.31	0.87	8.01	15.64
3	IIIC+	0.93	2.51	15.55	33.37	28.49	1.93	5.39	11.43	20.31	1.62	11.04	21.32
4	IIIA	1.83	0.63	0.64	2.55	53.81	1.73	1.17	3.02	48.54	1.20	5.79	10.08
5	IA	2.28	2.19	3.46	9.31	43.11	1.97	2.86	5.72	46.02	2.25	5.35	11.58
6	IIIA	2.65	1.17	4.53	9.07	39.89	1.21	2.02	6.54	32.38	1.20	7.97	17.21
7	IIC	1.14	1.39	24.13	46.51	26.88	1.90	4.69	8.71	29.34	1.55	8.93	15.60
8	IIC	1.01	0.95	12.15	24.31	28.85	2.31	2.08	6.13	31.12	1.68	7.63	16.27
9	IIIC	0.66	0.72	14.14	28.01	32.58	1.63	3.37	7.24	22.00	1.82	6.24	13.46
10	IA+	1.35	0.52	18.23	34.05	22.90	2.56	5.75	14.55	33.98	1.80	6.83	14.92
11	IA	1.43	1.38	1.10	3.02	33.10	1.90	1.86	4.56	32.71	1.60	4.30	11.25
12	IIIA	1.84	1.79	6.75	14.93	26.96	1.82	4.89	11.47	32.71	1.88	5.27	12.42
13	IC	1.20	1.10	10.22	20.72	20.35	1.93	3.20	7.91	29.64	1.28	6.15	13.43
14	IIC	0.99	0.54	13.44	19.62	29.80	3.77	2.82	7.56	26.48	1.72	5.28	12.31
15	IIC	0.97	1.49	21.04	42.35	30.59	1.19	2.88	8.29	23.00	1.58	7.26	15.77
16	IIIA	1.50	0.95	38.89	64.91	51.71	1.49	4.54	9.58	35.43	1.95	11.63	20.13
17	IIA	1.39	1.20	4.37	9.56	21.02	1.82	4.44	9.56	26.96	2.09	8.95	14.88
18	IC	1.04	2.37	22.28	36.41	23.12	2.28	7.48	16.45	19.84	2.51	12.27	22.78
19	IIC	0.51	1.20	3.13	6.88	28.24	1.32	1.53	3.22	11.32	0.99	8.39	17.15
20	IIIB	3.61	2.94	0.78	2.64	32.41	2.91	1.08	3.00	38.37	2.86	2.93	6.45
21	IIIC	0.95	0.98	61.43	68.04	46.83	1.72	3.35	7.87	32.97	1.18	8.69	15.74
22	IIA	1.34	1.75	3.08	6.68	31.53	1.55	2.18	4.69	20.09	1.63	5.28	10.80
23	IIC	0.42	1.36	1.45	4.65	35.41	1.72	6.53	12.90	9.82	1.93	12.94	22.34
24	IIC	0.59	1.53	0.93	2.17	31.35	1.44	4.37	9.92	11.55	2.01	8.93	20.38
25	IIC+	0.93	1.97	17.68	36.94	26.81	2.71	1.84	3.86	16.91	2.75	2.89	7.79
26	IC	0.72	1.93	1.52	4.59	33.46	1.97	3.53	8.74	33.85	1.65	4.05	9.48
27	IIA	1.42	1.86	23.16	30.79	33.18	1.59	4.35	9.87	40.62	1.41	7.39	15.91
28	IC	1.20	1.96	6.54	17.71	38.76	2.44	1.85	4.87	31.29	1.99	2.55	6.51
29	IIA	1.28	2.00	3.43	8.44	27.37	2.25	2.89	6.97	26.68	1.58	6.13	13.87
30	IIB	3.41	1.21	0.27	3.18	39.12	1.80	0.68	2.88	41.42	2.17	2.39	6.17
31	IIIA	1.53	2.06	2.23	5.57	64.36	1.79	1.85	4.53	47.08	1.68	5.43	11.87
32	IC	1.13	1.82	7.30	16.49	21.70	1.19	5.54	11.58	29.07	1.82	9.70	19.65
33	IA	1.27	1.08	28.86	52.48	37.39	1.39	4.10	8.55	29.25	1.24	7.74	14.97
34	IA	1.68	0.96	22.19	22.98	40.38	1.26	4.80	10.12	38.74	1.16	6.21	13.31
35	IIIA	1.79	0.61	7.91	16.38	31.52	1.06	0.51	1.19	34.88	1.10	12.59	20.95
36	IIA	1.89	2.92	1.00	2.83	52.63	2.71	1.35	3.54	31.35	4.13	3.77	10.18
37	IIA	1.78	2.72	1.30	3.39	25.76	2.88	2.08	4.26	18.04	2.64	2.54	6.73
38	IIB+	5.47	2.28	1.76	4.03	37.38	2.84	0.00	0.00	43.17	2.44	3.04	7.72
39	IIB+	4.92	4.56	1.01	3.27	37.62	3.09	1.18	3.53	58.91	3.04	2.39	5.92
40	IIIC	0.96	2.44	8.68	19.89	24.15	1.84	4.49	10.48	32.21	1.21	4.53	11.70
41	IB	2.75	1.16	3.05	6.62	44.06	1.84	2.35	5.70	41.59	1.75	6.12	13.73
42	IC	0.82	2.83	0.00	0.00	27.95	3.04	1.86	4.90	26.98	1.42	6.28	12.69
43	IA	1.30	1.14	6.11	13.33	29.28	1.79	2.21	5.43	33.13	2.41	6.27	14.05
44	IIA	1.84	1.77	3.31	7.73	48.64	1.58	2.51	5.86	55.58	1.32	4.48	11.26
45	IIIA	2.06	1.17	3.13	7.03	50.74	1.68	2.02	4.88	63.63	1.44	3.77	8.93
46	IA	1.91	1.06	3.64	8.05	42.12	1.29	1.51	4.36	39.77	0.62	2.88	7.14
47	IC	1.00	2.55	6.74	16.42	30.88	1.56	7.20	14.24	35.66	1.67	8.32	17.78
48	IIIC	0.83	3.77	1.65	4.41	37.81	1.23	3.01	6.69	39.75	1.13	8.79	15.45
49	IIC	0.14	0.86	0.00	0.00	30.29	1.28	3.87	7.73	43.10	1.04	3.75	9.81
50	IC	0.90	1.36	4.43	9.70	29.30	2.01	1.51	3.85	33.81	1.47	4.04	9.34

Drei Patienten, deren Alkoholabusus anamnestisch bekannt war und die eine Leberzirrhose hatten, zeigten eine Knochenmarksausdehnung Typ 2, einer davon mit erhöhtem Dichtefaktor. Alle hatten eine stark vergrößerte Leber und wiesen verzögerte Anlagerung und Elimination des Tracers in allen drei Organen auf (Abb. 6).

Es konnte bei allen Untersuchungen keine Korrelation gefunden werden zwischen Knochenmarksdichtefaktor sowie Akuität und Ausdehnung der Hauteffloreszenzen.

224

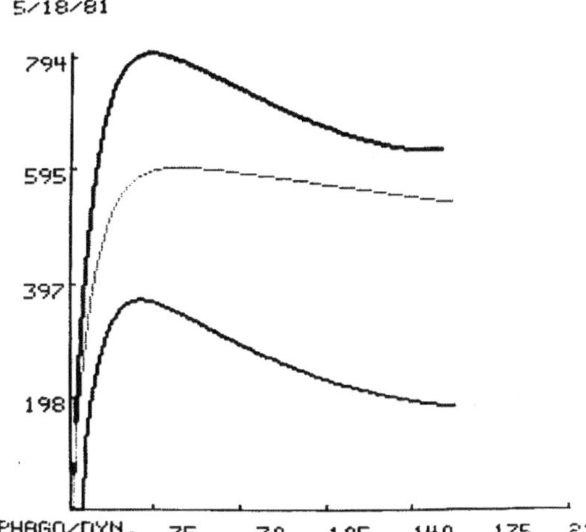

Abb. 5. Zeitaktivitätskurven mit beschleunigter Kinetik von Pat. Nr. 3, Psoriasis vulgaris

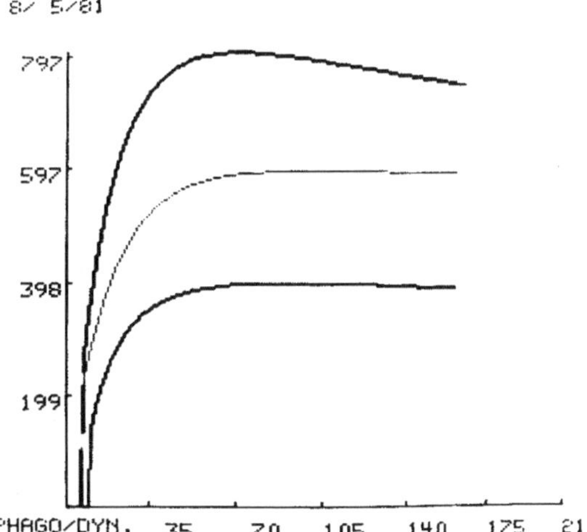

Abb. 6. Zeitaktivitätskurven mit verzögerter Kinetik von Pat. Nr. 39 Psoriasis vulgaris, Leberzirrhose

Diskussion

Knochenmarkszintigraphie in der beschriebenen Technik erweist sich als ein gutes in vivo Test-System für die Untersuchung sowohl struktureller als auch funktioneller Veränderungen des mononuklearen Phagozyten-Systems [10–13]. Der Hauptanteil der phagozytierenden Zellen sind Makrophagen [2]. Die Phagozytose wird beschrieben durch die drei Phasen: Anlagerung, Ingestion, Digestion. Spezifische Rezeptoren initiieren die Phagozytose. Der genaue Mechanismus der Ingestion ist jedoch letztlich unklar, bekannt ist die Abhängigkeit von der Partikelgröße [5]. Psoriasis wird allgemein als eine Hyperproliferation von Hautzellen mit verkürzter Generationszeit und erhöhten Teilungsraten angesehen [15, 16]. Unsere Befunde lassen

225

vermuten, daß eine Hyperproliferation auch in Leber, Milz und Knochenmark zu finden ist. Vermutlich ist dies aber nicht als kausales Geschehen, sondern als Reaktion aufzufassen. Die Befunde ordnen sich ein in die Theorien, die die Psoriasis als eine Allgemeinerkrankung begreifen [4, 7, 8]. Der beschriebene erniedrigte Knochenmarksdichtefaktor bei peripherer Expansion des Knochenmarks korrelierte zumindest zum Teil mit dem Alter der Patienten. Hierbei wäre zu prüfen, ob es sich um die Folge geringerer Durchblutung handelt, wie von Lahtinen [9] nachgewiesen. Dann wäre die Minderanreicherung dadurch zu erklären, daß die HSAMM nicht die am Blutstrom lokalisierten Phagozyten erreichen. Besonders ausgeprägt ist der erniedrigte Knochenmarksdichtefaktor bei den mit Retinoid (Tigason) behandelten Patienten. Dieses Präparat hat in den letzten Jahren zunehmend Eingang in die Therapie gefunden, obwohl dessen Mechanismus letztlich nicht bekannt ist.

Anderson [1] führt die Wirkungsweise – ähnlich der von Kortison – auf eine Hemmung der Synthese von Ornithindecarboxylase zurück. Vergleicht man die Retinoid-Patienten mit den übrigen, so deutet sich bei den behandelten eine Normalisierung der kinetischen Parameter an. Die skizzierten Veränderungen von Leber und

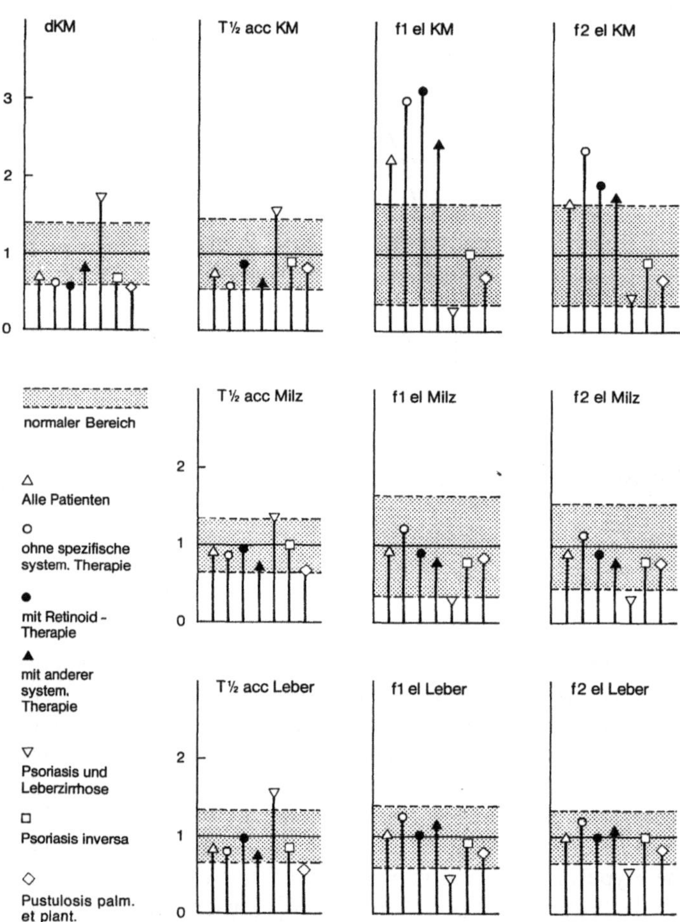

Abb. 7. Kinetische Parameter

226

Milz, im Wesentlichen also die Hepatosplenomegalie bestätigen frühere Untersuchungen, die Beteiligungen beider Organe bei Psoriasis feststellten [2, 3, 17].

Van Scott und Ekel [15] fanden eine von normalerweise 27 Tagen auf 4 Tage verkürzte Überlebenszeit der Epidermiszellen, außerdem eine Vervierfachung des Zellvolumens pro Volumeneinheit. Die Inzidenz von Mitosen war gegenüber normaler Haut 27 mal größer.

Weinstein [16] untersuchte Zellzyklusdauer in der Haut. Er fand eine Verkürzung des Zellzyklus auf ein Viertel und einen erhöhten Einbau des ^{3}H-Thymidins von 5,2% auf 22,7%, gleichbedeutend mit einer Vergrößerung der germinativen Zellpopulation. Die eigenen Ergebnisse lassen eine erhöhte phagozytischen Aktivität bei Psoriasis vermuten. Sie sind jedoch kaum als Ursache für eine Schuppenflechte anzusehen. Unsere kinetischen Parameter von Psoriasis-inversa-Patienten und Patienten mit Pustulosis palmaris et plantaris (Ppp) liegen meist sehr eng beieinander (Abb. 7). Insbesondere fällt hier der Unterschied in der Elimination im Knochenmark auf, die bei Psor. vulgaris stark beschleunigt, bei Pinv/Ppp weitgehend unauffällig ist. Hepatomegalie finden wir etwa gleich häufig; Splenomegalie nur bei einem Patienten. Vergleicht man die Knochenmarksverteilungsmuster miteinander, so findet man bei Pustulosis palmaris et plantaris weniger pathologische Veränderungen.

Dies spricht für die Annahme, daß die Ppp weniger mit Organ-Veränderungen korreliert ist als die Psoriasis vulgaris. Es erscheint lohnend durch weitere Forschung zu ergründen, ob es sich hierbei um verschiedene Krankheitsbilder oder um unterschiedliche Ausprägungen der gleichen Erkrankung handelt.

Literatur

1. Anderson T, Vorhees J (1980) Metabolic aspects of psoriasis. Postgrad Med 67: 135–149
2. Biersack H, Rodermund O, Winkler C (1979) Szintigraphische Untersuchungen zur Frage der Leber- und Milzbeteiligung bei Psoriasis vulgaris. Z Hautkr 54: 733–737
3. Brecht-Krauß D, Meyer G (1980) Vergleichende sonographische und szintigraphische Untersuchungen der Leber. In: Schmidt H, Wolf F (Hrgb): Die klinische Relevanz der Nuklearmedizin, Schattauer, Stuttgart New York, S 723–728
4. Braun-Falco O (1976) Neuere Aspekte zur Pathogenese der Hauterscheinungen bei Psoriasis vulgaris. Hautarzt 27: 336–347
5. Carr J (1973) Ingestion by macrophages – phagocytosis. In: Carr J (Hrgb) The macrophage, Academic Press, London New York, S 64–70
6. Epstein W, Maibach H (1965) Immunology competence of patients with psoriasis receiving cytotoxic drug therapy. Arch Dermat 91: 599–606
7. Hoede N, Morsches B, Holzmann H (1974) Psoriasis, eine Allgemeinerkrankung. Internist 15: 186–191
8. Holzmann H, Morsches B, Hoede N (1973) Ätiopathogenese der Psoriasis-Krankheit. Med Welt 24: 429–434
9. Lahtinen T, Alhava E, Karjalainen P, Romppanen T (1981) The effect of age on blood flow in the proximal femur in man. J Nucl Med 22: 966–872
10. Munz D, Altmeyer P, Chilf G, Schlesinger S, Holzmann H, Hör G (1982) Functional bone marrow scintigraphy in psoriasis. In: Höfer R, Bergmann H (Hrgb) Radioaktive Isotope in Klinik und Forschung, Bd. 15, Schattauer, Stuttgart New York
11. Munz D, Hör G (1981) Phagocytic and proteolytic activity of liver, splenic and bone marrow macrophages: Valable parameters of the immune status in tumor patients? Europ J Nucl Med 6: A22

12. Munz D, Standke R, Hör G (1981) Tc-^{99m}-labeled human serum albumin millimicrospheres – a promising radiopharmaceutical for bone marrow studies. In: Schmidt H, Wolff F, Mahlstedt J (Hrsg): Nuklearmedizin im interdisziplinären Bezug, Schattauer, Stuttgart New York, S 1081–1084

13. Reske S, Vyska K, Höck A, Welsh R, Feinendegen L (1978) Untersuchung zur nuklearmedizinischen Funktionsprüfung des RES und der unspezifischen Immunabwehr. Nuklearmediziner 2: 144–150

14. Schlesinger S (1983) Funktionelle und strukturelle Veränderungen von Knochenmark, Milz, Leber und Skelett bei Psoriasis und Pustulosis palmaris et plantaris. Med Diss, J. W. Goethe-Universität, Frankfurt, S 1–42

15. Scott E van, Ekel T (1963) Kinetics of hyperplasia in psoriasis. Arch Dermatol 88: 373–381

16. Weinstein G, Frost P (1968) Abnormal cell proliferation in psoriasis. J Invest Derm 50: 254–259

17. Zachariae H, Sogaard H (1973) Liver biopsy in psoriasis. Dermatologica 146: 149–155

Ergebnisse der funktionellen RES-Szintigraphie bei progressiver Sklerodermie*

Ch. Ehrenheim, D. L. Munz, P. Altmeyer, S. Tuengerthal, H. Holzmann, G. Hör

Zusammenfassung

Die nicht-invasive funktionelle RES-Szintigraphie mit ^{99m}Tc-Humanserumalbumin-Millimikrosphären (^{99m}Tc-HSA-MM) (n = 21) und ^{99m}Tc-Humanserumalbumin-Nanokolloid (^{99m}Tc-HSA-NK) (n = 8) wurde bei 29 Patienten mit progressiver Sklerodermie durchgeführt. Bei 17 von 21 Patienten (81%) trat eine Lungenanreicherung der ^{99m}Tc-HSA-MM auf (5 mal allein, 6 mal zusammen mit pathologischem Röntgenbefund, 6 mal zusammen mit pathologischem Röntgen- und Lungenfunktionsbefund), die immer diffus über die gesamte Lunge ausgedehnt war. Mit ^{99m}Tc-HSA-NK konnte bei 8 Patienten (davon 5 mit pathologischem Röntgen- oder pathologischem Röntgen- und Lungenfunktionsbefund) in keinem Fall die erwartete Lugnenanreicherung nachgewiesen werden. Die Erfassung von Lungen- oder Lungengefäßveränderungen bei progressiver Sklerodermie gelingt demnach offensichtlich nur partikelabhängig: Die Lungenanreicherung von ^{99m}Tc-HSA-Millimikrosphären jedenfalls erscheint als sehr sensitive Methode zum Nachweis und zur Früherkennung einer Lungenbeteiligung bei progressiver Sklerodermie. Daneben deuten pathologische Befunde im Knochenmark bei allen Patienten (mäßiggradige periphere Expansion bei 20 von 29 und verminderte uptake ratio bei 19 von 29 Patienten) auf eine Knochenmarkbeteiligung bei dieser Systemerkrankung.

Schlüsselwörter

Funktionelle RES-Szintigraphie, progressive Sklerodermie, Knochenmarkbeteiligung, Lungenbeteiligung

Summary

Functional RES scintigraphy with ^{99m}Tc-labeled human serum albumin millimicrospheres (^{99m}Tc-HSA-MM) (n = 21) and ^{99m}Tc-labeled human serum albumin nanocolloid (^{99m}Tc-HSA-NC) (n = 8) was conducted on 29 patients suffering from progressive scleroderma (PSS). Diffusely enhanced lung uptake of ^{99m}Tc-HSA-MM was recorded in 17 out of 21 patients (81%) with PSS (in 5 cases as the only finding, in 6 instances together with a pathological x-ray, and in another 6 accompanied by pathological x-ray and pulmonary function test). No lung uptake was noted after application of ^{99m}Tc-HSA-NC in 8 patients, though expected in at least 5 (showing pathological x-ray or pathological x-ray and pulmonary function test). Thus, the occurrence of lung uptake in cases of lung involvement appears to depend on the nature of the particles applied. Functional RES scintigraphy with ^{99m}Tc-HSA-millimicrospheres seems nonetheless to be a very sensitive technique for the assessment and even for the early diagnosis of lung involvement in progressive scleroderma.

Besides, the RES scan revealed abnormalities in the bone marrow in all cases of PSS (moderate peripherad extension in 20 out of 29 and reduced uptake ratio in 19 out of 29 patients) indicating an involvement of bone marrow organ, as well.

---

* Teil einer noch nicht veröffentlichten med. Dissertation

Die progressive Sklerodermie weist als Systemerkrankung in unterschiedlichem Ausmaß Extrakutanmanifestationen auf. Die Lunge ist nach dem Befall des Ösophagus am häufigsten betroffen [2].

29 Patienten mit progressiver Sklerodermie wurden mit der nicht-invasiven funktionellen RES-Szintigraphie untersucht. Dabei lag der Schwerpunkt auf der Erfassung der Lungenanreicherung von ^{99m}Tc-Humanserumalbumin-Millimikrosphären (^{99m}Tc-HSA-MM) und ihrer klinischen Bedeutung bei der Erkennung einer Lungenbeteiligung. Daneben interessierte besonders eine etwaige Knochenmarkbeteiligung bei dieser Systemsklerose.

Untersuchungsgut und Methodik

Bei 29 Patienten (27 Frauen, 2 Männer) mit progressiver Sklerodermie im Alter zwischen 21 und 79 Jahren ($\overline{\times}$ = 51,5 Jahre) wurde die kombinierte dynamisch-statische RES-Szintigraphie [9] durchgeführt. 9 Patienten wiesen den Typ I (Akrosklerodermie) aus, 15 waren dem Typ II (Akrosklerodermie mit proximaler Aszendenz) und 5 Patienten dem Typ III (Stammsklerodermie) zuzuordnen (Tabelle 1).

Als Radiopharmazeutika kamen ^{99m}Tc-Humanserumalbumin-Millimikrosphären (^{99m}Tc-HSA-MM) (n = 21) und ^{99m}Tc-Humanserumalbumin-Nanokolloid (^{99m}Tc-HSA-NK) (n = 8) zum Einsatz. Die Präparate unterscheiden sich in Partikelgröße (^{99m}Tc-HSA-MM: unter 1 µm; ^{99m}Tc-HSA-NK: unter 80 nm) und Kinetik.

Im statischen RES-Szintigramm wurde insbesondere die Intensität der Lungenanreicherung der ^{99m}Tc-HSA-MM (Lungenanreicherung bedeutet: höhere Aktivität über der Lunge als über dem Blutpool von Herz und Gefäßen im Mediastinum) wie folgt bewertet: 0 = keine Anreicherung, + = leichtgradige, ++ = mittelgradige, +++ = starke, ++++ = sehr starke Anreicherung. Leber und Milz wurden beurteilt (Organgröße, Aktivitätsverteilung, Speicherläsionen) und der Knochenmarkstatus [7] erhoben, der folgende Parameter umfaßt:

1. das Verteilungsmuster des Knochenmarkorgans,
2. die im dynamischen Untersuchungsabschnitt ermittelte uptake ratio (Anreicherungsintensität)
3. evtl. vorhandene Speicherläsionen.

Tabelle 1. Patientengut, aufgeschlüsselt nach Typ I (Akrosklerodermie), Typ II (Akrosklerodermie mit proximaler Aszendenz) und Typ III (Stammsklerodermie)

Typ	n
I	9
II	15
III	5

Ergebnisse

Bei insgesamt 17 von 21 Patienten (81%) mit progressiver Sklerodermie, die mit ^{99m}Tc-HSA-MM untersucht wurden, trat eine Lungenanreicherung auf, die immer diffus über die gesamte Lunge ausgedehnt war (Abb. 1 u. 2). Zehnmal handelte es sich dabei um eine leichtgradige, fünfmal um eine mittelgradige und je einmal um eine

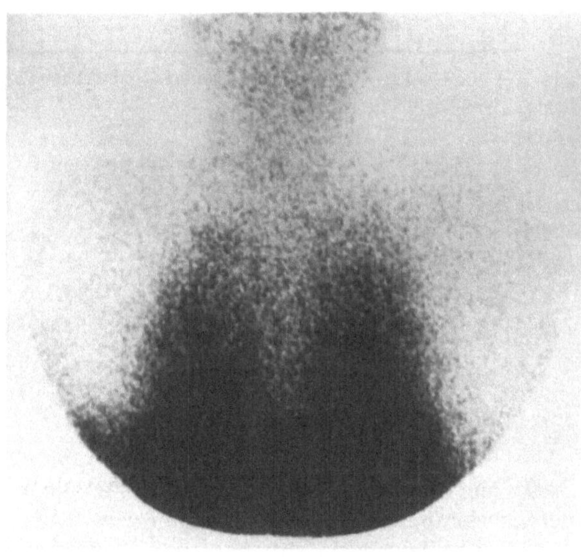

Abb. 1. Mittelgradige Lungenanreicherung (++) von ^{99m}Tc-HSA-MM bei einer 58jährigen Patientin mit progressiver Sklerodermie Typ II. (Abb. 1 bis 3 zeigen dorsale Aufnahmen)

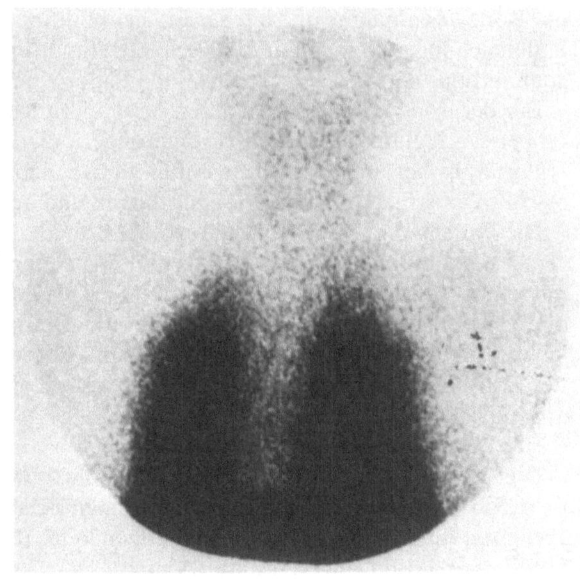

Abb. 2. Starke Lungenanreicherung (+++) von ^{99m}Tc-HSA-MM bei einer 61jährigen Patientin mit progressiver Sklerodermie Typ II. Die Lungenanreicherung überlagert das Thoraxskelett; das Mediastinum erscheint als Negativkontrast

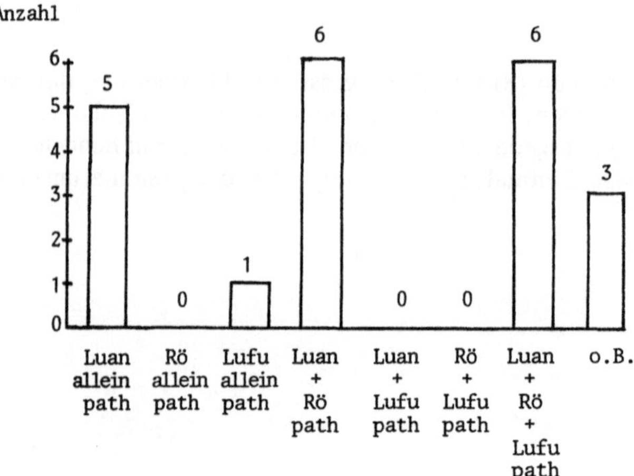

Abb. 3. Vergleich der Befunde von Lungenanreicherung, Röntgen-Thorax und Lungenfunktions-prüfung (Einzelheiten im Text)

starke und sehr starke Lungenanreicherung. Der Vergleich mit Röntgen- und Lungenfunktionsbefunden dieser Patienten zeigte (Abb. 3): Fünfmal war die Lungenanreicherung allein nachweisbar, sechsmal zusammen mit röntgenologisch erfaßten Veränderungen und ebenfalls sechsmal zusammen mit pathologischen Befunden in der Röntgenaufnahme und bei der Lungenfunktionsprüfung. Dreimal ergaben alle 3 Untersuchungen keinen pathologischen Befund (ein einzelner pathologischer Lungenfunktionsbefund war auf mangelnde Patientenmitarbeit zurückzuführen).

Bei den röntgenologisch erfaßten Veränderungen handelte es sich um feine bis gröbere retikuläre Zeichnungsvermehrungen, die in etwa 60% nur die Mittel- und Unterfelder betrafen. Die Lungenfunktionsbefunde deuteten auf restriktive oder restriktiv-obstruktive Ventilationsstörungen und/oder Diffusionsstörung.

Die Patienten mit Beeinträchtigung der Lungenfunktion (6 von 21) wiesen schwerere Veränderungen bei der Röntgenuntersuchung auf und boten eine mindestens mittelgradige Lungenanreicherung. Beim Typ II der progressiven Sklerodermie war die Lungenanreicherung häufiger. Erhöhte Blutkörperchensenkungsgeschwindigkeit, positives C-reaktives Protein und positiver Rheumafaktor, die Aktivitätsstadien der Erkrankung anzeigen sollen, gingen stets mit einer Lungenanreicherung einher; umgekehrt waren aber bei über der Hälfte der Fälle mit Lungenanreicherung keine dieser Entzündungsparameter nachweisbar.

Die Verwendung von ⁹⁹ᵐTc-HSA-NK führte bei keinem von 8 Patienten mit progressiver Sklerodermie zu einer Lungenanreicherung, die bei mindestens 5 dieser Patienten aufgrund pathologischer Röntgen- oder Röntgen- und Lungenfunktionsbefunde zu erwarten gewesen wäre (Abb. 4).

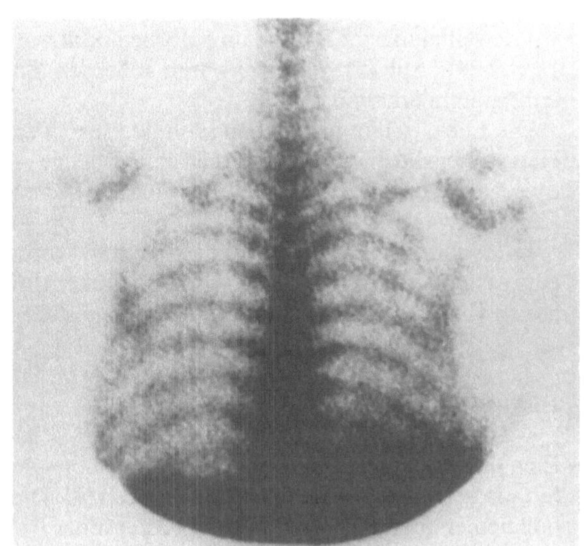

Abb. 4. Keine Lungenanreicherung von ^{99m}Tc-HSA-NK bei einer 33jährigen Patientin mit progressiver Sklerodermie Typ III. (Röntgenbefund pathologisch). Das Thoraxskelett ist deutlich erkennbar

Am Knochenmark wurde bei Bewertung aller oben erwähnten Parameter bei keinem Patienten ein normaler Knochenmarkstatus erhoben. Am häufigsten war das Verteilungsmuster des Knochenmarkorgans (Abb. 5) pathologisch (bei 22 von 29 Patienten). Dabei handelte es sich meist um eine mäßiggradige periphere Expansion (20/29); eine hochgradige periphere Expansion bis in die distalen Anteile des Extremitätenskeletts sowie eine Verdrängung des zentralen Knochenmarks in die Peripherie (nach immunsuppressiver Therapie mit Azathioprin seit 6 Jahren) kam je einmal

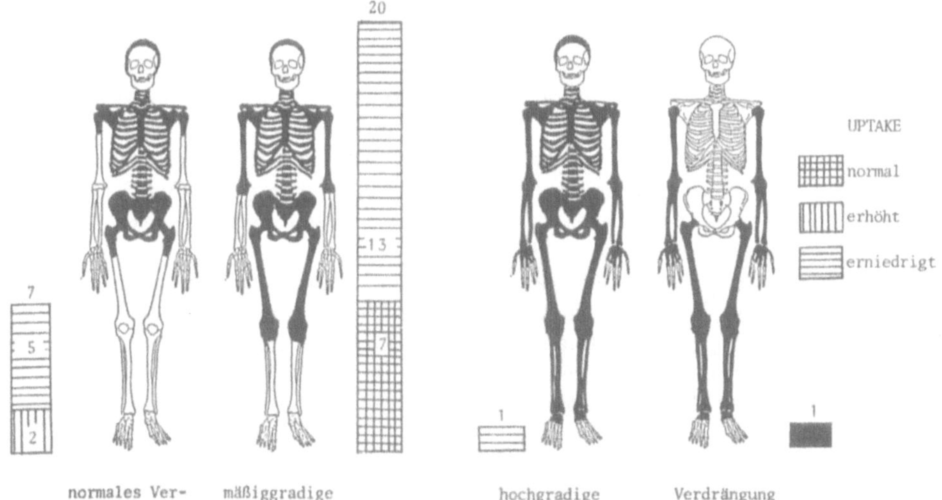

Abb. 5. Knochenmarkstatus (ohne Speicherläsionen) bei 29 Patienten mit progressiver Sklerodermie (Einzelheiten im Text)

vor. Zweithäufigster Befund im Knochenmark war die verminderte uptake ratio (bei 19 von 29) (Abb. 5). Fünfmal waren außerdem Speicherläsionen im Knochenmarkszintigramm erkennbar.

Die Leber zeigte in 8 Fällen pathologische Veränderungen; es handelte sich um Hepatomegalie (fünfmal) und/oder inhomogene Aktivitätsverteilung (fünfmal) und/oder Speicherdefekte (zweimal). Die Milz war bei 2 Patienten vergrößert; eine Patientin war splenektomiert.

Im dynamischen Untersuchungsabschnitt wurde in unterschiedlicher Häufigkeit eine gesteigerte phagozytotisch-proteolytische Aktivität der Makrophagenpopulationen in Knochenmark, Leber und Milz festgestellt.

Diskussion

Eine artifizielle Verursachung der Lungenanreicherung von ^{99m}Tc-HSA-MM konnten wir bei unseren Patienten ausschließen [8]. Die gesteigerte Lungenanreicherung kolloidaler oder mikropartikulärer RES-affiner Radiopharmazeutika dieser Größenordnung (um 1 μm) wird einer erhöhten Extraktion durch im Lungenkapillarbett ansässige Makrophagen – besonders bei Stimulation des RES – zugeschrieben [3, 5, 6, 11]. Dabei ist zum einen eine vermehrte Anzahl von Makrophagen denkbar: RES-Stimulation führt zu einer massiven Ausschwemmung von Makrophagen und evtl. deren Vorläufern ins periphere Blut. Diese Zellelemente werden aufgrund ihrer Größe im Lungenkapillarbett – insbesondere bei Lungenfibrose – vorübergehend arretiert („trapping") und nehmen dort in Beibehaltung ihrer phagozytotischen Aktivität mit dem venösen Blut anströmende ^{99m}Tc-HSA-MM auf. Darüber hinaus ist vorstellbar, daß ein Teil dieser monozytopoetischen Zellen aus dem zirkulierenden Blut ins Lungenparenchym übertritt und sich an der Genese einer Lungenfibrose beteiligt [3].

Zum anderen könnte auch eine gesteigerte phagozytotische Aktivität zu einer vermehrten Lungenanreicherung beitragen [10].

^{99m}Tc-HSA-NK führte in keinem Fall zu einer Lungenanreicherung; Mitteilungen über eine Lungenanreicherung von Partikeln dieser Größenordnung (um 80 nm) liegen unseres Wissens bisher auch nicht vor. Die uptake ratios wiesen außerdem auf eine unterschiedliche Verteilung zwischen Leber, Milz und Knochenmark im Vergleich zu ^{99m}Tc-HSA-MM. Neben der Partikelgröße mögen dabei Oberflächenbeschaffenheit, Aufnahmemechanismus in die Makrophagen und Opsonisierung der Partikel in vivo eine Rolle spielen [7].

Die Befunde der peripheren Expansion des Knochenmarkorgans und der verminderten uptake ratio sind nicht krankheitsspezifisch [7]. Aufnahme und Verteilung von RES-affinen Radiopharmazeutika sind in erster Linie abhängig von der Durchblutung der RES-Organe und der Aufnahmekapazität der RE-Zellen. Generalisierte Veränderungen der kleinen Gefäße [4] und Bindegewebsvermehrung (hier: Vermehrung der retikulären Zellen im Sternalpunktat [1]) bei der progressiven Sklerodermie können die Organdurchblutung beeinträchtigen und im Knochenmark sowohl zu peripherer Expansion als auch zu verminderter uptake ratio führen. Die Ergebnisse deuten daher auf eine Beteiligung des Knochenmarkorgans bei dieser Systemsklerose.

234

Schlußfolgerungen

Die nicht-invasive funktionelle RES-Szintigraphie mit ^{99m}Tc-HSA-MM scheint eine sehr sensitive Methode zum Nachweis und zur Früherkennung einer Lungenbeteiligung bei der progressiven Sklerodermie zu sein. Sie übersteigt in ihrer Empfindlichkeit die Ergebnisse des Röntgen-Thorax-Befundes und der Lungenfunktionsprüfung. Möglicherweise erlaubt sie Aussagen über die Aktivität des Krankheitsprozesses und gestattet einen Einblick in die bei der progressiven Sklerodermie ablaufenden pathogenetischen Mechanismen.

^{99m}Tc-Humanserumalbumin-Millimikrosphären : TCK-9

^{99m}Tc-Humanserumalbumin-Nanokolloid : Solcoscint Nanocoll

Wir danken Herrn Prof. Dr. J. Meyer-Sydow, Leiter der Abteilung für Pneumologie im Zentrum der Inneren Medizin, für die Durchführung der Lungenfunktionsprüfungen.

Literatur

1. Anghelescu M, Prodan I, Costea G (1971) Veränderungen im Sternalpunktat bei der progressiven Sklerodermie. Hautarzt 22: 307–308
2. Barnett AJ (1974) Scleroderma (progressive systemic sclerosis). Thomas, Springfield, Illinois
3. El-Heneidy AR, Helmy ID, Mikhael MA (1966) Experimental diffuse interstitial fibrosis of the lung and capillary cellular trapping. Alex Med J 12: 275–307
4. Haustein UF (1976) Das Gefäßsystem bei der progressiven Sklerodermie. Dermatol Monatsschr 162: 721–725
5. Klingensmith III WC, Ryerson TW (1973) Lung uptake of ^{99m}Tc-sulfur colloid. J Nucl Med 14: 201–204
6. Mikhael MA, Evens RG (1975) Migration and embolization of macrophages to the lung – a possible mechanism for colloid uptake in the lung during liver scanning. J Nucl Med 16: 22–27
7. Munz DL (1984) Knochenmarkszintigraphy: Grundlagen und klinische Ergebnisse. Im Druck
8. Munz DL, Altmeyer P, Ehrenheim C, Tuengerthal S, Holzmann H, Hör G (1984) Erste Ergebnisse der funktionellen RES-Szintigraphie mit ^{99m}Tc-Humanserumalbumin-Millimikrosphären bei progressiver Sklerodermie: Möglichkeit der Früherkennung einer Lungenbeteiligung? Z Hautkr (im Druck)
9. Munz D, Standke R, Hör G (1981) Measurement of phagocytic and proteolytic function of macrophages in liver, spleen and bone marrow. In: Cox PH (ed) Progress in Radiopharmacology, vol 2. Biomedical Press, Elsevier/North-Holland, Amsterdam, pp 261–266
10. Nelp WB (1975) An evaluation of colloids for RES function studies. In: Subramanian G, Rhodes BA, Cooper JF, Sodd VJ (eds) Radiopharmaceuticals. Soc Nucl Med, Inc, NY, pp 349–355
11. Quinones JD (1973) Localization of technetium-sulfur colloid after RES stimulation. J Nucl Med 14: 443–444

Pulmonale Manifestation bei Sklerodermie:

Klinische Wertigkeit von Lungenfunktion, bronchoalveolarer Lavage, Ösophagusfunktions- und RES-Szintigraphie*

G. König, B. Leisner, Chr. Luderschmidt

Zusammenfassung

Von 150 Sklerodermie-Kranken wurden die Daten von Lungenfunktion, Rö.-Thoraxaufnahme, Ösophagusfunktions-Szintigraphie und RES-Szintigraphie ausgewertet. Patienten mit Typ II oder III der PSS entwickeln, insbesondere wenn immunologische und entzündliche Begleitphänomene (Form A) hinzukommen, häufiger eine funktionell hochgradige restriktive Ventilationsstörung als Patienten mit zirkumscripter Sklerodermie, Typ I der PSS oder Patienten ohne Zeichen der systemischen Entzündung (Form B). Die Lungenfunktion läßt die Schwere und die Art der Funktionsstörung erkennen und ermöglicht damit die differentialdiagnostische Abgrenzung von der obstruktiven Bronchopneumopathie. Die Ösophagusfunktions-Szintigraphie erweist sich als diagnostisches Verfahren hoher Sensitivität zur Erfassung von Sklerodermie-Kranken mit Lungenbeteiligung: alle Patienten mit einer röntgenologisch erkennbaren interstitiellen Zeichnungsvermehrung und 88% der Kranken mit pathologischen Lungenfunktionswerten hatten gleichzeitig eine eingeschränkte Ösophagus-Clearance. Zellbild und Kollagenaseaktivität in der bronchoalveolaren Lavage geben Aufschluß über den Grad des aktuellen Entzündungsprozesses in der Lungenperipherie. Die Ergebnisse korrelieren mit der Krankheitsaktivität und haben daher prognostische Bedeutung. Von 23 Patienten, die mit der RES-Szintigraphie unter Verwendung von Kolloid aus Humanalbumin (Nanocoll) untersucht wurden, konnte in keinem Fall eine diagnostisch wertbare Mehranreicherung über den Lungen beobachtet werden.

Schlüsselwörter

Sklerodermie, Lungenfunktion, bronchoalveolare Lavage, Ösophagusfunktions-Szintigraphie, RES-Szintigraphie

Summary

Data from pulmonary function tests, chest X-rays, esophageal scintigraphy, and RES scintigraphy were evaluated for 150 people with scleroderma. Patients with type II or III progressive systemic scleroderma develop a functionally high-grade restrictive ventilation disturbance, especially if immunologic or infectious phenomena (type A) are also present, more often than patients with circumscribed scleroderma, Type I progressive systemic scleroderma, or no sign of systemic infection (type B). Pulmonary function tests make it possible to recognize the severity and type of functional disturbance and thus distinguish it from obstructive bronchopneumopathy in differential diagnosis. Esophageal scintigraphy has proven itself to be a very sensitive procedure for the diagnosis of scleroderma with involvement of the lungs. All patients with a roentgenographically recognizable increase in interstitial signs and 88% of those with pathologic values in pulmonary function tests also had a restricted esophageal clearance. Cell appearance and collagenase activity in the bronchoalveolar lavage provide indications as to the degree of development of the infection in the lung periphery. The results correlate with the level of activity of the illness and thus have prognostic value. In none of the 23 patients examined using RES scintigraphy with colloid from human albumin (Nanocoll) was a diagnostically significant increase in concentration observed in the lungs.

---

* Mit Unterstützung durch die Deutsche Forschungsgemeinschaft

Dermatologie und Nuklearmedizin
Hrsg. Holzmann, Altmeyer, Hör, Hahn
© Springer-Verlag Berlin · Heidelberg 1985

Die vitale Bedrohung von Patienten mit progressiver systemischer Sklerodermie
(PSS) resultiert aus dem Befall innerer Organe [8]. Die interstitielle Lungenerkran-
kung ist dabei die zahlenmäßig bedeutsamste interne Manifestation an den Vitalorga-
nen [6, 8]. Das Ziel unseres Beitrages ist es, die klinische Wertigkeit der einzelnen
Untersuchungsverfahren für die Beurteilung dieser Organbeteiligung anhand unserer
Erfahrungen an 150 Sklerodermie-Kranken darzustellen.

Die Patienten wurden entsprechend der Kriterien der Arbeitsgruppe Sklerodermie
in der Arbeitsgemeinschaft „Dermatologische Forschung" und der ARA-Studie [7] in
die zirkumscripte Form und die progressive systemische Sklerodermie mit den Unter-
gruppen der Akrosklerodermie (Typ I), proximal aszendierende Sklerodermie (Typ
II) und Stammsklerodermie (Typ III) gruppiert. Neben den klinischen, blut- und
serumchemischen Untersuchungen wurden die Rö.-Thoraxaufnahmen, die Daten
der Lungenfunktionsprüfung, der Ösophagusfunktions- und RES-Szintigraphie
sowie der bronchoalveolaren Lavage ausgewertet.

Durch *Lungenfunktionsmessungen* konnten wir zeigen [4], daß Patienten mit proximal aszendierender (Typ II) oder Stammsklerodermie (Typ III) wesentlich häufiger
und schwerer von einer Lungenbeteiligung betroffen werden als Patienten mit zirkumskripter oder Akrosklerodermie (Typ I) (Tabelle 1). Ferner wurde deutlich, daß
pulmonale Manifestationen hohen klinischen Schweregrades in höherem Prozentsatz
vorkamen, wenn entzündliche und immunologische Begleitphänomene (Form A)
vorhanden waren (Tabelle 2).

Aufgrund dieser Ergebnisse lassen sich Risikogruppen abgrenzen. Im Individualfall wird durch die Lungenfunktion der Grad der funktionellen Beeinträchtigung
objektiviert. Durch den Nachweis einer restriktiven Ventilationsstörung mit Einschränkung der Diffusionskapazität, der Compliance, Belastungs- oder Ruhehypoxä-
mie gelingt die differentialdiagnostische Abgrenzung von der häufigen obstruktiven
Bronchopneumopathie.

Die am häufigsten beobachtete interne Manifestation bei progressiver systemischer
Sklerodermie ist die Ösophagusbeteiligung [1, 6]. Sie tritt klinisch als Dysphagie in
Erscheinung und gehört nach der klinischen Erfahrung zu den ersten Symptomen
einer internen Beteiligung Sklerodermie-Kranker. Es stellt sich die Frage, ob die
Ösophagusfunktions-Szintigraphie geeignet ist, Patienten zu erfassen, bei denen mit
einer pulmonalen Manifestation zu rechnen ist.

Tabelle 1. Häufigkeit und Schweregrad der pulmonalen Funktionseinschränkung[1] in Abhängigkeit
vom klinischen Typ der Sklerodermie

Lungenfunktion	Zirkumskripte Sklerodermie n = 17 (100%)	Progressive systemische Sklerodermie (PSS)		
		Typ I n = 19 (100%)	Typ II n = 61 (100%)	Typ III n = 4 (100%)
normal	14 (82%)	13 (69%)	27 (44%)	1 (25%)
gering eingeschränkt	2 (12%)	5 (26%)	17 (28%)	2 (50%)
mittelgradig eingeschränkt	1 (6%)	1 (5%)	8 (13%)	0
stark eingeschränkt	0	0	9 (15%)	1 (25%)

[1] Gradation der Lungenfunktion siehe [4]

Tabelle 2. Häufigkeit und Schweregrad der pulmonalen Funktionseinschränkung[1] in Abhängigkeit von immunologischen und entzündlichen Begleitphänomenen

Lungenfunktion	Progressive systemische Sklerodermie (PSS)	
	Form A entzündliche Form n = 46 (100%)	Form B nicht-entzündliche Form n = 38 (100%)
normal	20 (43%)	21 (55%)
gering eingeschränkt	13 (28%)	11 (29%)
mittelgradig eingeschränkt	4 (9%)	5 (13%)
stark eingeschränkt	9 (20%)	1 (3%)

[1] Gradation der Lungenfunktion siehe [4]

Zunächst zur Beziehung zwischen den Ergebnissen der Ösophagusfunktions-Szintigraphie und den Befunden der Rö.-Thoraxaufnahmen (Tabelle 3): von 67, gleichzeitig mit der Ösophagusfunktions-Szintigraphie und dem Rö.-Thoraxbild erfaßten Patienten hatten 48 eine pathologisch verminderte Ösophaguspassage. Die Rö.-Thoraxaufnahmen aller 19 Patienten mit normaler Ösophagusfunktion waren ohne röntgenologische Veränderungen im Sinne einer interstitiellen Lungenerkrankung. Alle 24 Patienten mit einer diffusen interstitiellen Zeichnungsvermehrung über den Lungen hatten auch eine Einschränkung der Ösophagusmotilität.

95 Sklerodermie-Kranke konnten wir gleichzeitig mit der Ösophagusfunktions-Szintigraphie und der Lungenfunktionsprüfung untersuchen (Tabelle 4). Eine Lungenfunktionseinschränkung war in 5 Fällen mit einer normalen Ösophagus-Clearance vergesellschaftet. Die übrigen 37 pulmonal Erkrankten hatten eine Einschränkung der Ösophagusmotilität. Besonders zu erwähnen ist, daß alle Patienten mit funktionell schwerer Lungenbeteiligung auch eine starke Verminderung der Ösophagus-Clearance auf Werte von weniger als 40% nach 10 Sekunden aufwiesen. Die Sensitivität der Ösophagusfunktions-Szintigraphie zur Erfassung einer, durch Lungenfunktionsprüfung objektivierbaren pulmonalen Beteiligung bei Sklerodermie errechnet sich mit 0,88.

Diese Daten weisen die Ösophagusfunktions-Szintigraphie als sensitive Methode zur Erfassung der Patienten mit pulmonaler Manifestation bei Sklerodermie aus.

Wie interstitielle Lungenerkrankungen anderer Genese imponieren die initialen morphologischen Veränderungen der Lungen bei progressiver systemischer Sklero-

Tabelle 3. Ergebnisse der Ösophagusfunktions-Szintigraphie (Clearance nach 10 Sekunden) und der Rö.-Thoraxaufnahmen (n = 67)

Interstitielle Zeichnungsvermehrung	Normal 80% ≤ C (n = 19)	Ösophagus-Clearance vermindert	
		gering/mittel 80% > C ≥ 40% (n = 18)	stark C < 40% (n = 30)
keine (n = 43)	19	12	12
gering/mittel (n = 12)	0	4	8
stark (n = 12)	0	2	10

Tabelle 4. Ergebnisse der Ösophagusfunktions-Szintigraphie und der Lungenfunktionsprüfung[1] (n = 95)

| Lungenfunktion | Normal C $\geq$ 80% (n = 27) | Ösophagus-Clearance vermindert | |
		gering/mittel 40% $\leq$ C < 80% (n = 26)	stark C < 40% (n = 42)
normal (n = 53)	22	16	15
gering/mittelgradig vermind. (n = 33)	5	10	18
stark vermindert (n = 9)	0	0	9

[1] Gradation der Lungenfunktion siehe [4]

dermie durch ein Ödem und eine Anhäufung von Entzündungszellen in den Alveolarsepten. Erst in späteren Krankheitsstadien sehen wir dann die eigentliche Fibrose des Organs [10, 11]. Dieser Differenzierung kommt wesentliche Bedeutung zu, da es praktisch nur in entzündlichen Stadien gelingt, den Krankheitsverlauf therapeutisch zu beeinflussen [2, 9]. Es ist daher notwendig, Indikatoren für den organbezogenen, entzündlichen Prozeß als Entscheidungshilfe für das weitere Procedere zu haben. Röntgenologische Methoden und Lungenfunktionsmessungen können hier nicht beitragen, da sie die Dynamik einer interstitiellen Lungenerkrankung erst im Verlauf, also retrospektiv, erkennen lassen.

Für den Zweck der Aktivitätsbeurteilung und Erfassung der entzündlichen Aktivität stehen neuerdings Verfahren wie die bronchoalveolare Lavage und szintigraphische Methoden wie z. B. die RES-Szintigraphie zur Verfügung, die im Vergleich zu bioptischen Maßnahmen wenig belastend sind.

Zunächst zur bronchoalveolaren Lavage: mit dieser Methode gelingt es, auf nichttraumatisierende Weise Probenmaterial aus einem relativ großen Organbezirk zu gewinnen, das repräsentativ für die zellulären Verhältnisse in der Lungenperipherie ist [3].

Von 20 Untersuchten hatten alle 7 Patienten mit Form B der PSS und 4 von 13 mit Form A der PSS ein regelrechtes bronchoalveolares Zellbild. In 6 Fällen mit immunologischen und entzündlichen Begleitphänomenen waren die neutrophilen Granulozyten bzw. Lymphozyten in der bronchoalveolaren Lavage auf mehr als 20 rel. % erhöht. In je 6 Fällen war eine normale Lungenfunktion mit einem regelrechten bronchoalveolaren Zellbild bzw. eine ausgeprägte pulmonale Manifestation mit einem hochentzündlichen Zellmuster assoziiert. Die Aktivität der Kollagenase in der bronchoalveolaren Lavage war signifikant höher, wenn eine schwere pulmonale Funktionseinschränkung, immunologische und entzündliche Begleitphänomene vorhanden waren oder ein entzündliches bronchoalveolares Zellbild vorlag [4].

Langzeitergebnisse von Patienten mit pulmonaler Manifestation bei PSS und Patienten mit idiopathischer fibrosierender Alveolitis, sog. „scleroderma without scleroderma", zeigen die prognostische Bedeutung der bronchoalveolaren Lavage: Patienten mit unauffälligem bronchoalveolaren Zellbild entwickeln keine wesentliche Änderung der Lungenfunktionsparameter im Verlauf, während sich die unbehandelte Gruppe mit entzündlichem Zellmuster signifikant verschlechtert. Werden

Patienten mit Aktivitätszeichen in der bronchoalveolaren Lavage adäquat therapiert, zeigt sich im Verlauf eine signifikante Besserung der Lungenfunktion [5].

Zusammenfassend zeigen unsere Ergebnisse, daß ein hochentzündliches, bronchoalveolares Zellbild assoziiert ist mit schwer beeinträchtigter Organfunktion und einem Verlauf der PSS, der mit systemischen entzündlichen und immunologischen Begleitphänomenen einhergeht. Die bronchoalveolare Lavage ist eine Methode, die durch Zellbild und Kollagenaseaktivität den aktuellen Grad des entzündlichen Geschehens in der Lungenperipherie abschätzen läßt und der prognostische Bedeutung zukommt.

Von 23 Patienten, die wir mit der RES-Szintigraphie untersuchen konnten, wiesen 12 immunologische und entzündliche Begleitphänomene auf, 5 litten an einer hochgradigen interstitiellen Lungenerkrankung und 2 hatten in der bronchoalveolaren Lavage Zeichen der Aktivität. Wir verwendeten ein Kolloid aus Humanalbumin von einer Größe < 80 nm (Nanocoll). Appliziert wurden 290–370 MBq. In keinem Fall gelang es, eine diagnostisch wertbare Mehranreicherung über den Lungen zu beobachten. Der RES-Szintigraphie unter Verwendung von Nanocoll kommt daher für die Beurteilung der pulmonalen Manifestation bei Sklerodermie keine klinische Bedeutung zu. Nach ersten Ergebnissen der Arbeitsgruppe von Herrn Munz zu schließen, ist jedoch die Verwendung von Millimikrosphären mit einer Größe von < 2 µ erfolgversprechend. Weitere, klinische und vergleichende Untersuchungen müssen den Stellenwert dieser Methode für die Beurteilung der Lungenbeteiligung bei Sklerodermie noch zeigen.

Literatur

1. Barnett AJ (1974) Scleroderma. Springfield IL: Charles C. Thomas.
2. Carrington CB, Gaensler EA, Coutu RE, FitzGerald MX, Gupta RG (1978) Natural history and treated course of usual and desquamative interstitial pneumonia. New Engl J Med 298: 801–809
3. Hunninghake GW, Kawanami O, Ferrans VJ, Young RC, Roberts WC, Crystal RG (1981) Characterization of the inflammatory and immune effector cells in the lung parenchyma of patients with interstitial lung disease. Am Rev Respir Dis 123: 407–412
4. König G, Luderschmidt C, Hammer C, Adelmann-Grill BC, Braun-Falco O, Fruhmann G (1984) Lung involvement in scleroderma. Chest 85: 318–324
5. König G (1984) Prognostic value of bronchoalveolar lavage. Respiration 46 (S1): 155
6. Luderschmidt C, Kaulertz I, König G, Leisner B (1984) Progressive systemische Sklerodermie. Dtsch Med Wschr 109: 1389–1397
7. Masi AT, Rodnan GP, Medsger TA, Altmann RD, D'Angelo WA, Fries Jf et al. (1980) Preliminary criteria for the classification of systemic sclerosis (scleroderma). Arthritis Rheum 23: 581–590
8. Medsger TA, Masi AT, Rodnan GP, Benedek TG, Robinson H (1971) Survival with systemic sclerosis (scleroderma). Ann Intern Med 75: 369–376
9. Otto H, Mieth I (1979) Morphology and therapeutic chances of interstitial lung disease. Respiration 38: 171–176
10. Sackner MA, Akgun N, Kimbel P, Lewis DH (1964) The pathophysiology of scleroderma involving the heart and respiratory system. Ann Intern Med 60: 611–630
11. Weaver AL, Divertie MB, Titus JL (1968) Pulmonary scleroderma. Chest 54: 490–498

Der ^{32}P-Uptake-Test
bei dermatologischen Erkrankungen

H.-J. Biersack, C. Winkler

Zusammenfassung

Nach einer Literaturübersicht über den Einsatz von Radiophospor in der Diagnostik maligner
Geschwülste wird anhand von 45 Fällen gezeigt, daß sowohl Präkanzerosen als auch maligne Tumoren der Haut eine gegenüber gesunden Hautarealen diagnostisch verwertbare Differentialaufnahme
des Radiophosphors aufweisen. Falsch negative Befunde wurden in keinem Fall erhoben. Von
besonderer Bedeutung erscheint die Möglichkeit der sicheren Differenzierung benigner Naevuszel-
lennaevi vom malignen Melanom. Auch kutane Metastasen maligner Melanome sind als bösartige
Prozesse eindeutig verifizierbar. Ferner können Rezidive exzidierter oder bestrahlter Basaliome
ohne Probeexzision frühzeitig nachgewiesen werden.

Auch bei Psoriasis vulgaris (n = 15) war ein positives Testergebnis zu beobachten. Unter lokaler
Therapie sank die ^{32}P-Aufnahme jedoch als Ausdruck einer Normalisierung der Zellzykluszeit in 13
von 15 Fällen in den Normbereich ab.

Schlüsselwörter

^{32}P-Uptake-Test, Haut-Malignome, Präkanzerosen, Psoriasis vulgaris

Summary

In 45 patients with a variety of skin tumors (squamous cell carcinomas, malignant melanomas, basal
cell epitheliomas and mycosis fungoides) or precancerous lesions (Bowen's disease, actinic keratosis,
junctional nevus cell nevus) the radioactive phosphorus uptake test demonstrated a significantly
increased concentration of P^{32} in those tumors. There were no false negative tests. The possibility of
differentiation of malignant melanoma from benign nevus cell nevus and the early recognition of
cutaneous metastases is described. Furthermore, recurrence of previously irradiated or excised basal
cell epitheliomas can be detected without a biopsy.

In psoriasis vulgaris (n= 15) a positive test result was observed too. However, after treatment with
local antipsoriatics the ^{32}P-uptake decreased to normal values in 13 out of 15 patients as a result of cell
cyclus time normalization.

Maligne Melanome gehören bekanntlich zu den bösartigsten Geschwülsten. Die
5 Jahre-Überlebensrate nach der Feststellung eines malignen Melanoms ohne klinischen Verdacht auf Lymphknotenbeteiligung wird zwischen 50 und 80% angegeben
[5]. Bei bereits vorhandener regionaler Lymphknotenmetastasierung beträgt sie nur
noch ca. 20 bis 40% [5]. Hieraus ergibt sich die dringende Notwendigkeit einer
Frühdiagnostik und möglichst frühzeitigen Behandlung. Die klinische Melanomdiagnostik ist mit einem Unsicherheitsfaktor von etwa 25% behaftet und erfordert eine
Abgrenzung gegenüber gutartigen pigmentierten Neubildungen (Veruccae sebor-
rhoicae seniles, pigmentierte Basaliome, pigmentierte Histiozytome, thrombosierte
Angiome, Naevus coeruleus, Lentigo senilis und spreitende aktinische Keratosen).

Ist der Verdacht auf ein malignes Melanom dermatologisch nicht sicher auszuschließen, muß eine histologische Untersuchung vorgenommen werden. Durch die intraoperative Kyrostatschnitt-Diagnostik gelingt in über 85% der Fälle die Abklärung [5]. Da jedoch auch hierdurch letzte Sicherheit nicht erzielbar ist, sollte jede zusätzliche diagnostische Möglichkeit genutzt werden. Hierfür bietet sich der ^{32}P-Test zur Differentialdiagnose pigmentierter Hauttumoren an. Dieses Verfahren kann problemlos auch dann eingesetzt werden, wenn multiple pigmentierte Hautveränderungen vorliegen.

Im Folgenden soll über die Methodik und die mit diesem nuklearmedizinischen Verfahren erzielten Ergebnisse bei malignen Melanomen und anderen malignen Hauterkrankungen sowie Präkanzerosen berichtet werden. In diesem Zusammenhang wird auch auf Ergebnisse des ^{32}P-Testes vor und nach Behandlung der Psoriasis vulgaris unter dem Aspekt zellkinetischer Überlegungen hingewiesen.

Methodik

Zur Messung der regionalen ^{32}P-Aufnahme nach i. v. Applikation von 4 µCi/kg Körpergewicht verwenden wir das „Clinical Counting-System" von "Technical Associates" mit ca. 5 mm großem Halbleiterdetektor. Da Halbleiterzähler wärmeabhängig sind, ist eine Eichung des Gerätes auf die Körpertemperatur (i. a. von ca. 37 Grad) erforderlich. Um temperaturbedingte Meßfehler sicher auszuschließen, erfolgt vor und nach jeder Untersuchung eine Standardkontrolle. Die Meßdauer beträgt 200 bis 400 Sekunden. Die Impulsraten liegen 48 Stunden p. i. zwischen 200 und 400/3–5 min. bei einem Nulleffekt von weniger als 3–10 Imp/min. in gesunden Hautarealen. Als positives Testergebnis im Sinne gesteigerter Aufnahme im Tumorbereich wird eine mindestens 3 Sigma-Differenz nach Nulleffektkorrektur entsprechend

$$\frac{N_1 - N_2}{\sqrt{N_1 + N_2}} = 3\,\sigma_D$$

gewertet. Um eine Kontamination des Detektors zu vermeiden, wird die Haut mit dünner Plastikfolie abgedeckt, die Messungen erfolgen jeweils im Bereich der tumorverdächtigen Läsion sowie in einem als Vergleichsareal dienenden gesunden Hautbezirk der kontralateralen Extremität bzw. Körperhälfte, z. T. auch der Tumorumgebung.

Bei Patienten mit Psorisasis wurden die Untersuchungen vor und nach Behandlung mit einem lokalen Antipsoriaticum durchgeführt. Hierbei dienten jeweils ein behandelter und unbehandelter Herd als repräsentatives Areal.

Patientengut

25 Patienten mit dermalen Malignomen wurden untersucht, davon 14 mit malignem Melanom, 3 mit Retikulosarkom und jeweils 4 mit Plattenepithelkarzinom bzw. Mykosis fungoides.

Tabelle 1. Ergebnis des ^{32}P-Uptake-Tests bei Präkanzerosen (n = 10), Malignomen der Haut (n = 25) und Basaliomen (n = 10)

Malignome	*Positiv:* 25		*negativ:* 0
	Malignes Melanom	(n = 14)	
	Retikulosarkom	(n = 3)	
	Plattenpithel-Ca	(n = 4)	
	Mycosis fungoides	(n = 4)	
Präkanzerosen	*positiv:* 10		*negativ:* 0
	Prolif. Naevuszellen-Naevus	(n = 3)	
	Keratoma senile	(n = 3)	
	Morbus Bowen	(n = 4)	
	positiv: 10		*negativ:* 0
	Basaliome	(n = 10)	

Zusätzlich erfolgte der Einsatz des ^{32}P-Uptake Tests bei jeweils 10 Patienten mit Basaliomen bzw. dermalen Präkanzerosen einschließlich proliferierendem Naevuszellennaevus (n = 3), Keratoma senile (n = 3) und Morbus Bowen (n = 4). In die Untersuchung einbezogen wurden 15 Patienten mit Psoriasis vulgaris.

Ergebnisse

Die Ergebnisse der Untersuchungsreihe sind in Tabelle 1 dargestellt. Es zeigt sich, daß in allen 25 Fällen mit Malignom, bei den Patienten mit Basaliom sowie in allen Fällen von dermalen Präkanzerosen der Test positiv ausfiel.

Alle Patienten mit Psoriasis vulgaris (Tabelle 2) zeigten vor Therapie erhöhte lokale ^{32}P-Aufnahme. Unter acht- bis zehntägiger Therapie konnte in 13 von 15 Fällen in den behandelten Arealen eine Abnahme bis in den Normbereich festgestellt werden. Bei einem Patienten zeigte sich lediglich eine Verminderung der ^{32}P-Aufnahme, jedoch keine Normalisierung. Nur ein Patient wies im behandelten und unbehandelten Psoriasisherd eine annähernd gleich erhöhte Radiophosphoraufnahme auf.

Diskussion

Bereits seit 1940 wird der Betastrahler ^{32}P im Rahmen von Untersuchungen über den Phosphatmetabolismus bzw. des Orthophosphateinbaus in Nukleoproteine und Phospholipide im Tumorgewebe verwendet. Die Arbeiten verschiedener Autoren [6, 11, 12] hatten ergeben, daß Malignome aufgrund ihrer gesteigerten Mitoserate in der

Tabelle 2. Ergebnisse des ^{32}P-Uptake Tests bei Psoriasis vulgaris (n = 15)

Vor Therapie:	positiv:	n = 15	Nach Therapie:	positiv:	n = 2
	negativ:	n = 0		negativ:	n = 13

Regel mehr Radiophosphor aufnehmen, als gesundes Gewebe. Wegen erhöhter Stoffwechselaktivität ist jedoch auch bei entzündlichen Prozessen eine vermehrte Radiophosphorakkumulation zu beobachten, so daß eine Differenzierung zwischen Tumor und Entzündung nicht immer möglich ist. Hinzukommt, daß die geringe Reichweite der Betastrahlung des ^{32}P im Gewebe (max. 2,5–3 mm) nur eine Messung oberflächlicher Prozesse zuläßt. Danach ist der ^{32}P-Test außer bei Tumoren der Haut, auch bei solchen der Mamma, des Hodens, der Schilddrüse, des Magen-Darm-Trakts, des Lymphsystems, der Knochen und der Augen [3, 9, 13–19] eingesetzt worden. Über die Diagnostik bei Tumoren der Haut berichteten erstmals Cramer und Pabst im Jahre 1952 [7]. Bauer und Steffen [1] publizierten dann Ergebnisse bei einer größeren Anzahl von Patienten mit Hauttumoren. Im eigenen Arbeitsbereich wird der ^{32}P-Test seit 1975 eingesetzt [2].

Bezüglich der Diagnostik von Hauttumoren läßt sich feststellen, daß kutane Neoplasien wie maligne Melanome, Plattenepithel-Karzinome, Sarkome und Basaliome ausnahmlos durch eine signifikant erhöhte Radiophosphoraufnahme gekennzeichnet sind. Dies trifft auch auf Präkanzerosen zu, so daß ein positives Testergebnis die histologische Sicherung erfordert. Insbesondere bei multiplen pigmentierten Hautveränderungen bietet sich der ^{32}P-Test an, da meist nicht alle Herde exzidiert werden können. Es ist noch nicht sicher bekannt, ob die Höhe der gesteigerten Radiophosphoraufnahme möglicherweise mit dem mitotischen Index und damit der Mitoserate korreliert, so daß sich hierdurch neue Aspekte für die Ermittlung des prognostischen Index beim malignen Melanom ergeben. Wenngleich die Tatsache, daß benigne entzündliche Hautveränderungen auch eine gesteigerte Radiophosphoraufnahme aufweisen, die Bedeutung des ^{32}P-Testes im gewissen Maße einschränkt, dürfte er doch für die Differentialdiagnostik benigner bzw. maligner dermatologischer Erkrankungen von nicht zu unterschätzender Bedeutung sein. Abgesehen vom malignen Melanom erlaubt das Verfahren auch bei bestrahlten oder exzidierten Basaliomen die frühzeitige Feststellung eines Rezidivs ohne Probeexision.

Bezüglich der Psoriasis vulgaris läßt sich feststellen, daß vermehrte Anreicherung von Radiophosphor in unbehandelten Herden in erster Linie Folge einer gesteigerten Zellzyklus-Zeit sein dürfte [4]. Hinsichtlich des Phosphorstoffwechsels verhält sich die Psoriasis vulgaris somit ähnlich wie das Gewebe maligner Tumoren. Dies ist – wie bei Melanomen – durch den beschleunigten Aufbau von Nukleoproteinen und Phospholipiden bedingt. Unsere Ergebnisse bestätigen die von anderen Autoren [8, 10] beschriebene deutlich verkürzte Zellzykluszeit psoriatischer germinativer Zellen. Dementsprechend ist aus der Reduktion der ^{32}P-Aufnahme nach lokaler Behandlung der Psoriasis vulgaris (mit Cignolin- bzw. Corticosteroiden) auf eine Normalisierung der Zellprofileration innerhalb von 8–10 Tagen zu schließen.

Literatur

1. Bauer, FK, Steffen CG (1955) Radioactive phosphorus in the diagnosis of skin tumors. JAMA 158: 563
2. Biersack HJ, Rodermund OE, Meurin G, Winkler C (1976) Radiophosphor (^{32}P)-Test bei Präkanzerosen und malignen Tumoren der Haut. Hautarzt 27: 133
3. Biersack HJ, Schlieter F (1978) Der ^{32}P-Test in der ophthalmologischen Tumordiagnostik. 59. Tagung Dtsch Röntgenges, Bonn, Abstracts S 76

244

 4. Biersack HJ, Rodermund OE, Winkler C (1979) Radiophosphor-Akkumulation bei Psoriasis und deren Beeinflussung durch lokale Therapie. Z Hautkr 54: 637
 5. Braun-Falco O (1980) Maligne Melanome der Haut. Münch Med Wschr 122: 191
 6. Chaikoff JL, zit. nach Müller JH (1961) Künstliche radioaktive Isotope in Physiologie, Diagnostik und Therapie. Schwiegk H, Turba F (Hrsg), Bd II, Springer, Berlin Heidelberg, S 799
 7. Cramer H, Pabst HW (1952) Tumordiagnostik mit radioaktiven Isotopen. Zschr f Krebsforschung 58: 163
 8. Guilhon JJ, Meynandier J, Clott J (1978) New concepts in the pathogenesis of psoriasis. Brit J Derm 98: 585
 9. Hagler WS, Jarrett WH, Schnauss RH, LaRose JH, Palms JM, Wood RE (1972) Diagnosis of malignant melanoma of ciliary body or chorioid: Use of radioactive phosphorus uptake test. South Med J 65: 49
10. Holzmann H (1976) Neue Aspekte der Psoriasis-Krankheit. Med Welt 27: 1918
11. Jones HB, Chaikoff JL, Lawrence JH, zit. nach Müller JH (1961) Künstliche radioaktive Isotope in Physiologie, Diagnostik und Therapie. Schwiegk H, Turba F (Hrsg), Bd II, Springer, Berlin Heidelberg
12. Lawrence JH (1940) Studies on neoplasms with the aid of radioactive phosphorus. J Clin Invest 19: 267
13. Lommatzsch P, Guntermann S (1971) Über den klinischen Wert des ^{32}P-Testes bei der Diagnostik intraokularer Tumoren. Ophthalmologica 163: 393
14. Low-Beer BVA (1946) Surface measurements of radioactive phosphorus in breast tumors as possible diagnostic method. Science 104: 399
15. Marinelli LD, Goldschmidt B (1942) Uptake of radioactive phosphorus by breast tumors. Radiology 39: 454
16. Roswitt JB, Sorrentino J, Yalow R (1950) The use of radioactive phosphorus in the diagnosis of testicular tumors. J Urol (Balt) 63: 724
17. Schmitt EJ (1979) Zur Diagnostik intraokularer Tumoren mit dem ^{32}P-Test. Klin Mbl Augenheilk 174: 408
18. Swedenburg RW, Tuttle WM, Corrigan KE (1955) Isotope techniques for mediastinal tumors. Arch Surg 71: 372
19. Thomas CI, Krohmer JS, Storaasli JP (1952) Detection of intracular tumors with radioactive phosphorus. AMA Arch ophthal 47: 276

Zellkinetische Untersuchungen unter Anwendung von Isotopen als Entscheidungshilfe für therapeutische Maßnahmen

H.-J. Schulze, G. K. Steigleder

Zusammenfassung

Die in vitro-Doppelmarkierungstechnik bietet uns die Möglichkeit, den Einfluß von therapeutischen Maßnahmen auf die epidermale Zellkinetik des Menschen zu untersuchen. Am Beispiel der Psoriasis zeigen wir, daß wir allein aufgrund unserer autoradiographischen Beobachtungen ein günstigeres Behandlungskonzept entwickeln konnten. Wir kennen Cignolin als ein lokal anwendbares, sicher wirksames Antipsoriatikum. Es führt jedoch zu einer für den Patienten unangenehmen Hautreizung am Applikationsort, welche sich im Histoautoradiogramm in einer Zunahme DNS-synthetisierender Zellen sofort nach der ersten Anwendung ausdrückt. Die Ergebnisse unserer zellkinetischen Untersuchungen mit zahlreichen anderen Externa bewogen uns, Cignolin mit Steinkohlenteer zu kombinieren. Dieser Zusatz von Teer zur üblichen Cignolinbehandlung hemmte die unangenehme Reizreaktion des Cignolins, wobei wir diese Suppression anhand unserer Autoradiogramme bestätigen konnten. Zugleich war in Einzelfällen eine schnellere Abheilung der psoriatischen Plaques möglich.

Schlüsselwörter

Autoradiographie, epidermale Zellkinetik, Psoriasis vulgaris, Cignolin-Teer-Salizylsäure-Vaseline-Therapie

Summary

By means of in vitro double labelling techniques we can analyse the influence of different kinds of therapy on human epidermal cell kinetics. As a result of our autoradiographic studies on psoriasis we were able to formulate a better treatment schedule. Dithranol is a well known, local applicable, very effective antipsoriatic agent. Unfavorable for the patient it induces a dose dependent toxic dermatitis which can also be detected in histoautoradiographic follow-up studies. They reveal an increase of DNA-synthetizing cells immediately after the first application of dithranol. The results of our cell kinetic studies with several other antipsoriatic agents stimulated us to combine dithranol and crude coal tar. The admixture of crude coal tar to our common dithranol therapy clinically reduced the unfavorable dermatitis of dithranol, which could be confirmed by our autoradiographic data. In some patients remission of psoriatic plaques was accelerated.

Seit mehr als einem Jahrzehnt benutzen wir in unserer Klinik ein in vitro-Modell mit Doppelmarkierung zur Kennzeichnung der epidermalen DNS-Synthese. Zum in vitro-Modell mußten wir greifen, da sich die Exposition mit Isotopen beim Menschen verbietet. Vergleichende autoradiographische Untersuchungen haben gezeigt, daß die epidermale Zellproliferation nicht nur mit zunehmendem Lebensalter des Menschen abnimmt, es bestehen auch Unterschiede zwischen verschiedenen Abschnitten des Integuments. Ferner liegen umfangreiche Arbeiten zur veränderten Zellkinetik bei verschiedenen Hautkrankheiten vor.

246   Dermatologie und Nuklearmedizin
Hrsg. Holzmann, Altmeyer, Hör, Hahn
© Springer-Verlag Berlin · Heidelberg 1985

Wir haben mit unserem in vitro-Modell vor allem die Psoriasis untersucht. Schulze und Pullmann sind im vorigen Beitrag bereits darauf eingegangen.

In vergleichenden zellkinetischen Studien interessierte uns nun der Wirkmechanismus von Therapeutika, welche in der klinisch-praktischen Behandlung der Psoriasis mit dem Ziel der epidermalen Proliferationshemmung eingesetzt werden. Steigleder und Pullmann [9] haben gezeigt, daß der epidermale H3-Thymidin-Markierungsindex (H3−I) als Ausdruck der Anzahl DNS-synthetisierender Keratinozyten in der Basalzellschicht unter 7tägiger Anwendung verschiedener Antipsoriatika unterschiedlich stark sinkt. Diese einfache H3-Thymidin-Markierung macht wahrscheinlich, daß die psoriatische Zellproliferation durch Antipsoriatika nicht in völlig identischer Weise beeinflußt wird.

Die Lokalbehandlung der psoriatischen Plaques mit 5% Steinkohlenteer in weißer Vaseline senkte den H3−I besonders eindrucksvoll, stärker sogar als Betametason (1,22 mg in 1 g einer Öl/Wasser-Emulsion) oder Cignolin (0,1% mit 2% Salizylsäure in weißer Vaseline). Deshalb haben wir genauer untersucht, wie sich der H3−I innerhalb dieser 7tägigen Zeitspanne der Behandlung verhält.

Hierbei fiel uns auf, daß in der Frühphase der Lokalbehandlung Cignolin (0,1% mit 2% Salizylsäure in weißer Vaseline) und 5% Steinkohlenteer antagonistisch auf die DNS-Synthese einwirken. Teer senkte unmittelbar, von Beginn der Applikation an, signifikant die Zahl DNS-synthetisierender Zellen in der Epidermis der psoriatischen Plaques (Abb. 1). Ganz anders verhielt sich dagegen die Epidermis unter Cignolin, welches die Haut am Applikationsort reizt. Nach erstmaliger Anwendung kam es zunächst zu einem weiteren Anstieg des bei Psoriasis pathologisch erhöhten H3−I, 6 Std. nach Applikation von 12,4 auf 15,5%, 24 Std. danach auf 13,7%. Erst im Verlauf der weiteren Cignolinbehandlung setzte ein signifikanter und kontinuierlicher Abfall des H3−I ein (Abb. 1).

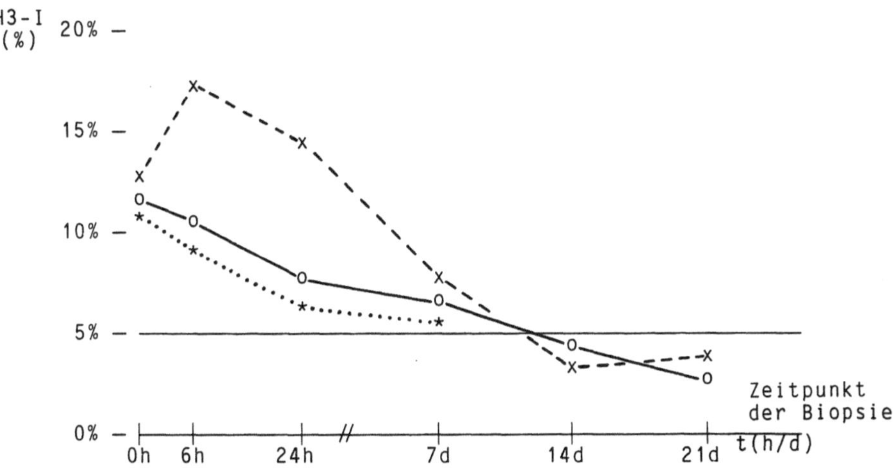

Abb. 1. H3-Thymidin-Markierungsindex (H3−I) in psoriatischen Plaques vor und im Verlauf täglicher Lokalbehandlung mit ×-----× CSV (n = 5 Psoriatiker), *·····* Steinkohlenteer (n = 5 Psoriatiker), o——o CSV + Steinkohlenteer (n = 15 Psoriatiker). Wegen der unter alleiniger Steinkohlenteerbehandlung zu erwartenden, weitaus längeren und deshalb dem Patienten nicht zumutbaren Abheilungszeit der Psoriasis wurde diese Behandlungsform schon nach 7 Tagen abgebrochen

Die Kenntnis unterschiedlicher Angriffspunkte therapeutisch eingesetzter Wirkstoffe hat in der zytostatischen Behandlung von Tumoren zu besonders wirkungsvollen Therapieschemata geführt. Entsprechendes könnte für die Behandlung von benignen hyperproliferativen Zuständen der Haut, insbesondere der Psoriasis, auch gelten. Durch die Kombination verschiedener Antipsoriatika würden möglicherweise nicht nur der therapeutische Effekt gesteigert, sondern auch die Nebenwirkungen reduziert werden. Wir haben daher Steinkohlenteer direkt in die übliche Cignolin-Salizylsäure-Vaseline (CSV) inkorporiert.

Untersucht man nun den Effekt der kombinierten Cignolin-Teer-Behandlung auf die epidermale Zellkinetik, so fanden wir in sämtlichen Histoautoradiogrammen, durchgeführt bei 15 Psoratikern, daß der Teerzusatz den Anstieg des H3–I, wie er durch Cignolin allein ausgelöst wird, unterbindet. Obwohl Teer allein ebenfalls die DNS-Synthese hemmt [3, 11], senkte die Kombinationstherapie den H3–I nicht schneller auf normale Werte, als Cignolin oder Teer allein (Abb. 1).

Mit Hilfe der Doppelmarkierungstechnik haben wir zusätzlich die Dauer der epidermalen DNS-Synthesezeit (ts) bestimmt. Vorangegangene in vitro-Studien hatten ergeben, daß in psoriatischen Plaques, insbesondere in punktförmigen, ganz frischen Psoriasispapeln, aber auch in klinisch gesunder Haut von Psoriatikern mit ausgedehnten psoriatischen Herden, typischerweise ts signifikant verlängert ist [1, 4, 5, 8]. Unsere autoradiographischen Untersuchungen zeigten uns, daß Cignolin, aber auch Teer, getrennt angewendet, diese verlängerte DNS-Synthesephase der Psoriasis innerhalb von etwa 2 Wochen auf Normalwerte unter 9 Std. verkürzten. Bei der Kombination wird jedoch die ts-Verkürzung durch Cignolin nach Zusatz von Teer nicht signifikant beschleunigt (Abb. 2).

Erwähnenswert sind unsere Ergebnisse zur klinischen Verlaufsbeobachtung [10]. Wir konnten durch den Teerzusatz eine verbesserte Verträglichkeit des Cignolins erzielen (Abb. 3). Die Abnahme der Hautreizung, insbesondere zu Beginn der

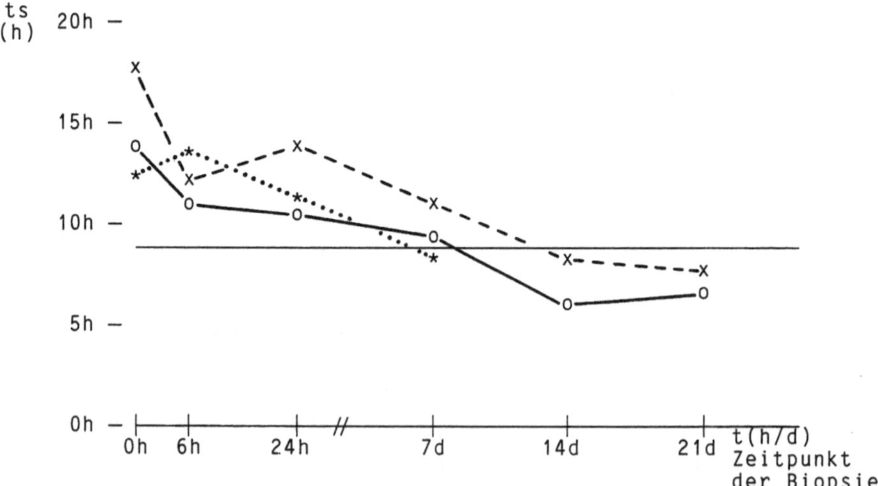

Abb. 2. DNS-Synthesezeit (ts) in psoriatischen Plaques vor und im Verlauf täglicher Lokalbehandlung mit ×-----× CSV (n = 5 Psoriatiker), *·····* Steinkohlenteer (n = 5 Psoriatiker), o———o CSV + Steinkohlenteer (n = 15 Psoriatiker)

248

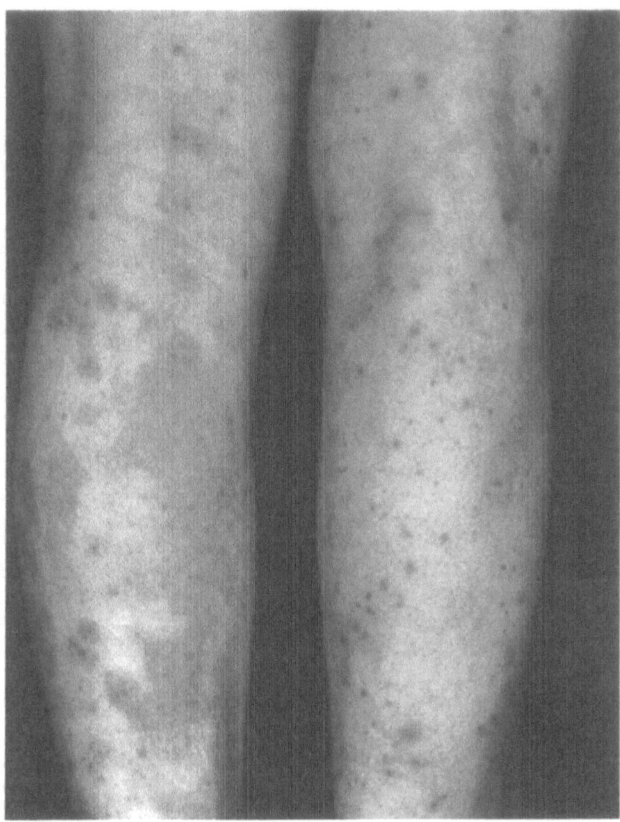

Abb. 3. Halbseitenversuch nach 9tägiger Behandlung: Durch Zusatz von Steinkohlenteer zur CSV-Therapie Unterdrückung des Cignolinbedingten Erythems auf der rechten Körperhälfte im Vergleich zur alleinigen CSV-Behandlung auf der linken Körperhälfte

Behandlung, war deutlich und konnte auch experimentell [7] und klinisch bei der hochdosierten Kurzzeittherapie mit Cignolin [6] nachgewiesen werden. Die stationäre Abheilungszeit betrug durchschnittlich 23 Tage und lag damit um durchschnittlich 7 Tage unter der Abheilungsdauer, welche in unserer Klinik für die stationäre Therapie mit CSV allein [2] ermittelt wurde. Als Ursache für eine beschleunigte Abheilung schien uns deshalb plausibel, daß bei geringer Reizung der Haut eine schnellere Steigerung des Cignolins möglich ist. Allerdings konnten wir in nachfolgenden, kontrollierten Halbseitenversuchen nur bei 2 von 13 Patienten an der mit Teerzusatz behandelten Körperhälfte eine schnellere Abheilung sehen, die auch nur 1 bzw. 3 Tage betrug. Somit hemmt offenbar Teer die initiale Entzündungsreaktion in den ersten Stunden der Einwirkzeit, ohne den nachfolgenden zytostatischen Effekt des Cignolins zu beeinflussen.

Es zeigt sich, daß die den Patienten nicht belastende in vitro-Methode der Markierung mit Isotopen wertvolle Aufschlüsse gibt nicht nur über die Pathogenese und Zytokinetik proliferativer Hautprozesse, sondern auch über therapeutische Möglichkeiten beim Menschen, die bei weitem noch nicht ausgenutzt sind.

Literatur

1. Born W, Kalkoff KW (1969): Zur DNS-Synthese der psoriatischen Epidermiszelle. Arch klin exp Derm 236: 43–52
2. Laum JH, Steigleder GK (1972): Behandlungsdauer bei kombinierter Cignolin-Salicylsäure-Vaselin-Behandlung bei Psoriasis. Hautarzt 23: 204–206
3. Lowe NJ, Breeding J, Wortzman MS (1982): The pharmacological variability of crude coal tar. Br J Dermatol 107: 475–480
4. Pullmann H, Lennartz KJ, Steigleder GK (1977): Disturbance of DNA-synthesis in early psoriasis. Arch Derm Res 258: 211–218
5. Pullmann H (1978): Autoradiographie, Untersuchung der Zellproliferation bei Psoriasis vulgaris. Grosse Scripta 3, Grosse Berlin
6. Schauder S, Mahrle G (in Druck): Einfluß von Steinkohlenteer auf das Cignolinerythem – die hochdosierte Cignolin-Einstundentherapie der Psoriasis mit und ohne Teerzusatz. Z Hautkr
7. Schulze H-J (1984): Unterdrückung des Cignolin-bedingten Erythems durch Teer. Z Hautkr 59: 659–662
8. Steigleder GK, Schumann H, Lennartz KJ (1973): Autoradiographic in vitro-examination of psoriatic skin before, during and after dithranol treatment. Arch Derm Forsch 246: 231–235
9. Steigleder GK, Pullmann H (1983): Control of antipsoriatic therapy by means of autoradiographic methods. In: Wright NA, Camplejohn RS (Hrsg) Psoriasis: Cell proliferation, Churchill Livingstone, Edinburgh London Melbourne New York, S 317–325
10. Steigleder GK, Schulze H-J (1984): Ein neues Kölner Therapieschema – Zusatz von Teer zur Cignolin-Salizylsäure-weiße Vaseline-Therapie der Psoriasis vulgaris. Z Hautkr 59: 188–192
11. Walter JF, Stoughton RB, DeQuoy PR (1978): Suppression of epidermal proliferation by ultraviolet light, coal tar and anthralin. Br J Derm 99: 89–96

Autoradiographische Verfahren
bei proliferativen Hautprozessen

H.-J. Schulze, H. Pullmann

Zusammenfassung

In einer Übersicht werden verschiedene, einfache Techniken zur epidermalen DNS-Markierung mit radioaktiv markiertem Thymidin miteinander verglichen. Die praktischen Möglichkeiten der in vivo- und in vitro-Methoden werden besprochen. Nachfolgend werden die zellkinetisch bestimmbaren Parameter und schließlich die Ergebnisse der in den Histoautoradiogrammen gewonnenen Daten diskutiert. Die Radioaktivität der verwendeten Isotope schränkt ihren Einsatz bei in vivo-Untersuchungen der menschlichen Haut ein. Im Tiermodell sahen wir eine gute Übereinstimmung zwischen verschiedenen in vivo-Markierungsverfahren und der in vitro-Doppelmarkierungstechnik. Deshalb dürfte diesem in vitro-Verfahren eine wertvolle Rolle bei zytokinetischen Studien auch menschlicher Epidermishyperplasien zukommen. Abschließend haben wir mit Hilfe des in vitro-Doppelmarkierungsverfahrens den Einfluß von UV-Licht auf die epidermale Zellkinetik normaler und psoriatischer Haut untersucht.

Schlüsselwörter

Epidermale Zellkinetik, H3-Thymidin-Dauermarkierung, Prozent-markierte-Mitosen-Verfahren, in vitro-Doppelmarkierung, UV-Bestrahlung

Summary

The aim of this article is to review the application to human epidermis of simple DNA-labelling procedures with radioactively labelled thymidine. Practical aspects of in vivo and in vitro labelling methods will be discussed. Subsequently the calculation of kinetic parameters from autoradiographic counting procedures will be considered and finally the relevance of the data so obtained. Especially because of the ethical problems autoradiographic techniques require restrictive application of radioactive substances in human skin in vivo. In animal epidermis a good agreement was seen between several labelling techniques in vivo and double labelling in vitro. Therefore in vitro double labelling methods may well have a useful role to play in kinetic studies on human epidermal hyperplasia. Finally we examined the influence of UV-irradiation on epidermal cell kinetics in normal and psoriatic skin in vitro.

Physikalisch-physiologische Vorbedingungen

Zur Analyse der Zellkinetik hat sich die Autoradiographie mit dem radioaktiv markierten DNS-Vorläufer Thymidin bewährt. Die üblicherweise verwendeten Isotope H3 und C14 entsenden Betastrahlen unterschiedlicher Energie und Reichweite (H3: E_{max} = 18 keV, $\overline{E}$ = 5 keV, Reichweite in Wasser 7 μ; C14: E_{max} = 156 keV, $\overline{E}$ = 49 keV, Reichweite in Wasser 240 μ), die sie im Histoautoradiogramm unterscheiden läßt.

Dermatologie und Nuklearmedizin
Hrsg. Holzmann, Altmeyer, Hör, Hahn
© Springer-Verlag Berlin · Heidelberg 1985

Die Applikation des radioaktiven Thymidins kann entweder in vivo oder in vitro erfolgen. Verständlicherweise sind der Anwendung in vivo, vor allem wegen der langen Halbwertzeiten der Markierungssubstanzen, beim Menschen enge Grenzen gesetzt. Unabhängig von der biologischen und physikalischen Halbwertzeit von H3 (12 Tage/12,3 Jahre) oder C14 (12 Tage/5556 Jahre) ist bei dem Einbau radioaktiv markierten Thymidins insbesondere die Strahlenschädigung der DNS-Erbsubstanz zu berücksichtigen, welche durch die Angabe der Halbwertzeiten noch gar nicht erfaßt wird. In vivo-Methoden müssen daher nahezu ausschließlich am Tier angewendet werden.

Die zu einem Versuchszeitpunkt DNS-synthetisierenden Zellen werden durch Schwärzung einer Photoemulsion kenntlich gemacht. Das radioaktive Thymidin wird nach der Zellteilung an die Tochterzellen weitergegeben und erlaubt so zum Beispiel, die Wanderung der Zellen duch die Epidermis zeitlich zu verfolgen. Hierzu haben wir in unserem Arbeitskreis die normale epidermale Zellkinetik mit dem Modell einer toxisch bedingten Hyperproliferation der Epidermis verglichen. Die mehrtägige äußerliche Anwendung von 0,1% Vitamin-A-Säure (VAS) führt histologisch zu einer psoriasiformen Dermatitis [4], welche sich in ihren zellkinetischen Daten jedoch von der Psoriasis unterscheidet [11]. Autoradiogramme von Meerschweinchenohr und -zitze zeigten 1 Std. nach intraperitonealer Injektion von H3-Thymidin, daß die proliferative Schicht der unbehandelten Epidermis aus der untersten Zellschicht besteht, bei der mit VAS behandelten Epidermis aus den untersten 3 Zellschichten [1]. Die minimale Durchwanderungszeit von Keratinozyten durch das stratum Malpighii war bei der entzündlich veränderten Meerschweinchenhaut um das ca. 5fache auf 44–48 Std. verkürzt [1]. Beim Menschen liegt die minimale Durchwanderungsgeschwindigkeit der Keratinozyten durch die Epidermis bei ca. 10–14 Tagen [24, 25].

H3-Thymidin-Dauerinfusion zur Bestimmung der Wachstumsfraktion

Zu Beginn der Untersuchung proliferativer Hautprozesse stellt sich immer die Frage, wie hoch der Anteil der Zellen ist, die zu einem bestimmten Zeitpunkt an der Proliferation teilnehmen (Wachstumsfraktion, WF). Zur Bestimmung der WF wird H3-Thymidin fortlaufend, in Abständen kürzer als die DNS-Synthesephase subkutan, intravasal oder intraperitoneal injiziert. In unserem Meerschweinchenmodell haben wir den prozentualen Anteil markierter Zellen in der proliferativen Schicht in Abhängigkeit von der Dauer der H3-Thymidin-Markierung bestimmt. Nach 48stündiger Dauermarkierung hatten bis zu 45% der Zellen in der Basalschicht die DNS-Synthese aufgenommen. Die Regressionsanalyse zeigte mit einem Korrelationskoeffizienten von größer 0,9 eine lineare Beziehung zwischen dem Prozentsatz markierter Zellen in der proliferativen Schicht und der Versuchsdauer. Auch in der VAS-Dermatitis ergab sich eine lineare Beziehung zwischen Markierungsindex und Versuchsdauer als Beweis für das Vorliegen einer steady state-Proliferation. Nach 48 Std. waren annähernd 100% aller Keratinozyten in der proliferativen Schicht markiert.

Beim Menschen ist die in vivo-Anwendung von Isotopen, und hier insbesondere die Dauerinfusion mit H3-Thymidin, nur begrenzt möglich. Uns sind bis jetzt 4 Arbeiten bekannt, die sich mit der Bestimmung der WF in gesunder menschlicher Epidermis beschäftigen. Untersuchungen von Gelfant [5, 6] und Briggaman [3] ergaben eine WF von etwa 40–60% in der gesunden menschlichen Basalzellschicht. Demgegenüber wurde von Weinstein und Mitarbeitern [25] eine weitaus höhere WF mit Werten um 89% berichtet. Gemeinsam mit Wright [26] sind sich die Autoren einig, daß in hyperproliferativen Zuständen der Haut die WF annähernd 100% erreicht.

Das Prozent-markierte-Mitosen-Verfahren

Der Generationszyklus einer Zelle, den wir mit Hilfe der Autoradiographie untersuchen, wird in verschiedene Teilphasen gegliedert: Durch Teilung einer Zelle entstehen 2 Tochterzellen in der Mitosephase M, der einzig morphologisch sichtbare Zeitabschnitt im Lebenszyklus der Zelle. Die neuen Tochterzellen treten zunächst in eine zytoplasmatische Arbeitsphase G_1 ein, aus der heraus ein Teil von ihnen den Zellzyklus in Richtung auf die Differenzierung hin verläßt und so die Möglichkeit weiterer Teilungen verliert. Andere Zellen bleiben teilungsfähig in einer nicht näher definierten Ruhephase G_0, sozusagen im Seitenschluß des Zellzyklus, welchem sie durch Stimulation erneut zugeführt werden können. Die übrigen Zellen sind schon nach der relativ kurzen G_1-Phase dazu in der Lage, ihr genetisches Material in der DNS-Synthesephase S zu verdoppeln. Im Anschluß daran durchläuft die Zelle noch eine kurze prämitotische Ruhephase G_2, bevor sie sich erneut in der Mitose in 2 Tochterzellen aufteilt.

Für das Studium dieser Teilphasen in vivo wurde das Prozent-markierte-Mitosen-(PMM-)Verfahren entwickelt [19]. Hierzu wird eine einmalige Dosis H3-Thymidin injiziert und in der Folge durch wiederholte Gewebsentnahmen in kurzen Zeitabständen der Prozentsatz der markierten Mitosen bestimmt. Bei der graphischen Darstellung der Prozentsätze markierter Mitosen als Funktion der Zeit erhält man eine zweigipfelige Kurve, aus der sich die Dauer des Zellzyklus und seiner Teilphasen bestimmen läßt. Dabei entspricht G_2 dem Zeitraum zwischen der Injektion des H3-Thymidin und dem Auftreten der ersten markierten Mitosen. Die Mitosedauer entspricht dem Zeitintervall zwischen dem Auftauchen der ersten Mitosen und dem Zeitpunkt, an dem alle Mitosen markiert sind. Die DNS-Synthesezeit (ts) wird durch die Distanz der 50%-Punkte des auf- und absteigenden Schenkels der PMM-Kurve wiedergegeben. Die Dauer des Generationszyklus (tc) ergibt sich aus dem Auftreten markierter Mitosen der zweiten Zellgeneration. Hierzu wird der Zeitraum zwischen

Abb. 1. Schematische Darstellung des Prozent-markierte-Mitosen-Verfahrens zur Bestimmung der Dauer der Teilphasen des Generationszyklus: Von den zu Versuchsbeginn einmalig in der DNS-Synthesephase markierten Zellen wird in der Folge durch wiederholte Gewebsentnahmen in kurzen Zeitabständen der Prozentsatz markierter Mitosen bestimmt

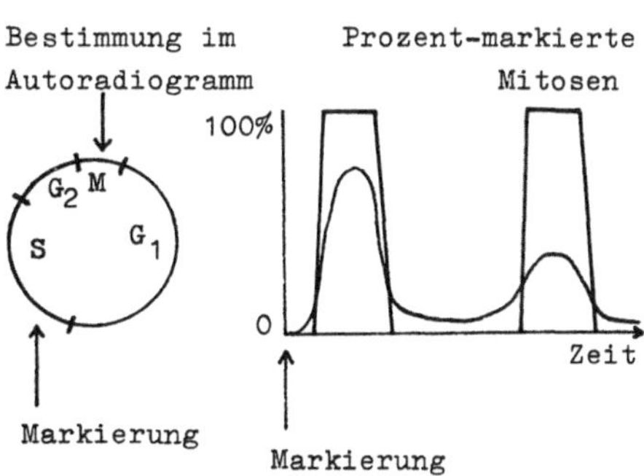

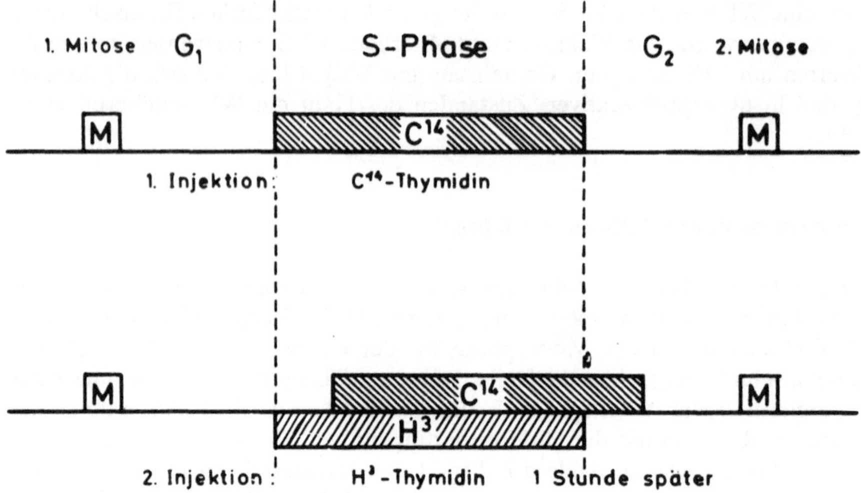

Abb. 2. Schematische Darstellung der Doppelmarkierungstechnik DNS-synthetisierender Zellen zur Bestimmung des H3–I, der DNS-Synthesezeit und der Dauer des Generationszyklus: Dem Gewebe wird zweimal in einem kurzen zeitlichen Abstand (1 Std.) unterschiedlich markiertes Thymidin angeboten

dem 50%-Wert des aufsteigenden Schenkels der ersten und zweiten Mitosewelle bestimmt. Die Dauer der G_1-Phase schließlich errechnet sich aus der Differenz von tc und der Dauer der Teilphasen S, G_2 und M. Voraussetzung für das PMM-Verfahren sind nicht zu große Schwankungen innerhalb der Teilphasen des Generationszyklus der proliferierenden Zellen. Im Tiermodell hat sich dieses in vivo-Verfahren bestens bewährt.

Das Doppelmarkierungsverfahren

Die durch die Radioaktivität bedingten Verwendungsbeschränkungen führten zur Entwicklung einer weiteren Methode zur Untersuchung von Einzelphasen des Generationszyklus, die sich sowohl im Tierexperiment in vivo als auch gefahrenlos in vitro durchführen läßt, das Doppelmarkierungsverfahren [8]. Dabei wird dem Tier oder in einer Kurzzeitkultur dem Gewebe zweimal in einem kurzen zeitlichen Abstand (1 Std.) markiertes Thymidin angeboten. Die Unterscheidung der zu den verschiedenen Zeitpunkten markierten Zellen wird ermöglicht durch die Gabe unterschiedlich markierten Thymidins, z. B. mit C14 und H3 (nähere Angaben siehe Pullmann [14]). Solche Zellen, die die S-Phase während der ersten Inkubationsstunde verlassen, bleiben ausschließlich C14-markiert. Zellen, die erst während der zweiten Inkubationsstunde in die S-Phase eintreten, werden nur mit H3 markiert. Die Mehrzahl der markierten Zellen setzt die DNS-Synthese in beiden Inkubationsabschnitten fort und wird so doppelt markiert mit C14 und H3 (Abb. 3).

254

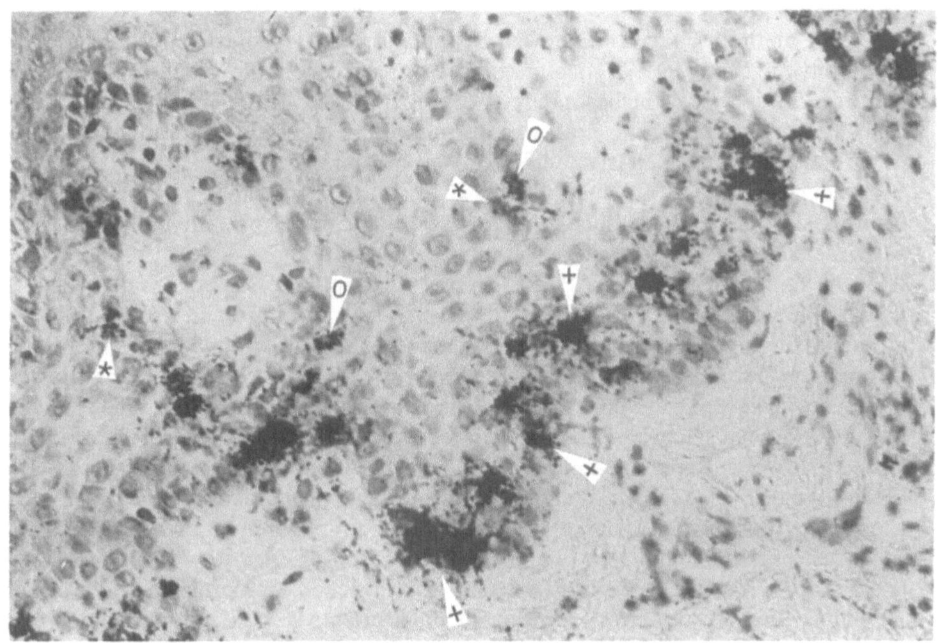

Abb. 3. Ausschnitt eines Histoautoradiogramms von psoriatischer Epidermis nach in vitro-Doppel-markierung: * rein C14-markierter Keratinozyt: Schwärzung der Photoemulsion bis weit über seine Zellgrenze hinaus; ● rein H3-markierter Keratinozyt: granuläre Schwärzung ausschließlich oberhalb des Zellkerns; + doppelt markierte Keratinozyten sind durch Fortsetzen der DNS-Synthese in beiden Inkubationsschritten in der Mehrzahl

Verschiedene zytokinetische Parameter werden aus den doppelt markierten Auto-radiogrammen bestimmt:

1. Der H3-Thymidin-Markierungsindex (H3–I) als Prozentsatz aller H3-markierten Zellkerne in der proliferativen Zone der Epidermis, bestimmt aus je 3000 Zellen des zu untersuchenden Gewebes. Der zu bewertende Bezirk schwankt zwischen der Basalzellschicht bei normaler Epidermis und den unteren 3 bis 4 Zellagen bei der voll entwickelten Psoriasis [9, 23, 24]. Wir orientieren uns deshalb an den jeweils im auszuwertenden Areal am höchsten in der Epidermis gelegenen eindeu-tig markierten Zellkernen.

2. Die DNS-Synthesezeit (ts) ergibt sich aus dem Quotienten aus allen C14-markier-ten Zellen und den rein H3-markierten Zellen. Differenziert hinsichtlich ihrer Isotopenmarkierung werden jeweils 200 markierte Zellen pro Präparat:

$$ts = \frac{C14 + (C14 + H3)}{H3}$$

3. Unter der Annahme des steady state-Wachstums innerhalb der proliferierenden Zone errechnet sich die Dauer der mittleren Generationszeit (tc) aus dem Quo-tienten

$$tc = \frac{ts \times WF}{H3–I}.$$

Auf die methodischen Probleme zur Bestimmung der WF sind wir schon im letzten Abschnitt eingegangen. Wir müssen somit davon ausgehen, daß die bisher vorliegenden Ergebnisse zur WF insbesondere in gesunder menschlicher Epidermis nur Näherungswerte darstellen. Eine exakte Berechnung der Generationszeit anhand unserer in vitro erhobenen Daten ist deshalb zur Zeit nicht möglich.

Es zeigte sich, daß die DNS-Synthese gesunder menschlicher Epidermiszellen während des gesamten Versuchszeitraumes von 2 Stunden kontinuierlich fortgeführt wird: Der prozentuale Anteil der Zellen, welche nur mit C14 (Austritt aus S-Phase) oder nur mit H3 (Eintritt in S-Phase) markiert waren, unterschied sich nicht signifikant [12]. Basierend auf diesen Ergebnissen setzten wir für unsere in vitro-Autoradiogramme, durchgeführt an Gewebe in Kurzzeitkulturen, voraus, daß alle Zellen während der 2stündigen Inkubationszeit einem steady state-Wachstum unterliegen.

Tageszeitliche Schwankungen der Zellproliferation waren in der normalen Epidermis in vitro nicht nachweisbar. Ganz anders verhielten sich schnell proliferierende Gewebe. In vitro-Untersuchungen psoriatischer Plaques zeigten eine signifikante Steigerung des H3–I in den frühen Morgenstunden, verbunden mit einer Verringerung von ts zu diesem Zeitpunkt [10]. Diese Befunde sprechen für eine morgendliche Teilsynchronisation der DNS-Synthese in der Psoriasis. Zu dem Problem, ob die proliferative Aktivität in gesunder und psoriatischer Epidermis tageszeitlichen Rhythmen unterliegt, differieren jedoch die Berichte verschiedener Untersucher deutlich (Übersicht siehe Gelfant [7]), möglicherweise zurückzuführen auf unterschiedliche Untersuchungsmethoden.

Die Vergleichbarkeit der in vivo und in vitro gewonnenen Daten wurde im Modell der Vitamin-A-Säure-Dermatitis am Ohr von Meerschweinchen überprüft. Es zeigte sich, daß die mit dem PMM-Verfahren gemessenen in vivo-Daten (ts = 8 Std., tc = 41 Std.) den mittels Doppelmarkierungstechnik in vitro bestimmten Werten (ts = 8,1 Std., tc = 36 Std.) entsprechen. Damit konnte die Validität des Doppelmarkierungsverfahrens, wie es an der Kölner Hautklinik durchgeführt wird, gesichert werden [18].

Mittels in vitro-Doppelmarkierung wurde das Proliferationsverhalten verschiedener benigner Epidermishyperplasien untersucht. Der auffallendste Befund war eine signifikante und offenbar charakteristische Verlängerung der DNS-Synthesezeit bei der Psoriasis [2, 13, 14, 21]. Dies unterstützt die Annahme, daß der Psoriasis eine genetisch determinierte Störung der Keratinozyten zugrunde liegt.

Verteilungsphänomene

Um Signifikanzen angeben zu können, ist es erforderlich, Verteilungsphänomene von biologischen Daten zu kennen. Wir haben deshalb alle in unserem Arbeitskreis erhobenen Daten in Histogrammen zusammengestellt. Hierin lassen sich die Einzelwerte zu H3–I von gesunder und psoriatischer Epidermis in einer linksschiefen, annähernd logarithmischen Normalverteilung beschreiben. Daraus folgt, daß statistische Berechnungen mit logarithmischen Werten durchzuführen sind und als Mittelwerte die geometrischen Mittel gelten. So errechnen sich die geometrischen Mittelwerte mit 12,1% für psoriatische Plaques und 3,1% in gesunder Haut (Abb. 4).

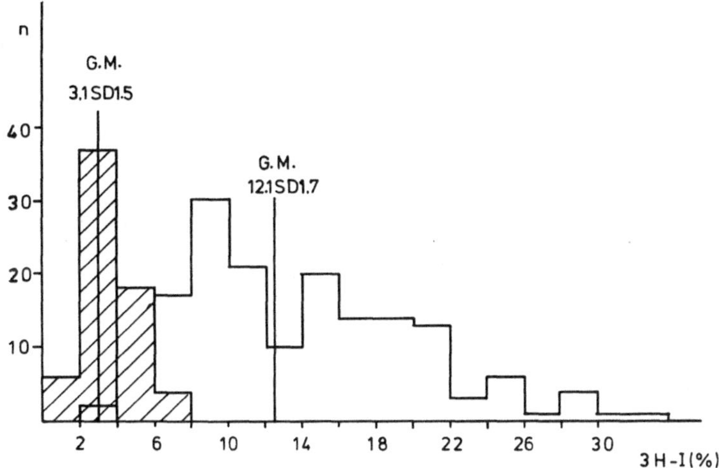

Abb. 4. Histogramm und geometrisches Mittel der H3-Thymidin-Markierungsindizes (H3–I):
☒ gesunde Epidermis (n = 60 Probanden)
☐ unbehandelte psoriatische Plaques (n = 162 Psoriatiker)

Hierbei wird deutlich, daß sich die Kurven für gesunde und psoriatische Haut weit überschneiden. Dies trifft in gleicher Weise für ts zu (Abb. 5). Offenbar haben alle benignen proliferativen Prozesse eine ihnen eigene Dynamik, die eine große Streuung der zellkinetischen Daten bedingt und deshalb zu scheinbaren Widersprüchen bei verschiedenen Untersuchern bei kleinen Fallzahlen führt. Beim Doppelmarkierungsverfahren werden H3–I und ts als unabhängige Größen bestimmt, tc dagegen aus beiden errechnet. Es ist eine entscheidende Frage, ob H3–I und ts dennoch Abhängigkeiten voneinander aufweisen. Wir haben deshalb beide Parameter bei gesunder

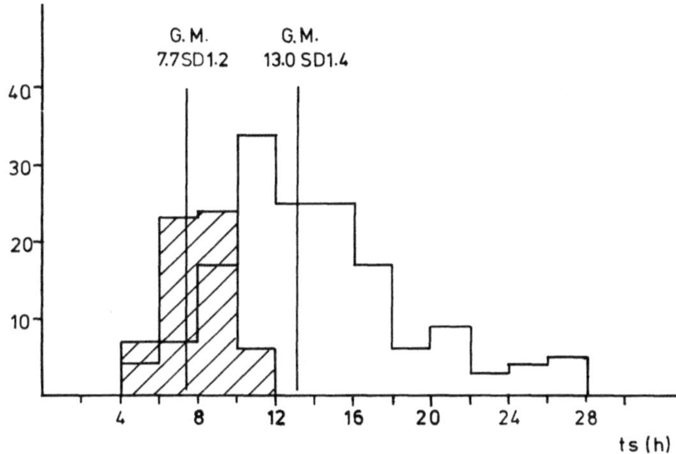

Abb. 5. Histogramm und geometrisches Mittel der DNS-Synthesezeit (ts)
☒ gesunde Epidermis (n = 60 Probanden)
☐ unbehandelte psoriatische Plaques (n = 162 Psoriatiker)

und psoriatischer Haut einer linearen Regressionsanalyse unterworfen. Darin zeigte sich mit einem Koeffizienten von 0,293 keine signifikante Korrelation zwischen H3–I und ts. Beide sind also tatsächlich voneinander unabhängige Größen.

Einfluß von UV-Licht auf die epidermale Zytokinetik

Mit Hilfe der Autoradiographie konnte der Einfluß symptomatisch wirksamer, physikalischer Maßnahmen und pharmakologischer Externa auf gesunde Haut und die psoriatische Hyperproliferation kontrolliert werden [17, 22]. Bei Bestrahlungen mit der Saalmann-Lampe (Emmissionsmaxima zwischen 295 und 330 nm) im Rahmen der selektiven Ultraviolet-Phototherapie (SUP) und nach lokaler und systemischer PUVA-Therapie (Photochemotherapie, bestehend aus 8-MOP als Lichtsensibilisator und nachfolgender Bestrahlung mit einer Waldmann-UVA-Fluoreszenzlampe mit Emmission zwischen 320 und 390 nm) am geschorenen Meerschweinchen sowie bei Patienten mit Psoriasis wurde der Ablauf der epidermalen DNS-Synthese verfolgt.

Lokale PUVA-Bestrahlung der Meerschweinchenhaut zeigte eine initiale Depression und anschließende regeneratorische Steigerung des H3–I in vivo und in vitro [16]. Wie aus Abb. 6 hervorgeht, ist die initiale Depression des H3–I wenig, Eintrittspunkt, Ausmaß und Dauer der regeneratorischen Gegenbewegung aber stark von der verwendeten Energiedosis abhängig: Mit steigender Dosis steigt auch die Regeneration [15]. Dies ist zu erklären zum einen durch eine UV-induzierte Blockierung während der S-Phase und Kumulation der weiterhin in die S-Phase hineinlaufenden Zellen, zum anderen durch eine Stimulation von Zellen, die sich während der UV-Bestrahlung in der Ruhephase befunden haben. Beide Effekte führen zu einer

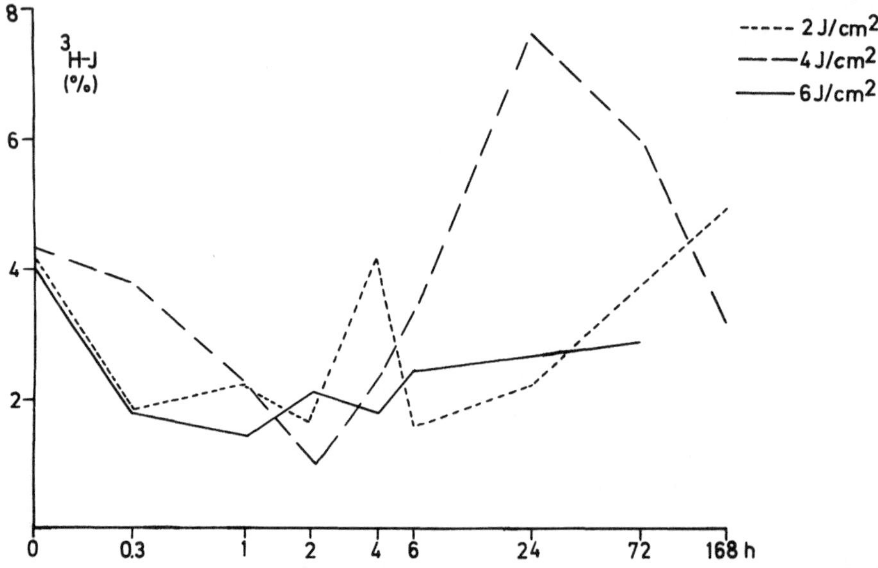

Abb. 6. Anzahl DNS-synthetisierender Keratinozyten (H3–I) in der Meerschweinchenepidermis nach lokaler PUVA-Bestrahlung

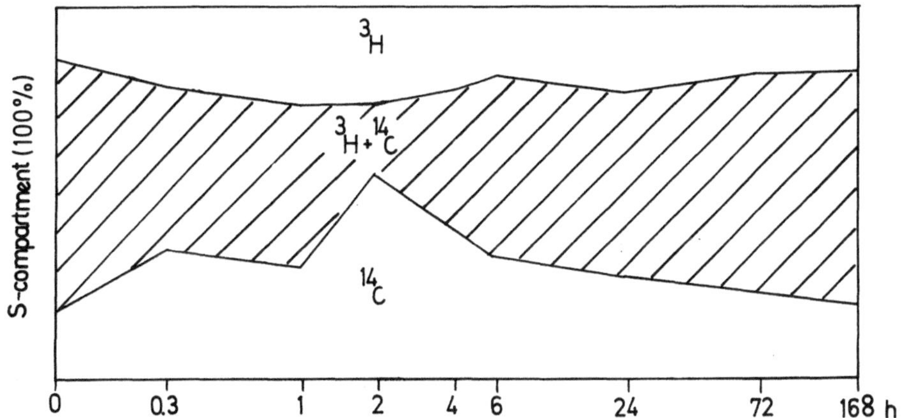

Abb. 7. Darstellung aller markierten Keratinozyten vor und nach lokaler PUVA-Bestrahlung ($4\,J/cm^2$; Meerschweinchenepidermis): 2 Std. nach Bestrahlung sind nur noch 19% der Zellen doppelt markiert. Der Prozentsatz C14-markierter Zellen steigt jedoch auf annähernd 50% und ist offenbar Ausdruck einer Blockierung der DNS-Synthese in der frühen S-Phase

Teilsynchronisation der Zellneubildung. Abb. 7 zeigt alle markierten Zellen in Meerschweinchenepidermis vor und nach lokaler PUVA-Bestrahlung. Um ts zu bestimmen, ist es wichtig, daß der Ein- und Austritt DNS-synthetisierender Zellen in die S-Phase ungestört verläuft. Vor der PUVA-Bestrahlung betrug ts 7 Std. und die Anzahl der Zellen, die in die S-Phase eintraten (C14–I = 14,2%) und die aus ihr ausschieden (H3–I = 15,7%), war ausgewogen. Damit war eine Störung der DNS-synthetisierenden Zellen im S-Kompartiment vorerst unwahrscheinlich. Doch 2 Std. nach Bestrahlung sank die Anzahl doppelt markierter Zellen von 70 auf 19% aller DNS-synthetisierenden Basalzellen, und annähernd 50% der Keratinozyten unterbrachen die DNS-Synthese und blieben somit nur C14-markiert. Diese Befunde machen eine Blockierung der DNS-Synthese in der frühen S-Phase wahrscheinlich.

In der psoriatischen Plaque ist die initiale Depression des H3–I (Abb. 8) nach SUP-Bestrahlung ausgeprägter als nach systemischer PUVA-Therapie, obwohl beide UV-Bestrahlungen mit gleicher erythematogener Dosis angewandt worden waren. Das Ausmaß der initialen Depression des H3–I, welche nach 20 min. begann und etwa 6 Std., d.h. nach etwa ⅓ der DNS-Synthesezeit am stärksten war (18,0% vs 13,5%), blieb allerdings weit hinter der folgenden Zunahme der S-Phasenzellen auf über 20% zurück. Bei längerdauernder Behandlung klangen die durch den initialen Impuls ausgelösten Veränderungen der epidermalen Zellproliferation in Form einer gedämpften Sinusschwindung in Richtung auf den Normalbereich aus. Dennoch blieb der H3–I auch nach 4wöchiger Behandlung relativ hoch (> 11%), obwohl der psoriatische Herd schon vollständig abgeheilt und ts normalisiert war [17]. Dies ist möglicherweise Folge einer UV-induzierten Akanthose der Haut. Warum jedoch UV-Strahlen bei der mit starker Zellneubildung einhergehenden Psoriasis erfolgreich sind, bleibt unklar. Interessant dürfte hier die Untersuchung sein, ob sich ein mit dem H3–I-Kurvenverlauf zeitlich synchronisiertes UV-Bestrahlungsintervall bei der Psoriasis als besonders günstig erweist.

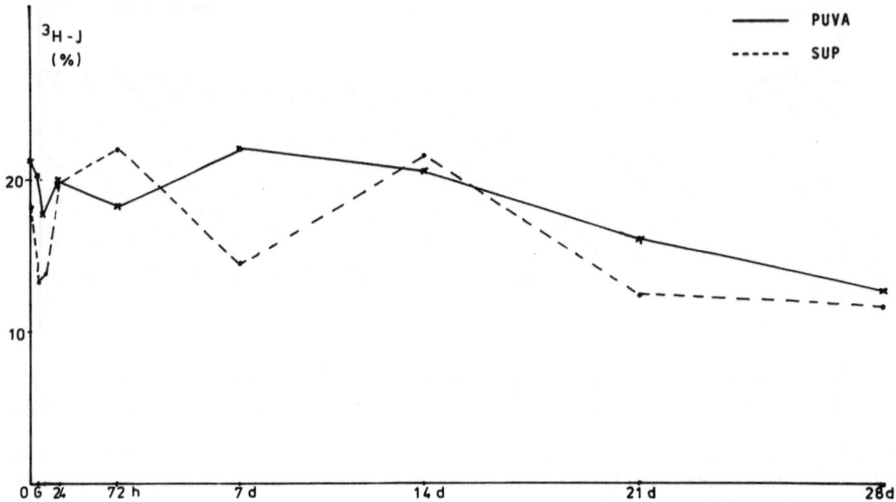

Abb. 8. H3-Thymidin-Markierungsindex (H3–I) in psoriatischer Epidermis vor und im Verlauf täglicher SUP- bzw. systemischer PUVA-Therapie, untersucht an je 5 Psoriatikern

Zytokinetische Daten psoriatischer Herde, die auf eine UV-Behandlung nicht mehr ansprachen, wurden mit denen unbehandelter psoriatischer Plaques verglichen. Das H3–I-Histogramm therapieresistenter Herde von 58 Patienten ergab, verglichen mit 162 unbehandelten Psoriatikern, eine Linksverschiebung des geometrischen Mittels von 12,1 auf 8,1%. Demgegenüber zeigte das Histogramm zur ts in therapieresistenten Plaques keine Normalverteilung: Mit Werten zwischen 4 und 46 Std. zeichnete sich eine schwere Störung der DNS-Synthese ab, wobei offenbar in den psoriatischen Plaques keine signifikante Hyperproliferation mehr stattfand. Erfolgte eine einmalige UV-Nachbehandlung dieser Herde, stiegen H3–I und ts 24 Std. später weiter an. Die Zunahme des H3–I war offenbar Folge der ts-Verlängerung. Erst unter Lokalbehandlung mit Cignolin sanken H3–I und ts parallel zur Abheilung der Prosiasis (Abb. 9).

Schlußfolgerungen

1. Autoradiographische in vitro-Untersuchungen mittels der Doppelmarkierungstechnik sind zur Analyse der Keratinozytenproliferation geeignet.

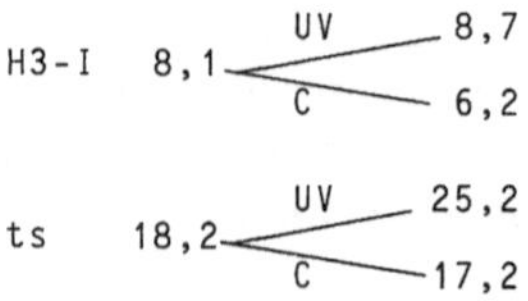

Abb. 9. Verlauf von H3–I und ts 24 Std. nach einmaliger UV-Bestrahlung oder Cignolinbehandlung von UV-therapieresistenten psoriatischen Plaques, untersucht an jeweils 5 Psoriatikern

260

2. Die Zellkinetik der Psoriasis unterscheidet sich durch eine verlängerte DNS-Synthesezeit von der in normaler Epidermis und in reaktiv-proliferativen Hautzuständen.
3. Nicht allein die Normalisierung des H3–I, sondern auch die von ts bei Psoriasis bestimmt den klinischen Effekt eines Antipsoriatikums.
4. Zellkinetische Untersuchungen können dazu beitragen, bessere Behandlungsformen der Psoriasis zu entwickeln, wie im folgenden Beitrag ausgeführt wird.

Literatur

1. Bockamp C (1980) Die Wachstumsfraktion in entzündlich veränderter Meerschweinchenhaut. Inaugural Dissertation. Köln
2. Born W, Kalkoff KW (1969) Zur DNS-Synthese der psoriatischen Epidermiszelle. Arch klin exp Derm 236: 43–52
3. Briggaman RA, Kelly T (1982): Continuous thymidine labeling studies of normal human skin growth on nude mice. J Invest Dermatol 78: 359
4. Christophers E, Braun-Falco O (1968): Stimulation der epidermalen DNS-Synthese durch Vitamin A-Säure. Arch klin exp Derm 232: 427–433
5. Gelfant S (1976) The cell cycle in psoriasis: a reappraisal. Br J Dermatol 95: 577–590
6. Gelfand S (1982) On the existence of non-cycling germinative cells in human epidermis in vivo and cell cycle aspects of psoriasis. Cell tissue Kinet 15: 393–397
7. Gelfant S (1982) The epidermal cell cycle and its significance in psoriasis. In: Farber EM, Cox AJ, Nall L, Jacobs PH (Hrsg) Psoriasis. Grune & Stratton, Inc., S 53–59
8. Hilscher W, Maurer W (1962) Autoradiographische Bestimmung der Dauer der DNS-Verdoppelung und ihres zeitlichen Verlaufs bei Spermatogonien der Ratte durch Doppelmarkierung mit C 14- und H3-Thymidin. Naturwissenschaften 49: 352–354
9. Kalkoff KW, Born W (1965) Zur Desoxyribonucleinsäure-Synthese unter Fluocinolonacetonid. Hautarzt 16: 534–539
10. Pullmann H. Lennartz KJ, Steigleder GK (1974) In vitro examination of cell proliferation in normal and psoriatic epidermis, with special regard to diurnal variations. Arch Derm Forsch 250: 177–184
11. Pullmann H, Lennartz KJ, Steigleder GK (1975): Die Proliferationskinetik normaler Epidermis vor und nach äußerlicher Anwendung einer 1%igen Vitamin A-Säure-Lösung. Arch Derm Res 253: 71–76
12. Pullmann H, Schumacher H (1975): Vergleichende autoradiographische in vitro-Untersuchungen zur Zellproliferation normaler und psoriatischer Epidermis. Arch Derm Res 254: 327–332
13. Pullmann H, Lennartz KJ, Steigleder GK (1977): Disturbance of DNA-synthesis in early psoriasis. Arch Derm Res 258: 211–218
14. Pullmann H (1978) Autoradiographie, Untersuchung der Zellproliferation bei Psoriasis vulgaris. Grosse Scripta 3, Grosse Berlin
15. Pullmann H, Wichmann AC, Steigleder GK (1978) Praktische Erfahrungen mit verschiedenen Phototherapieformen der Psoriasis-PUVA-, SUP-, Teer-UV-Therapie. Z Hautkr 53: 641–647
16. Pullmann H, Galosi A, Jakobeit A, Steigleder GK (1980) Effects of selective ultraviolet phototherapy (SUP) and local PUVA treatment on DNA synthesis in guinea pig skin. Arch Dermatol Res 267: 37–45
17. Pullmann H (1982) Die epidermale Zellerneuerung unter UV-Bestrahlung. Hautarzt Suppl V, S 384–387
18. Pullmann H, Steigleder GK (1982) In vitro double labelling for evaluation of epidermal cell proliferation characteristics. Referat anläßlich der Jahrestagung der British Society of Dermatologists, Oxford
19. Quastler H, Sherman FG (1959) Cell population kinetics in the intestinal epithelium of the mouse. Exp Cell Res 17: 420–438

20. Rothberg S, Crounse RG, Lee JL (1961): Glycine-C14-incorporation into the proteins of normal stratum corneum and the abnormal stratum corneum of psoriasis. J Invest Dermatol 37: 497–505
21. Steigleder GK, Schumann H, Lennartz KJ (1973) Autoradiographic in vitro-examination of psoriatic skin before, during and after dithranol treatment. Arch Derm Forsch 246: 231–235
22. Steigleder GK, Pullmann H (1983) Control of antipsoriatic therapy by means of autoradiographic methods. In: Wright NA, Camplejohn RS (Hrsg) Psoriasis: Cell proliferation, Churchill Livingstone, Edinburgh London Melbourne New York, S 317–326
23. Van Scott EJ, Ekel TM (1963) Kinetics of hyperplasia in psoriasis. Arch Derm 88: 373–381
24. Weinstein GD, van Scott EJ (1965) Turnover time of human normal and psoriatic epidermis by autoradiographic analysis. J Invest Dermatol 45: 257–262
25. Weinstein GD, McCullough JL, Ross P (1984) Cell proliferation in normal epidermis. J Invest Dermatol 82: 623–628
26. Wright NA (1980) The kinetics of human epidermal cell populations in health and disease. In: Rook A, Saven J (Hrsg) Recent advances in dermatology, Churchill Livingstone, Edinburgh, S 317–343

Intestinaler Eiweißverlust
bei blasenbildenden Hautkrankheiten

D. Glaubitt, M. Cordoni-Voutsas, W. Larseille

Zusammenfassung

Bei Kranken mit blasenbildenden Hautkrankheiten und gleichzeitiger Verminderung der Gesamt-
eiweiß- oder Albuminkonzentration im Serum ist zum Ausschluß einer exsudativen Enteropathie ein
$^{51}CrCl_3$-Test anzuraten. Von 8 Kranken mit bullösen Dermatosen zeigten je eine Patientin mit
Pemphigus vulgaris und Epidermolysis bullosa dystrophica sowie ein Patient mit Pemphigus familiaris
chronicus ein pathologisches Resultat des $^{51}CrCl_3$-Tests, das für eine gesteigerte intestinale Protein-
ausscheidung spricht. Bei 4 Kranken lieferten Umsatzuntersuchungen mit speziellem ^{131}J-Human-
serumalbumin Hinweise auf die Auswirkungen eines pathologisch erhöhten intestinalen Eiweißverlustes auf den Proteinstoffwechsel.

Schlüsselwörter

Blasenbildende Hautkrankheiten, intestinaler Eiweißverlust, exsudative Enteropathie, $^{51}CrCl_3$-Test,
Umsatzuntersuchung mit ^{131}J-Humanserumalbumin

Summary

In patients with bullous dermatoses and simultaneous reduction of the serum level of total protein and
albumin, a $^{51}CrCl_3$ test should be performed in order to exclude a protein-losing enteropathy. Among
8 patients suffering from bullous dermatoses, one woman each with pemphigus vulgaris and epidermolysis bullosa dystrophica as well as one man with pemphigus familiaris chronicus showed a
pathologic result of the $^{51}CrCl_3$ test demonstrating that the intestinal protein loss was augmented. In
4 patients, turnover studies using special I-131 human serum albumin provided information about the
effects of an increased intestinal protein loss on protein metabolism.

Einleitung

Bei Kranken mit blasenbildenden Hautkrankheiten sind Störungen des Proteinstoff-
wechsels bekannt, vor allem eine Hypalbuminämie [13, 14, 16], die mit Normo- oder
Hypoproteinämie sowie mit Normo- oder Hypergammaglobulinämie verbunden sein
kann. Diese Beobachtung erklärt sich durch eine starke Exsudation von Eiweiß-
körpern auf die entzündete oder nässende Haut sowie in die Blasen auf der Haut, so
daß die Proteinbildung im Organismus mit diesem Verlust nicht Schritt halten kann.
Im Blaseninhalt solcher Patienten wurden Eiweißkörper nachgewiesen, die mit den
Plasmaproteinen identisch sind [9, 10, 13, 15]. In kleinerem Rahmen beschäftigten

---

* Herrn Prof. Dr. med. Dr. rer. nat. h.c. C. Winkler zum 65. Geburtstag gewidmet

Dermatologie und Nuklearmedizin
Hrsg. Holzmann, Altmeyer, Hör, Hahn
© Springer-Verlag Berlin · Heidelberg 1985

sich eigene Untersuchungen an Kranken mit bullösen Dermatosen mit dem Umsatz von [131]J-Humanserumalbumin [21] und mit der intestinalen Eiweißausscheidung [19].

Das gleichzeitige Vorkommen blasenbildender Hautkrankheiten und einer exsudativen Enteropathie verdient Aufmerksamkeit, obwohl die Zahl solcher Patienten sehr gering ist. Unter einer exsudativen Enteropathie versteht man einen pathologisch gesteigerten Übertritt von Plasmaproteinen aus dem Blut in das Lumen des Darmes [8, 22]; darüber hinaus können u. a. Lipide, Eisen, Kalzium und Vit. A in erhöhtem Ausmaß in den Darm gelangen. Bei der exsudativen Enteropathie können eine Hypoproteinämie (bei einer Gesamteiweißkonzentration im Plasma von weniger als 65 g/l), Hypalbuminämie, Hypolipidämie, Hypocholesterinämie, Hypotriglyzeridämie, Hyposiderämie und Hypokalziämie vorhanden sein. Nach täglicher Ausscheidung von normalerweise 0,2–1,6% des Pools der Plasmaproteine (entsprechend 5–40 ml Plasma) aus dem Blut, der Lymphe oder der Gewebsflüssigkeit in den Magen-Darm-Trakt [25] werden diese Plasmaeiweißkörper im Darmlumen in erheblichem Maße zu Peptiden und Aminosäuren abgebaut, die nach ihrer Resorption zur Bildung von Proteinen in der Leber oder anderen Organen verwendet werden. Im Gegensatz hierzu beträgt bei der exsudativen Enteropathie der tägliche Proteinverlust in den Magen-Darm-Trakt 2–60% des Pools der Plasmaeiweißkörper; diese Menge entspricht 50–1500 ml Plasma [25]. Sobald die Proteinsynthese des Organismus einen derartig erhöhten intestinalen Eiweißverlust nicht mehr auffangen kann, tritt eine Hypoproteinämie auf. Eine entsprechende Erklärung gilt in diesem Zusammenhang für die Hypalbuminämie.

Bei dem polyätiologischen Syndrom der exsudativen Enteropathie wird der Magen-Darm-Trakt primär oder sekundär durch verschiedenartigste Krankheitsbilder in Mitleidenschaft gezogen [18, 24, 25]. Da über das sekundäre Vorkommen einer exsudativen Enteropathie bei manchen Hautkrankheiten berichtet wurde [4, 6, 18, 24, 25], lag es nahe festzustellen, in welchem Ausmaß bei Patienten mit blasenbildenden Dermatosen ein intestinaler Eiweißverlust anzutreffen ist und welche Auswirkungen er auf den Proteinstoffwechsel des Organismus entfaltet.

Krankengut und Methodik

Die Untersuchungen umfaßten 10 Kranke (je 5 Patienten und Patientinnen) im Alter von 22–84 Jahren (Tabelle 1). Bei 2 Patienten bestanden eine Dermatitis herpetiformis Duhring, bei 2 Patientinnen ein Pemphigus erythematosus (Senear-Usher-Syndrom), bei einem Patienten und einer Patientin ein Parapemphigus (Alterspemphigoid), bei je einem Patienten ein Pemphigus foliaceus oder Pemphigus familiaris chronicus sowie bei je einer Patientin ein Pemphigus vulgaris oder eine Epidermolysis bullosa dystrophica. Die Blasenbildung auf der Haut war unterschiedlich stark. Bei den Kranken fehlten klinische Hinweise auf eine exsudative Enteropathie, vor allem Ödeme. Bei sämtlichen Patienten wurde im Serum die Konzentration von Gesamteiweiß und Albumin bestimmt, bei 4 Kranken die Eisenkonzentration und bei 5 Kranken die Kalziumkonzentration.

Bei 8 Kranken wurde der [51]CrCl$_3$-Test [20] durchgeführt, bei dem nach intravenöser Injektion von 370 kBq [51]CrCl$_3$ (Amersham Buchler GmbH & Co KG, 3300 Braunschweig) Plasmaproteine intravital markiert werden und in den Magen-Darm-

Tabelle 1. Klinische Angaben zum Krankengut

Lfd. Nr.	Patient	Alter (Jahre)	Diagnose	Blasen auf der Haut	Kortikoidtherapie
1.	K., weiblich	73	Pemphigus vulgaris	(+)	oral (seit 12 Tagen)
2.	A., männlich	66	Pemphigus foliaceus	++	lokal
3.	C., weiblich	81	Pemphigus erythematosus	++	oral (seit 8 Tagen)
4.	W., weiblich	62	Pemphigus erythematosus	(+)	oral (seit 8 Tagen) und lokal
5.	U., männlich	63	Pemphigus familiaris chronicus	+++	lokal
6.	P., männlich	84	Paraemphigus	++	–
7.	X., weiblich	75	Paraemphigus	(+)	–
8.	U., weiblich	22	Epidermolysis bullosa dystrophica	++++	oral (seit 5 Tagen)
9.	C., männlich	66	Dermatitis herpetiformis Duhring	++	oral (seit 10 Tagen)
10.	H., männlich	33	Dermatitis herpetiformis Duhring	++	oral (seit 6 Tagen)

Trakt übertreten, ohne daß ^{51}Cr rückresorbiert wird. Sämtlicher Stuhl wurde 6 Tage lang gesammelt. Die mit dem Stuhl ausgeschiedene Radioaktivität betrug insgesamt weniger als 1,5% der verabreichten Radioaktivität [4, 5]. Die Vorzüge und Nachteile dieses Tests wurden an anderer Stelle verglichen mit denen des als veraltet anzusehenden ^{131}J-PVP-Tests [8, 22], des teureren ^{51}Cr-Humanserumalbumin-Tests [26] und des sehr geeigneten ^{59}Fe-Eisendextran-Tests [1, 11], dessen Radiopharmakon allerdings nur als Sonderanfertigung erhältlich ist [4–7].

Bei 4 Patienten wurden Umsatzuntersuchungen mit besonders schonend hergestelltem ^{131}J-Humanserumalbumin vorgenommen, um Hinweise auf die Auswirkungen eines gesteigerten intestinalen Eiweißverlustes auf den Proteinstoffwechsel im Organismus zu gewinnen, da ^{131}J-Humanserumalbumin unter bestimmten Voraussetzungen als Modellsubstanz für natives Plasmaalbumin gelten kann [4–7]. Hierzu wurden den Kranken 370 kBq ^{131}J-Humanserumalbumin (Sonderanfertigung durch Farbwerke Hoechst AG, 6000 Frankfurt am Main 80) intravenös injiziert; weitere Hinweise auf diese Methodik finden sich an anderer Stelle [4].

Ergebnisse

Die Patientin mit Pemphigus vulgaris zeigt eine angedeutet erniedrigte Gesamteiweißkonzentration und geringgradig verminderte Albuminkonzentration bei geringgradig pathologischem Ergebnis des ^{51}CrCl$_3$-Tests (Abb. 1). Bei der Patientin mit Pemphigus foliaceus besteht kein pathologischer Befund. Die 81jährige Patientin mit Pemphigus erythematosus weist im Serum eine normale Gesamteiweißkonzentration und eine angedeutet herabgesetzte Albuminkonzentration auf bei normalem Resultat des ^{51}CrCl$_3$-Tests. Bei dem Patienten mit Pemphigus familiaris chronicus sind im Serum die Gesamteiweißkonzentration mäßiggradig und die Albuminkonzentration erheblich verringert, während der ^{51}CrCl$_3$-Test beträchtlich pathologisch ausfällt. Bei

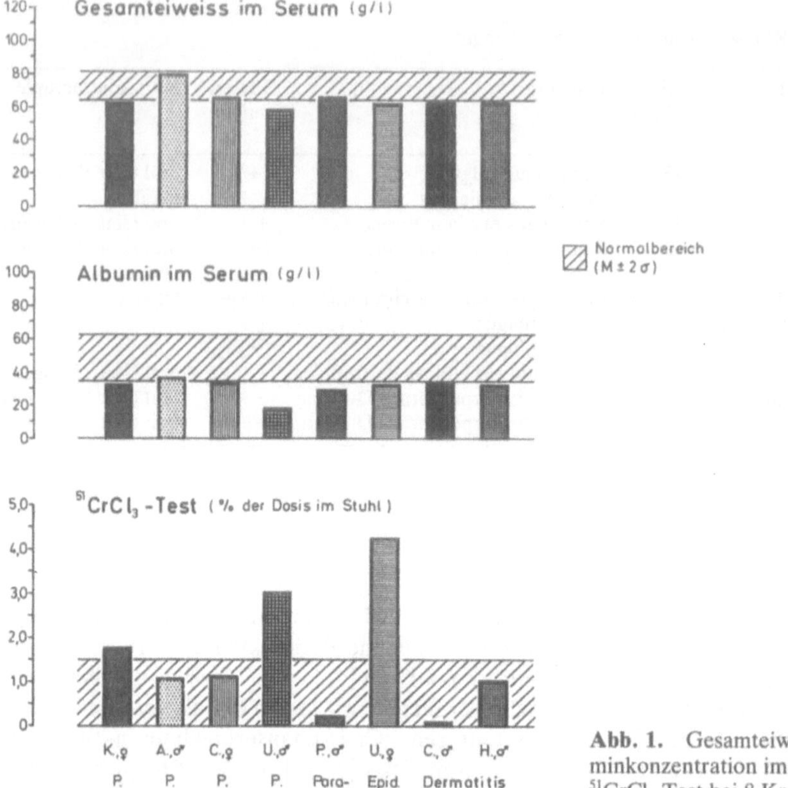

Abb. 1. Gesamteiweiß- und Albuminkonzentration im Serum sowie ⁵¹CrCl₃-Test bei 8 Kranken mit blasenbildenden Hautkrankheiten

dem 84jährigen Patienten mit Parapemphigus ist bei niedriger, noch normaler Gesamteiweißkonzentration im Serum und deutlicher Hypalbuminämie das Resultat des $^{51}CrCl_3$-Tests normal. Im Gegensatz hierzu liegt bei der Patientin mit Epidermolysis bullosa dystrophica eine geringfügig erniedrigte Gesamteiweiß- und Albuminkonzentration im Serum bei erheblich pathologischem Resultat des $^{51}CrCl_3$-Tests vor; bei dieser Patientin sind die Blasenbildung am stärksten sowie im Serum die Konzentration von Eisen (8,1 µmol/l bei einem Normalbereich von 12,8–27,7 µmol/l) und Kalzium (1,87 mmol/l bei einem Normalbereich von 2,29–2,74 mmol/l) erheblich vermindert. Der 66jährige Patient mit Dermatitis herpetiformis Duhring zeigt im Serum eine angedeutet herabgesetzte Gesamteiweiß-, Albumin- und Kalziumkonzentration (2,27 mmol/l) bei normalem Resultat des $^{51}CrCl_3$-Tests. Bei dem 33jährigen Patienten mit Dermatitis herpetiformis Duhring sind im Serum die Gesamteiweißkonzentration geringfügig und die Albuminkonzentration geringgradig verringert bei normalem Ergebnis des $^{51}CrCl_3$-Tests.

Die Umsatzuntersuchungen mit ^{131}J-Humanserumalbumin ergeben im Serum bei der Patientin mit Pemphigus vulgaris eine angedeutet erniedrigte Gesamteiweiß- und geringgradig verminderte Albuminkonzentration, bei der 75jährigen Patientin mit

266

Parapemphigus eine geringgradig herabgesetzte Gesamteiweißkonzentration sowie
bei dem Patienten mit Pemphigus familiaris chronicus eine mäßiggradig verringerte
Gesamteiweißkonzentration und eine erheblich erniedrigte Albuminkonzentration
(Abb. 2a). Der Pool des gesamten austauschbaren ^{131}J-Humanserumalbumins ist bei
dem Patienten mit Pemphigus familiaris chronicus deutlich verkleinert; die Poolgröße
befindet sich bei der 75jährigen Patientin mit Parapemphigus an der unteren Grenze
des Normalbereichs (Abb. 2b.) Bei der 62jährigen Patientin mit Pemphigus erythematosus ist die biologische Halbwertzeit des ^{131}J im Serum nach intravenöser Injek-

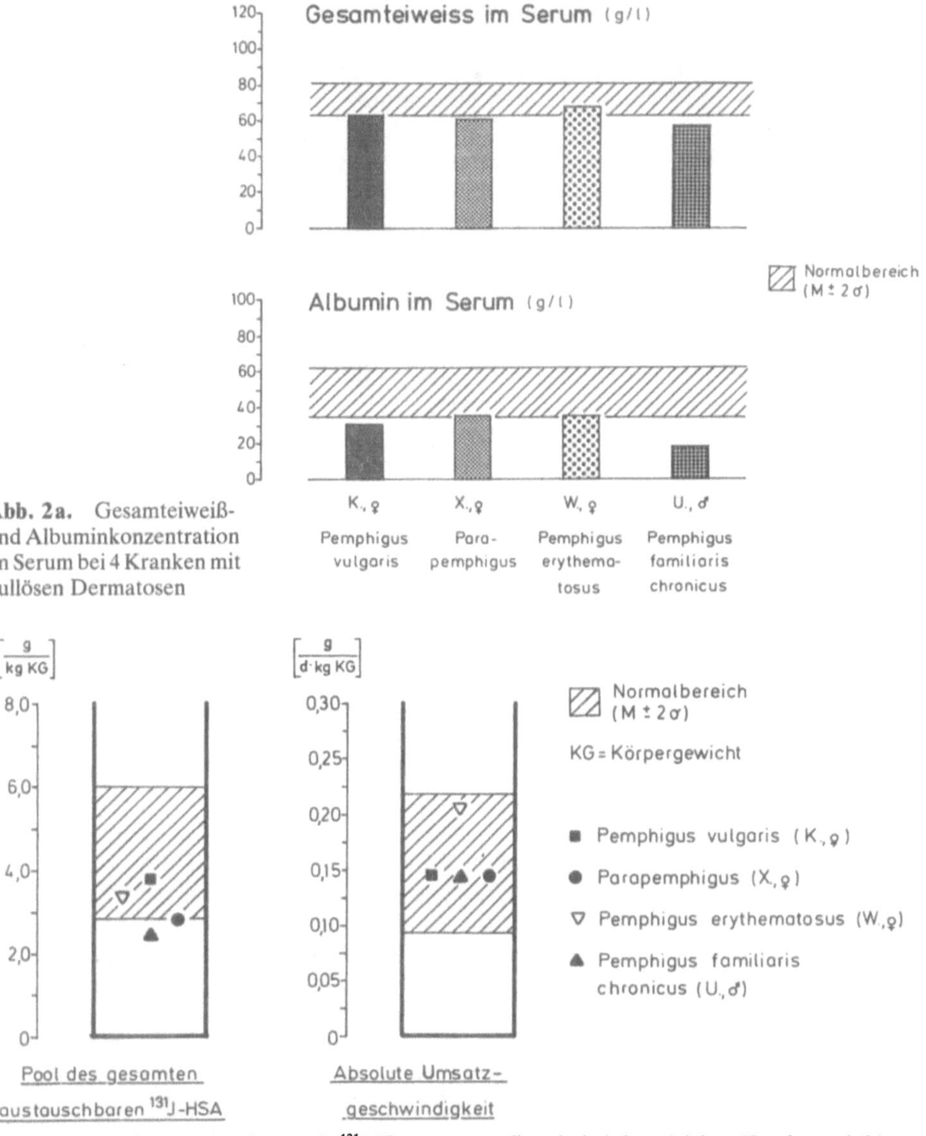

Abb. 2a. Gesamteiweiß-
und Albuminkonzentration
im Serum bei 4 Kranken mit
bullösen Dermatosen

Abb. 2b. Umsatzuntersuchung mit ^{131}J-Humanserumalbumin bei den gleichen Kranken mit blasenbildenden Hautkrankheiten wie in Abb. 2a

tion von [131]J-Humanserumalbumin mit 10,1 Tagen beträchtlich verkürzt, jedoch liegt die Poolgröße des gesamten austauschbaren [131]J-Humanserumalbumins im unteren Normalbereich. Die absolute Umsatzgeschwindigkeit ist bei allen 4 untersuchten Kranken normal.

Diskussion

Unter den 10 Kranken mit blasenbildenden Hautkrankheiten zeigen 8 eine Hypoproteinämie oder Hypalbuminämie oder beides. Nur bei dem Patienten mit Pemphigus foliaceus und der 62jährigen Patientin mit Pemphigus erythematosus ist die Gesamteiweiß- und Albuminkonzentration normal. Bei 3 der mit dem $^{51}CrCl_3$-Test untersuchten 8 Patienten fällt dieser Test in unterschiedlichem Ausmaß pathologisch aus. Bei diesen Kranken ist die Konzentration von Gesamteiweiß und Albumin unterschiedlich stark vermindert; im Gegensatz zur Patientin mit Epidermolysis bullosa dystrophica und zum Patienten mit Pemphigus familiaris chronicus mit hochgradiger oder erheblicher Blasenbildung auf der Haut finden sich bei der Patientin mit Pemphigus vulgaris nur angedeutet Blasen auf der Haut. Es ist jedoch zu beachten, daß bei dem Formenkreis der bullösen Dermatosen die Blasenbildung auf der Haut beträchtliche zytologische und strukturelle Unterschiede der Morphokinese aufweist, so daß die Bewertung des Ausmaßes der Blasenbildung bei dem einzelnen Patienten über die klinische Aussage hinaus schwierig ist [19].

Das Ergebnis des $^{51}CrCl_3$-Tests besitzt offenbar keine enge Beziehung zur Gesamteiweiß- oder Albuminkonzentration im Serum oder zum Ausmaß der Blasenbildung auf der Haut. Die im Serum festgestellte Herabsetzung der Eisenkonzentration bei einer Patientin und der Kalziumkonzentration bei je einem Patienten und einer Patientin hängt wahrscheinlich mit einem vermehrten intestinalen Verlust von Eisen und Kalzium zusammen. Inwieweit bei den von uns untersuchten Kranken mit blasenbildenden Dermatosen Störungen der intestinalen Resorption von Eisen, Kalzium und weiteren Verbindungen [2, 3, 12, 17, 23] vorliegen, ließ sich bisher nicht klären.

Die Deutung der eigenen Befunde geht davon aus, daß blasenbildende Hautkrankheiten allenfalls zu einer exsudativen Enteropathie und nicht zu einer exsudativen Gastropathie führen. Eine Lokalisierung des intestinalen Eiweißverlustes unter Modifikation des $^{51}CrCl_3$-Tests mußte unterbleiben.

Die Umsatzuntersuchung mit [131]J-Humanserumalbumin ergibt bei einem Patienten eine Verkleinerung des Pools des gesamten austauschbaren [131]J-Humanserumalbumins und bei einer Patientin eine Verkürzung der biologischen Halbwertzeit des [131]J. Als Ursache ist ein verstärkter Übertritt des Radiopharmakons in den Blaseninhalt und in den Darm wahrscheinlicher als eine Steigerung des Abbaus dieses Proteins im Organismus. Bei den 2 anderen Kranken, bei denen eine solche Umsatzuntersuchung erfolgte, haben sich offensichtlich weder die Grundkrankheit noch ihre Behandlung auf den Eiweißstoffwechsel ausgewirkt. Leider konnten in diese zeitlich weiter zurückliegenden Umsatzuntersuchungen nicht alle Patienten einbezogen werden, da [131]J-Humanserumalbumin hierfür nur als Sonderanfertigung erhältlich war und die Untersuchungen 3 Wochen dauerten, so daß sie für die alltägliche Diagnostik nur ausnahmsweise in Betracht kamen.

Im eigenen Krankengut war in Analogie zu einer dermatogenen Enteropathie [17, 23] die Verminderung der Gesamteiweiß- und Albuminkonzentration im Serum reversibel. Bald nach Abschluß der Behandlung der blasenbildenden Hautkrankheit hatten diese beiden Parameter wieder den Normalbereich erreicht. Andernfalls hätte eine entsprechende Behandlung erfolgen müssen unter Heranziehung des ^{51}CrCl$_3$-Tests zur Verlaufskontrolle (in Abständen von einem oder mehreren Monaten), bis sein Ergebnis wieder normal geworden wäre.

Literatur

1. Andersen SB, Jarnum S (1966) Gastrointestinal protein loss measured with ^{59}Fe-labelled iron-dextran. Lancet I: 1060–1062
2. de Franchis R, Primignani M, Cipolla M, Vecchi M, Agape D, Monti M, Berti E, Zuccato E, Mussini E (1983) Small-bowel involvement in dermatitis herpetiformis and in linear-lgA bullous dermatosis. J Clin Gastroenterol 5: 429–436
3. Fausa O, Larsen TE, Husby G, Thune P (1975) Gastrointestinal investigations in dermatitis herpetiformis. Acta Dermatovener (Stockholm) 55: 203–206
4. Glaubitt D (1967) Der Beitrag nuklearmedizinischer Methoden zur Diagnose der exsudativen Enteropathie. Dtsch Med Wochenschr 92: 1373–1378
5. Glaubitt D (1970) Intraindividuelle Vergleichsuntersuchungen mit nuklearmedizinischen Tests zur Erfassung der gastrointestinalen Eiweißausscheidung. In: Hoffmann G, Ladner H-A (Hrsg) Radioisotope in Pharmakokinetik und klinischer Biochemie. FK Schattauer, Stuttgart New York, S 675–679
6. Glaubitt D (1974) Nuklearmedizinische Methoden zur Diagnose der exsudativen Gastroentero-pathie. In: Englhardt A, Lommel H (Hrsg) Methodische Fortschritte im medizinischen Laborato-rium, Bd 2. Verlag Chemie, Weinheim, S 201–212
7. Glaubitt D (1985) Exsudative Enteropathie. In: Hornbostel H, Kaufmann W, Siegenthaler W (Hrsg) Innere Medizin in Klinik und Praxis, 3. Aufl, Bd IV. Thieme, Stuttgart New York, im Druck
8. Gordon RS Jr (1959) Exudative enteropathy. Abnormal permeability of the gastrointestinal tract demonstrable with labelled polyvinylpyrrolidone. Lancet I: 325–326
9. Herrmann WP (1961) Immunoelektrophoretische Untersuchungen an Hautkranken. Ill … Pemphigus … Arch Klin Exp Dermatol 212: 452–459
10. Hermann WP, Schulz KH (1962) Immunelektrophoretische Untersuchungen an Blasenflüssigkei-ten. Arch Klin Exp Dermatol 214: 493–503
11. Jarnum S, Westergaard H, Yssing M, Jensen H (1968) Quantitation of gastrointestinal protein loss by means of Fe^{59}-labelled dextran. Gastroenterology 55: 229–241
12. Katz SI, Strober W (1978) The pathogenesis of dermatitis herpetiformis. J Invest Dermatol 70: 63–75
13. Leinbrock A (1951) Veränderungen der elektrophoretischen Proteinspektren im Serum und in der Blasenflüssigkeit und Verhalten der Serumlabilitätsteste bei verschiedenen Pemphigusfor-men. Arch Dermatol Syph (Berlin) 192: 535–563
14. Lever WF (1950) The proteins in pemphigus vulgaris. I. Electrophoretic analysis of the proteins in the blood serum of patients with pemphigus vulgaris. J Invest Dermatol 14: 205–217
15. Lever WF (1950) The proteins in pemphigus vulgaris. II. Electrophoretic analysis of the proteins in the blister fluid of patients with pemphigus vulgaris. J Invest Dermatol 14: 219–226
16. Lever WF, MacLean JG (1950) The proteins in pemphigus vulgaris. III. The effect of infusions of human serum albumin on the proteins in the blood serum of patients with pemphigus vulgaris. J Invest Dermatol 15: 215–222
17. Marks J, Shuster S (1970) Dermatogenic enteropathy. Gut 11: 292–298
18. Martini GA, Dölle W, Petersen F, Treske U, Strohmeyer G (1963) Die exsudative Gastroentero-pathie, ein polyätiologisches Syndrom. Internist (Berlin) 4: 197–209

19. Oppert H, Glaubitt D, Nürnberger F, Stüttgen G (1970) Die gastrointestinale Eiweißausscheidung bei bullösen Hautkrankheiten. Achte Jahrestagung der Gesellschaft für Nuclearmedizin, Hannover. Mitteilung Nr. 76, S 1–5
20. Rubini ME, Sheehy TW (1961) Exudative enteropathy. I. A comparative study of $Cr^{51}Cl$ and $I^{131}PVP$. J Lab Clin Med 58: 892–901
21. Schmidt P, Glaubitt D, Schulz KH (1970) Der Umsatz von ^{131}J-Humanalbumin bei blasenbildenden Dermatosen. In: Hoffmann G, Ladner H-A (Hrsg) Radioisotope in Pharmakokinetik und klinischer Biochemie. FK Schattauer, Stuttgart New York, S 213–218
22. Schwartz M, Jarnum S (1959) Gastrointestinal protein loss in idiopathic (hypercatabolic) hypoproteinaemia. Lancet I: 327–330
23. Shuster S, Marks J (1965) Dermatogenic enteropathy. A new cause of steatorrhoea. Lancet I: 1367–1368
24. Strohmeyer G, Filippini L (1973) Exsudative Gastroenteropathie mit Eiweißverlust. In: Demling L (Hrsg) Klinische Gastroenterologie, Bd I. Thieme, Stuttgart, S 323–332
25. Waldmann T (1976) Protein-losing gastroenteropathies. In: Bockus HL (ed) Gastroenterology, 3rd Edition, Vol 2. Saunders, Philadelphia London Toronto, pp 361–385
26. Waldmann TA (1961) Gastrointestinal protein loss demonstrated by ^{51}Cr-labelled albumin. Lancet II: 121-123

IV. Gastrointestinalsystem

Das Gastrointestinalsystem im Schnittpunkt der Dermatologie und Nuklearmedizin

F. Wolf, J. Mahlstedt

Zusammenfassung

Dermatologische und gastroenterologische Erkrankungen zeigen zahlreiche Verknüpfungspunkte bei verschiedenen primär gastrointestinalen Erkrankungen mit sekundären Hautsyndromen, bei primären Hauterkrankungen mit gastrointestinalen Symptomen, verschiedenen hereditären Erkrankungen, Tumoren und paraneoplastischen Syndromen sowie entzündlichen Erkrankungen aus dem Kreis der autoimmunologischen Erkrankungen.

Die nuklearmedizinischen Methoden betreffen im wesentlichen die Funktionsbeurteilung der verschiedenen Organe, artdiagnostische Hinweise bei Raumforderungen, Nachweis und Lokalisation von okkulten Blutungen, Zuordnung ektoper Gewebe etc. Diese Untersuchungen stehen im Rahmen der diagnostischen Abklärung nicht unbedingt in der ersten Reihe, sondern sollten vor allem bei differenzierten Fragestellungen unter Berücksichtigung der morphologischen Untersuchungsergebnisse herangezogen werden.

Schlüsselwörter

Funktionsdiagnostik, Beziehungen Nuklearmedizin/Dermatologie

Summary

Diseases in dermatology and gastroenterology reveal multiple relations in primary gastrointestinal diseases with secondary cutaneous syndroms, in primary cutaneous diseases with gastrointestinal signs, in several hereditary diseases, tumours, paraneoblastic syndroms and in inflammatory diseases of the autoimmunological type. Methods in nuclear medicine primarily concern functional evaluation of organs, specific diagnostic aspects of space occupying lesions, proof and localisation of concealed bleedings, diagnosis of ectopic tissues etc. During diagnostic work these techniques do not have the highest level of priority, they are most useful in combination with techniques, which provide morphological results, i. e. CT or sonography.

Die Beziehungen zwischen dem Gastrointestinalsystem, das mit einem Epithel ausgekleidet ist, einschließlich seiner Anhangsgebilde und dem Organ Haut, das mit seinem Epithel die Körperoberfläche bedeckt, sind vielfältig und komplex, sowohl in ihrem Erscheinungsbild als auch in ihrem pathogenetischen Bezug und ihrer pathophysiologischen Verknüpfung. Die Beziehungen zwischen Erkrankungen aus dem dermatologischen und dem gastroenterologischen Bereich sind in einer Übersichtsarbeit von Hornstein [2] zusammengestellt worden. Nach dieser Arbeit wäre bei primär gastrointestinalen Erkrankungen mit sekundären Hautsyndromen (Tabelle 1), bei primären Hautkrankheiten mit gastrointestinalen Symptomen (Tabelle 2), bei eini-

Tabelle 1. Primär gastrointestinale Erkrankungen mit sekundären Hautsyndromen

Porphyria cutanea tarda (Waldenström)
Pellagra
Malabsorptionssyndrom
Verner-Morrison-Syndrom

Tabelle 2. Primäre Hautkrankheiten mit gastrointestinalen Symptomen

Urticaria chronica
Hereditäres angioneurotisches Ödem
Dermatitis herpetiformis Duhring
Bullöses Pemphigoid
Erythema exsudativem multiforme
Dermatogene Enteropathie (Shuster und Marks)
Erythrodermien

gen hereditären Erkrankungen (Tabelle 3), bei einigen Tumoren und paraneoplastischen Syndromen (Tabelle 4) sowie bei verschiedenen entzündlichen Erkrankungen aus dem Kreis der Autoimmunerkrankungen (Tabelle 5) der Einsatz nuklearmedizinischer Methodik zu erwägen mit der Möglichkeit, die zugrunde liegende gastrointestinale Erkrankung weiter abzuklären [3]. Dabei ist einzuräumen, daß die breit etablierten Methoden der Nuklearmedizin in der Dermatologie ihren Einsatz nicht unbedingt in der Primärdiagnostik, sondern weit häufiger in der weiterführenden Differentialdiagnostik im Rahmen der Klärung komplexer Fragestellungen finden.

Die Methoden, die der Nuklearmediziner dazu beitragen kann, sollen kurz skizziert werden, grob gegliedert an der Struktur des Gastrointestinaltraktes.

Tabelle 3. Hereditäre Erkrankungen mit gastroenterologisch-dermatologischer Symptomatik und mögliche nuklearmedizinische Untersuchungen

Blutungsdiagnostik/	z. B. Teleangiektasie
Fe-Stoffwechsel	Osler-Rendu, Gefäßnävus-Syndrom
	Cutis hyperelastica Ehlers-Danlos
	cave Endoskopie!
Resorptions- und	Acrodermatitis enterophatica
Exsudationsprüfung	(Danbolt-Closs)
Leber-Milz-Diagnostik	Thesaurismosen

Tabelle 4. Tumoren und paraneoplastische Syndrome mit Bezug zu dermatologischer Symptomatik

Peutz-Jeghers-Syndrom
Cronkhite-Canada-Syndrom
Karzinoid
Urtikaria pigmentosa maligna (Mastozytosis)

Lupus erythematodes visceralis
Polyarteriitis nodosa
Purpura Schönlein-Henoch (Vaskulitis allergica)
Ileitis terminalis Crohn
Gougerot-Sjögren-Syndrom
progressive Sklerodermie

Die Weiterentwicklung von radioaktiven Testsubstanzen und Meßtechnik konnte im letzten Jahrzehnt auch für den Bereich der Gastroenterologie das Spektrum einsatzfähiger nuklearmedizinischer Verfahren in Diagnostik und Verlaufskontrolle deutlich erweitern. Gemeinsames Grundprinzip aller nuklearmedizinischen Untersuchungen ist die Verwendung von radioaktiven Spürsubstanzen, die mit Gammastrahlern markiert die Untersuchung unter physiologischen Bedingungen erlauben unter Verwendung der Szintillationskamera mit nachgeordneter Datenverarbeitung im Rahmen der bildgebenden Untersuchungsverfahren. Konventionelle Technik mit Szintillationssonden ermöglichen Ausscheidungs- und Retentionsmessungen in Blut, Stuhl, Harn und anderen Proben.

Die Funktionsszintigraphie der Speicheldrüsen beurteilt die Raffungs- und Ausscheidungsverhältnisse der Kopfspeicheldrüsen unter Verwendung von ^{99m}Tc-Pertechnetat, ein Ion, das aufgrund ähnlichen Ionendurchmessers wie Jodid über die Speicheldrüsen ausgeschieden wird.

Der Aktivitätstransit im Rahmen des Schluckaktes durch den Ösophagus ist heute durch eine Vielzahl von rein bildgebenden und auch weiter analysierenden nuklearmedizinischen Methoden möglich. Als radioaktiver Tracer können verschiedene Materialien, z. B. Wasserschluck, Pudding oder auch feste Speisen, in geeigneter Markierung verwendet werden. Eine ganze Reihe von klinisch bedeutsamen Erkrankungen lassen sich hiermit funktionell näher beschreiben mit besonderer Bedeutung für die Verlaufskontrolle, z. B. Achalasie, Ösophagusspasmus, Refluxösophagitis, Sklerodermie.

Die Beurteilung der Magenentleerung und der Magenmotilität ist gerade mit der Verfügbarkeit der Gammakamera mit nachgeordneter Datenverarbeitung ein neues Feld der Diagnostik. Neben der reinen Beurteilung der Magenfüllung und -entleerung, insbesondere interessant unter dem Aspekt der pharmakologischen Beeinflussung, ist in letzter Zeit vor allem die Magenmotilität mit Beurteilung der regionalen Kontraktilität in den Vordergrund der Beurteilungsmöglichkeit gerückt. Periodizität der Magenmotilität und Ausmaß der durchgreifenden Kontraktionen im Antrumbereich sind interessante funktionelle Parameter, die bestens geeignet sind, entsprechende klinische Symptomatiken im Zusammenhang mit verzögerter (z. B. diabetische Gastropathie) oder überstürzter Magenentleerung (z. B. Dumping-Syndrom) zu objektivieren [1] (Abb. 1).

Die Leber/Milz-Szintigraphie als statisches Verfahren wird eher selten eine Indikation finden, wohl aber die Beurteilung von arteriellen und portalen Perfusionsanteilen in der dynamischen Leberszintigraphie nach Bolusinjektion mit Tc-markierten

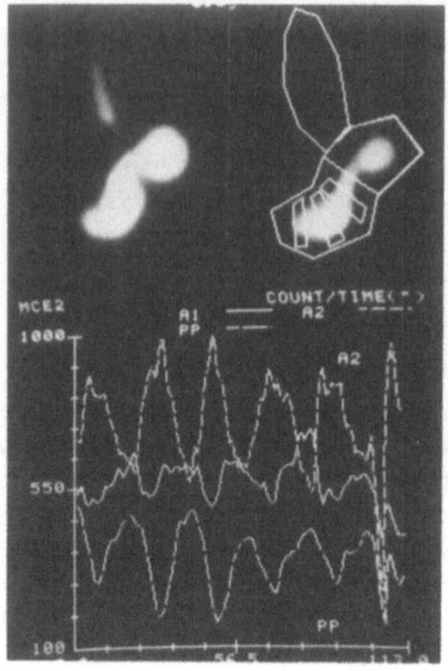

Abb. 1. Beurteilung der Magenmotilität bei einem Patienten mit Achalasie. Oben links: Statische Szintigraphie der Magenfüllung mit pathologischer Sichtbarkeit des unteren Drittels des Oesophagus. Oben rechts: Einzeichnung der Regions of Interest. Unten: Zeitaktivitätskurven über den Regionen: präpylorisch (pp = untere Kurve), distale Antrumhälfte (A1 = mittlere Kurve), proximale Antrumhälfte (A2 = obere Kurve). Präpylorisch und im proximalen Antrumbereich kräftig durchgreifende Kontraktionen mit zeitlich gegeneinander verschobenen Kontraktionsmaxima als Ausdruck der intakten „Antrummühle"

Kolloiden. Gerade bei fortgeschrittenen Leberparenchymschäden, z.B. bei Leberzirrhose, ermöglicht die genaue Beurteilung der residualen portalen Leberperfusion entscheidende Hinweise bei der Auswahl operativer Maßnahmen zur Druckentlastung im portalen Kreislauf (splenorenaler Shunt nach Warren oder portokavaler Shunt).

Die hepatobiliäre Funktionsszintigraphie mit der Möglichkeit, sowohl das Leberparenchym als auch die nachgeordneten Gallenwege funktionell abzuklären, bietet Möglichkeiten zur Beurteilung des Gallenflusses, gelegentlich interessant im Rahmen ausgeprägter ikterischer Veränderungen.

Raumforderungen der Leber werden heute durch die morphologisch orientierten Untersuchungsverfahren Ultraschall und CT genau erfaßt, hinsichtlich der Artdiagnostik ergeben sich jedoch immer wieder Probleme. Durch die Verfügbarkeit neuer Radiopharmaka haben sich in diesem Bereich die diagnostischen Möglichkeiten in den letzten Jahren deutlich verbessert. Entzündliche Prozesse können mit ^{111}In-markierten Eigenleukozyten markiert werden. Hämangiome zeigen ein typisches Perfusionsverhalten bei der Verwendung von ^{99m}Tc-markierten Eigenerythrozyten. Sie sind in der Perfusionsphase relativ unterperfundiert infolge hochgradig pathologisch veränderter Gefäße, stellen sich in der Equilibriumsphase jedoch positiv gegenüber dem Lebergewebe dar, bedingt durch einen relativ erhöhten Blutpool.

Tabelle 6 zeigt das Befundmuster bei den verschiedenen Raumforderungen der Leber. Unter Berücksichtigung der Vorbefunde wird man in der Regel mit zwei der verfügbaren Verfahren die Differentialdiagnose stellen können. Ergänzende Aussagen sind durch die radioimmunologische Bestimmung von Tumormarkern (CEA, TPA, Prolifigen, CA-19, CA-22) möglich.

276

Tabelle 6. Befundkonstellationen bei Raumforderungen der Leber

	Ein-strom	Pool	^{99m}Tc S-Kolloid	^{99m}Tc Hida Früh	^{99m}Tc Hida Spät	^{67}Ga Citrat	^{111}In Leuko	^{99m}Tc Ery
Leberzyste	∅	∅	∅	∅	∅	∅	∅	∅
Gallengangszyste	∅	∅	∅	∅	+	∅	∅	∅
Metastase	∅ / =	∅	∅	∅	∅	∅	∅	∅
Fokal-noduläre Hyperplasie	= / +	=	=	∅	+	∅	∅	=
Leberzelladenom	∅ / =	=	∅	∅	∅	∅	∅	=
Leber-Karzinom	∅ / =	=	∅	∅	(+)	+	∅	=
Hämangiom	∅	+	∅	∅	∅	∅	∅	+
Abszess	∅	∅	∅	∅	∅	+	+	∅

∅ – Negativer Kontrast   = – Kein Kontrast   + – Positiver Kontrast

Bei Patienten mit Immundefekten oder Zustand nach Splenektomie können gelegentlich unklare entzündliche Veränderungen diagnostische Probleme bereiten, so daß die selektive Darstellung der Milz oder versprengter Milzreste diagnostisch hilfreich sein kann. Die Verwendung wärmealterierter ^{99m}Tc-markierter Eigenerythrozyten ermöglicht die isolierte Darstellung von Milzgewebe, ein Verfahren, das gerade bei ektopem Milzgewebe von großem Wert sein kann (Abb. 2).

Zum Nachweis okkulter Blutungen eignen sich nuklearmedizinische Verfahren ausgezeichnet, da vor allem bei Sickerblutungen oder unregelmäßig auftretenden Blutungen eine Aussagemöglichkeit über längere Zeiträume gewährleistet ist, im Gegensatz zur angiographischen Untersuchung, die über den Zeitpunkt der Gefäßdarstellung hinaus keinerlei Aussage erlaubt. Zur Untersuchung stehen ^{99m}Tc-markierte Eigenerythrozyten (Abb. 3) oder Kolloide zur Verfügung. Zum Nachweis extrem geringer Blutungen eignet sich nach wie vor die Messung der ^{51}Cr-Erythrozyten-Ausscheidung im Stuhl. Im Rahmen der Abklärung hämatologischer Erkrankungen muß dabei auch auf die Verfügbarkeit der alten Standardtechniken unter Verwendung von Radioeisen und ^{51}Cr-Chromat zur Beurteilung der Ferro- bzw. Erythrokinetik hingewiesen werden.

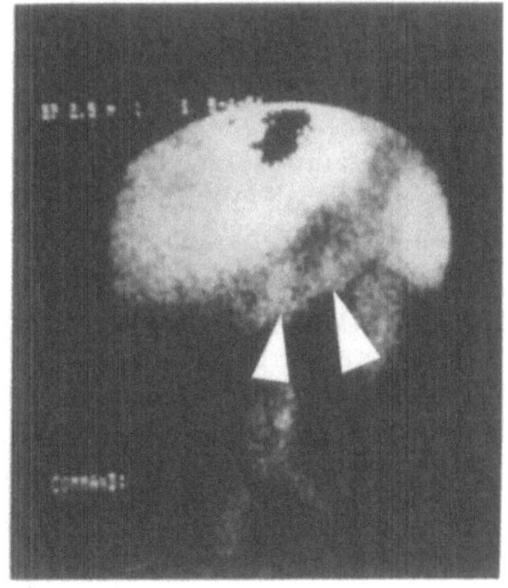

Abb. 2. Nachweis einer rezidivierenden Arrosionsblutung des Magens (Pfeile) bei ordnungsgemäßer Darstellung von Leber, Milz, Niere und Abdominalgefäßen mit ^{99m}Tc-markierten Eigenerythrozyten

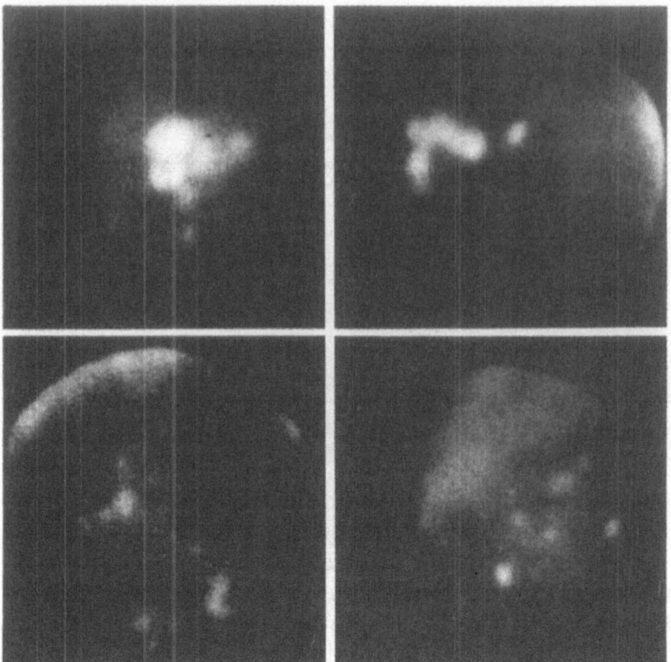

Abb. 3. Selektive Milzszintigraphie mit ^{99m}Tc-markierten wärmealterierten Eigenerythrozyten. Oben: Splenosis im Milzlager (links: links-seitliche Projektion; rechts: dorsale Projektion). Unten: Splenosis im Abdominalbereich (links: anteriore Projektion des Abdomens; rechts: links-seitliche Projektion des Milzlagers). Aus A. Löw et al.: Selektive Milzszintigraphie zur Beurteilung der Splenosishäufigkeit nach posttraumatischer Splenektomie. NucCompact 12 (1981): 210

Entzündliche Darmerkrankungen lassen sich mit nuklearmedizinischer Methodik funktionell umfassend charakterisieren. Dabei stehen bewährte Methoden zur Verfügung: Erfassung der Vitamin-B-12-Resorption im Schilling-Test sowie Beurteilung des Eiweißverlustes im Gordon-Test. Während diese beiden klassischen Methoden Urin- bzw. Stuhlsammlung erfordern, ist eine neue Technik zur Erfassung der Gallensäurenresorption im Dünndarm unter Verwendung von Tauro-23 (^{75}Se)selena-25-homocholsäure (SeHCAT) von der Mitarbeit des Patienten unabhängig, die Untersuchung erfolgt mit Hilfe einer unkollimierten Gammakamera oder mit einem Teilkörperzähler nach Oberhausen. Bei normaler enterohepatischer Rezirkulation der Gallensäuren wird ein gesunder Patient innerhalb von 72 h mehr als 50% der verabreichten Testaktivität retinieren, während die Ganzkörperaktivität bei eingeschränkter Rückresorption der Gallensäuren u.U. innerhalb von wenigen Tagen komplett abfällt. Das Symptom der chologenen Diarrhoe ist damit eng verknüpft (Abb. 4).

Die Pankreasszintigraphie ist derzeit nicht imstande, wesentliche Beiträge zur diagnostischen Abklärung zu liefern, möglicherweise wird in Zukunft unter Verwendung ^{11}C-markierter Aminosäuren positronen-emissionstomographisch ein besserer Zugriff möglich.

278

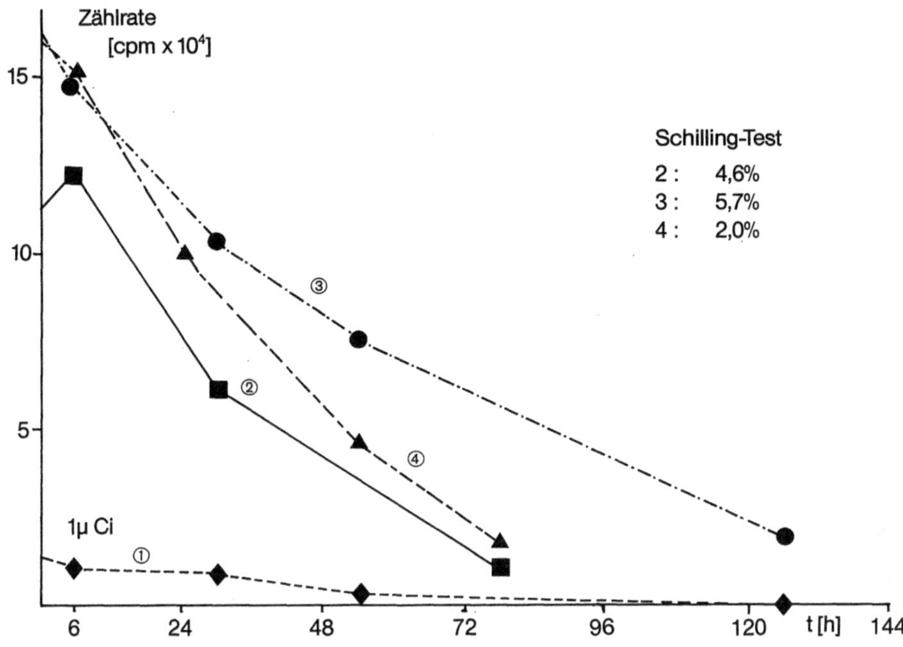

Abb. 4. Verlauf der Gallensäurenretention (^{75}Se-HCAT gemessen mit der unkollimierten Gammakamera) bei 4 Patienten mit gestörter Ileumfunktion bei Morbus Crohn, im Vergleich die Ergebnisse des Schilling-Tests (% Testaktivität in 24 h-Urin)

Literatur

1. Demling L, Lux G (1984) Magenmotilität. In: Demling L (Hrsg) Klinische Gastroenterologie, Bd. 1. Thieme, Stuttgart, S 291–304
2. Hornstein O-P (1984) Hautkrankheiten und Verdauungskrankheiten. In: Demling L (Hrsg) Klinische Gastroenterologie, Bd. 2. Thieme, Stuttgart, S 601–617
3. Wolf F, Mahlstedt J (1984) Nuklearmedizinische Untersuchungsmethoden in der Gastroenterologie. In: Demling L (Hrsg) Klinische Gastroenterologie, Bd. 1. Thieme, Stuttgart, S 121–134

Nuklearmedizinische Speicheldrüsendiagnostik
Speicheldrüsen-Funktionsszintigraphie

W. Börner, W. Spiegel, W. Becker, Chr. Reiners

Zusammenfassung

Die Speicheldrüsen-Funktionsszintigraphie ist eine relativ einfache, für den Patienten wenig belästigende und trotzdem aussagekräftige Methode zur Beurteilung der Organperfusion, der sekretorischen und exkretorischen Leistung der großen Kopfspeicheldrüsen. – ^{99m}Tc-Pertechnetat ist hierfür die radioaktive Substanz der Wahl. – Die klinische Bedeutung der Methode liegt hauptsächlich auf dem Gebiet der Diagnostik von akuten oder chronischen Entzündungen. – Sehr gut gelingt die Beurteilung einer durch externe Strahlenbehandlung oder Radiojodtherapie verursachten Funktionseinschränkung der Kopfspeicheldrüsen. – In der Diagnostik der Sialolithiasis bringt die Funktionsszintigraphie eine wertvolle Ergänzung zur Sialographie. – Für die Tumordiagnostik ist das Verfahren von sekundärer Bedeutung. Hier liefert eher das statische Szintigramm zusätzliche Informationen. Eine Differenzierung zwischen benignen und malignen Läsionen ist nicht möglich.

Schlüsselwörter

Speicheldrüsen-Funktionsszintigraphie, ^{99m}Tc-Pertechnetat, Diagnostik von Gl. parotis und Gl. submandibularis, Sialoadenitis, Tumoren, Sialolithiasis, Strahleneinwirkung

Summary

Functional scintigraphy of salivary glands is a relatively simple but valuable method in estimating perfusion, secretion and excretion of parotid and submandibular glands. – For these studies ^{99m}Tc-pertechnetate is the most suitable radioactive tracer. – The clinical value of this method chiefly lies in the investigation of acute and chronic inflammatory diseases of the salivary glands. – Salivary gland imaging or functional scintigraphy is quite a good method for detecting lesions which result by external radiation or ^{131}I-therapy. – In the diagnostic of sialolithiasis functional scintigraphy supplements sialography. – The method is of secundary value for tumor diagnostics; by conventional scintigraphy mostly a focal area of diminished activity is detected. It is not possible to differentiate between benign or malign lesions.

Bereits seit Jahrzehnten ist bekannt, daß Jodid in zahlreichen extrathyreoidalen Organen in nicht unerheblichem Maß konzentriert wird; dazu gehören vor allem der Magen, die Kopfspeicheldrüsen, die Brustdrüsen und der Plexus chorioideus (Lit. bei 4, 5, 9, 48). Für die nuklearmedizinische Diagnostik der Speicheldrüsen läßt sich dieser Weg des aktiven Transports nutzen.

Dermatologie und Nuklearmedizin
Hrsg. Holzmann, Altmeyer, Hör, Hahn
© Springer-Verlag Berlin · Heidelberg 1985

Geschichtliches

Mit autoradiographischen Untersuchungen konnte im Tierversuch nachgewiesen werden, daß Jodid in den Speicheldrüsen in erster Linie in den Epithelzellen des Gangsystems und nur in sehr geringem Umfang in Zellen der Acini konzentriert und sezerniert wird [10, 22]. Dabei ist der Konzentrierungsmechanismus am Patienten unabhängig vom Schilddrüsenfunktionszustand [20].

Anfang der sechziger Jahre konnten Harper, Andros und Lathrop [21] zeigen, daß auch ^{99m}Tc-Pertechnetat ähnlich wie Jodid von der Schilddrüse, der Magenschleimhaut und den Kopfspeicheldrüsen konzentriert und sezerniert wird. Nach Anbar, Guttmann und Lewitus [3] beruht dieses gleichartige Verhalten verschiedener monovalenter Anionen, wie ClO_4^-, TcO_4^-, ReO_4^- oder J^-, auf einem vergleichbaren Volumen ($J^- = 4{,}22 \times 10^{-23}$ cm^3; ClO_4^-, TcO_4^-, $ReO_4^- = 4{,}05 \times 10^{-23}$ cm^3). ^{99m}Tc-Pertechnetat wird deshalb von den gleichen Organen gerafft, ohne jedoch nennenswert organisch gebunden zu werden [48].

Dieses Stoffwechselverhalten von ^{99m}Tc-Pertechnetat und seine günstigen physikalischen Eigenschaften veranlaßten unsere Arbeitsgruppe (Börner, Grünberg und Moll) vor 20 Jahren, die Methode zur szintigraphischen Darstellung der Kopfspeicheldrüsen auszuarbeiten, um damit Funktionsstörungen nachzuweisen. Wir konnten erstmals 1965 darüber berichten [6, 7]. Das Verfahren hat sich inzwischen in der Klinik bewährt (Lit. bei 4, 5, 28).

Wie bei zahlreichen anderen nuklearmedizinischen Verfahren kann durch die Speicheldrüsenszintigraphie die Organfunktion der einzelnen Anteile des Parenchyms in Abhängigkeit von der Zeit erfaßt werden. So war es nicht verwunderlich, daß die Kamera-Funktionsszintigraphie mit der rechnergestützten „region-of-interest"-Technik einen entscheidenden Fortschritt brachte [16, 38, 49]. Mit ihrer Hilfe ist es möglich, die sekretorische und exkretorische Leistung der einzelnen Kopfspeicheldrüsen nicht invasiv unter physiologischen Bedingungen zu messen. Die diagnostische Aussage wird durch die Stimulation der Speichelexkretion mit Zitronensaft [36] noch wesentlich verbessert, welcher im Vergleich zu Pharmaka (z. B. Carbamoylcholinchlorid) [39] frei von Nebenwirkungen ist.

Auswahl des Radionuklids

Unter Berücksichtigung der für die Kopfspeicheldrüsenszintigraphie notwendigen Aktivität und der zur Diskussion stehenden radioaktiven Substanzen ist – hinsichtlich der physikalischen Eigenschaften und der Strahlenbelastung – ^{99m}Tc-Pertechnetat das Radionuklid der Wahl [36] (Tabelle 1). ^{131}J-NaJ verursacht eine unvertretbar hohe Strahlenbelastung und ist wegen seiner härteren Gamma-Energie für die Kameraszintigraphie schlecht geeignet. Die Bildqualität ist bei Verwendung von ^{123}J mit der von ^{99m}Tc vergleichbar gut, während die Strahlenexposition der Speicheldrüsen beim Einsatz von ^{123}J um das Zwanzigfache höher liegt. Jodid und Pertechnetat verhalten sich beim Durchgang durch die Kopfspeicheldrüsen ähnlich [36].

Wenn man die Strahlenbelastung des kritischen Organs – der Schilddrüse – reduzieren wollte, müßte man die Aufnahme von TcO_4^- durch die Schilddrüse durch vorherige mehrtägige Gabe von Schilddrüsenhormonen supprimieren; hierdurch würde verständlicherweise die Praktikabilität der Methode eingeschränkt. Die sonst übliche

Tabelle 1. Strahlenbelastung bei der Kopfspeicheldrüsen-Szintigraphie mit ^{99m}Tc-Pertechnetat, ^{123}J-Jodid und ^{131}J-Jodid

Radioaktive Substanz*	^{99m}Tc-Pertechnetat	^{123}J-Jodid	^{131}J-Jodid
Kritisches Organ Schilddrüse (nicht blockiert)	0,4 rad (3,4 mGy)	30 rad (330 mGy)	2000 rad (20000 mGy)
Kopfspeicheldrüsen	0,2 rad (2 mGy)	4 rad (40 mGy)	240 rad (2400 mGy)

* bezogen auf 1 mCi = 37 MBq

Blockade der Schilddrüse mit Perchlorat hemmt – wie bereits erwähnt – auch die Pertechnetat-Aufnahme der Speicheldrüsen kompetitiv; sie ist damit zur Vorbereitung der Speicheldrüsen-Szintigraphie nicht geeignet.

Methodik

Hinsichtlich Aufnahmetechnik, Auswerteverfahren und Befunddokumentation der Speicheldrüsenfunktionsszintigraphie gehen wir folgendermaßen vor:

Die Speicheldrüsenfunktionsszintigraphie wird mit 2 mCi ^{99m}Tc-Pertechnetat durchgeführt. In einer Vormessung werden die Untergrundaktivität über der Untersuchungsliege sowie die Aktivität in der Spritze mit der Gammakamera bestimmt.

Der nüchterne Patient befindet sich in bequemer Rückenlage; die Kamera wird von frontal auf den Kopfbereich eingestellt. Um Bewegungsartefakte zu vermeiden, fixieren wir den Kopf mit einem evakuierbaren Kissen. Mit der Injektion des Pertechnetats wird eine dynamische Studie am Rechner gestartet. Die Untersuchungsdauer beträgt 30 Minuten; in der 20. Minute erhält der Patient zur Stimulation der Speichelexkretion 2 ml eines verdünnten Zitronensaftkonzentrats in den Mund geträufelt.

Auswertung

Die Untersuchung liegt zunächst als Sequenzszintigraphie (30 Bilder à 1 min gespeichert als 64×64-Bildmatrix) vor. Nach Auswahl eines repräsentativen Summationsbildes setzt der Untersucher regions of interest (ROI) über beide Parotiden, beide Submandibulardrüsen sowie über den Mundbereich. Das Rechnersystem erstellt hieraus Zeit-Aktivitätskurven, die zwischengespeichert werden.

Die gesunde Speicheldrüse zeigt 3 typische Kurvensegmente:
1. steiler Initialanstieg (Durchblutung/Perfusion)
2. kontinuierliche Aktivitätsanreicherung (aktiver Transport/Sekretion)
3. Aktivitätsabfall, vor allem nach Stimulation (Exkretion)

Im Dialog mit dem Bearbeiter korrigiert der Rechner die Kurven mit einem eigenen FORTRAN-Programm für den radioaktiven Zerfall sowie die Gewebeabsorption unter Bezug auf die injizierte Dosis. Gleichzeitig werden anhand der abgeleiteten Funktionskurven numerische Parameter für Sekretion (Maximum, Integrale

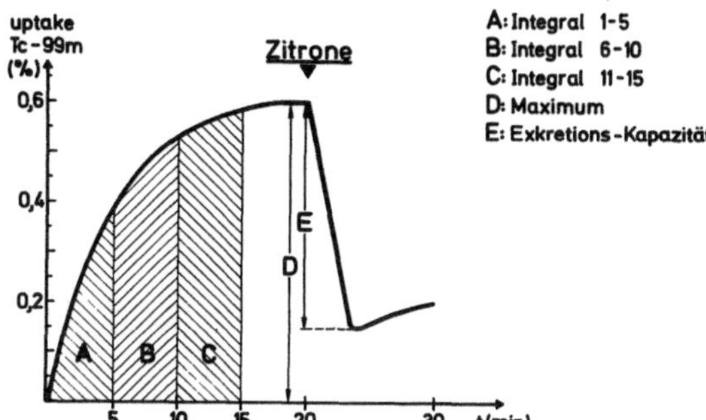

Abb. 1. Auswerteschema für die Funktionsszintigraphie der Kopfspeicheldrüsen

aus der Phase des initialen Kurvenanstiegs) und Exkretion (nach Stimulation mit Zitronensaft) berechnet und jeweils in Prozent der verabreichten Aktivität ausgedrückt (Abb. 1) [44, 45].

Dokumentation

Summationsbilder von den verschiedenen Untersuchungsabschnitten sowie die errechneten Funktionskurven für Parotiden und Submandibulardrüsen werden auf Röntgenfilm oder als Farbdruck dokumentiert. Die errechneten numerischen Parameter liegen zusammen mit entsprechenden Normbereichen und den Patientendaten als Rechnerausdruck vor. In Übereinstimmung mit anderen Untersuchern, die eine Quantifizierung der Drüsenfunktion versucht haben [23, 24, 41], ist die hohe Variationsbreite (Standardabweichung) der ermittelten Parameter festzustellen. Auch die Untergrundsubtraktion bringt u. E. keine wesentliche Verbesserung der Ergebnisse [23, 41], so daß man eigentlich nur von semiquantitativen Resultaten sprechen kann.

Zur Aussagefähigkeit der Methode

2 mCi ^{99m}Tc-Pertechnetat reichen für die Prüfung der Speicheldrüsenfunktion aus; höhere Aktivitäten – wie sie von amerikanischen Autoren zur statischen Szintigraphie verwendet werden [32] – sind u. E. nicht erforderlich. In der Regel sind Parotis und Submandibularis ohne Schwierigkeiten abzugrenzen. Das funktionsfähige Parenchym der Drüsen kann direkt dargestellt werden. In Abhängigkeit von der Zeit wird der Funktionsablauf aufgezeichnet und beurteilt (Abb. 2).

Es gelingt meist nicht, die Gll. sublinguales darzustellen, da sie von Speichelaktivität der großen Kopfspeicheldrüsen überlagert werden, die in den Mundbereich sezerniert wird [1, 11]. Nach eigenen Erfahrungen stellen sich die Gll. sublinguales – wenn überhaupt – sehr früh dar; ältere Untersuchungen berichten über den Nachweis in späten Szintigrammen [6, 17, 25, 26, 38]. Als Nebenbefund zeigt sich nicht selten eine – wenn auch geringere – Anreicherung im Nasenbereich, die auf die dort befindlichen Schleimdrüsen zurückzuführen sein dürfte.

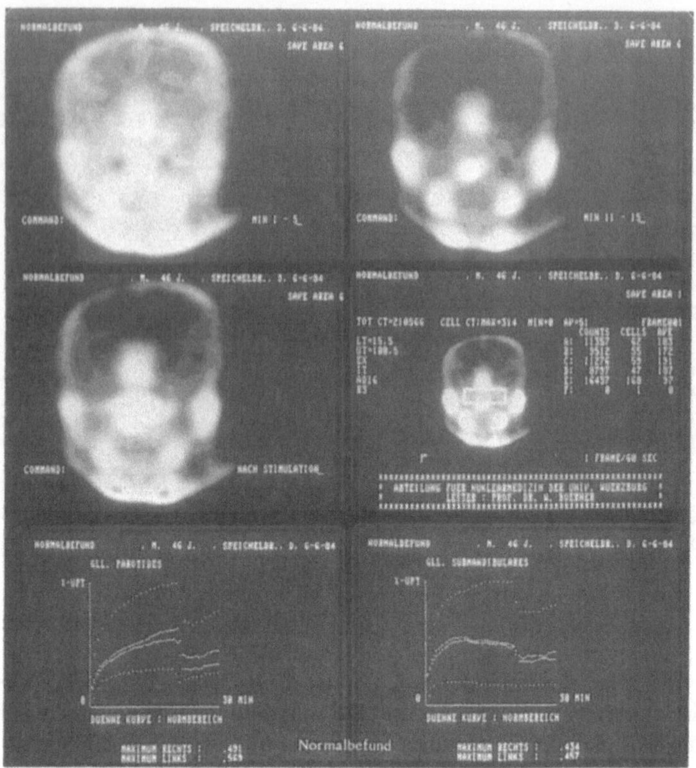

Abb. 2. Normalbefund eines Funktionsszintigramms der Kopfspeicheldrüsen

Zuordnung von ^{99m}Tc-Pertechnetat speicherndem Gewebe zu den Kopfspeicheldrüsen

Szintigraphisch ist es möglich, Form, Größe und Lage der großen Kopfspeicheldrüsen zu bestimmen und dystopes Drüsengewebe sowie Restgewebe nach Operation zu finden oder – in seltenen Fällen – eine partielle oder totale Agenesie der Drüsen nachzuweisen [43, 47].

Ob ein Speicherbezirk der Schilddrüse oder den Speicheldrüsen angehört, erkennt man in der Regel durch die stark unterschiedliche Intensität der Speicherung [4]. Erforderlichenfalls kann die Unterscheidung zwischen Schilddrüsen- und Speicheldrüsengewebe durch Szintigraphie vor und nach Zitronensaftgabe erreicht werden, wie dies beim Nachweis einer kindlichen Zungengrundschilddrüse eindrucksvoll zu demonstrieren ist [8] (Abb. 3). Nach Entleerung der Kopfspeicheldrüsen bleibt das unbeeinflußt speichernde Schilddrüsengewebe übrig.

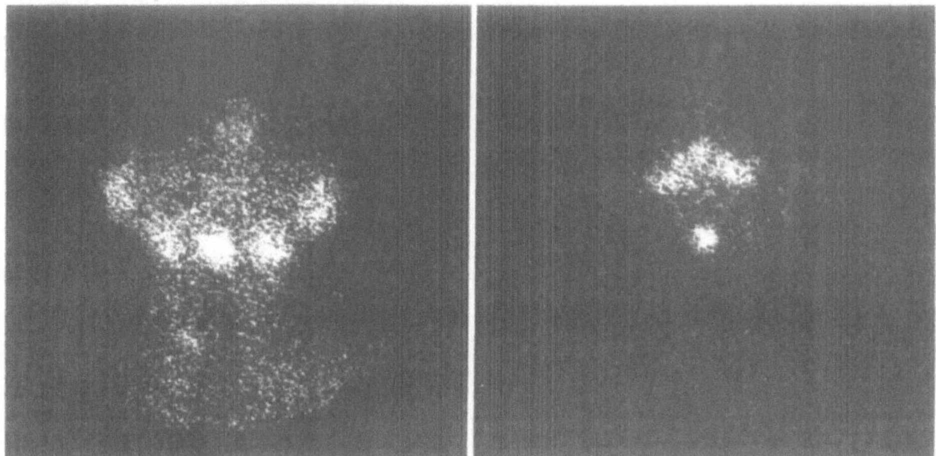

Abb. 3. Unterscheidung von Schilddrüsen- und Speicheldrüsenparenchym durch Szintigraphie vor und nach Zitronensaftreiz bei vikariierender Zungenschilddrüse

Indikationen zur klinischen Anwendung der Speicheldrüsen-Funktionsszintigraphie

Bei der Beurteilung von Funktions-Szintigrammen der großen Kopfspeicheldrüsen muß man berücksichtigen, daß recht erhebliche quantitative Seitenunterschiede vorkommen, die vor allem dann noch als physiologisch zu werten sind, wenn der charakteristische Aktivitätsverlauf mit normaler Entleerung auf Zitronensaft-Reiz nachzuweisen ist.

Darüber hinaus kann man in seltenen Fällen unklare nicht schmerzhafte Schwellungen von beiden Parotiden oder beiden Submandibulardrüsen beobachten, bei denen im Funktionsszintigramm in den Drüsenpaaren eine gesteigerte Durchblutung, Sekretion, Exkretion sowie Reizantwort auf Zitronensaft besteht. Diese Normvariante besitzt offensichtlich keinen Krankheitswert. Sind die Tränendrüsen mitbeteiligt, so muß man an das Mikulicz-Syndrom denken (Lymphozyten-Infiltration).

Vergrößerte Parotiden mit jedoch verminderter sekretorischer und exkretorischer Funktion werden bei den *Sialosen* beobachtet, die reaktiven nichtentzündlichen Speicheldrüsenerkrankungen entsprechen. Sie sind zu beobachten bei Diabetes mellitus, Leberzirrhose sowie anderen endokrinen und neurogenen Störungen.

Bei der *akuten Sialoadenitis* (Abb. 4) kommt es durch die entzündliche Hyperämie in der schmerzhaften kranken Drüse zu einem erhöhten initialen Anstieg und verstärkter Sekretion der Testsubstanz. Nach der Stimulation mit Zitronensaft strömt das ^{99m}Tc-Pertechnetat verzögert aus der Drüse ab, vermutlich als Ausdruck einer Schwellung der Gangepithelien und der dadurch bedingten Einengung des Lumens.

Die *chronische* meist rezidivierende *Entzündung,* ebenfalls oft schmerzhaft, ist charakterisiert durch eine verminderte sekretorische Leistung bei normaler Durchblutungsphase. Der Aktivitätsabfall nach Reiz ist verzögert, der Kurvenverlauf abgeflacht.

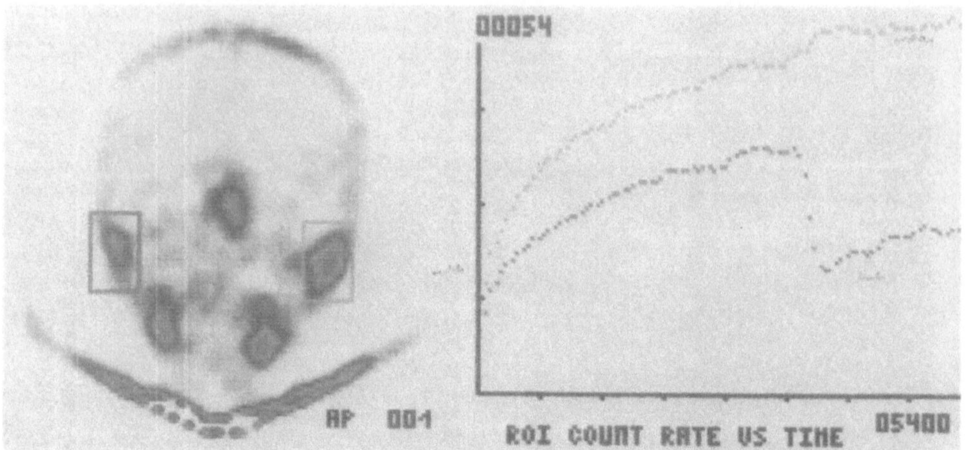

Abb. 4. Akute Entzündung: Verstärkte Perfusion bei aufgehobener Exkretion der li. Gl. parotis

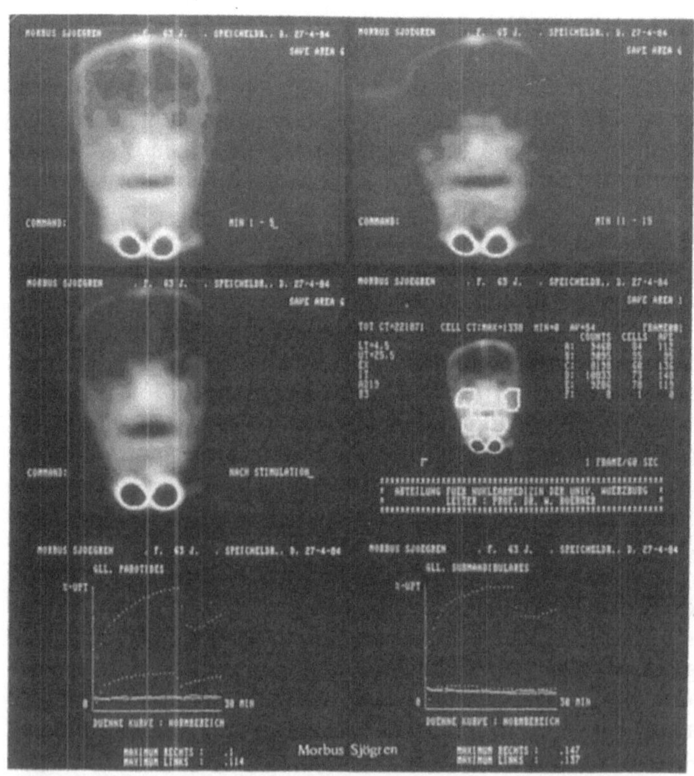

Abb. 5. M. Sjögren: Funktionsausfall sämtlicher Kopfspeicheldrüsen

286

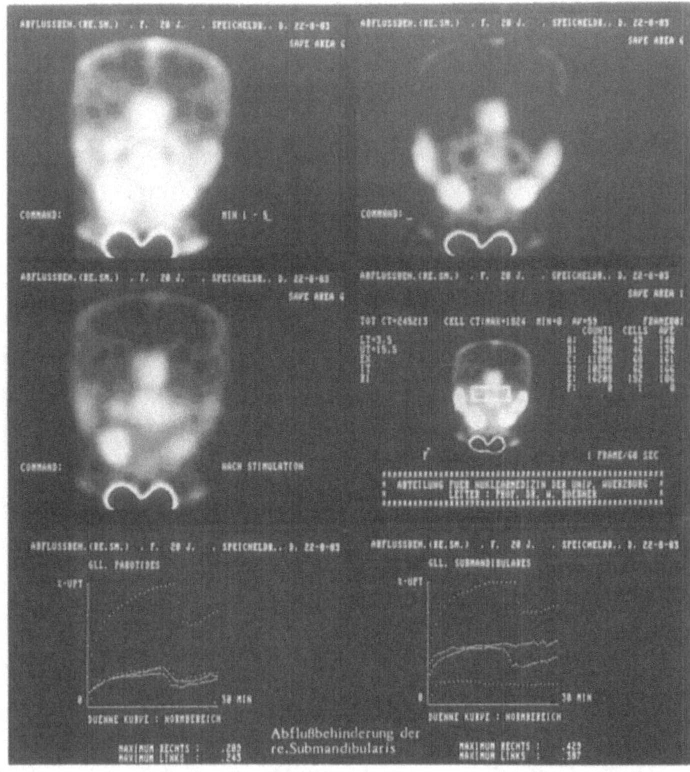

Abb. 6. Sialolithiasis: Abflußbehinderung der re. Gl. submandibularis

Auch Sonderformen der chronischen Entzündung, wie der *Morbus Sjögren* [6, 37], (Abb. 5) und die *multizentrische Sialoangiektasie* [19] zeigen in den meisten Fällen eine stark herabgesetzte bzw. fehlende Anreicherung von Pertechnetat in den Kopfspeicheldrüsen, wobei in der Regel alle Drüsen beidseits befallen sind. Das Sjögren-Syndrom kann als System-Erkrankung zusammen mit einer rheumatoiden Arthritis, einem Lupus erythematodes, einer Polymyositis, einer Sklerodermie, einer Periarthritis nodosa, einer Sarkoidose, einem Lymphom oder einer Tuberkulose auftreten.

In der Diagnostik von *Speichelstein-Erkrankungen* (Abb. 6) ist die Sialographie der Szintigraphie überlegen; dies gilt auch für Gangstenosen und Fisteln. Charakteristisch ist eine weitgehend fehlende Exkretion nach Zitronensaft-Reiz. Die entsprechende Drüse kommt im Seitenvergleich auch im Spätszintigramm noch voll zur Darstellung als Ausdruck eines weiteren Anstiegs der Aktivität bei verhindertem Abfluß.

Die Funktionsszintigraphie mit ^{99m}Tc-Pertechnetat ist für *Tumoren* im Bereich der Kopfspeicheldrüsen von sekundärer Bedeutung. Hier sind der Tastbefund, die Sonographie, die CT-Untersuchung und die Sialographie an erster Stelle zu nennen. In der Regel sind sowohl benigne als auch maligne Geschwülste szintigraphisch kalt [5]. Trotzdem kann hier ein statisches Szintigramm des entsprechenden Funktionsabschnittes für den Operateur nützlich sein; er erfährt auf diese Weise, wo sich aktives Drüsengewebe befindet und wieviel davon noch vorhanden ist [13] (Abb. 7).

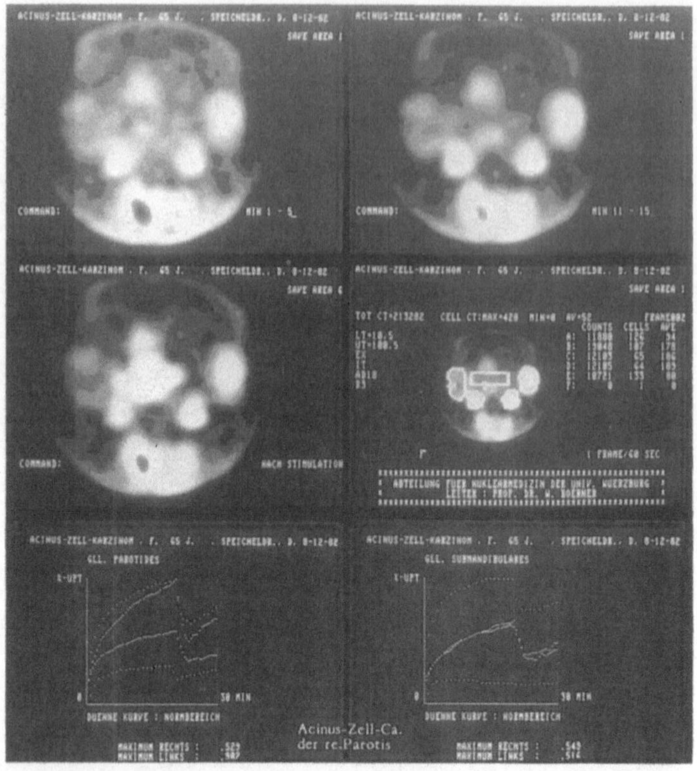

Abb. 7. Acinuszell-Karzinom: Zentrale Minderanreicherung der re. Gl. parotis bei teilweise erhaltener Funktion

Der häufigste Speicheldrüsentumor, das *pleomorphe Adenom,* speichert entsprechend seines histologischen Aufbaus unterschiedlich.

Eine Ausnahme mit gegenüber dem normalen Gewebe eher verstärkt speichernden Parenchym ist der *Warthin-Tumor,* das papilläre Zystadenolymphom (Abb. 8) [14, 17, 31, 46]. Der zu den benignen Sialomen gehörige Tumor geht von den Epithelzellen des Gangsystems aus, die sekretorisch aktiv sind [46].

Das gleiche szintigraphische Verhalten mit verstärkter Speicherung zeigt das ebenfalls gutartige seltene *Onkozytom* (oxyphiles Adenom) [27], das auch extraglandulär im Sinus maxillaris gelegen sein kann [29]. Da sowohl der Warthins-Tumor als auch das Onkozytom nicht mit dem Gangsystem kommunizieren, werden Radiojod und Pertechnetat nicht sezerniert, sondern nur kontinuierlich akkumuliert [42].

Erstmals wurde vor kurzem über einen malignen Tumor in der Parotis berichtet, der ^{99m}Tc-Pertechnetat verstärkt anreichert [30]. Es handelt sich um ein schleimproduzierendes *papilläres Adenokarzinom* bei einer 72jährigen Patientin.

Die Ausdehnung eines Funktionsausfalls der Kopfspeicheldrüsen nach therapeutischer *Strahleneinwirkung* ist szintigraphisch nachweisbar, wobei sich z. B. nach *perkutaner Radiatio* die Grenze des Bestrahlungsfeldes scharf gegen das funktionsfähige Gewebe abhebt [18]. Als unerwünschte Nebenwirkung sowohl nach externer Strah-

288

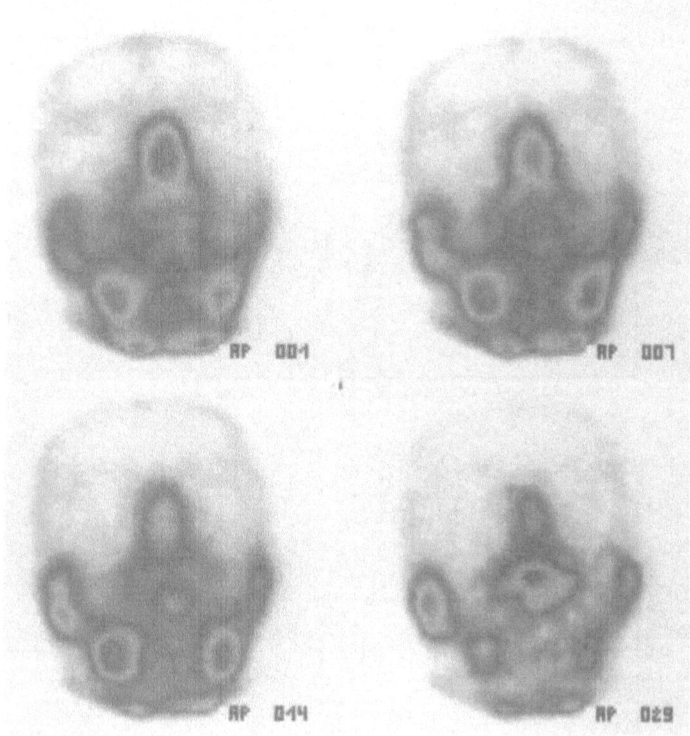

Abb. 8. Warthin-Tumor: Sequenzszintigraphisch Mehranreicherung in der re. Parotis vor und nach Zitronensaftstimulation

lentherapie als auch nach hochdosierter Radiojodtherapie des Schilddrüsenkarzinoms können Funktionseinschränkungen der großen Kopfspeicheldrüsen mit erheblicher individueller Schwankungsbreite bis zur vollständigen Asialie auftreten. Diese finden heute noch zu wenig Beachtung. Nach externer Bestrahlung ab etwa 5000 rad zeigen die großen Kopfspeicheldrüsen einen irreversiblen Funktionsverlust [15, 40]. Die vermutete Dosisabhängigkeit nach *hochdosierter Radiojodtherapie* (2) konnten wir für die Gl. parotis nachweisen [33, 35, 44] (Abb. 9). Die sehr viel geringeren Funktionseinschränkungen der Gl. submandibularis, [12, 34, 35, 44] werden auf das im Vergleich zur Parotis dreifach größere Speichelminutenvolumen zurückgeführt. Aus diesem Grunde sollten Patienten in den ersten Tagen nach einer [131]J-Therapie in höherer Dosierung ständig Zitronenscheiben oder saure Bonbons lutschen [35].

Abschließend sind in Tabelle 2 Möglichkeiten der Funktionsszintigraphie zur Differentialdiagnose von Speicheldrüsenerkrankungen nochmals einander gegenübergestellt.

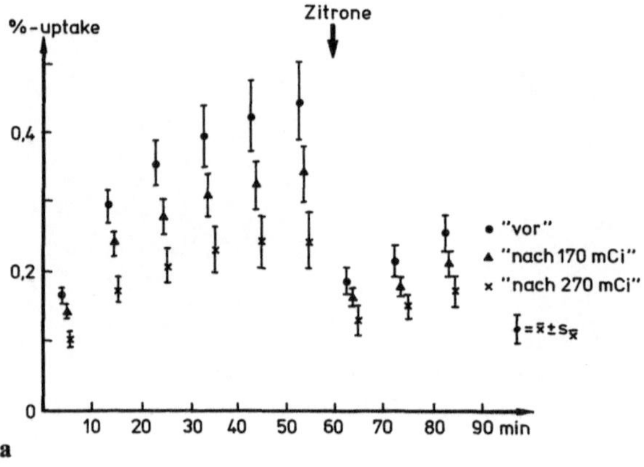

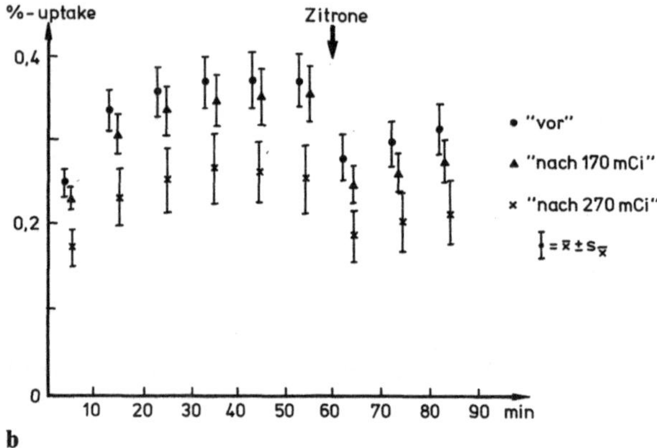

Abb. 9a u. b. Dosisabhängigkeit des Funktionsausfalls nach Radiojodtherapie. **a** Gll. parotides, **b** Gll. submandibulares

Tabelle 2. Differentialdiagnostische Möglichkeiten der Speicheldrüsenszintigraphie

	Funktionsszintigraphie			Lokalisation	Beispiele
	Perfusion	Sekretion	Exkretion		
Sialose	↔	↓	↓	Bilateral in vergrößerten Parotiden	Leberzirrhose Diabetes mellitus
Akute Sialoadenitis	↑	↔ ⇩	↓	uni- oder bilateral	bakteriell viral (radiogen)
Chronische Sialoadenitis	↔	↓	↓ ↔	uni- oder bilateral	M. Sjögren Z.n. akuter Entz.
Sialolithiasis	⇧	↔ ⇩	↓	unilateral meist Submandib.	auch als Ursache oder Folge v. Entz.
Strahlenwirkung	↓	↓	↓	meist bilateral Parotiden bevorzugt	J-131-Therapie perkutane Radiatio
Tumoren	↔	⇩ ↔ ⇧	↔ ⇩	Herdbefund!	Ca meist kalt, Warthin's Tu. warm

290

Literatur

1. Akker van den HP, Busemann-Sokole E., Schoot van der JB (1976) Origin and location of the oral activity in sequential salivary gland scintigraphy with ^{99m}Tc-pertechnetate. J nucl Med 17: 959–964
2. Albrecht HH, Creutzig H (1977) Funktionsszintigraphie der Speicheldrüsen nach hochdosierter Radiojodtherapie. Fortschr Röntgenstr 125: 541–551
3. Anbar M, Guttmann S, Lewitus Z (1959) Effect of monofluorsulphonate, difluorphosphate and fluoroborate ions on the iodine uptake of the thyroid gland. Nature 183: 1517–1518
4. Börner W (1971) Szintigraphische Darstellung der Kopfspeicheldrüsen. Med Klin 66: 1496–1501
5. Börner W (1978) Speicheldrüsenfunktions- und Lokalisationsdiagnostik mit Radionukliden. In: Handbuch der medizinischen Radiologie (Hrsg. H Hundeshagen) Bd. XV, Springer, Berlin Heidelberg New York, S 99–115
6. Börner W, Grünberg H, Moll E (1965) Die szintigraphische Darstellung der Kopfspeicheldrüse mit Technetium^{99m}. Med Welt (N.F.): 2378–2380
7. Börner W, Moll E, Bayer H (1967) Die Bedeutung von ^{99m}Tc für die nuklearmedizinische Lokalisationsdiagnostik. 3. Jahrestg. Ges. Nuklearmedizin, Lausanne, Oktober 1965. In: Radioisotope in der Gastroenterologie (Hrsg. G Hoffmann, B Delaloye), Schattauer Stuttgart, S 305– 314
8. Börner W, Reiners Chr (1981) Nuklearmedizinische Lokalisationsdiagnostik der euthyreoten (blanden) Struma. Therapiewoche 31: 1575–1591
9. Brown-Grant K (1961) Extrathyroidal iodide concentrating mechanismus. Physiol Rev 41: 189–213
10. Burgen H: zit. n. Janssens A (1970) Exploration scintigraphique des glandes salivaires. Acta stomat belg 67: 25–75
11. Busemann-Sokole E, Akker van den HP (1977) Fundamental aspects of sequential salivary gland scintigraphy with technetium-^{99m}-pertechnetate. In: Nuklearmedizin. Qualitätskriterien in der Nuklearmedizin. (Hrsg T Munkner, HAE Schmidt), Schattauer Stuttgart New York, S 807–810
12. Cha IH, Ritzl F (1983) Funktionsszintigraphie der Kopfspeicheldrüsen im Verlauf einer Telekobalttherapie. Strahlenther 159: 690–694
13. Chaudhuri TK, Stadalnik RC (1980) Salivary gland imaging. Sem nucl Med 10: 400–401
14. Gates GA (1977) Sialography and scanning of the salivary glands. Otolaryngol Clin North Am 10: 379–396
15. Glanzmann CH, Lütolf UM, Jäggi H, v Weidlich R, Horst W (1975) Dynamische Speicheldrüsenszintigraphie: Methoden und Ergebnisse bei Normalpersonen, Einfluß von Pharmaka und Bestrahlungen. In: Münkner T, Schmidt HAE (Hrsg) Quality factors in Nuclear Medicine. Kopenhagen 1975: 811–813
16. Golde G, Lange S, zum Winkel K, Motzkus F, Schmidt L, Jost H, Das BK (1972) Functional and morphological diagnosis using the scintillation camera and a data processing system. La Ricera Clin Lab 2: 83–148
17. Grove AS, Di Chiro G (1968) Salivary gland scanning with technetium ^{99m}-pertechnetate. Amer J Roentgenol 102: 109–116
18. Grünberg H, Börner W (1966) Die ^{99m}Tc-Pertechnetat-Szintigraphie in der Diagnostik von Krankheiten der Kopfspeicheldrüsen. Arch klin exp Ohren-, Nasen- und Kehlkopfheilk 187: 714–718
19. Grünberg H, Börner W (1968) Multicentric sialoangiectasis: investigated by scintigraphy. J Laryng 82: 871–881
20. Harden RMcG, Mason DK, Buchanan WW (1965) Quantitative studies of iodine excretion in saliva in euthyroid, hypothyroid and thyrotoxic patients. J clin Endocr 25: 957–961
21. Harper PV, Andros G, Lathrop KA (1962) In: Argonne Cancer Research Hospital Semiannual Report to the Atomic Energy Commission No 18, Office of Technical Services, Department of Commerce, Washington 25, DC, p 76
22. Höbel M, Lehrnbecher W (1967) Autoradiographische Untersuchungen über die Verteilung von ^{125}J- in der Trachealschleimhaut und der Parotis thyreoidektomierter Meerschweinchen. Z ges exp Med 144: 24–30

23. Hug L (1973) Die nuklearmedizinische Funktionsdiagnostik der Parotis: I. Die nuklearmedizinische Funktionsdiagnostik der Parotis: I. Die Funktion der normalen Parotis. Fortschr Röntgenstr 119: 165–174
24. Hug L, Holtgrave EA (1973) Die nuklearmedizinische Funktionsdiagnostik der Parotis: II. Die erkrankte Parotis. Fortschr Röntgenstr 119: 746–752
25. Kessler L, Otto H-J (1969) Zum diagnostischen Wert der Kameraszintigraphie bei Funktionsstörungen der Kopfspeicheldrüsen. Z Laryng Rhinol 48: 495–499
26. Kessler L, Schmidt W, Otto H-J (1969) Die Kamera-Szintigraphie der Kopfspeicheldrüsen mit Technetium ^{99m}Pertechnetat. Arch Ohr-, Nase- u Kehlk-Heilk 193: 329–336
27. Lunia S, Chodos RB, Lunia C, Chandramouly BS (1978) Oxyphilic adenoma of the parotid gland: identification with ^{99m}Tc-pertechnetate. Radiology 128: 690
28. Mishkin FS (1981) Radionuclide salivary gland imaging. Sem nucl Med 11: 258–265
29. Noyek AM, Greyson ND, Cooter N, Shapiro BJ (1982) Radionuclide salivary gland imaging of maxillary sinus oncocytoma. J Otolaryngology 11: 17–22
30. Noyek AM, Greyson ND, Fernandes BJJ, Chapnik JS (1982) Radionuclide salivary scan imaging of a „functioning" malignant parotid tumor (mucous-producing papillary adenocarcinoma). J Otolaryngology 11: 83–85
31. Noyek AM, Holgate RC, Wortzman G et al. (1977) Sophisticated radiology in otolaryngology. II. Diagnostic imaging non-roentgenographie (non-x-ray) modalities. J Otolaryngol 6 (Suppl 3): 95–117
32. Ohrt HJ, Shafer RB (1982) An atlas of salivary gland disorders. Clin nucl Med 7: 370–376
33. Reiners Chr, Börner W, Eilles Chr, Gerhards W, Stock KD, Moll E (1980) Functional scintigraphy of the human salivary glands. In: IAEA, Extended Synopsis on Medical Radionuclide Imaging, S 152–153
34. Reiners Chr, Eichner R, Eilles Chr, Gerhards W, Börner W (1980) Kamera-Funktionsszintigraphie der Kopfspeicheldrüsen nach hochdosierter Radiojodtherapie bei Schilddrüsenkarzinom-Patienten. In: Schmidt HAE, Riccabona G (Hrsg) Die klinische Relevanz der Nuklearmedizin. Schattauer, Stuttgart New York, S 477–481
35. Reiners Chr, Eilles Chr, Eichner R, Spiegel W, Börner W (1980) Speicheldrüsen-Funktionsszintigraphie zur Verlaufskontrolle bei der Therapie des Schilddrüsen-Karzinoms mit Radiojod. Nuklearmediziner 3: 281–286
36. Reiners Chr, Seybold K, Börner W, Moll E, Ruppert G, Schaffhauser R (1978) Kamera-Funktionsszintigraphie der Kopfspeicheldrüsen mit Na^{123}J und ^{99m}TcO$_4$. Vergleichende Untersuchungen an Schilddrüsenmalignom-Patienten nach Thyreoidektomie und ^{131}J-Therapie. In: Schmidt HAE, Woldring M (Hrsg) Nuklearmedizin. Stand und Zukunft. Schattauer, Stuttgart New York S 599–602
37. Schall GL, Anderson LE, Wolf RO, Herdt JR, Tarbley ThM, Cummings NA, Zeiger LS, Talal N (1971) Xerostomia in Sjögren's Syndrome. J Amer med Ass 216: 2109–2116
38. Schmidt L (1972) Die Untersuchung der Speicheldrüsenfunktion mit Technetium^{99m}-Pertechnetat unter Anwendung der Szintillationskamera und elektronischer Datenverarbeitung. Inaug Diss Berlin
39. Schmidt L (1974) Radiologische Untersuchungsverfahren in der Speicheldrüsendiagnostik. Therapiewoche 24: 4142–4148
40. Schmidt L, Ammon J, Hermann HJ (1973) Der Einfluß ionisierender Strahlen auf die Pharmakodynamik der Speicheldrüsen. In: Deutscher Röntgenkongreß 1972 (Hrsg. F Heuck), Thieme Stuttgart 1973
41. Schneider P, Traurig G, Haas JP (1984) Quantitative Funktionsszintigraphie der Speicheldrüsen. 1. Die Bestimmung der globalen und regionalen Drüsenfunktion. Fortschr Röntgenstr 140: 93–96
42. Siddiqui AR, Weisberger EC (1981) Possible explanation of appearance of Warthin's tumor on I–123 and Tc^{99m}-pertechnetate scans. Clin nucl Med 6: 258–260
43. Smith NJD, Smith PB (1977) Congenital absence of major salivary glands. Brit Dent J 260: 142
44. Spiegel W (1981) Speicheldrüsenschäden durch Radiojod. Funktionsszintigraphische Untersuchungen nach hochdosierter Radiojodtherapie wegen Schilddrüsenkarzinoms. Inaug Diss Würzburg
45. Spiegel W, Schickram K-P, Eilles Chr, Gerhards W, Wiedemann W, Börner W (1984) Speicheldrüsenfunktionsszintigraphie: Normalwerte und pathologische Befunde. In: Adam WE, Schmidt HAE (Hrsg) Nuklearmedizin. Darstellung von Metabolismen und Organfunktionen. Schattauer, Stuttgart New York S 453–456

46. Stebner FC, Eyler WR, Dusault LA, Block MA, Kelly AP, Nichols R (1968) ^{99m}Tc-pertechnetate scanning of salivary glands. Radiology 90: 583–585
47. Sucupira MS, Weinreb JW, Camerago EE, Wagner HN Jr (1983) Salivary gland imaging and radionuclide dacryocystography in agenesis of salivary glands. Arch Otolaryngol 109: 197–198
48. Wolff J (1964) Transport of iodide and other anions in the thyroid gland. Physiol Rev 44: 45–90
49. zum Winkel K, Schmidt L, Meves M (1974) Measurement of salivary and gastric emptying. J nucl Med 15: 544

Nuklearmedizinische Diagnostik der Tränenwege

J. Dressler

Zusammenfassung

Die Radionuklid-Dakryographie ist ein praktikables, hochempfindliches Verfahren zur Beurteilung der Tränenabflußdynamik. Sie wird als strahlenschonendes, den Patienten nicht belästigendes Vorgehen bei Verdacht und nachweislicher Obstruktion der tränenableitenden Wege empfohlen. Aus dermatologischer Sicht sind insbesondere prä- und postoperative Kontrollen bei operativer und/oder Strahlentherapie von Periorbitaltumoren von Bedeutung, ferner die Differenzierung zwischen vermehrter (Reiz-)Sekretion und funktionellen Stenosen des Tränendrainagesystems, soweit dieses klinisch nicht abgrenzbar ist. Zur Quantifizierung einer Mindersekretion von Tränenflüssigkeit, z. B. im Rahmen einer Keratokonjunktivitis sicca bei Sjögren-Syndrom, erscheint uns die Methode weniger hilfreich.

Schlüsselwörter

Szintigraphie, Tränensekretion, Tränendrainage, Sjögren-Syndrom, Tränenwegsstenose

Summary

Radionuclide dacryography is recommended as a simple and reliable method for evaluating tear flow dynamics. Because both annoyance and radiation dosage for the patient are small, it is an important diagnostic instrument in suspected obstruction of the lacrimal drainage system. From a dermatologist's point of view it is of interest subsequent to surgical treatment or radiotherapy of tumors located in the periorbital region and for differential diagnosis of hypersecretion versus functional stenosis of

Eine Vielzahl primär dermatologischer Erkrankungen manifestiert sich unter anderem am oder in unmittelbarer Umgebung des Auges, so daß der Hautarzt als erster mit der Begutachtung des trockenen oder des tränenden Auges konfrontiert sein kann. Alle entzündlichen Veränderungen der vorderen Augenabschnitte bewirken auch Störungen der Tränenproduktion und/oder des Tränenflusses.
Aufgabe der Tränenorgane ist die Bereitstellung und Aufrechterhaltung des für die Funktion des Auges und besonders seiner optischen Integrität notwendigen Feuchtigkeitsfilmes. Der präkorneale Tränenfilm, der als fünfte Schicht der Hornhaut aufgefaßt werden kann und die eigentliche optische Grenzschicht zur Luft darstellt, wird von den Sekreten der Tränendrüse und der Drüsen der Bindehaut und der Lider gebildet. Sekretion und Elimination der Tränenflüssigkeit stehen in einem Fließgleichgewicht. Ein Teil der Tränenflüssigkeit verdunstet, der Rest wird vom Lidspaltenbereich über die tränenableitenden Wege abtransportiert und in die Nasenhöhle abgeleitet.

294   Dermatologie und Nuklearmedizin
Hrsg. Holzmann, Altmeyer, Hör, Hahn
© Springer-Verlag Berlin · Heidelberg 1985

Bei Obstruktion dieses Tränendrainagesystems, seltener bei Hypersekretion, tritt Tränenträufeln auf; außerdem besteht durch den Sekretstau in dem Gangsystem die Gefahr der Dakryozystitis. Die Reihe der Untersuchungsmethoden zur Beurteilung der Funktion und Morphologie der ableitenden Tränenwege (konjunktivaler Farbstofftest, Spülung, Sondierung, röntgenologische Darstellung) wurde erstmals durch Rossomondo et al. 1972 durch eine nuklearmedizinische Methode bereichert. Die Radionuklid-Dakryographie (RND, Synonyma: Radionuklid-Dakryozystographie, Dakryoszintigraphie, Mikroszintigraphie, Funktions-/Sequenzszintigraphie der tränenableitenden Wege) wurde von unserer Arbeitsgruppe in die Routinediagnostik eingeführt, systematisch bearbeitet und methodisch verbessert [5, 7, 8, 9]. In der folgenden Übersicht sollen Indikationen und Wertigkeit dieser Methode beleuchtet werden, soweit sie an der Schnittstelle von Dermatologie zur Opthalmologie von klinischer Bedeutung ist.

Allgemeine Methodik

Dem sitzenden Patienten werden 10 µl physiologischer Kochsalzlösung, in der 50–100 µCi (1,8–3,7 MBq) Tc-^{99m}-Pertechnetat als Radioindikator gelöst sind, mit einer Mikropipette gleichzeitig in beide Augen, bei speziellen Fragestellungen nur in einen Bindehautsack, gegeben. Der Kopf wird während der Untersuchungszeit durch eine Stirn-Kinn-Kopfstütze fixiert und befindet sich unmittelbar vor dem Pinhole-Kollimator (Lochkameraprinzip) der Szintillationskamera, an die ein Rechner angeschlossen sein sollte. Die Phasen des Abtransportes der Aktivität werden sequentiell-bildlich dargestellt. Mittels der Region-of-Interest-Technik wird der Funktionsablauf auch über Teilbereichen des Auges, zum Beispiel den Canaliculi, verdeutlicht und quantifiziert. Die Untersuchungszeit beträgt etwa 15 Minuten. Bei Abflußverzögerungen kann während der Untersuchung eine Massage des Tränensackes oder ein Valsalva-Versuch erfolgen. Prinzipiell wird am Ende der Untersuchung der Bindehautsack ausgespült und der Befund anschließend nochmals szintigraphisch dokumentiert. Zur Auflösung kleinster Strukturen wie der Canaliculi hat sich uns ein Spezial-Pinhole-Kollimator mit besonders kleiner Bohrung (Durchmesser ca. 1 mm) bewährt [6]. Einige Autoren führen die Untersuchung auch mit dem für die nuklearmedizinische Routinediagnostik gebräuchlichen niederenergetischen Parallellochkollimator durch [12, 18]. Die Strahlenbelastung ist insbesondere für das kritische Organ, die Linse, äußerst gering, so daß Verlaufskontrollen und Untersuchungen bei Kindern bedenkenlos durchgeführt werden können [17].
Der Vorteil dieser nuklearmedizinischen Methode liegt darin, daß soweit wie möglich unter physiologischen Bedingungen gearbeitet werden kann: sitzender Patient, nicht reizende Testflüssigkeit von ähnlicher Viskosität wie der Tränenflüssigkeit mit der sie sich sofort mischt, keine Katheterisierung eines Tränenkanälchens, kleines Testvolumen, physiologischer Abtransport durch die Lidmechanik.

Normalbefunde

Die wichtigsten Strukturen des tränenableitenden Apparates können mit dem Spezialkollimator deutlich abgebildet werden. Lidränder und auch die Canaliculi sind Orientierungspunkte. Die Vereinigung der Canaliculi zum canalis communis vor dem Tränensack ist meist als Aussparung abgebildet, wobei eine funktionelle Verengung vorliegen dürfte wie dies auch am Ausgang des Tränennasenkanals (Hasnersche Klappe) gefunden wird. Abb. 1 zeigt die Sequenzszintigramme bei einem augengesunden Patienten mit Angabe des Aufnahmezeitpunktes nach Applikation von Radiotechnetium. In der Regel wird der Tränensack bereits nach einigen Sekunden sichtbar. Es liegt hier jedoch eine große Schwankungsbreite vor, die von patienteneigenen Faktoren, unter anderem dem Alter und methodischen Varianten beeinflußt wird. In der Nasenhöhle erscheint die Aktivität zwischen 3 und 20 min. Für klinische Fragestellungen hat unseres Erachtens der Seitenvergleich eine größere Bedeutung als die Errechnung von Transit- oder Erscheinungszeiten. Diese dienen jedoch als wertvolle Parameter bei der Verlaufskontrolle verschiedener pathologischer Zustände [12, 13, 16].

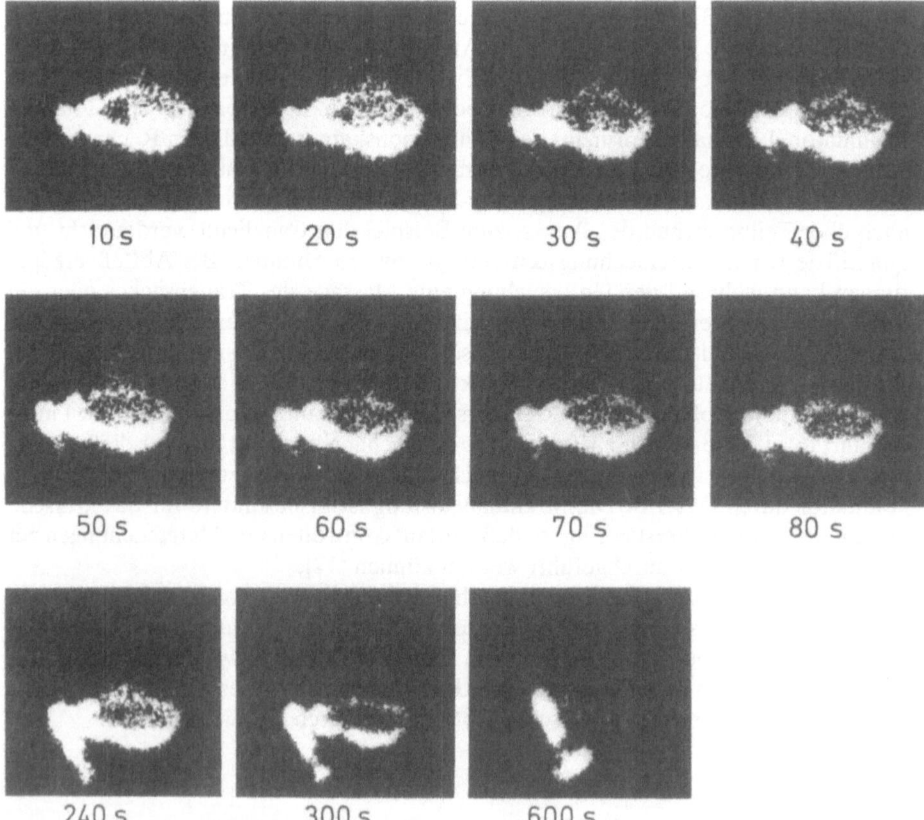

Abb. 1. Sequenzszintigraphie bei intakten tränenableitenden Wegen (linkes Auge). Nach 5 min. Aktivitätsnachweis distal der Hasnerschen Klappe in der Nasenhöhle

296

Tabelle 1. Anwendungsbereiche der Radionuklid-Dakryographie

Lokalisationsdiagnostik		Funktionsdiagnostik	
Tränendrainage	Prä- und postoperative Verlaufskontrolle	Tränensekretion	Klinisch-experimentelle Untersuchungen
Angeborene Störungen	Rekonstruktion und	Mindersekretion	Tc-^{99m}-markierte
Aplasie der Canaliculi	Neubildung der trä-	(Sicca-Syndrom)	Medikamententräger
Dakryostenose	nenableitenden Wege	bei Aplasie der gld.	
a) hoher Verschluß	Ektropium	Lacrimalialis	Biolog. HWZ-Be-
b) Verklebung der Has-	Lidmagnet-		stimmung markierter
nerschen Klappe	Implantation	postentzündliche Fibro-	Ophthalmologica
Erworbene Störungen		sierung	
Entzündungen der	Orbita-Fraktur		Resorptionsbestim-
Tränenröhrchen	NNH-Operationen	Altersinvolution	mung von Kornea und
Dakryostenose	Lid- und Peri-	Sjögren-Syndrom	Konjunktiva
ohne Entzündung	orbitaltumor	Mikulicz-Syndrom	
akute Dakryozystitis		Sklerodermie und	
chron. Dakryozystitis		andere rheumatische	
Dakryophlegmone		Erkrankungen	
Traumen (Schnitt, Riß)		durch Medikamente,	
Verätzungen		z. B. Antiovulantien	
Fremdkörper (Stein)			
Haut- und Bindehaut-		Hypersekretion	
tumor		Dakryoadenitis	
Stevens-Johnson-Syn-		Gefäßmißbildungen	
drom		Fremdkörperreiz	
		z. B. Ocusert-Medika-	
		mententräger	
		Kontaktlinsen	

Stenosen der tränenableitenden Wege

Die absoluten und relativen Indikationen der RND sind in Tabelle 1 aufgelistet. Zu beachten ist der fließende Übergang zwischen Lokalisations- und Funktionsdiagnostik, wobei je nach Fragestellung die Anfertigung von sequentiellen statischen Szintigrammen ausreicht oder aber regionale Funktionsszintigramme (Zeitaktivitätsdiagramme) über Teilbereichen des Auges erstellt werden.

Die Brauchbarkeit der Methode zum Nachweis und zur Lokalisation eines Verschlusses im Bereich der tränenableitenden Wege gilt zwischenzeitlich anhand zahlreicher Einzelmitteilungen [2, 4, 10, 12, 14, 15] als erwiesen. In vergleichenden röntgenologischen und nuklearmedizinischen Studien [3, 11, 13] konnte gezeigt werden, daß in den meisten Fällen die Höhe einer Blockade im Tränen-Drainagesystem übereinstimmend angegeben wird. In 24% unseres Patientengutes wurde jedoch mit der RND das Abflußhindernis weiter cranial diagnostiziert als mit der Röntgen-Dakryozystographie (Tabelle 2). Besonders häufig ergab sich dieser Befund bei entzündlichen Veränderungen nach Verletzungen des Bulbus, wobei röntgenologisch meist eine freie Passage der Tränennasenwege bestand trotz offensichtlicher Epiphorabeschwerden. Da die Röntgenuntersuchung mit einem erhöhten Druck- und Volumenangebot einhergeht, könnten Obstruktionen im Bereich der Canaliculi

Tabelle 2. Vergleich der Lokalisation einer Tränenwegsobstruktion (Dressler et al. 1982)

| | Verschlußtyp | Nuklearmedizin (RND) | | | | |
		0	I	II	III	gesamt
Röntgen	0	19	6	–	–	25
(DCG)	I	–	6	–	–	6
	II	–	4	30	–	34
	III	–	–	2	2	4
	gesamt	19	16	32	2	69

Typ I: Verschluß vor dem Tränensack
Typ II: Verschluß am Übergang zum Tränennasengang
Typ III: Verschluß an der Mündung des Tränennasenganges

eröffnet oder katheterisiert worden sein, so daß man die nuklearmedizinische Untersuchung als empfindlicher speziell im Nachweis funktioneller Stenosen bezeichnen muß.

Perioperative Kontrollen

Die präoperative szintigraphische Untersuchung bei Eingriffen an den Tränennasenwegen selbst oder in ihrer Umgebung (z. B. bei Trauma, periorbitalem Tumor wie ulzerierendem Basaliom im medialen Unterlidwinkel) erscheint uns als eine Hauptindikation. Primäre Geschwülste der ableitenden Tränenwege sind insgesamt selten. Sehr viel häufiger handelt es sich um invasives Tumorwachstum vom Lidrand oder den Nasennebenhöhlen (Nasengangskarzinom). Eine Dakryozystorhinostomie kann nur dann erfolgreich sein, wenn diejenigen Teile der Tränennasenwege, die vor dem Tränensack gelegen sind, einwandfrei durchgängig sind. Ebenso können die Kapazität eines Tränenkanälchens bei Obstruktion oder Aplasie des anderen beurteilt und das weitere therapeutische Vorgehen bestimmt werden. Daneben zählt selbstverständlich die Röntgendakryographie zur präoperativen Diagnostik, da nur hiermit die notwendige morphologische Detailerkennbarkeit vermittelt wird. Die Verlaufskontrollen nach Operation sind mittels RND bereits vom ersten postoperativen Tag an möglich und vermögen die Frequenz Röntgenuntersuchungen einzuschränken. Die freie Abflußpassage nach einer Dakryozystorhinostomie zeigt sich in der typischen Konfiguration der Aktivitätsstraße im Szintigramm (Abb. 2). Der Effekt einer Strahlentherapie von Tumoren im Bereich des Lidrandes und des medialen Lidwinkels auf die Tränenwege läßt sich mit keiner anderen Methode besser dokumentieren als mit der RND [1].

Tränenabflußdynamik

Bei Verwendung eines Mikrokollimators mit extrem kleiner Bohrung gelingt die getrennte Darstellung der Tränenkanälchen mit der RND. Zeitaktivitätskurven über den Canaliculi bilden die Grundlage zur Berechnung des Tränenflusses unter Reizse-

298

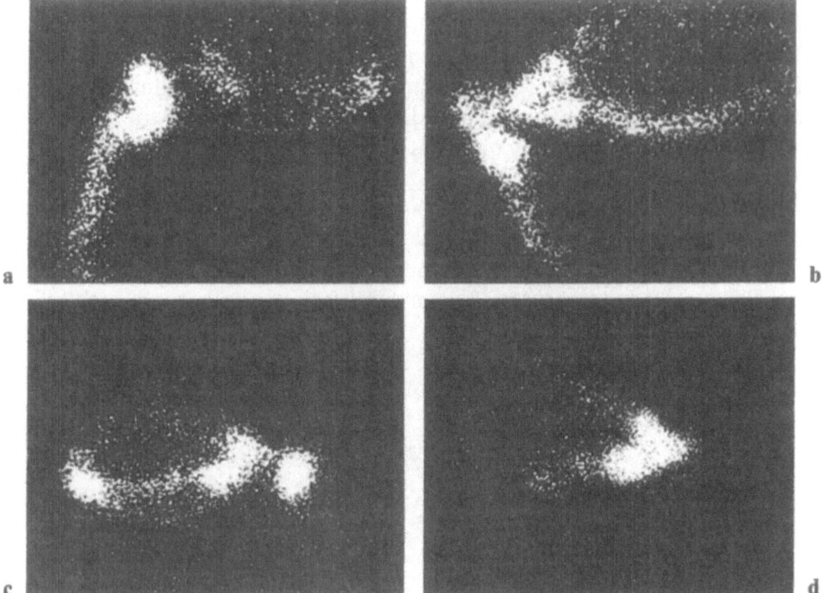

Abb. 2. **a** Normalbefund mit noch physiologischer Verengung distal des Tränensackes und Darstellung der Canaliculi. **b** Zustand nach erfolgreicher Dakryozystorhinostomie. **c** Präsaccale Stenose. **d** Verschluß distal des Tränensackes

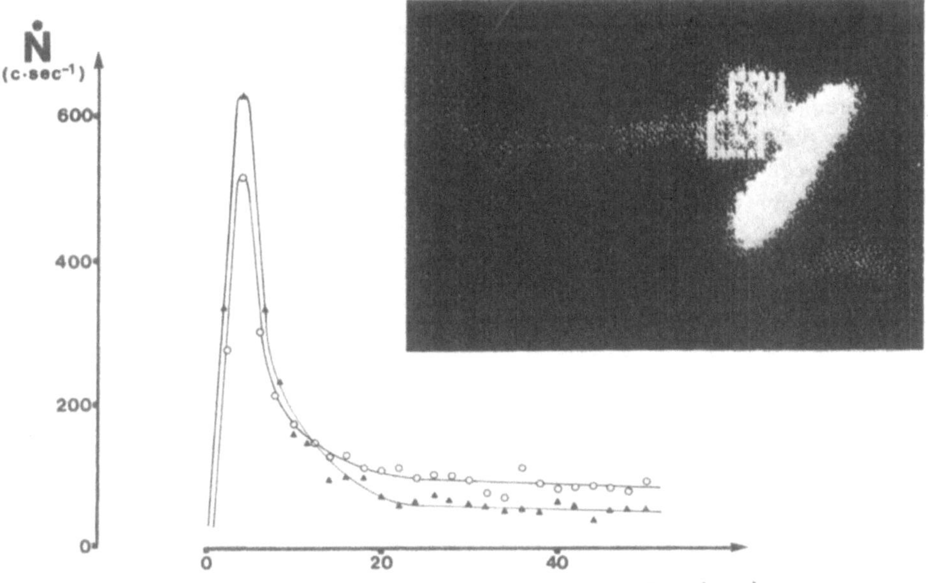

Abb. 3. Funktionsszintigraphie der Tränenkanälchen (markiert im Szintigramm, rechtes Auge). Die Zeitaktivitätskurven zeigen einen annähernd gleichen Tränenfluß durch das obere und untere Tränenkanälchen

kretion. Dabei wird als Äquivalent des Flusses durch die Tränenkanälchen das Verhältnis des Integrals der Kurve zur Zeit gewählt (Abb. 3). Die von uns bestimmten Durchflußraten bei Augengesunden ergeben durchschnittlich 0,5 µl/min. Bei intakten Tränennasenwegen kann dieses Volumen ohne weiteres auf das Vierhundertfache gesteigert werden ohne daß Epiphora auftritt. Die Tränennasenwege besitzen offenbar eine sehr große Kapazitätsreserve. Andererseits konnten wir bei der Auswertung der Flußraten durch das obere wie durch das untere Tränenkanälchen feststellen, daß die weit verbreitete Ansicht, daß das obere Tränenkanälchen am Abtransport der Tränenflüssigkeit nur gering beteiligt ist, revidiert werden muß. Nur bei 28 von 49 untersuchten Augen fand sich ein höherer Durchfluß im unteren Tränenkanälchen [6, 7].

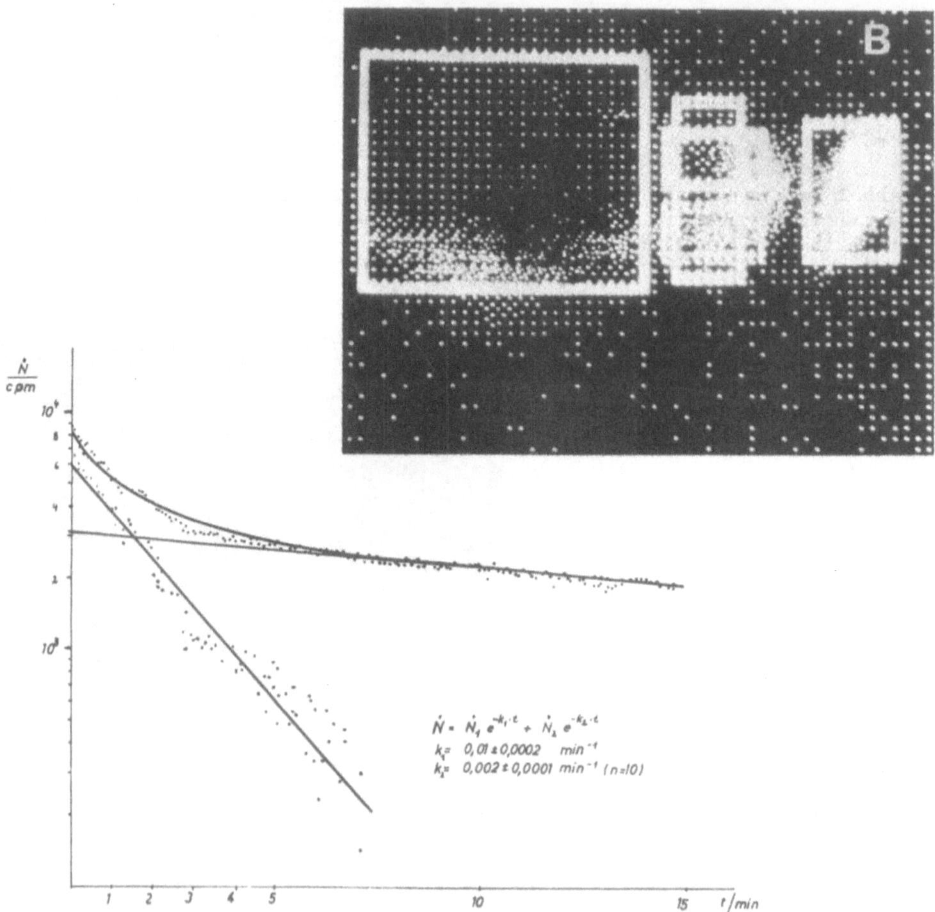

Abb. 4. Kurvenanalyse über der Lidspalte entsprechend der markierten großen Region im Summationsszintigramm. Die steile Gerade beschreibt die Verringerung der Testaktivität durch Abtransport überschüssigen Volumens. Die flache Gerade entspricht dem Verdünnungseffekt infolge Tränensekretion

300

Tränensekretion

Bei der Auswertung der Zeitaktivitätskurve über dem Lidspaltenbereich konnten bei 36 Augengesunden e-Funktionen mit bi-exponentiellem Charakter errechnet werden. Sie lassen sich durch ein Zwei-Kompartment-Modell mit einer schnellen und einer langsamen Komponente des Abtransportes interpretieren. Die Steigung der schnellen Komponente (K_1) gilt dabei als Maß für den anfangs schnellen Abtransport des überschüssigen instillierten Volumens vom Lidspaltenbereich während die langsame Komponente (K_2) im wesentlichen auf einem Verdünnungseffekt durch Tränensekretion beruht (Abb. 4). Die durchschnittliche Rate des schnellen Abtransportes des überschüssigen Tränenvolumens konnte mit 199 ± 71 µl/min. bestimmt werden. Dieser flow gilt für die Applikation von 10 µl und ein Ruhevolumen von 8 µl. Der von uns errechnete Wert der Basissekretion von 0,53 ± 0,33 µl/min. war nicht vom instillierten Volumen abhängig und korrespondiert gut mit dem von Sørensen [20] ebenfalls nuklearmedizinisch ermittelten Wert.

Unsere Untersuchungen bei 9 Patienten mit Sjögren-Syndrom ergaben für K_1 eine signifikant geringere Steigung, während K_2 starken Schwankungen unterlag. Offensichtlich beruht dieser Effekt auf dem deutlich erniedrigten Ruhevolumen bei Sjögren-Syndrom [19], welches durch das zusätzliche radioaktive Testvolumen das normale Ruhevolumen nur unwesentlich überschreitet. Eine Quantifizierung der Tränensekretion beim Sjögren-Syndrom erscheint uns beim genannten methodischen Vorgehen über Bestimmung der Flußraten nicht mit hinreichender Sicherheit möglich. Hingegen zeigt die direkte szintigraphische Darstellung der Tränendrüsen mit Radio-Gallium im positiven Anreicherungskontrast eine Korrelation zur Tränenproduktion bei gesicherter Keratokonjunktivitis sicca, wobei der Schirmer-Test als Referenzmethode diente [21]. Eine Abgrenzung der Verdachtsfälle gegenüber einem gesunden Kontrollkollektiv gelang den Autoren jedoch nicht. Über die weitere diagnostische Aussagekraft der Gallium-Szintigraphie bei Kollagenosen wird an anderer Stelle dieses Bandes berichtet.

Literatur

1. Brizel HE, Shelle W CH, Brown M (1975) The Effects of Radiotherapy on the Nasolacrimal System as Evaluated by Dakryoscintigraphy. Radiology 116: 373
2. Carlton WH, Trueblood JH, Rossomondo RM (1973) Clinical evaluation of microscintigraphy of the lacrimal drainage apparatus. J Nucl Med 14: 89
3. Chaudhuri TP, Saparoff GR, Dolan KD, Chaudhuri TK (1975) A Comparative study of contrast dacryocystogram and nuclear dacryocystogram. J Nucl Med 16: 605
4. Chavis RM, Welham RA, Maisey MN (1978) Quantitative lacrimal scintillography. Arch Ophthalmol 96: 2066–2068
5. v. Denffer H, Dressler J (1974) Radionuklid-Dakryozystographie in der Diagnostik von Stenosen der tränenableitenden Wege. Albrecht v. Graefes Arch Ophthal 191: 321
6. v. Denffer H, Bofilias I, Michejew P, Dressler J, Wolf I (1979) Untersuchungen zur Erfassung der Dynamik des Tränenabtransportes mit der Radionukliddakryographie. Ber Dtsch Ophthalmol Ges 76: 323–326
7. v. Denffer H, Dressler J, Pabst HW (1984) Lacrimal Dacryoscintigraphy. Seminars Nucl Med 14: 8–15

8. Dressler J, v. Denffer H (1974) Erste Erfahrung mit der Funktionsszintigraphie der Tränenwege. Höfer R (Hrsg): Radioaktive Isotope in Klinik und Forschung. Urban & Schwarzenberg, München, p 378–381
9. Dressler J, v. Denffer H, Pabst HW, Hör G (1975) Vergleichende Untersuchungen zum kinetischen Verhalten von Tc-^{99m}-Pertechnetat, Tc-^{99m}-Humanalbumin-Mikrosphären und Tc-^{99m}-Schwefelkolloid in der Tränenflüssigkeit. Pabst HW, Hör G, Schmidt HAE (eds): Nuklearmedizin Stuttgart, Schattauer, p 822–826
10. Dressler J, v. Denffer H, Stephan R, Pabst HW (1976) Indikationen und Ergebnisse der Radionuklid-Dakryographie. Röntgen-Berichte 5: 279–283
11. Dressler J, v. Denffer H, Gulotta U, Pabst HW (1982) Radionuclide dacryography for diagnosis of lacrimal obstruction. In: Raynand C (ed) Nuclear medicine and Biology, Pergamon, Paris, p 312–315
12. Glaubitt D, Pohlhausen EG, Kohlhase R (1980) Funktional scintigraphy and complementary quantitative static scintigraphy of the lacrimal drainage system. In: Schmidt HAE, Rösler H (eds) Nuklearmedizin, F. K. Schattauer, Stuttgart New York, p 583–589
13. Hurwitz JJ, Welham RA, Maisey MN (1975) Intubation macrodacryocystography and quantitative scintillography: The "complete" lacrimal assessment. Trans Am Acad Ophthalmol Otolaryngol 81: 575–582
14. Meyer PB, Dausch D (1975) Klinische Erfahrungen mit der Radionuklid-Dakryozystographie. Klin Mbl Augenheilk 167: 421
15. Murai Y, Azuma J, Kimura K, Kusumi Y, Ihara T (1974) Physiological and clinical study of tear flow using RI. 1. Weltkongreß für Nuklearmedizin, Tokio
16. Pink V, Gliem H (1975) Funktionsszintigraphische Untersuchungen nach der Dakryozystorhinostomie. Klin Mbl Augenheilk 167: 830
17. Rossomondo RM, Carlton WH, Trueblood JN, Thomas RP (1972) A new method of evaluating lacrimal drainage. Arch Ophthal (Chicago) 88: 523
18. Saparoff, GR (1976) Diagnosis of lacrimal drainage malfunction. Ophthal Semin 1: 135–170
19. Scherz W, Doane MG, Dohlman CH (1974) Tear Volume in Normal Eyes an Keratoconjunctivitis sicca. Albrecht v. Graefes Arch Ophthal 192: 141
20. Sørensen T, Jensen FT (1980) Lacrimal pathology evaluated by dynamic lacrimal scintigraphy. Acta Ophthal (Kbh) 58: 597–607
21. Tanabe M, Hasegawa E, Matsuo N, Tamai T, Satoh K, Kojima K, Sato C, Murakami TH (1984) Lacrimal gland accumulation of ^{67}-Ga-citrate in patients with Sjögren's syndrome. Eur J Nucl Med 9: 233–236

Ösophagusfunktionsszintigraphie bei Kollagenosen

B. Leisner, K. Hundegger, Chr. Luderschmidt, G. König

Zusammenfassung

Störungen der Ösophagusmotilität werden bei Kollagenosen häufig angetroffen. In dieser Studie wurde die Wertigkeit der Ösophagusfunktionsszintigraphie (ÖFS) und der gastroösophagealen Refluxprüfung mit den Standardmethoden (Röntgen, Manometrie) bei 125 Patienten verglichen.
Gruppe 1: Progressive systemische Sklerodermie (PSS) (n = 64)
Gruppe 2: Zirkumskripte Sklerodermie (n = 16)
Gruppe 3: Polymyositis, Sharp-Syndrom, LED, MCTD (n = 23)
Gruppe 4: Nicht bestätigter Verdacht auf Kollagenose (n = 22)
In Gruppe 1 war die ÖFS in 86% der Fälle pathologisch, die Manometrie in 73%, die Röntgenkontrastmitteluntersuchung in 55%. Die ÖFS lieferte keine falsch negativen Ergebnisse. Bei 2 Patienten der Gruppe 2 fiel die EFS grenzwertig aus. Beide hatten Hinweise auf eine Lungenbeteiligung. Alle bis auf einen Patienten mit Polymyositis, Sharp-Syndrom und MCTD hatten Störungen der Ösophaguspassage (15/16). Bei LED war dies selten der Fall (1/6). In Gruppe 4 fand sich kein falsch positives Resultat der ÖFS. Ein pathologischer Reflux wurde am häufigsten in Gruppe 1 festgestellt (63%).

Aufgrund ihrer hohen Sensitivität und Spezifität ist die Radionuklidtechnik zur Suche nach Ösophagusmotilitätsstörungen hervorragend geeignet.

Schlüsselwörter

Progrediente systemische Sklerodermie, Kollagenkrankheiten, Ösophagusfunktionsszintigraphie, Manometrie, gastroösophagealer Reflux

Summary

Esophageal motor dysfunction is a frequent finding in patients with collagen disease (CD). In this study new radioisotope tests of esophageal transit (EFS) and of gastroesophageal reflux using a gamma camera were evaluated in comparison with barium esophagogram and manometry in 125 patients:
Group 1: Progressive systemic scleroderma (PSS) n = 64
Group 2: Morphea n = 16
Group 3: Polymyositis, Sharp-syndrome, MCTD, LED n = 23
Group 4: CD suspected but ultimately excluded n = 22
In group 1 EFS results were positive in 86%, manometry in 73% and the roentgenological investigation in 55%. With respect to these methods no false negative results were recorded by EFS.

EFS parameters showed esophageal dysfunction in 2 patients of group 2. Both had evidence of lung involvement. All but one patient with polymyositis, Sharp-syndrome and MCTD presented with impaired esophageal transit in the EFS study, whereas this was a rather rare finding in LED. In the group 4 there was no (false) positive result by EFS. The incidence of pathological gastroesophageal reflux was the highest in group 1 (63%).

We conclude from our results that the noninvasive and accurate radionuclide technique may be employed successfully in the screening for esophageal motility disorders in patients with collagen disease.

Dermatologie und Nuklearmedizin
Hrsg. Holzmann, Altmeyer, Hör, Hahn
© Springer-Verlag Berlin · Heidelberg 1985

303

Tabelle 1. Motilitätsstörungen des tubulären Ösophagus

Diabetes mit peripherer Neuropathie
mit Neuro-Gastroenteropathie
Presby-Ösophagus
Erkrankungen des Nervensystems
Achalasie
idiopathischer diffuser Ösophagusspasmus (?)
Enzephalitis disseminata
Amyotrophische Lateralsklerose
M. Parkinson
Primäre Muskelerkrankungen
Myotonia dystrophica (Curschmann-Steinert)
(v. a. zervikaler Ösophagus, ca. 50%)
progressive Muskeldystrophie (Duchenne)
(fraglich)
Myasthenia gravis
(v. a. zervikaler Ösophagus, 63%)
Kollagenosen
Progressive systemische Sklerodermie
(untere 2/3 des Ösophagus, 66–68%)
Lupus erythematosus diss. (ca. 10–20%)
Polymyositis, Dermatomyositis
(v. a. zervikaler Ösophagus, ca. 60%)
Periarteriitis nodosa
PCP

Der Ösophagus ist ein Prädilektionsorgan für die Manifestation einer Reihe von primär neuralen, neuromuskulären und Kollagenerkrankungen (Tabelle 1). Für die routinemäßige Prüfung der Transportfunktion des Ösophagus standen bisher nur die Röntgenkontrastmitteluntersuchung, der Säureclearancetest und die Manometrie zur Verfügung. Das am weitesten verbreitete Röntgenverfahren ist zwar nichtinvasiv, jedoch mit nicht unerheblicher Strahlenbelastung verbunden. Die Interpretation der Ergebnisse bleibt subjektiv. Der Säureclearancetest verlangt die Intubation des Ösophagus mit einer pH-Elektrode und liefert bestenfalls semiquantitative Resultate. Die intraluminale Druckmessung ist ebenfalls invasiv, eine Korrelation zwischen Motilität und Speisentransport nicht gesichert.

Demgegenüber bietet sich die Ösophagusfunktionsszintigraphie als gut toleriertes, einfaches und hochsensitives Verfahren an, um Passagestörungen zu objektivieren [4, 9, 10, 18, 20]. Zusätzlich besteht die Möglichkeit, einen pathologischen gastroösophagealen Reflux szintigraphisch darzustellen und zu quantifizieren [7, 11, 12].

In dieser Studie wird die Kombination der Funktionsszintigraphie der Ösophaguspassage und der Refluxmessung bei Kollagenosen mit den Routinemethoden (Röntgen und Manometrie) verglichen.

Patienten

103 Patienten mit gesicherter Kollagenose wurden untersucht. Die Fälle mit *Sklerodermie* wurden in 2 Gruppen eingeteilt:

Gruppe 1: 64 Patienten mit progredienter systemischer Sklerodermie, die nach dem Schema der Arbeitsgemeinschaft für dermatologische Forschung klassifiziert waren (weiblich/männlich: 5:1, Altersmedian 50 Jahre) [13].

Gruppe 2: 16 Patienten mit zirkumskripter Sklerodermie (weiblich/männlich: 1,3:1, Altersmedian 40 Jahre). Außerdem sahen wir:
- Polymyositis und Dermatomyositis   n = 6
- Sharp-Syndrom   n = 7
- Lupus Erythematosus Disseminatus   n = 6
- MCTD-Syndrom   n = 7

Bei 22 Patienten bestand ein Verdacht auf Kollagenerkrankung, die sich aber nicht bestätigen ließ. Die hauptsächlichen Diagnosen waren: M. Raynaud, M. Dupuytren, obliterierende Angiopathie (weiblich/männlich 2:1, Altersmedian 39 Jahre).

Methodik

1. Ösophaguspassage

In Rückenlage schluckt der Patient nach Aufforderung 10 MBq ^{99m}Tc-DTPA in 15 ml Wasser. Mit einer über dem Oberkörper in 20° RAO positionierten Gammakamera wird die Passage der Radioaktivität durch den Ösophagus registriert (Abb. 1). Die Speicherung der Impulse im Auswertesystem erfolgt mit einem Zeitinkrement von 1 Sekunde im allgemeinen über eine Dauer von 40 Sekunden, kann jedoch beliebig

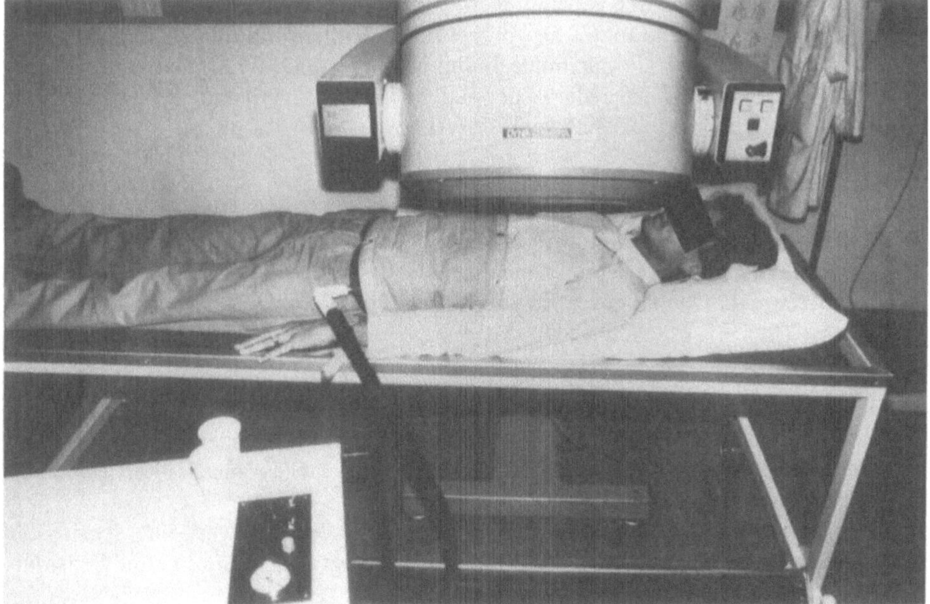

Abb. 1. Position der Patienten bei der Ösophagusfunktionsszintigraphie. Die Abdominalmanschette ist angelegt. Links vorne die Luftpumpe

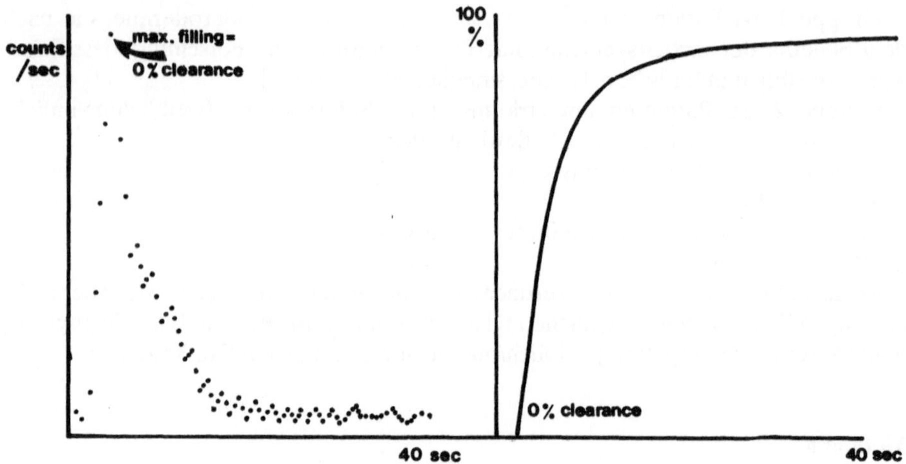

Abb. 2. Links: Zeitaktivitäts-Histogramm der Passage des radioaktiven Bolus durch den gesamten Ösophagus. Rechts: Schema der Erstellung der Clearance-Kurve

lange fortgesetzt werden, solange auf dem Monitor noch Radioaktivität in der Speiseröhre nachweisbar ist. Mit einer region of interest (ROI), die den gesamten Ösophagus einschließt, wird das Zeit-Aktivitäts-Histogramm erstellt. Nach Ermittlung des Kurvenmaximums, das der vollständigen Ösophagusfüllung entspricht, werden die nachfolgenden Kurvenpunkte als prozentuale Entleerung des Ösophagus pro Sekunde, bezogen auf die maximale Füllung, dargestellt. Er ergibt sich eine normierte sog. Clearance-Kurve, die zu der nativen Zeit-Aktivitätskurve, beginnend mit deren Maximum, spiegelbildlich verläuft (Abb. 2).

$$C_t = \frac{I_{max} - I_t}{I_{Max}} \times 100$$

I_t Ösophagusimpulse zum Zeitpunkt t (s)
I_{Max} Maximale Impulsrate im Ösophagus
C_t prozentuale Ösophagusentleerung zum Zeitpunkt t (s)

Nach 10 Sekunden haben bei Normalen 91 ± 4,8% der geschluckten Radioaktivität wieder den Ösophagus verlassen. Der Rest verbleibt als Wandbeschlag.

Da der 10-Sekunden-Clearancewert verschiedene Kurvenverläufe, besonders solche mit nur kurzer Verzögerung des Anstiegs, nicht differenzieren läßt (Abb. 3), wurde geprüft, ob die Errechnung von Integralen der Clearance/s über jeweils 10 Sekunden überlegen ist (Abb. 4).

Bezogen auf das 1. Integral hat der 10-Sekunden-Clearancewert eine Sensitivität von 98% und eine Spezifität von 95%. Für das 2. Integral als Referenz sind Sensitivität und Spezifität jeweils 97% (Tabelle 2).

Bei 52 Patienten mit Sklerodermie wurde die Auswirkung unterschiedlicher *Boluskonsistenz* auf das Ergebnis der ÖFS geprüft.

306

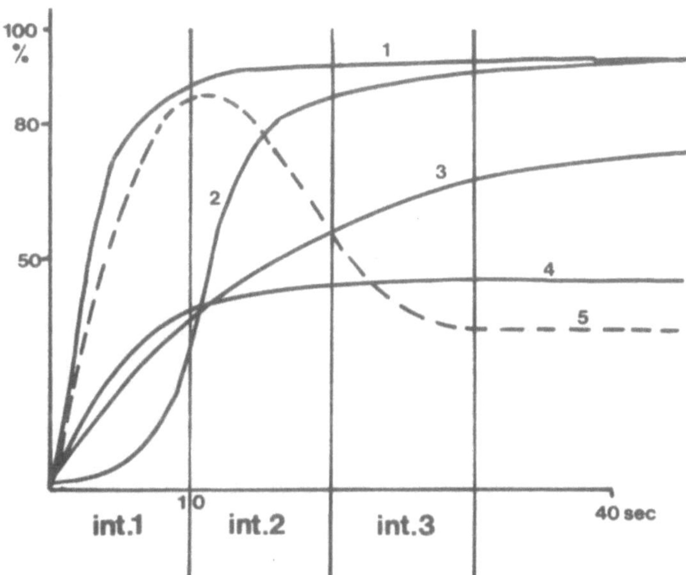

Abb. 3. Schematische Darstellung möglicher Verläufe der Clearance-Kurve. 1. Normaler Verlauf; 2. Kurzfristige Verzögerung der Passage, die jedoch vollständig erfolgt; 3. und 4. Passagestörungen mit unterschiedlicher Verweildauer der Aktivität im Ösophagus; 5. gastroösophagealer Reflux: Wiederabfall der Kurve durch erneute Füllung des Ösophagus vom Magen aus. Die Kurven 2–4 können gleiche 10-s-Clearancewerte liefern

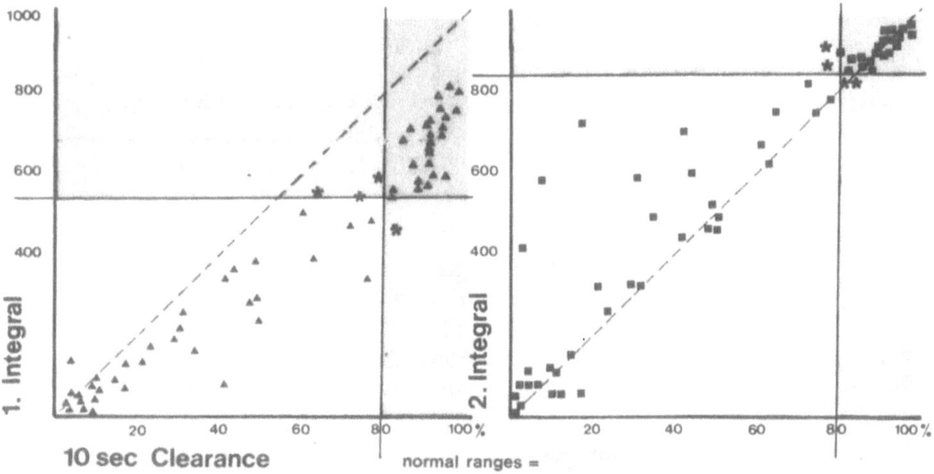

Abb. 4. Beziehung zwischen 10-s-Clearancewert und dem Integral der Clearance-Kurve von der 1. bis zur 10. s. (links) bzw. dem Integral von der 11. bis 20. s. Die Normalbereiche sind getönt, die diskrepanten Befunde als Sternchen dargestellt

Tabelle 2. Vergleich von 10 s-Clearance und Integral über jeweils 10 sec

	10 s-Clearance path.	10 s-Clearance normal
1. Integral pathologisch		1/46 = 2%
1. Integral normal	3/64 = 5%	
2. Integral pathologisch		2/59 = 3%
2. Integral normal	2/59 = 3%	

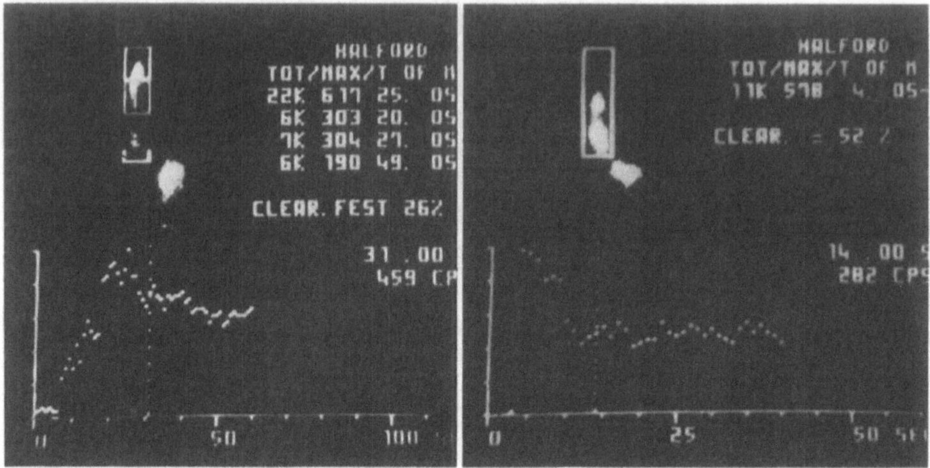

Abb. 5a u. b. Typischer Befund bei progressiver systemischer Sklerodermie. (Original-Zeitaktivitäts-Kurven und Region of Interest). **a** Schluck eines Biskuitbolus (10 s. Clearance 53%), **b** Schluck eines 15 ml-Wasserbolus (10 s. Clearance 26%)

Die Passagestudie wurde nach Verabreichung eines mit ^{99m}Tc-DTPA getränkten Biskuitwürfels von 2 cm Größe wiederholt. Dabei ergaben sich übereinstimmende Befunde in 73% der Fälle, in 10% war nur die Passage von Flüssigkeit gestört, in 17% nur diejenige des festen Bolus. Abb. 5 zeigt einen typischen Befund bei PSS.

2. Gastroösophagealer Reflux

Zur Refluxprüfung trinken die Patienten unmittelbar nach Abschluß des ersten Untersuchungsschrittes 150 ml Wasser mit 10 MBq ^{99m}Tc-DTPA und weitere 150 ml Wasser ohne Radioaktivität zum Leerspülen des Ösophagus. Nach Anlegen einer breiten, aufblasbaren Abdominalmanschette wird die Radioaktivitätsverteilung über dem oberen Abdomen und dem Thorax mit der Gammakamera aufgezeichnet. Die Teilbilddauer der Speicherung auf dem Datenträger beträgt 30 Sekunden, wobei jeweils der abdominelle Druck um 20 mbar bis zu einem Maximalwert von 100 mbar gesteigert wird. Dies entspricht einem gastroösophagealen Druckgradienten von 35–40 mm Hg. Die bei diesem Manöver in der den Ösophagus umschließenden (ROI)

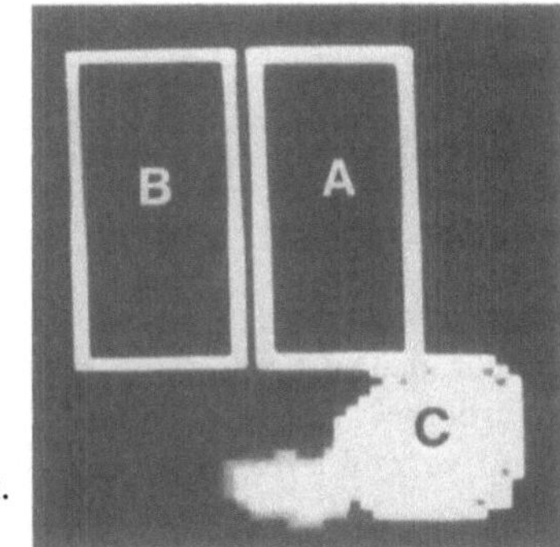

Abb. 6. Regions of Interest zur Ermittlung des Refluxindex.
A = Ösophagus, B = Untergrund, C = Magen

registrierten Nettoimpulse werden auf die initiale Impulsrate im Magen bezogen und als prozentualer Refluxindex (R.I.) angegeben (Abb. 6)

$$R.I. = \frac{I_{\text{Ösoph}} - I_{\text{UG}}}{I_{\text{Magen}}} \times 100$$

$I_{\text{Ösoph}}$ Impulse in der Ösophagusregion (pro 30 s)
I_{UG} Impulse in der Untergrundregion
I_{Magen} Impulse in der Magenregion
R.I.   prozentualer Refluxindex

Der R.I. betrug in einem Normalkollektiv (n = 35) 2,5 ± 0,5%. Ab einem R.I.-Wert von 5% ist der Reflux szintigraphisch darstellbar.

3. Röntgen und Manometrie

Die Kontrastmitteluntersuchung erfolgte in üblicher Technik unter Kenntnis der Diagnose, Kriterien für eine Motilitätsstörung waren:
– Verzögerung der Kontrastmittelpassage
– Verminderung oder Fehlen von peristaltischen Kontraktionen
– Dilatation des Ösophagus
– Luft im Ösophagus.
Die Refluxprüfung geschah in Kopftieflage mit Provokationsmanövern. Die intraluminale Druckmessung wurde als Vierpunkt- und Durchzugsmanometrie durchgeführt und durch eine Pentagastrinstimulation des unteren Ösophagussphinkters ergänzt.

Ergebnisse

Passage

Bei 55 von 64 Patienten (86%) mit PSS (Gruppe 1) ließ sich eine gestörte Selbstreinigung des Ösophagus mit der ÖFS nachweisen. Der mittlere 10-Sekunden-Clearancewert war in dieser Gruppe auf 25 ± 20% ($\overline{\text{x}}$ ± SD) erniedrigt. Lagen Dysphagiebeschwerden vor (n = 30), fand sich ausnahmslos ein pathologischer 10-Sekunden-

Tabelle 3. Sensitivität von ÖFS, Röntgenuntersuchung und Manometrie bei PSS

	ÖFS (Passage)	Röntgen	Manometrie
Sensitivität	100%	67%	94%

Clearancewert. Ein pathologischer Röntgenbefund im Sinne einer Motilitätsstörung wurde bei 32 von 58 Patienten (55%) erhoben. Reduzierte Kontraktionsamplituden und verminderte Peristaltik in der Manometrie zeigten 32 von 45 PSS-Patienten (73%). 44 PSS-Patienten wurden mit allen drei Verfahren untersucht. 26 mal stimmten die Ergebnisse überein.

Da es kein anerkanntes Referenzverfahren für die Treffsicherheit der einzelnen Funktionsprüfungen gibt, analysierten wir die 18 diskrepanten Befunde, indem wir jeweils eine Untersuchungsmethode gegen die beiden anderen auf folgende Weise testeten.

Das Ergebnis der Methode A galt als
– richtig positiv, wenn B oder C positiv waren,
– richtig negativ, wenn B oder C negativ waren,
– falsch positiv, wenn B und C negativ waren,
– falsch negativ, wenn B und C positiv waren.

Wenn also z. B. ÖFS und Manometrie pathologisch ausfielen, die Röntgenuntersuchung aber unauffällig war, so galt das Ergebnis der Röntgenuntersuchung als falsch negativ. Die jeweiligen Zahlen für die Sensitivität sind in Tabelle 3 zusammengefaßt.

Zu berücksichtigen ist bei dieser Hilfskonstruktion, daß naturgemäß dem sensitivsten Verfahren eine falsch niedrige Spezifität attestiert wurde. So standen dem pathologischen Wert der ÖFS in 3 Fällen Normalbefunde im Röntgen und in der Manometrie gegenüber. Das Ergebnis der ÖFS wurde folglich als „falsch positiv" gewertet. Alle 3 Patienten klagten jedoch über Schluckbeschwerden und hatten eine Lungenbeteiligung. Bei zweien wurde zusätzlich eine Herzbeteiligung vermutet. Damit ergaben sich Zweifel, ob diese 3 Ergebnisse in der ÖFS tatsächlich „falsch" positiv waren. Dies umso mehr, wenn man die Rate falsch positiver Ergebnisse an Patienten prüft, die hinsichtlich der untersuchten Funktion als sicher gesund zu betrachten sind.

Bei keinem unserer 21 Patienten mit *nicht* bestätigtem Verdacht auf Kollagenose lieferte die ÖFS ein pathologisches Ergebnis (Spezifität 100%). In der Gruppe der 16 Patienten mit zirkumskripter Sklerodermie betrug die mittlere 10-Sekunden-Clearance 89 ± 4,8% (Kontrollkollektiv 91 ± 4,8%). Bei 14 Patienten war sie normal, in 2 Fällen grenzwertig. Die in einem Falle durchgeführte Manometrie lieferte ebenfalls einen grenzwertigen pathologischen Befund, beide Kranken wiesen eine Verminderung der Diffusionskapazität in der Lungenfunktionsprüfung auf.

Reflux

63% der PSS-Patienten hatten einen pathologisch erhöhten Reflux-Index. Eine verminderte oder verschmälerte Hochdruckzone am ösophagogastrischen Übergang wurde manometrisch jedoch nur in 47% der Fälle festgestellt. Bei 3 der 16 Patienten

Tabelle 4. Befunde der Ösophagus-Funktionsszintigraphie bei Kollagenosen (ohne Sklerodermie)

		Reflux	Motilitätsstörung
Polymyositis	Fo	++	++
	Wi	++	++
	Th	+++	++
	Hü	+	+++
	Ha	+++	+++
Sharp-Syndrom	Al	∅	+++
	Ni	+++	+++
	Ho	+	+++
	De	+	++
	Ha	+	+++
	Sch	−	+++
	Do	∅	++
Lupus Er. Diss.	Fi	∅	++
	Pe	∅	∅
	Kä	+	∅
	Gr	+	∅
	Wi	++	∅
	Schl	∅	∅
MCTD-Syndrom	Hu	+	++
	Fü	+	∅
	Bu	∅	++
	Ob	∅	+
Dermatomyositis	Ka	∅	∅

aus Gruppe 2 (zirkumskripte Sklerodermie) war der Reflux-Index grenzwertig pathologisch.

Die Ergebnisse von Passagestudie und Refluxmessung bei den übrigen Kollagenosen sind in Tabelle 4 dargestellt.

Diskussion

Die Technik der ÖFS zeichnet sich durch einfache Durchführung und anschauliche Darstellbarkeit der Resultate aus. Bei der Wahl der quantitativen Parameter werden 2 Wege gewählt: Einerseits die Angabe von Transitzeiten für die Boluspassage durch den gesamten Ösophagus [2, 17] oder durch 3 Regionen (oberes ⅓, mittleres ⅓, unteres ⅓) [4, 10, 18], andererseits die Bestimmung der „Clearance", d.h. der Selbstreinigung der Speiseröhre vom Zeitpunkt ihrer maximalen Füllung an [12, 20]. Vorteile kann die Erstellung von Aktivitäts-Zeit-Histogrammen in mehreren Etagen des Ösophagus bei der Abgrenzung atonischer (z. B. Sklerodermie) von hypermotilen (z. B. diffuser Ösophagusspasmus) Funktionsstörungen haben [18]. Bei der hohen Prävalenz einer Herabsetzung der Ösophagusmotilität bei Kollagenosen ist die prozentuale Entleerung 10 Sekunden nach Erreichen des Maximums der Ösophagusfüllung ein hinreichend scharf trennender Parameter. Atypische Verläufe der Clearancekurve, die dieser Wert nicht wiedergibt, fallen zahlenmäßig bei dem hier untersuchten Krankengut nicht ins Gewicht (Abb. 3). Wichtiger scheint die Tatsache zu sein, daß nur in 73% der vergleichend untersuchten Patienten die Passage eines flüssigen Bolus und die eines festen Bolus konkordant war. Um 10% bzw. 17% falsch negativer Befunde bei der Untersuchung mit nur einer Bolusart zu vermeiden, sollten immer möglichst beide Formen der physiologischen Nahrungsaufnahme untersucht werden.

Wir konnten bei 86% der Patienten mit PSS funktionsszintigraphisch eine Störung der Ösophagusentleerung nachweisen. Hierbei war der 10-Sekunden-Clearancewert mit $32 \pm 29\%$ ($\overline{x} \pm$ SD) gegenüber dem Kontrollkollektiv ($91 \pm 4,8\%$) signifikant ($p < 0,005$) vermindert. Bei allerdings nur 5 Patienten fanden Tolin et al. [20] einen gut vergleichbaren Mittelwert von 38%.

Die Nachweisquote der Manometrie war mit 73% etwas, die der Röntgenuntersuchung mit 55% deutlich geringer. Andererseits lieferte die Kontrastmittelstudie keine falsch positiven Ergebnisse. Dies läßt sich durch die röntgenologischen Befunde bei Ösophagusbefall durch PSS erklären: Charakteristisch ist das Bild eines weitgestellten Ösophagus, dessen Wand von einer Suspension des Kontrastmittels bedeckt ist. Diese Veränderung ist sehr typisch für PSS und läßt sich bei einem gesunden Ösophagus nicht beobachten. Jedoch stellt der weitgestellte Ösophagus mit scharfen, durch ungenügende Entleerung des Kontrastmittels bedingten Konturen schon ein Spätstadium des Ösophagusbefalls dar.

Eine Verminderung von peristaltischen Kontraktionen und eine Verzögerung der Kontrastmittelpassage als diagnostische Kriterien für ein früheres Stadium lassen sich im konventionellen Bariumösophagogramm nur begrenzt beurteilen.

Es liegen mehrere Untersuchungen zur diagnostischen Wertigkeit vom Bariumösophagogramm, Röntgenkinematographie und Manometrie bei PSS Patienten vor (Tabelle 5).

In jeder dieser Studien wies die Ösophagusmanometrie bei mehr PSS-Patienten Ösophagusmotilitätsstörungen nach, als die Röntgenuntersuchung. Die meisten Autoren halten daher die Druckmessung für sensitiver. In keinem Fall wurden allerdings mögliche falsch positive Ergebnisse der Manometrie berücksichtigt.

Auf eine wiederum höhere Sensitivität der ÖFS gegenüber der Manometrie deuten die Studien von Blackwell et al. und Russell et al. hin [4, 18]. Während alle von letzteren untersuchten 15 Patienten mit manometrisch faßbaren Motilitätsstörungen auch Verlängerungen der Ösophaguspassage aufwiesen, führen Blackwell et al. das Ergebnis von 3 szintigraphisch unauffälligen Untersuchungen bei 19 pathologischen

Tabelle 5. Vergleich von pathologischen Ergebnissen (%) in Röntgen-Magen-Darm-Passage, Röntgenkinematographie und Manometrie bei PSS

Literaturquelle	Pat.-Zahl	Rö-MDP	Rö.Kinematogr.	Manometrie
Berges 1977 [3]	7	43%		100%
Weihrauch 1978 [22]	25	72%		88%
Neschis 1970 [14]	27	49%		79%
Saladin 1966 [19]	33	49%		79%
Orringer 1976 [15]	53	81%		96%
Garrett 1971 [8]	124	69%		76%
Turner 1973 [21]	22		55%	73%
Clements 1979 [5]	23		76%	88%
Poirier 1976 [16]	364	54%	56%	

Manometriebefunden auf den intermittierenden Charakter der zugrunde liegenden Erkrankung (diffuser Spasmus) zurück.

Nach unseren Ergebnissen stellt sich bei Vorliegen einer Kollagenerkrankung die Funktionsszintigraphie der Ösophaguspassage als das sensitivste Screeningverfahren im Hinblick auf eine Ösophagusbeteiligung heraus. Sieht man von der Sklerodermie ab, so bestätigt sich dies auch bei anderen Kollagenosen in unserem Krankengut. Übereinstimmend mit Angaben aus der Literatur (s. Tabelle 1) fanden wir die ausgeprägtesten Ösophagusentleerungsstörungen bei Polymyositis und Sharp-Syndrom, weniger häufig bei MCTD-Syndrom und nur in einem Fall von LED.

Gastroösophagealer Reflux

Die Wertigkeit der hier eingesetzten nuklearmedizinischen Refluxdiagnostik ist mehrfach belegt [7, 11, 12]. Wir fanden in 63% der Fälle von PSS einen pathologischen gastroösophagealen Reflux. Auch bei Polymyositis und Sharp-Syndrom war gehäuft eine Inkompetenz des unteren Ösophagus-Sphinkters festzustellen (Tabelle 6).

Das vermehrte Auftreten eines pathologischen Zurückfließens von Mageninhalt in die Speiseröhre bei PSS und anderen Kollagenosen ist am ehesten dadurch zu erklären, daß die Atrophie der glatten Muskulatur des Ösophagus in der Regel auch den unteren Ösophagussphinkter einschließt [6]. Nur bei 5% der PSS Patienten lag der Refluxindex im pathologischen Bereich, ohne daß eine Passagestörung nachgewiesen wurde. Es ist nicht auszuschließen, daß diese Patienten einen pathologischen Reflux unabhängig von ihrer Grunderkrankung entwickelten [12].

Hauptsymptom bei Ösophagusbefall durch PSS wie durch andere Kollagenosen ist die Dysphagie. In dieser Untersuchung klagten jedoch nur 47% der PSS Patienten über Schluckstörungen, während bei 86% szintigraphisch Störungen der Ösophaguspassage festgestellt wurden. Poirier und Rankin [16] fanden bei 36 von 141 PSS-Patienten, die keine Schluckbeschwerden hatten, eine Ösophagusbeteiligung in der Röntgenroutineuntersuchung. Bei 86% der zunächst asymptomatischen Patienten traten in den folgenden Jahren Beschwerden auf. Daraus resultiert die Forderung, daß bei jedem Patienten, bei dem eine PSS diagnostiziert wird, ein Ösophagusfunktionstest durchgeführt werden sollte. In unseren Untersuchungen hat sich die ÖFS als hochsensitiver und spezifischer Funktionstest zur Erkennung des Ösophagusbefalls bei Kollagenosen erwiesen. Bei den physisch schwer beeinträchtigten und psychisch belasteten Patienten stellt die nichtinvasive nuklearmedizinische Untersuchungstechnik, die weit verbreitet zugänglich ist, die Untersuchungsmethode der Wahl dar.

Tabelle 6. Relation zwischen Ösophagusmotilitätsstörung und pathologischen gastroösophagealen Reflux bei PSS-Patienten

Literaturquelle	Passage-verminderung	Reflux	Unter-suchung	Pat.-Zahl
Atkinson 1966 [1]	82%	52%	Manometrie	17
D'Angelo 1969 [6]	74%	40%	Histologie	53
Orringer 1976 [15]	96%	34%	Manometrie	53
eigene Untersuchung	86%	63%	ÖFS	64

Literatur

1. Atkinson M, Summerling MD (1966) Esophageal changes in systemic sclerosis. Gut 7: 402
2. Benjamin SB, O'Donnel JK, Hancock J, Nielsen P, Castell DO (1983) Prolonged radionuclide transit in „nutcracker" esophagus. Dig Dis Sci 28: 775
3. Berges W, Wienbeck M (1977) Diagnostik bei Sklerodermie des Ösophagus. Med Welt 28 3: 121
4. Blackwell JN, Hannan WJ, Adam RD, Heading RC (1983) Radionuclide transit studies in the detection of oesophageal dysmotility. Gut 24: 421
5. Clements PF, Kadell B, Ippoliti A, Ross M (1979) Esophageal motility in progressive systemic sclerosis. Comparison of cineradiographic and manometric evaluation. Dig Dis Sci 24: 639
6. D'Angelo WA, Fried JF, Masi AT, Shulmann LE (1969) Pathologic observation in systemic sclerosis (Scleroderma). Amer J Med 46: 428
7. Fisher RS, Malmud LS, Lobis I (1976) Gastroesophageal (ge) scintiscanning to detect and quantitate ge reflux. Gastroenterology 70: 301
8. Garrett JM, Winkelmann RK, Schlegel JF, Code CF (1971) Esophageal deterioration in scleroderma. Proc Mayo Clin 46: 92
9. Kazem I (1972) A new scintigraphic technique for the study of the esophagus. Am J Roentgenol 115: 681
10. Leisner B, Antes G, Brückner WL (1976) Funktionsszintigraphie des Ösophagus am Beispiel der operierten Achalasie. In: Creutzfeld W, Classen M (Hrsg) Ergebnisse der Gastroenterologie 1977. Demeter München, S 76
11. Leisner B, Witte J, Kiefhaber P, Eder M, Pfeifer J, Lang G, Mayr B (1978) Nuklearmedizinische Diagnostik des gastroösophagealen Refluxes. Z Gastroenterologie 4: 235
12. Leisner B, Wirsching R, Seidl I (1982) Ösophagusfunktionsszintigraphie: Kombinierte Untersuchung von Ösophagusperistaltik und gastroösophagealem Reflux. NUC Compact 13: 118
13. Luderschmidt CH, Kaulertz I, König G, Leisner B (1984) Progressive systemische Sklerodermie. Dtsch Med Wschr 109: 1389
14. Neschis M, Siegelman SS, Rotstein J, Parker JG (1970) The esophagus in progressive systemic sclerosis. A manometric and radiographic correlation. Am J Dig Dis 15: 443
15. Orringer MB, Dabich L, Zarafonetis CJ, Sloan H (1976) Gastroesophageal reflux in esophageal scleroderma. Diagnosis and implications. Ann Thorac Surg 22: 120
16. Poirier TJ, Rankin GB (1972) Gastrointestinal manifestations of progressive systemic scleroderma based on a review of 364 cases. Am J Gastroenterol 58: 30
17. Rozen P, Meir G, Zaltzman S, Baron J, Gilat T (1982) Dynamic, diagnostic, and pharmacological radionuclide studies of the esophagus in achalasia. Radiology 144: 587
18. Russel CO, Hill LD, Holmes III ER, Hull DA, Gannon R, Pope II CE (1981) Radionuclide transit: A sensitive screening test for esophageal dysfunction. Gastroenterology 10: 887
19. Saladin TA, French AB, Zarafonetis CJD, Pollard HM (1966) Esophageal motor abnormalities in scleroderma and related diseases. Am J Dig Dis 11: 522
20. Tolin RD, Malmud LS, Reilley J, Fisher RS (1979) Esophageal scintigraphy to quantitate esophageal transit (quantitation of esophageal transit). Gastroenterology 76: 1402
21. Turner R, Lipschutz W, Miller W, Ritterberg G, Schumacher HR, Cohen S (1973) Esophageal dysfunction in collagen disease. Amer J med Sci 265: 191
22. Weihrauch TR, Kortin GW, Ewe K, Vogt G (1978) Esophageal dysfunction and its pathogenesis in progressive systemic sclerosis. Klin Wschr 56: 963

Die Ösophagusfunktionsszintigraphie
als Parameter für die interne Manifestation
bei progressiver systemischer Sklerodermie

Chr. Luderschmidt, B. Leisner, G. König

Zusammenfassung

131 Patienten mit progressiver systemischer Sklerodermie wurden klinisch erfaßt und in ihrem Verlauf beurteilt. Zur Klassifizierung wurden die Patienten nach Ausdehnung der Hautbeteiligung in Typ I (Sklerose bis zum Handgelenk), Typ II (Sklerose über das Handgelenk hinausreichend) und Typ III (Beginn der Sklerose am Stamm) gegliedert. Weiterhin wurden sie in Gruppen mit und ohne Zeichen der systemischen Entzündung unterschieden. Die Ösophagusmotorik wurde mit der Ösophagusfunktionsszintigraphie beurteilt. 84% der PSS-Patienten wiesen eine Ösophagusbeteiligung an der Grunderkrankung auf. Patienten mit Typ I-PSS waren davon weniger häufig betroffen als Patienten mit Typ II- bzw. Typ III-PSS. Grad und Ausmaß der Ösophagusbeteiligung hingen vom Geschlecht, vom Krankheitstyp sowie von den begleitenden Entzündungsphänomenen ab. Generell war die Ösophagusfunktion in einem höheren Maße bei den malignen PSS-Formen II und III, bei Männern und bei den entzündlichen Verläufen gestört. Es zeigte sich eine hohe Korrelation von Lungen-, Herz- oder Nierenbeteiligung mit einem gleichzeitigen Ösophagusbefall. Die Ösophagusfunktionsszintigraphie stellt ein sensitives, nicht invasives, von dem Patienten gut toleriertes Verfahren dar, das quantifizierbare Meßergebnisse liefert. Es ist deshalb zu Verlaufskontrollen gut geeignet.

Schlüsselwörter

Progressive systemische Sklerodermie, Ösophagusbeteiligung, Ösophagusfunktionsszintigraphie

Summary

The course of progressive systemic scleroderma was analyzed from data collected of 131 patients. Classification was according to the extend of cutaneous involvement; type I: sclerosis as far as the wrist-joint, type II: sclerosis beyond the wrist-joint; type III: sclerosis beginning to affect the trunk. In addition, they were subdivided into those with or without signs of systemic inflammation. Esophagus involvement was present in 84% of all patients. The esophagus function scintigraphy was the most sensitive technique compared to manometry or X-ray barium swallow. The grade of impaired esophagus function was dependent on sex distribution, type of the disease, and signs of systemic inflammation. In general, the esophagus function was more disturbed in type II and type III than in type I PSS, as well as in men and in the inflammatory stages. There was a correlation between the extend of esophagus involvement and all other organ manifestations. The esophagus function scintigraphy as a sensitive technique is suitable for documentation of the course of PSS.

Einleitung

Die progressive systemische Sklerodermie (PSS) ist eine generalisierte Bindegewebserkrankung [2, 6, 10], bei der eine gesteigerte Kollagensynthese [11], vaskuläre Veränderungen [7] und immunologische oder entzündliche Phänomene [5] von Bedeutung sind.

Dermatologie und Nuklearmedizin
Hrsg. Holzmann, Altmeyer, Hör, Hahn
© Springer-Verlag Berlin · Heidelberg 1985

Meist treten die hauptsächlichen Veränderungen zunächst an der Haut im Bereich der Grenzschicht von subkutanem Fettgewebe und Korium auf [11]. Aus diesen Arealen lassen sich auch schon in frühen Krankheitsphasen Fibroblasten anzüchten, deren metabolische Aktivität im Hinblick auf die Synthese von Bindegewebsproteinen erheblich gesteigert ist [4, 11, 12]. Durch die quantitative Zunahme von kollagenen Strukturproteinen kommt es zu einer veränderten makromolekularen Organisation der Kollagenfibrillen, die sich morphologisch in fibrillären Kaliberschwankungen darstellen läßt [2]. Das Bindegewebe erfährt dadurch hinsichtlich Funktion und mechanischer Stabilität eine tiefgreifende Veränderung, die sich in einer Straffheit der Haut und einem zunehmenden Funktionsverlust innerer Organe manifestiert.

Von den internen Organen weist in aller Regel der Ösophagus schon frühzeitig PSS-bedingte Funktionsstörungen auf, die schließlich zur Aufhebung der koordinierten Peristaltik führen. Typischerweise treten diese Veränderungen in den distalen zwei Drittel des Ösophagus auf, die von glatter Muskulatur gebildet werden. Durch die interstitielle Zunahme von kollagenem Bindegewebe kommt es zur Atrophie der glatten Muskulatur und schließlich zu einer völligen Aufhebung der Kontraktionsamplituden, die mit intraluminalen Druckmessungen erfaßt werden können.

Die Sensitivität der Ösophagusmanometrie ist im Hinblick auf den Nachweis einer Funktionsstörung zwar groß [14], stellt aber einen invasiven Eingriff dar, der vom schwerkranken PSS-Patienten in aller Regel nicht toleriert wird; andererseits weist der subjektiv wenig belastende Röntgenkontrastmittelschluck eine zu geringe Nachweisrate einer PSS-bedingten Miterkrankung auf. Als wertvolle Bereicherung der Untersuchungsverfahren erweist sich in dieser Problematik die Ösophagusfunktionsszintigraphie (ÖFS), die eine nicht invasive Untersuchungstechnik darstellt und quantifizierbare Ergebnisse liefert. Nachdem durch die vorhergehenden Ausführungen die Vorteile der ÖFS hinsichtlich der Sensitivität, Spezifität und Treffsicherheit im Vergleich zur Ösophagusmanometrie und zum Röntgenkontrastmittelschluck dargestellt wurden, soll im folgenden die Relevanz der ÖFS bei PSS aufgezeigt werden.

Patienten und Methoden

Patienten

131 Patienten mit PSS wurden untersucht. Die Klassifikation basierte auf der Topographie der kutanen Manifestationen und den begleitenden systemischen entzündlichen und immunologischen Phänomenen. Drei Typen wurden unterschieden: Typ I beginnt peripher mit einem Raynaudphänomen und/oder Schwellung der Finger und Handrücken. Während die Sklerosierung bei Typ I-PSS klinisch auf die Region distal des Handgelenkes beschränkt bleibt, schreitet die Hautsklerose bei Typ II-PSS (proximal aszendierende Sklerodermie) proximal fort und geht auf Arme und Stamm über. Typ III-Sklerodermie (Stammsklerodermie) beginnt am Rumpf, die Ausbreitungstendenz ist zentrifugal, ein Raynaudphänomen fehlt zu Beginn der Erkrankung, kann sich aber sekundär entwickeln (Abb. 1).

316

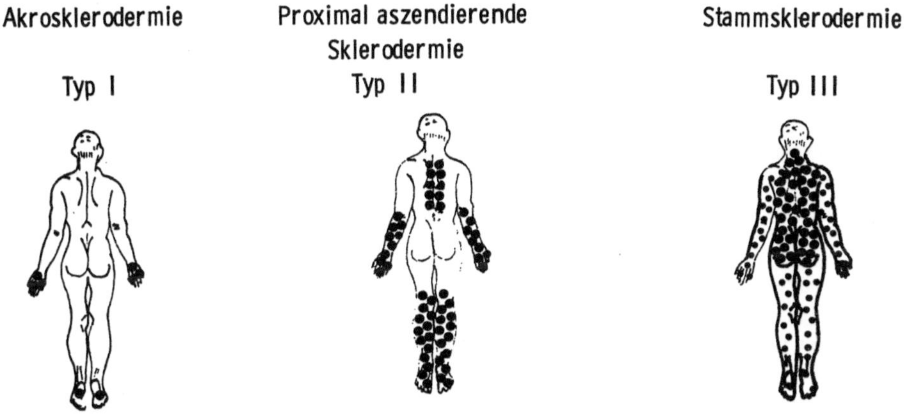

Abb. 1. Klassifikation der progressiven systemischen Sklerodermie unter Berücksichtigung des kutanen Fibrosemusters (gepunktete Areale)

Als weitere klinische Symptome können Entzündungsreaktionen im Blut und Gewebe und immunologische Phänomene auftreten. Zur Beurteilung dieser entzündlichen und immunologischen Reaktionen wurden unspezifische Parameter verwendet, deren Grenzwerte im Hinblick auf eine möglichst zuverlässige Markierung der Krankheitsaktivität definiert wurden [13]. Ein entzündlicher Verlauf wurde mit dem Zusatz a, ein nicht entzündlicher Verlauf mit dem Zusatz b charakterisiert.

Untersuchungsmethoden

Bei allen Patienten lag eine genaue Dokumentation der Hautveränderungen, sowie der Funktion von Lungen, Herz, Magen-Darmtrakt und Nieren vor. Diese Ergebnisse sind in einer früheren Arbeit niedergelegt [13]. Die Ösophagusmotilität wurde mit der Ösophagusfunktionsszintigraphie beurteilt. Diese Untersuchungsmethode erwies sich im Vergleich zum Röntgenkontrastmittelschluck und zur Ösophagusmanometrie als das sensitivste Verfahren zur Erfassung einer Ösophagusfunktionsstörung.

Ergebnisse

102 Frauen und 29 Männer waren an PSS erkrankt (Geschlechtsverhältnis 3,5:1). Der Häufigkeitsgipfel zum Zeitpunkt der Erstmanifestation lag bei 41 Jahren, wobei zwischen Männern und Frauen kein Unterschied bestand.

Klassifikation und Organmanifestation

Die Inzidenz der PSS-Typen sowie die Organbeteiligung sind in Tabelle 1 zusammengefaßt.

Tabelle 1. Organbeteiligung bei den verschiedenen PSS-Typen

Organ	Typ Ia [n = 1]	Ib [n = 35] (%)	IIa [n = 49] (%)	IIb [n = 38] (%)	IIIa [n = 6]	IIIb [n = 2]	Gesamt [n = 131] (%)
Ösophagusmotili-tätsstörung	–	23 (66)	45 (92)	34 (89)	6/6	2/2	110 (84)
Pulmonale Manifestation: Einschränkung der Lungenfunktion	–	7 (20)	35 (71)	24 (63)	5/6	2/2	73 (56)
Interstitielle Zeich-nungsvermehrung	–	5 (14)	27 (55)	20 (53)	4/4	2/2	58 (44)
Herzbeteiligung	–	4 (11)	21 (43)	14 (37)	4/6	2/2	45 (34)
Nierenbeteiligung	–	1 (3)	3 (6)	2 (5)		1/2	7 (5)

Ösophagusfunktion

Eine Beeinträchtigung der Ösophagusmotilität ließ sich in 84% der PSS-Kranken mit der ÖFS nachweisen. Männer waren häufiger davon betroffen als Frauen (97% vs 82%). Die verschiedenen, klinisch differenzierten PSS-Typen wiesen in unterschiedlichem Maße eine Beteiligung der Ösophagusmuskulatur auf. Die prognostisch relativ gutartige Akrosklerodermie (Typ I) war in 66%, die proximal aszendierende PSS (Typ II) in 91% und die maligne Stammsklerodermie (Typ III) in 100% der Erkrankten mit einer Ösophagusbeteiligung verknüpft. Bei Patienten mit einem entzündlichen Verlauf der PSS (Zusatz a) war die Ösophagusmuskulatur in unterschiedlicher Ausprägung in die Erkrankung miteinbezogen. Während offenbar bei Männern der entzündliche Verlauf der PSS zumindest im Hinblick auf eine Mitbeteiligung des Ösophagus von untergeordneter Bedeutung war, zeigten erkrankte Frauen eine deutliche Zunahme der Ösophagusfunktionsstörung in der Gruppe mit gleichzeitigem Auftreten von immunologischen oder entzündlichen Phänomenen im Blut (87% (Form a) vs 67% (Form b)). Diese qualitativen Unterschiede ließen sich in der ÖFS auch quantifizieren (Tabelle 2). Bei Typ I-PSS war in der Regel die Ösophagusfunktion nicht in dem Maße gestört wie bei Typ III-PSS (Tabelle 2).

Auch die Dauer der Erkrankung scheint im Hinblick auf die Ausprägung der Ösophagusfunktionsstörung von Bedeutung zu sein. PSS-Verläufe von mehr als zehnjähriger Dauer, die somit eine relativ günstige Prognose aufwiesen, zeigten nur eine vergleichsweise geringe Beeinträchtigung der Ösophagusfunktion (Tabelle 3).

Tabelle 2. Grad der Einschränkung der Ösophagusfunktion (%) in Abhängigkeit von der systemischen Entzündungsreaktion

Mit Entzündung (a)		Ohne Entzündung (b)	
Männer	26 ± 31	40 ± 27	
Frauen	40 ± 37	50 ± 31	
Gesamt	34 ± 31	48 ± 31	

Tabelle 3. Einschränkung der Ösophagusfunktion (%) in Abhängigkeit von der Dauer der Erkrankung (Jahre)

Dauer (Jahre)	≤ 5	> 5	> 10
Patienten			
Männer	28 ± 31	27 ± 29	50 ± 30
Frauen	45 ± 32	46 ± 30	52 ± 35

Der Grad des Ösophagusbefalles korrelierte mit der Ausprägung des internen Organbefalles (Abb. 2). In der vorliegenden Studie konnten Hinweise dafür gewonnen werden, daß bei alleiniger Miterkrankung des Ösophagus die durchschnittliche Reinigungsclearance mit 50% am geringsten eingeschränkt war. Mit steigender Befallsrate weiterer viszeraler Organe nahm auch die Ösophagusclearance kontinuierlich ab. Diese Beziehung ist bei Männern ausgeprägter als bei Frauen (Abb. 2).

Nach unseren Untersuchungen ist die ÖFS als Screening-Verfahren zum Ausschluß weiterer interner Manifestationen der PSS geeignet. Nur fünf Patienten (7%) mit einer geringen bis mittelgradigen Einschränkung der Lungenfunktionsparameter zeigten eine normale Ösophagusfunktion. Bei keinem dieser fünf Patienten war darüber hinaus eine interstitielle Zeichnungsvermehrung des Lungenparenchyms nachweisbar. Bei einer weiteren Patientin mit normaler Ösophagusfunktion wurde echokardiographisch ein Perikarderguß diagnostiziert, während ansonsten kein Patient mit normaler Ösophagusfunktion an faßbaren Myokard-, Nieren- oder Darmbeteiligungen litt (Tabelle 4).

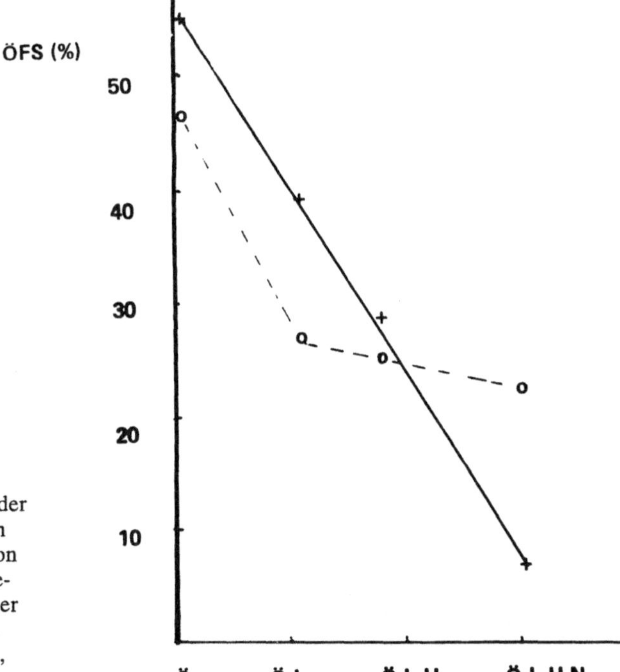

Abb. 2. Die Einschränkung der Ösophagusfunktion ist mit dem Grad der internen Manifestation der PSS korreliert. Diese Beziehung ist bei Männern (+) stärker ausgeprägt als bei Frauen (o). Ö = Ösophagus, L = Lungen, H = Herz, N = Nierenbefall

Tabelle 4. Hohe Korrelation von Lungen- und Herzveränderungen mit gleichzeitigem Ösophagusbefall bei PSS. Die in Klammern stehenden Zahlen sind Prozentangaben

Organ	Ösophagusbefall und Miterkrankung von	Normale Ösophagusfunktion und Befall von
Lunge	68 (93)	5 (7)
Herz	44 (98)	1 (2)
Niere	7 (100)	

Diskussion

Die PSS ist eine Systemerkrankung des kollagenen Bindegewebes. Wesentlich für die Prognose der Erkrankung ist die Manifestation an internen Organen, die mit zentrifugaler interner Ausbreitungsrichtung an Häufigkeit abnimmt. Die meisten Sklerodermie-Kranken leiden an einer Störung der Ösophagusfunktion [1, 3, 14, 15], danach sind in absteigender Häufigkeit die Lunge [8, 9], das Herz, die Leber, der Darmtrakt und schließlich die Nieren betroffen [13]. Ausprägung und Latenzzeit bis zum Auftreten der Organbeteiligung sind abhängig vom Typ und der Akuität der PSS. Eine Organmanifestation tritt bei Männern häufiger und frühzeitiger auf als bei Frauen; sie manifestiert sich bei entzündlichen Formen eher und klinisch ausgeprägter als bei den nicht entzündlichen [13].

Im Zentrum der extrakutanen Manifestationen steht die Störung der Ösophagusfunktion [2, 6, 10, 13]. Mit der nicht invasiven ÖFS, die den herkömmlichen Untersuchungstechniken wie Ösophagusmanometrie oder Röntgenkontrastmittelschluck an Sensitivität überlegen ist, läßt sich bei 84% unserer Patienten ein Ösophagusbefall nachweisen. Er ist umso ausgeprägter, je mehr interne Organe mitbefallen sind (Abb. 2).

Nach unseren Untersuchungen kommt der ÖFS als Screening-Verfahren zum Ausschluß weiterer interner Manifestationen der PSS eine Indikatorfunktion zu. Zeigt die ÖFS normale Werte, so ist nur in seltenen Ausnahmefällen die Lungenfunktion im Rahmen der PSS beeinträchtigt. In keinem Fall war bei normaler Ösophagusfunktion das Myokard, die Leber, der Darmtrakt oder die Nieren an der PSS faßbar miterkrankt. Diese Befunde weisen darauf hin, daß die ÖFS als Kontrollverfahren im Hinblick auf eine viszerale Progredienz des Leidens geeignet erscheint.

Ferner wurden Erkenntnisse dafür gewonnen, daß die Einschränkung der Ösophagusfunktion mit dem Grad der internen Manifestation der PSS assoziiert ist. Bei alleinigem Befall der Ösophagusmuskulatur ist die Funktionseinbuße vergleichsweise gering; sie nimmt schrittweise mit der Erkrankungshäufigkeit weiterer viszeraler Organe zu (Abb. 2).

In Verlaufsbeobachtungen der Ösophagusfunktion mit der ÖFS über fünf Jahre lassen sich jedoch nur gelegentliche Besserungen der Ösophagusmotorik nachweisen, die im allgemeinen Normalwerte nicht erreichen. Am besten wird die gestörte gastroösophageale Sphinkterfunktion durch Bromoprid beeinflußt [13]. Daraus wird nach unseren Untersuchungen deutlich, daß einmal eingetretene sklerotische Veränderungen der Ösophagusmuskulatur therapeutischen Bemühungen kaum noch zugänglich sind.

Literatur

1. Atkinson M, Sumerling MD (1966) Oeosphageal changes in systemic sclerosis. Gut 7: 402–408
2. Barnett AJ (1974) Scleroderma (Progressive systemic sclerosis). Thomas, Springfield
3. Boyd JA, Patrick SJ, Reeves RJ (1954) Roentgen changes observed in generalized scleroderma. Arch intern Med 94: 248–256
4. Fleischmajer R, Dessau W, Timpl R, Krieg T, Luderschmidt Chr, Wiestner M (1980) Immunofluorescence analyses of collagen, fibronectin and basement membrane protein in scleroderma skin. J invest Derm 75: 270–275
5. Gerstmeier J, Luderschmidt Chr, Krieg T, Braun-Falco O (1984) Entzündungsparameter bei progressiver systemischer Sklerodermie: Korrelation mit Krankheitstyp, Verlauf und Prognose. Hautarzt (im Druck)
6. Jablonska S (1975) Scleroderma and Pseudoscleroderma. Polish Medical Publisher, Warschau
7. Kahale MB, Sherer GK, Le Roy EC (1979) Endothelial iniury in scleroderma. J exp Med 149: 1326–1335
8. König G, Luderschmidt Chr, Clocuh YP, Scherer U, Fruhmann G (1982) Klinische Bedeutung der bronchoalveolaren Lavage bei progressiver systemischer Sklerodermie. Dtsch Med Wschr 107: 723–727
9. König G, Luderschmidt Chr, Hammer C, Adelmann-Grill BC, Braun-Falco O, Fuhrmann G (1984) Lung involvement in scleroderma. Chest 85: 318–324
10. Korting GW, Holzmann H (1967) Die Sklerodermie und ihr nahestehende Bindegewebsprobleme. Thieme, Stuttgart
11. Krieg T, Luderschmidt Chr, Weber L, Müller PK, Braun-Falco O (1981) Scleroderma fibroblasts. Some aspects of in vitro assessment of collagen synthesis. Arch Derm Res 270: 263–273
12. Luderschmidt Chr, Krieg T, Müller PK (1981) Neue klinische und experimentelle Ergebnisse zur Pathogenese der systemischen Sklerodermie. Hautarzt 32: 490–491
13. Luderschmidt Chr, Kaulertz I, König G, Leisner B (1984) Progressive systemische Sklerodermie: Klinisches Spektrum und prognostische Parameter von 131 Patienten. Dtsch Med Wschr 109: 1389–1397
14. Neschis M, Siegelman SS, Rotstein J, Parker JG (1970) The esophagus in progressive systemic sclerosis. A manometric and radiographic correlation. Digest Dis 15: 443–447
15. Weihrauch TR, Korting GW (1982) Manometric assessment of oesophageal involvement in progressive systemic sclerosis, morphea and Raynaud's disease. Brit J Derm 107: 325–331

Szintigraphische Leberdiagnostik bei Hautkrankheiten

H.-J. Biersack, H.-W. Kreysel, C. Winkler

Zusammenfassung

Die Leberszintigraphie erlaubt eine Darstellung der durch Raumforderungen verursachten Verdrängung des funktionsfähigen Parenchyms, während für den sonographischen oder computertomographischen Nachweis von pathologischen Prozessen Impedanz- oder Dichteunterschiede vorhanden sein müssen. Sonographie und Szintigraphie als leicht verfügbare Verfahren eignen sich daher besonders zum Nachweis von Raumforderungen der Leber bei malignen Erkrankungen der Haut. Die Sensitivität der Leberszintigraphie für Metastasen beträgt unter Einsatz der Emissions-Computertomographie rund 90%, die Spezifität liegt über 85%. Da beim malignen Melanom je nach Stadium in 18–68% Lebermetastasen beobachtet werden, kommt diesem Verfahren hier besondere Bedeutung zu.

Darüber hinaus liefert die Leberszintigraphie auch bei diffusen Hepatopathien einen wichtigen diagnostischen Beitrag. So kann eine bei verschiedenen Hautkrankheiten zu beobachtende Leberbeteiligung, beispielsweise bei Psoriasis vulgaris und Urticaria pigmentosa oder Lupus erythematodes, szintigraphisch erfaßt werden, obwohl die Leberchemie unauffällig ist. Dies trifft insbesondere auf fibrotische oder granulomatöse Veränderungen zu. Auch für Diagnose und Verlaufskontrolle der VC-induzierten Lebererkrankungen (Angiosarkom, Fibrose) sollte die Leberszintigraphie eingesetzt werden.

Schlüsselwörter

Leberszintigraphie, Metastasen, diffuser Leberschaden, Hautkrankheiten, benigne und maligne

Summary

Liver scintigraphy is the only method allowing the detection of hepatic lesions by the proof of replacement of liver tissue through neoplastic involvement while CT and sonography can only be successfully used if there are density or impedance differences between intact liver tissue and the respective hepatic masses. The combination of scintigraphy and sonography is the method of choice for screening of liver metastases in malignant skin diseases. The sensitivity of liver scintigraphy – including emission computed tomography – is about 90%, the specificity is higher than 85%. As in malignant melanoma – depending on the stage of the disease – in 18–68% liver metastases are observed, scintigraphy is of high importance especially in this disease.

Moreover, liver scintigraphy can successfully be used for detection of diffuse liver disease. In various skin diseases – e.g. Psoriasis vulgaris, Urticaria pigmentosa, and Lupus erythematodes – scintigraphy allows the proof of hepatic involvement despite unremarkable laboratory tests, especially when hepatic fibrosis or granulomatosis are present. Above that, liver scintigraphy should be used for diagnosis and follow-up of Vinylchloride induced liver damage including angiosarcoma and portal hypertension.

Dermatologie und Nuklearmedizin
Hrsg. Holzmann, Altmeyer, Hör, Hahn
© Springer-Verlag Berlin · Heidelberg 1985

Nachdem die Leberszintigraphie bis zu den siebziger Jahren das einzige nicht-invasive Verfahren zur Darstellung des Leberparenchyms war, sind hierfür Sonographie und Computer-Tomographie zeitweise in den Vordergrund des Interesses gerückt. Im Gegensatz zu diesen Verfahren erlaubt die Szintigraphie jedoch eine Darstellung der durch eine Raumforderung verursachten Verdrängung von funktionsfähigem Parenchym, während für den sonographischen oder computertomographischen Nachweis von pathologischen Prozessen Impedanz- oder Dichteunterschiede vorhanden sein müssen. Unter dem Aspekt der leichten Verfügbarkeit eignet sich besonders die Kombination von Sonographie und Szintigraphie zum Nachweis von Raumforderungen der Leber. In Fällen, bei denen die Sonographie infolge von Narben im Bauchraum bzw. Darmgasüberlagerungen erschwert ist, liefert die Szintigraphie oft diagnostisch wichtige, ergänzende Informationen.

Die Leberszintigraphie kann grundsätzlich auch bei diffusen Leberparenchymerkrankungen erfolgreich eingesetzt werden, während die Aussagekraft der Sonographie und auch der Computer-Tomographie (mit Ausnahme bei Fettlebern) hier häufig eingeschränkt ist. So gelingt beispielsweise der sonographische Nachweis von Leberfibrose bzw. -Zirrhose nach Dewburry [9] auf Grund des „bright echo pattern" nur in ca. 60%. Leichte oder diffuse Parenchymschäden entziehen sich noch häufiger dem sonographischen oder auch computertomographischen Nachweis. Die Szintigraphie ist insbesondere dann von Bedeutung, wenn uncharakteristische leberchemische Veränderungen abgeklärt werden müssen. So waren bei der Vinylchlorid-induzierten Leberfibrose häufig szintigraphisch Parenchymveränderungen nachweisbar, obwohl laborchemisch kein pathologischer Befund zu erheben war [5].

Indikationen für die Leberszintigraphie im dermatologischen Bereich ergeben sich einerseits bei malignen Hauterkrankungen zum Nachweis von Metastasen und zum anderen bei benignen Hauterkrankungen mit komplizierender Leberparenchymalteration. Im Folgenden soll zunächst die Methodik der Leberszintigraphie kurz dargelegt und anschließend ein Überblick über die Ergebnisse dieses Verfahrens bei gut- und bösartigen Hautkrankheiten gegeben werden.

Methodik der Leberszintigraphie

Die konventionelle Leberszintigraphie wird heute nach i.v.-Injektion von ^{99m}Tc-markierten Kolloiden oder Mikropartikeln durchgeführt. Als Anreicherungsmechanismus dient die Phagozytose dieser Kolloide durch die Kupffer'schen Sternzellen des retikuloendothelialen Systems der Leber (ca. 90%) und der Milz (5–10%) (Abb. 1). Zur Untersuchung wird eine Szintillationskamera verwendet, die an einen Computer angeschlossen ist. Während für den Nachweis von Raumforderungen in der Regel die visuelle Beurteilung der Analogszintigramme ausreicht, muß für quantitative Untersuchungen bei diffusen Parenchymalterationen das Computer-Szintigramm ausgewertet werden. Hierdurch lassen sich die für solche Erkrankungen charakteristischen Verschiebungen der Aktivitätsspeicherrelation zu Gunsten der Milz (bei Überlastung des Leber-RES) quantitativ erfassen [23].

In Bezug auf die für den szintigraphischen Nachweis notwendige Defektgröße ist darauf hinzuweisen, daß diese neben dem Durchmesser des Prozesses selbst auch von seiner Lokalisation im Organ (peripher oder zentral) abhängig ist. So können relativ

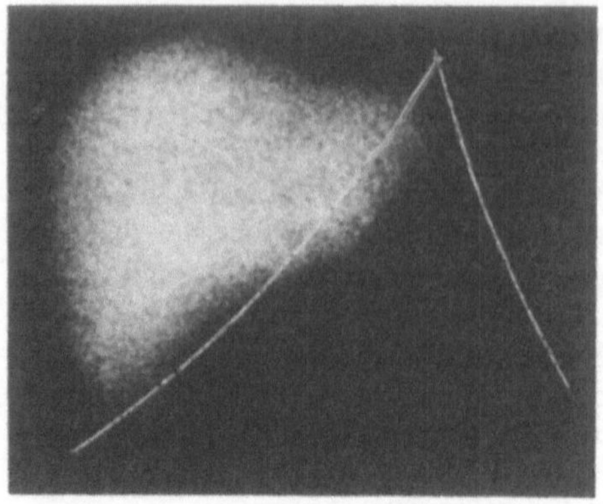

Abb. 1. Normales Leberszintigramm, ventrale Projektion

kleine Raumforderungen in den peripheren Leberpartien noch erfaßt werden. Dem-gegenüber entgehen gelegentlich selbst 3–4 cm große Läsionen dem szintigraphi-schen Nachweis [6], wenn sie im Massenzentrum der Leber lokalisiert sind und vom umgebenden Lebergewebe sozusagen „überstrahlt" werden. Aus diesem Grunde schien eine schichtweise Darstellung des Leberparenchyms mittels Emissions-Com-putertomographie (SPECT) wünschenswert. Seit ca. 4 Jahren wird die SPECT der Leber routinemäßig – in der Regel unter Verwendung einer rotierenden Gammaka-mera – durchgeführt. Die Untersuchungszeit beträgt etwa 20 Minuten, während einer Vollrotation um den Patienten werden 64 Einzelbilder aufgenommen, die anschlie-ßend zur Rekonstruktion der szintigraphischen Schichten verwendet werden. Durch SPECT (Abb. 2) gelingt es, auch kleinere Raumforderungen mit einem Durchmesser von ca. 15 mm in zentralen Organpartien zu erfassen. Da das Auflösungsvermögen der konventionellen Kameraszintigraphie bei peripher gelegenen Tumoren (ca. 8–10

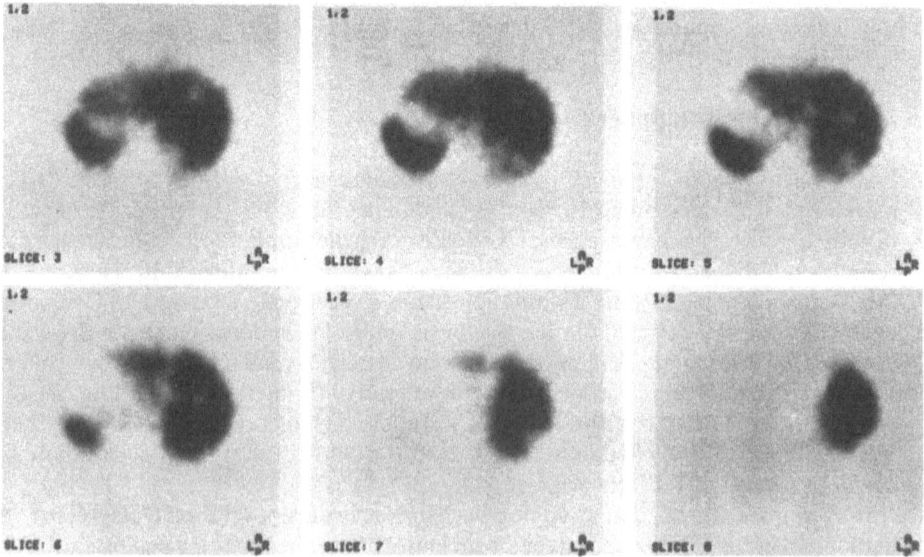

Abb. 2. SPECT der Leber: multiple Metastasen eines Melanoms

Tabelle 1. Sensititivät der Leberszintigraphie (einschl. SPECT) für Metastasen und Tumoren

	Sensitivität		
	SPECT	Konventionelle Szintigraphie	SPECT + konventionelle Szintigraphie
Lebermetastasen (n = 94)	82 (87%)	72 (76%)	86 (90%)
Lebertumoren (n = 46)	43 (95%)	38 (83%)	43 (95%)

mm) jedoch dem der Emissions-Computertomographie überlegen ist, sollte immer eine Kombination beider Verfahren erfolgen (Tabelle 1).

Ergebnisse der Leberszintigraphie bei malignen Hautkrankheiten

Die häufigsten malignen Hautkrankheiten, bei denen mit Lebermetastasen zu rechnen ist, sind das maligne Melanom, das Lymphom, die Mycosis fungoides und das Fibrosarkom. In Bezug auf die drei letztgenannten Malignome der Haut ist festzustellen, daß größere szintigraphische Untersuchungs-Serien in der Literatur nicht beschrieben wurden. Über die Leberszintigraphie beim relativ häufigen malignen Melanom liegt hingegen eine Reihe von Literaturmitteilungen vor [1, 2, 10, 14, 17, 19]. Beim metastasierenden Melanom ist die Leberszintigraphie von großer Bedeutung, da in einer Autopsiestudie von Das Gupta und Brasefield in 68% ein Leberbefall gefunden wurde [8]. Seigler und Fetter gaben 1977 eine Häufigkeit der Lebermetastasierung von 25% an [20]. Szintigraphische Studien von Roth et al. [19] und Muss et al. [17] ergaben Zahlen zwischen 18 und 58%. Muss et al. [17] konnten in ihrer Studie feststellen, daß im Verlauf von mehreren Monaten bei weiteren 15% der Patienten das Szintigramm in Bezug auf Lebermetastasen positiv ausfiel (Konverter). Während die letztgenannte Arbeitsgruppe [17] lediglich fokale Läsionen und nicht Lebervergrößerung oder diffus verminderte Speicherung als Kriterien für Metastasen heranzog, wiesen 1974 Goldman et al. [10] darauf hin, daß bei diffus infiltrierend wachsenden Lebermetastasen des malignen Melanoms die szintigraphische Auflösung häufig nicht ausreichend sei, so daß der Organbefall nur durch indirekte Parameter wie Leber- bzw. Milzvergrößerung erfaßbar sei. 1984 berichteten Au et al. [2] über ihre szintigraphischen Ergebnisse bei 192 Patienten mit Melanomen des Stadiums I. Bei 141 Patienten waren neben Knochen- und Hirnszintigrammen auch Leberszintigramme aufgenommen worden. In 11 der 141 Fälle (= 8%) fand sich ein verdächtiger Leber-szintigraphischer Befund. Bei 3 Patienten konnte ein metastatischer Befall durch Leberbiopsie ausgeschlossen werden, die übrigen 8 Patienten zeigten klinisch innerhalb der folgenden 4–6 Jahre keine Metastasen, so daß es sich in allen 11 Fällen bei retrospektiver Betrachtung um falsch-positive Leberszintigramme handelte. Die Autoren kommen zu dem Schluß, daß bei malignen Melanomen des Stadiums I wegen extrem seltener Metastasierung eine Leberszintigraphie als nicht sinnvoll anzusehen ist. Dieses Verfahren sollte deshalb weiter fortgeschritteneren Stadien des Melanoms vorbehalten bleiben.

Zusammenfassend ist festzustellen, daß die Treffsicherheit der Leberszintigraphie bei Einsatz der SPECT bei primären Lebertumoren ca. 95% und bei Metastasen ca. 90% beträgt (Tabelle 1). Die Spezifität weist einen Wert von ca. 86% auf.

Leberbeteiligung bei benignen Hautkrankheiten

Nach Ziertz läßt sich die Beziehung zwischen Haut- und Lebererkrankungen in drei Gruppen einteilen [13]:
1. Hautkrankheit und Lebererkrankung haben eine gemeinsame Ursache
2. Hautkrankheit und Lebererkrankung lassen eine gemeinsame Ätiologie vermuten und
3. Die Lebererkrankung ist Folge der medikamentösen Behandlung der Hautkrankheit.

Im eigenen Arbeitsbereich wurde bereits früher über benigne Hauterkrankungen mit Leberbeteiligung berichtet. Es handelt sich hierbei um die Urticaria pigmentosa, die Psoriasis vulgaris und die Dermatomyositis. Weitere Hautkrankheiten, bei denen eine Leberaffektion vorliegen kann, sind Lupus erythematodes visceralis (Kaposi-Libmann-Sacks-Syndrom), Sklerodermie, Rosacea, Lichen ruber planus, Pemphigus vulgaris und Dermatitis herpetiformis. Für den Lupus erythematodes visceralis wird eine Leberbeteiligung in 30–50% angegeben [21]. Auch bei der Sklerodermie wurden bei Patienten vom Typ II Leberveränderungen bis hin zur biliären Zirrhose festgestellt [15].

Szintigraphische Veränderungen von Leber und Milz konnten bei Urticaria pigmentosa in insgesamt 61% gefunden werden [18]. Hierbei handelte es sich im einzelnen um Vergrößerungen von Leber und/oder Milz sowie diffuse Leberparenchymalterationen (Abb. 3). Bei der juvenilen Form der Urticaria pigmentosa fanden sich in insgesamt 77% und bei der adulten Form in insgesamt 52% pathologische Leber-Milzszintigramme. Eine Literaturübersicht über Leberveränderungen bei dieser Erkrankung haben wir bereits früher gegeben [18].

Auch bei der Psoriasis vulgaris konnte in einem relativ hohen Prozentsatz (35%) szintigraphisch eine Leberbeteiligung nachgewiesen werden [7]. Häufigstes szintigraphisches Kriterium war eine inhomogene Aktivitätsspeicherung in der Leber. Eine

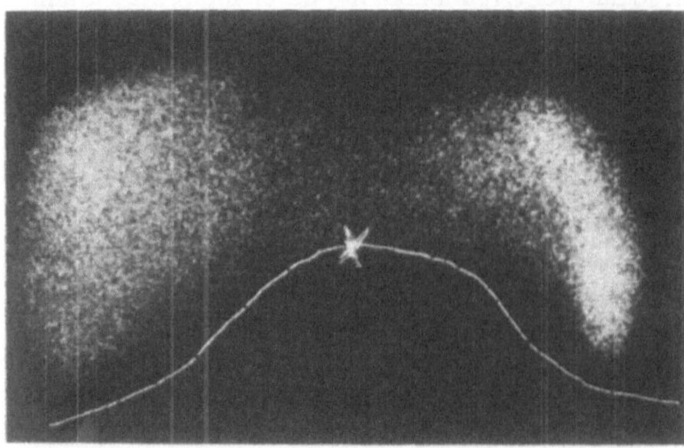

Abb. 3. Leberszintigramm bei Urticaria pigmentosa: Milzvergrößerung, vermehrte Kolloidfixation in der Milz, aus [18]

Leber- bzw. Milzvergrößerung war jeweils in 13% zu beobachten. Die Korrelation szintigraphischer und klinisch-chemischer Befunde zeigte in 15 von 23 Fällen konkordant negative und in 4 Fällen konkordant positive Resultate. Bei 4 Patienten war das Leberszintigramm positiv, obwohl die Leberchemie einen unauffälligen Befund zeigte. Eine Literaturübersicht über die Leber- und Milzbeteiligung bei Psoriasis vulgaris findet sich bei Biersack et al. [7]. Auch eine gestörte Milzfunktion wurde beobachtet [12].

In eigenen Untersuchungen [4] konnte bei 3 Patienten mit Dermatomyositis jeweils ein pathologisches Leberszintigramm festgestellt werden, es handelte sich hierbei zweimal um eine ausgeprägte Hepatomegalie sowie in einem Fall um einen Lebertumor. Hier sei nochmals darauf hingewiesen, daß die Dermatomyositis zu den kutanen paraneoplastischen Syndromen [11] gehört, so daß nach einem Primärtumor – eben auch unter Einschluß des Leberszintigramms – gefahndet werden muß.

Es läßt sich somit feststellen, daß die Leber-Milzszintigraphie ein empfindliches Verfahren zum Nachweis von diffusen dermatologisch bedingten Leberparenchymalterationen darstellt, insbesondere wenn diese sich dem laborchemischen Nachweis entziehen.

Hauterkrankungen bei Leberleiden

Tabelle 2 gibt einen Überblick über Hauterkrankungen, die im Rahmen von Leberleiden auftreten können. Solche Veränderungen werden überwiegend bei Leberzirrhose beobachtet [13]. Hierbei ist festzustellen, daß die Leberszintigraphie ein sehr sensitives, allerdings prinzipiell unspezifisches Verfahren zum Nachweis einer Leberzirrhose darstellt [3]. Bei Vorliegen uncharakteristischer Laborbefunde kann die Szintigraphie (Abb. 4) jedoch zur Abklärung der Diagnose eingesetzt werden. Ein szintigraphisch typisches Bild zeigt die Abb. 4.

Leberbefall bei Vinylchlorid-Krankheit

Seit 1972 sind Leberschäden in Verbindung mit einer Vinylchlorid-Erkrankung bekannt [22]. Hierbei handelt es sich um diffuse Leberaffektionen, die bei voller Ausprägung das Bild einer splenomegalen Leberfibrose mit portalem Hypertonus und Thrombozytopenie bei fehlender oder nur geringer Beeinträchtigung der Leberparenchymfunktion bieten [16]. Schon frühzeitig wurde daher die Bedeutung des Leber-Milzszintigramms zur Erfassung von Vinylchlorid-bedingten Leberschäden erkannt. In eigenen Untersuchungen konnte mittels Leberszintigraphie festgestellt werden, daß in ca. 48% eine Spenomegalie und in 50% eine inhomogene Kolloid-

Tabelle 2. Hautbeteiligung bei Lebererkrankungen

1. Palmar- u. Plantarerythmen	5. Akrodermatitis d. Kindesalters (Hepatitis B)
2. Spinnen-Naevi	6. M. Wilson (Hautpigmentierung)
3. Erythema diffusum hepaticum	7. Hämochromatose (Hautpigmentierung)
4. Pruritis	8. Porphyria cut. tarda

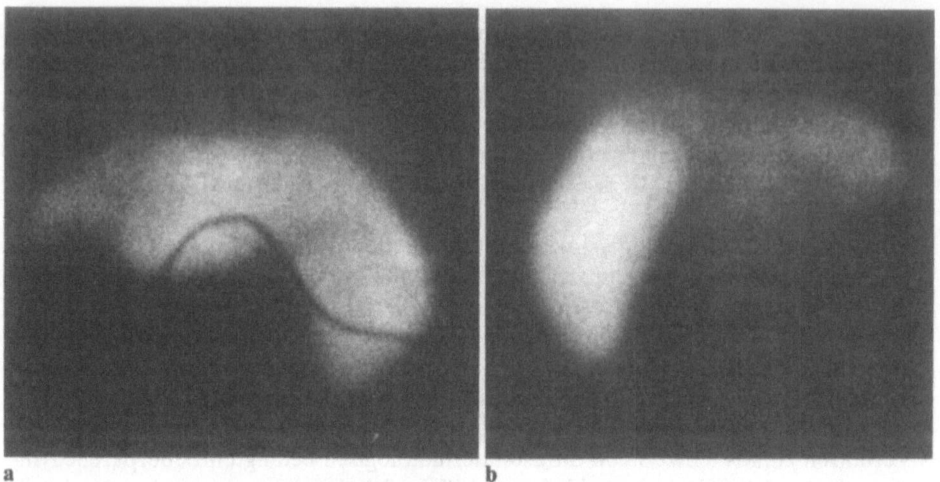

Abb. 4a u. b. Typisches szintigraphisches Bild einer Leberzirrhose (**a** ventral, **b** dorsal), atypische Leberkonfiguration, Splenomegalie, extrahepatische Kolloidfixation im RES der Wirbelsäule

Speicherung als Hinweis auf einen diffusen Leberparenchymschaden zu beobachten ist. Eine vermehrte Kolloidspeicherung in der Milz war sogar in 67% der Fälle zu beobachten [5].

In einem Viertel der Fälle ergab das Szintigramm einen positiven Befund, obwohl der BSP-Test unauffällig war. Darüber hinaus kann das Leberszintigramm auch zum Nachweis der Entwicklung eines VC-induzierten Angiosarkoms (Abb. 5) dienen [5]. Mittels Leberperfusionsszintigraphie war auch die eingeschränkte portal-venöse Perfusion bei Pfortaderhochdruck zu erfassen [5].

Anhand weiterer Untersuchungen konnte nachgewiesen werden, daß auch bei Arbeitern der PVC-*weiter*verarbeitenden Industrie pathologische Befunde im Leber-Milzszintigramm – allerdings nicht in so großer Häufigkeit wie in der PVC-produzierenden Industrie – auftraten. So war immerhin in einem Drittel der Fälle eine Splenomegalie zu beobachten, eine inhomogene Aktivitätsaufnahme als Hinweis auf diffuse Leberparenchymschäden war in einem Drittel der Fälle festzustellen [5].

Wenn auch heute durch eine drastische Senkung der zulässigen Konzentrationen des Vinylchlorids am Arbeitsplatz Leberschäden nicht mehr erneut auftreten dürften,

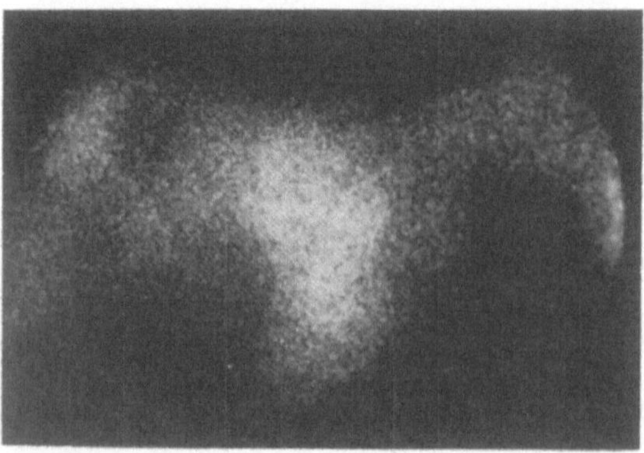

Abb. 5. Leberszintigramm bei Angiosarkom: Parenchymdefekte im rechten Leberlappen

so bietet das Leber-Milzszintigramm doch die Möglichkeit, auch lange Zeit nach Beendigung der Exposition sich manifestierende Lebererkrankungen – bis hin zu Angiosarkomen – zu erfassen. Darüber hinaus sollten die heute vorliegenden Erfahrungen Veranlassung geben, bei evtl. neuerdings zu beobachtenden Berufsdermatosen die Leber-Milzszintigraphie als empfindliche Methode für den Nachweis von Leberparenchymalterationen einzusetzen.

Literatur

1. Aranha GV, Simmons RL, Gunnarsson A (1979) The value of preoperative screening procedures in stage I and II malignant melanoma. J Surg Oncol 11: 1
2. Au FC, Maier WP, Malmud LS, Goldman LI, Clark Jr WH (1984) Preoperative Nuclear Scans in Patients with Melanoma. Cancer 53: 2094
3. Bell E, Biersack HJ, Altland H, Albrecht M, Winkler C (1980) Das Kamera-szintigraphische Bild der Leberzirrhose. Fortschr Roentgenstr 133: 292
4. Biersack HJ, Rodermund OE, Winkler C (1976) Szintigraphische Befunde von Leber und Milz bei Dermatomyositis. Der Hautarzt 27: 498
5. Biersack HJ, San Luis Jr T, Lange CE, Thelen M, Veltmann M, Winkler C (1977) Scintigraphy of Liver and Spleen in Vinyl Chloride Workers. Acta hepato-gastroenterol. 24: 357
6. Biersack HJ, Helpap B, Bell E, Vogt R, Breuel H-P (1979) Zur Treffsicherheit der Leberszintigraphie bei fokalen Lebererkrankungen. Ein Vergleich mit dem Obduktionsbefund anhand von 159 Fällen. Nucl-Med 4: 177
7. Biersack HJ, Rodermund OE, Bell E, Winkler C (1979) Szintigraphische Untersuchungen zur Frage der Leber- und Milzbeteiligung bei Psoriasis vulgaris. Z Hautkr 54: 733
8. Das Gupta T, Brasfield R (1964) Metastatic melanoma: a clinicopathological study. Cancer 17: 1323
9. Dewburry KC, Clark B (1979) The accuracy of ultrasound in the detection of cirrhosis of the liver. Brit J Radiol 52: 945
10. Goldman AB, Braunstein P, Soug C (1974) Augmented splenic uptake of ^{99m}Tc-Sulfur colloid in patients with malignant melanoma. Radiology 112: 631
11. Holzmann H (1971) The relationship between progressive scleroderma, dermatomyositis, and cancer. In: Herzberg JJ (ed) Cutane paraneoplastische Syndrome, Fischer, Stuttgart, S 45
12. Hromec A, Holzmann H, Krapp R, Denk R, Fischer J (1972) Größe und Funktion der Milz bei der Schuppenflechte. Arch Derm Forsch 242: 257
13. Husz S, Wernze H (1979) Leber und Haut. In: Kühn HA, Wernze H (eds) Klinische Hepatologie, Thieme, Stuttgart, S 865
14. Lee YN (1978) Liver scanning in patients with malignancy. Cancer Treat Rep 62: 1183
15. Luderschmidt Chr, Kaulertz I, König G, Leisner B (1984) Progressive systemische Sklerodermie. Dtsch Med Wschr 109: 1389
16. Marsteller HJ, Lelbach WK, Müller R, Gedigk P, Lange CE (1975) Klinische und laparoskopische Aspekte der Leberschäden bei Chemiearbeitern in der Vinylchlorid-Polymerisation. Leber Magen Darm 5: 196
17. Muss HB, Richards F, Barnes PL, Willard VV, Cowan RJ (1979) Radionuclide scanning in patients with advanced malignant melanoma. Clinical Nuclear Medicine 4: 516
18. Rodermund OE, Biersack HJ, Rohner HG (1978) Szintigraphische Veränderungen an Leber und Milz bei Urticaria pigmentosa. Der Hautarzt 29: 478
19. Roth JA, Eilber FR, Bennet LR (1975) Radionuclide photoscanning. Arch Surg 110: 1211
20. Seigler HF, Fetter BF (1977) Current management of melanoma. Ann Surg 186: 1
21. Siede W (1979) Leberveränderungen bei Kollagenosen. In: Kühn HA, Wernze H (eds) Klinische Hepatologie, Thieme, Stuttgart, S 6.265
22. Veltmann G, Lange CE, Stein G (1978) Die Vinylchloridkrankheit. Der Hautarzt 29: 177
23. Wolf F, Krönert E (1978) Leber und Gallenwege. In: Diethelm L, Olsson O, Strand F, Vieten H, Zuppinger A (Hrsg) Handbuch der Med Radiologie, Bd 15/2. Springer, Berlin Heidelberg New York, S 765

Quantitative hepatobiliäre Funktionsszintigraphie bei Hautkrankheiten

I. Brandhorst, F. D. Maul, G. Hör

Zusammenfassung

Bei 22 dermatologischen Patienten führten wir 26 mal eine quantitative hepatobiliäre Funktionsszintigraphie durch. 8 Patienten hatten eine Psoriasis vulgaris, je 2 Patienten einen Lupus erythematodes integumentalis und eine Porphyria cutanea tarda sowie 10 Patienten mit einem operierten malignen Melanom, die vor und während einer DTIC-Therapie überwiesen wurden. Die bestimmten hepatobiliären Funktionsparameter – Bluteliminationshalbwertzeit und Retention-40 – lagen bei allen Untersuchungen im Normbereich. Demgegenüber wiesen die Invasionshalbwertzeit und die mittlere Parenchym-Transitzeit bei einem Teil der Patienten Abweichungen vom Normkollektiv auf. Im Vergleich zu den bestimmten Parametern der Laborchemie (SGOT, SGPT, AP, Gesamt-Bilirubin und γ-GT) waren in 27% der Fälle Laborwerte und Parameter der Funktionsszintigraphie pathologisch. In 41% der Untersuchungen fanden wir bei normalen Laborparametern eine quantitative szintigraphische Funktionseinschränkung der Leber mit mindestens einem pathologischen Wert. Am häufigsten zeigte die mittlere Parenchym-Transitzeit bei Psoriatikern eine Abweichung von der Norm.

Schlüsselwörter

Hepatobiliäre Funktionsszintigraphie, Dacarbazin, Psoriasis vulgaris, malignes Melanom

Summary

26 quantitative hepatobiliary split function scintigraphies were performed in 8 patients with severe psoriasis, 2 patients with lupus erythematodes integumentalis, 2 patients with porphyria cutanea tarda and in 10 patients prior to and under drug treatment with dacarbazine after operation for malignant melanoma.

In all patients the half-life of HIDA elimination from the blood and the intrahepatic biliary retention of HIDA were in the normal range. Against this the half-life of HIDA invasion into the liver and the mean transit time of HIDA through the liver parenchyma were increased in some of patients examined.

In comparison to parameters of laboratory chemistry evaluated (SGOT, SGPT, AP, bilirubin, γ-GT) in 27% (n = 6 pts.) laboratory parameters and hepatobiliary split function values were abnormal. In 41% (n = 9 pts.) we found normal values in laboratory chemistry but at least one value in quantitative functional scintigraphy was abnormal. Most frequently the mean transit time of HIDA was abnormal in patients with psoriasis.

Einleitung

Eine Leberbeteiligung bei verschiedenen Hauterkrankungen und eine Leberschädigung als Therapiefolge sind seit langem bekannt [1, 3–5, 7, 8, 10, 12]. Nicht nur statische, sondern auch dynamische Parameter, wie die Durchblutung, können bei histologisch verifizierten Untersuchungen betroffen sein [9, 11].

330 Dermatologie und Nuklearmedizin
Hrsg. Holzmann, Altmeyer, Hör, Hahn
© Springer-Verlag Berlin · Heidelberg 1985

Ziel dieser Studie war es, bei dermatologischen Patienten mit Hilfe der von uns entwickelten quantitativen Funktionsszintigraphie der Leber Veränderungen von Teilfunktionen zu erfassen und in das Krankheitsbild einzuordnen. Entsprechende Daten liegen nach der von uns übersehenen Literatur nicht vor.

Patientengut und Methode

Patienten

Bei 22 Patienten, die aus der dermatologischen Klinik überwiesen wurden, haben wir 26 mal eine quantitative hepatobiliäre Sequenzszintigraphie durchgeführt. Es handelte sich um je 11 Frauen und Männer im Alter von 23–80 Jahren und einem mittleren Alter von 46 Jahren. Die dermatologischen Diagnosen waren Psoriasis vulgaris (8 mal), operiertes malignes Melanom vor und während DTIC-Therapie (Dacarbazin) (10 mal), Porphyria cutanea tarda (2 mal) und ein Lupus erythematodes integumentalis (2 mal) (Tabelle 1).

Methode

Alle Patienten unterzogen sich einer 40 Minuten dauernden hepatobiliären Sequenzszintigraphie in Rückenlage nach intravenöser Injektion von 2,0–3,8 mCi ^{99m}Technetium-markiertem HIDA (Diaethyl – N – acetanilido-iminodiacetic acid). Für die Aufnahme und Auswertung der Funktionsszintigramme wurde ein on-line angeschlossenes Computersystem (PDS, Firma Philipps) verwandt, mit dessen Hilfe über definierten Leberabschnitten ROIs (regions of interest) gelegt wurden mit Generierung von Zeitaktivitätskurven [6].

Nuklearmedizinische Funktionsparameter

Bluteliminationshalbwertzeit

Dieser Parameter erlaubt eine Aussage über die Elimination des injizierten Radiopharmazeutikums aus dem Blut (Abb. 1).

Tabelle 1. Dermatologische Diagnosen

– Psoriasis vulgaris	n = 8
– Operiertes malignes Melanom vor/während DTIC-Therapie	n = 10
– Lupus erythematodes integumentalis	n = 2
– Porphyria cutanea tarda	n = 2

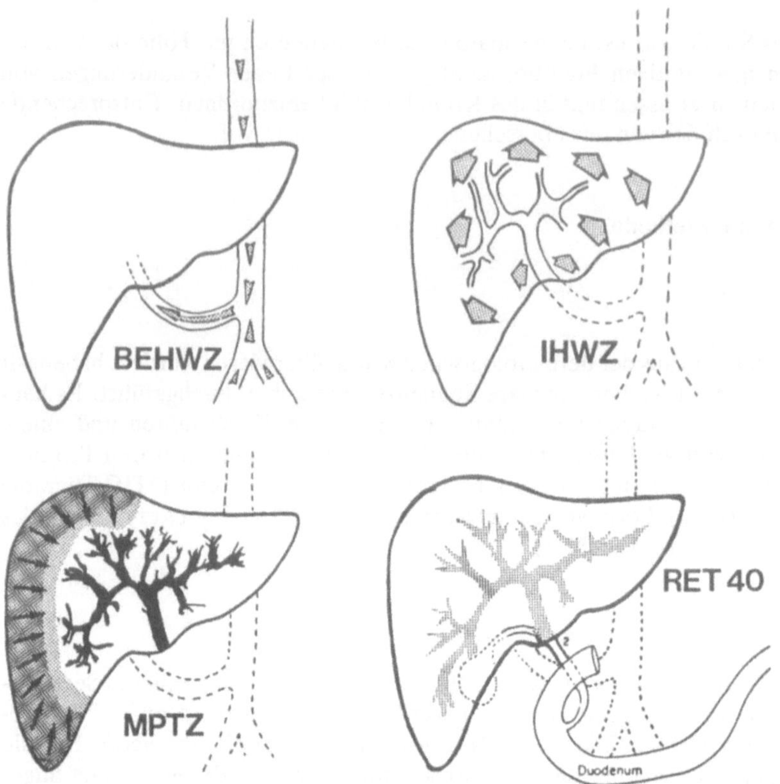

Abb. 1. Graphische Darstellung der Leberteilfunktionen Bluteliminationshalbwertzeit (BEHWZ), Invasionshalbwertzeit (IHWZ), Mittlere Parenchymale Transitzeit (MPTZ) und Retention 40 (RET 40)

Invasionshalbwertzeit

Sie repräsentiert die Aufnahme der Aktivität in die Leber und wird berechnet mit Hilfe eines monoexponentiellen Fits der Gesamtleberkurve zwischen der 2. und 7. Minute nach Injektion (Abb. 1) [2, 6].

Mittlere Parenchym-Transitzeit

Dieser Parameter steht für die durchschnittliche Passagezeit, die das Radiopharmazeutikum für den Weg durch das Leberparenchym bis zu den großen Gallengängen braucht (Abb. 1) [2, 6].

Retention-40

Die intrahepatische/biliäre Aktivitätsretention wird ermittelt als derjenige prozentuale Anteil der Aktivität, der bis 40 Minuten p.i. insgesamt das Leberparenchym passiert (auf die Peripherie normierte Gesamtleberkurve), aber die großen Gallengänge noch nicht verlassen hat, wobei die Gallenblasenaktivität bei der Berechnung abgezogen wird (Abb. 1) [2, 6].

Tabelle 2. Normalwerte* der quantitativen hepatobiliären Funktionsszintigraphie

		Mittel	Normbereich
BEHWZ	Bluteliminationshalbwertzeit	34 min.	19 –62 min.
IHWZ	Invasionshalbwertzeit	2,5 min.	1,7– 3,0 min.
MPTZ	Mittlere parenchym Transitzeit	39 min.	21 –51 min.
RET 40	Intrahepatische biliäre Retention 40 min. p.i.	11,5%	6,8–14,8%

* bestimmt bei n = 52 klinisch und laborchemisch lebergesunden Patienten

Funktionsszintigraphische Normwerte

Die Normwerte der quantitativen hepatobiliären Funktionsszintigraphie wurden an 52 laborchemisch und klinisch lebergesunden Patienten bestimmt, bei denen ein duodeno-gastraler Reflux überprüft wurde (Tabelle 2) [2].

Laborparameter

Bei allen zur hepatobiliären Funktionsszintigraphie überwiesenen Patienten wurden am Tage der nuklearmedizinischen Untersuchung die folgenden laborchemischen Parameter bestimmt: Gesamt-Bilirubin im Serum, SGOT, SGPT, AP, γ-GT.

Ergebnisse

Psoriasis

Bei allen 8 Patienten waren entweder laborchemische oder szintigraphische Parameter pathologisch (Tabelle 3). Bei 4 der 8 untersuchten Patienten fanden sich sowohl pathologische Laborwerte als auch außerhalb der Norm liegende Werte der Funktionsszintigraphie (Patienten 1, 2, 4, 5). Bei allen Patienten gingen pathologische

Tabelle 3. Laborchemische und nuklearmedizinische Parameter bei Patienten mit Psoriasis vulgaris

	Alter	weibl. männl.	Labor					Nuklearmedizin			
			BILI	GOT	GPT	AP	gGT	BEHWZ	IHWZ	MPTZ	RET 40
1. K. H.	45	w	0,3	**23**	**44**	**203**	**179**	43	**3,6**	114	13,3
2. L. G.	34	w	0,4	7	6	72	6	28	**3,2**	43	9,6
3. S. J.	80	w	0,7	9	17	160	**24**	52	2,3	47	**16,6**
4. B. U.	33	m	0,3	11	12	133	**32**	39	2,6	**58**	13,3
5. H. E.	60	w	0,6	**16**	15	153	**106**	**64**	**3,2**	41	10,3
6. B. A.	29	m	1,0	8	10	166	8	35	**3,3**	41	9,2
7. I. P.	59	m	0,5	7	6	129	8	30	1,7	**71**	12,7
8. D. R.	23	w	0,3	9	13	112	11	38	1,9	**54**	13,4

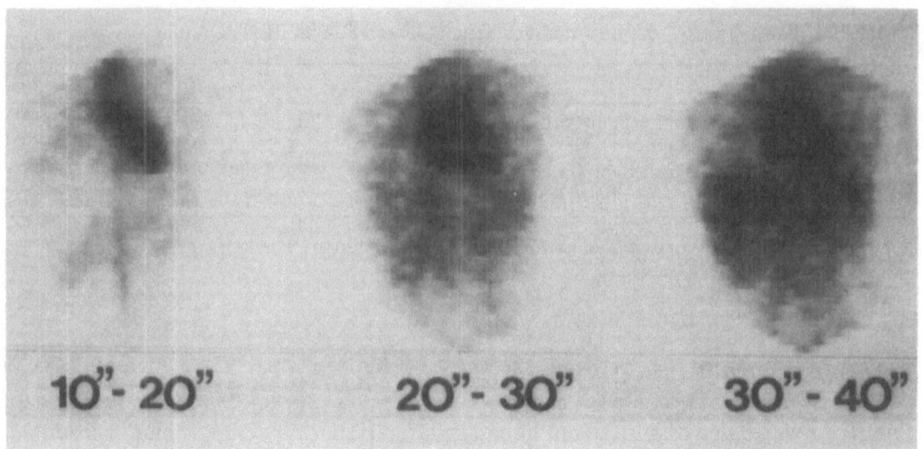

Abb. 2. Aufnahmen in ventraler Sicht. Links: 10–20″ p.i., 1. Bloopool von Herz und Aorta ascendens. 2. Physiologischer Negativkontrast der Leber. 3. Physiologischer Positivkontrast beider Nieren und Darstellung des Aktivitätsbandes der Aorta abdominalis. Mitte: 20–30″ p.i., 1. Arterielle Einstromphase in die Leber. Beachte: homogene Perfusion aller Leberregionen. Rechts: 30–40″ p.i., 1. Verzögerte portale Einstromphase. Beachte: geringe Kontrastzunahme der Leber

Laborparameter mit pathologischen hepatobiliären Funktionswerten einher. Bei 4 Patienten dieser Gruppe (Patienten 1, 3, 5, 6) fiel eine über die Norm verlängerte Invasionshalbwertzeit auf. Die Abb. 2 zeigt die Perfusionsbilder eines dieser Patienten mit erniedrigter portaler Anreicherung.

DTIC-behandelte Melanom-Patienten

Diese Patienten kamen teils 1 mal, teils 2 mal zur Untersuchung. Eine Patientin wurde 3 mal untersucht. Die 1. Untersuchung fand 2–3 Tage vor Beginn der DTIC-Therapie statt, die 2. direkt vor der 2. DTIC-Serie und die 3. am 2. Tag der 2. DTIC-Serie. Dieser Tag wurde gewählt, weil die bei einer kleinen Patientenzahl unter DTIC-Therapie aufgetretenen Budd-Chiari-Syndrome ausnahmslos am 2. Tag der 2. Therapieserie auftraten [9, 11].

Kasuistiken

Patient 1

59jähriger Mann, operiertes SSM am Rücken. Vor Therapiebeginn war die Laborchemie unauffällig, die hepatobiliäre Funktionsszintigraphie zeigte mit 81 Minuten eine deutlich verlängerte mittlere Parenchym-Transitzeit. Bei der 2. Untersuchung blieb dieser Wert außerhalb der Norm und zusätzlich trat ein erhöhter SGPT-Wert auf (Tabelle 4).

Tabelle 4. Laborchemische und nuklearmedizinische Parameter bei Patienten vor und während DTIC-Therapie nach Operation eines malignen Melanoms

	Labor						Nuklearmedizin			
	Unter-suchung	Bili-rubin	SGOT	SGPT	GT	AP	BEHWZ	IHWZ	MPTZ	RET 40
Pat. 1	1	0,4	10,0	23	13	117	38	3,0	**81**	11,9
	2	0,7	10,7	**28**	18	116	40	2,7	**73**	11,6
Pat. 2	1	0,5	6,0	11	8	99	28	2,7	**97**	12,1
	2	0,7	8,0	3	11	103	26	2,7	**56**	10,0
	3	0,4	9,0	11	11	97	28	2,2	32	9,6
Pat. 3	1		9,2	16	12	94	34	2,4	45	9,3
	2		15,3	23	9	89	30	2,7	**72**	9,8
Pat. 4	2	0,5	8,2	9	13	90	44	2,7	**74**	14,5

Patient 2

35jährige Frau, operiertes SSM am Rücken. Bei ihr war vor DTIC-Therapiebeginn ebenfalls die mittlere Parenchym-Transitzeit mit 91 Minuten deutlich verlängert. Unter der Therapie besserte sich allerdings dieser Wert und lag bei der 3. Untersuchung im Normbereich. Die Laborparameter waren bei allen drei nuklearmedizinischen Untersuchungen unauffällig (Tabelle 4).

Patient 3

59jährige Frau, operiertes SSM mit knotigen Anteilen, unterhalb des rechten Schlüsselbeines gelegen. Die gemessenen Labor- und Funktionsparameter zeigten gegenüber der vorangegangenen Kasuistik einen konträren Verlauf. Bei zunächst normaler Laborchemie und unauffälliger Funktionsszintigraphie vor Therapiebeginn fanden sich bei der 2. Untersuchung eine angestiegene, grenzwertige SGOT, eine pathologisch erhöhte SGPT und eine verlängerte mittlere Parenchym-Transitzeit (Tabelle 4).

Patient 4

32jährige Frau, operiertes high-risk Melanom rechts parietal und neck-dissection. Bei der 2. Untersuchung wurde bei normaler Laborchemie eine pathologisch verlängerte mittlere Parenchym-Transitzeit gefunden (Tabelle 4).

Porphyria cutanea tarda

Die beiden Patienten mit dieser Erkrankung, 42- und 46jährig, männlich, zeigten in der oberen Norm liegende Werte der hepatobiliären Funktionsszintigraphie und pathologische Werte der Laborparameter SGOT und SGPT.

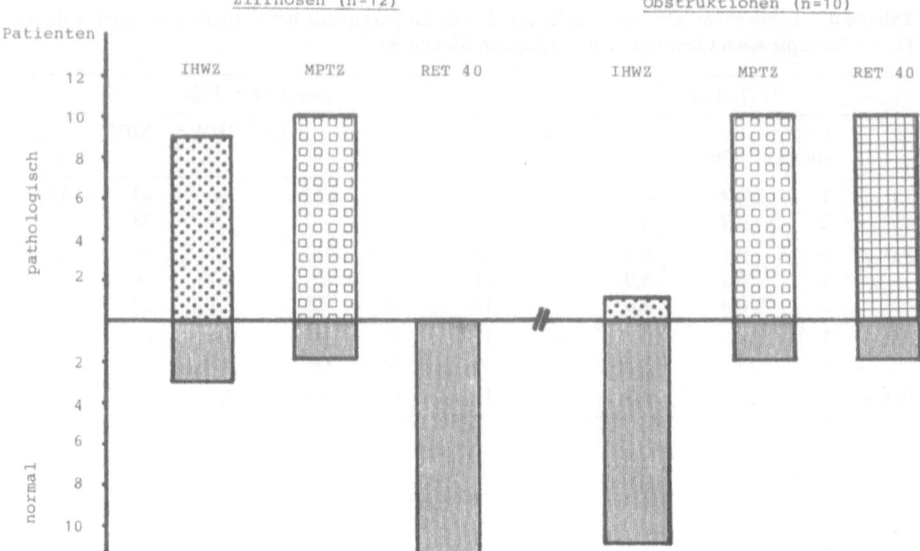

Abb. 3. Parameter-Konstellationen der hepatobiliären Partialfunktionen bei Zirrhosen und Obstruktionen. Jeweils zwei in ihrer Funktion verbundene Parameter liegen außerhalb der Norm

Lupus erythematodes integumentalis

Von den beiden Patienten mit Lupus erythematodes war ein Patient, 51jährig, weiblich, völlig unauffällig. Bei dem anderen Patienten, 49jährig, männlich, war laborchemisch die SGOT pathologisch, und der funktionsszintigraphische Wert der mittleren Parenchym-Transitzeit lag grenzwertig außerhalb der Norm.

Nichtdermatologische Kontrollgruppe

Bei 12 Patienten mit Leberzirrhose und 10 Patienten mit Obstruktionen im Bereich des Ductus choledochus fanden wir jeweils zwei in ihrer Funktion verbundene Parameter der Partialfunktionen außerhalb der Norm (Abb. 3).

Diskussion

Die Indikation zur hepatobiliären Funktionsszintigraphie war bei den untersuchten Patienten die Frage nach einer Leberbeteiligung bei behandelter Psoriasis, Lupus erythematodes, Porphyria cutanea tarda sowie vor und während DTIC-Therapie bei Melanom-Patienten.

Die quantitative hepatobiliäre Funktionsszintigraphie ist als nichtinvasive Methode leicht einsetzbar. Uneingeschränkt empfohlen werden kann sie bei interni-

336

Tabelle 5.

Labor	Nuklearmedizin	Pat.zahl	%
+	+	6	27
–	–	4	18
+	–	3	14
–	+	9	41

stischen Fragestellungen, wie unklare Galleabflußstörungen oder unklare rechtsseitige Oberbauchbeschwerden.

Die prozentuale Verteilung normaler und pathologischer Laborwerte und in der Norm und außerhalb der Norm liegender Funktionswerte veranschaulicht Tabelle 5. Hierbei sind Patienten vor einer DTIC-Therapie und unauffälligen Labor- und Funktionsparametern nicht aufgeführt. Bei 41% (n = 9) Patienten waren die untersuchten Laborparameter normal, aber wir fanden bei der nuklearmedizinischen Untersuchung mindestens einen pathologischen Wert der hepatobiliären Funktionsszintigraphie. Bei diesen Patienten halten wir eine Kontrolle für gerechtfertigt, zumal wenn sich die Klinik verschlechtert.

Unsere Untersuchungen lassen nicht den Schluß zu, daß mit Hilfe der nuklearmedizinischen, hepatobiliären Funktionsanalyse zwischen Leberfunktionsstörungen, die in direktem Zusammenhang mit der dermatologischen Grunderkrankung stehen (dermatologisch spezifische Funktionsstörungen) und funktionellen Beeinträchtigungen, die unabhängig von der Grundkrankheit Funktionseinbußen hervorrufen (alkoholtoxische, dermatologisch assoziierte und medikamentöstoxische Funktionsstörungen) unterschieden werden kann.

Die Ergebnisse zeigen jedoch – auch bei dem Vorbehalt der kleinen Untersuchungszahl –, daß die Partialfunktion der biliointestinalen Exkretion bei keinem der Patienten mit den oben genannten Hauterkrankungen pathologisch beeinträchtigt war. Sicher, daß ein pathologischer nuklearmedizinischer Befund vorliegt, sind wir, wenn zwei verbundene Parameter aus dem Normbereich fallen (Abb. 2).

Literatur

1. Biersack H-J, Rodermund O-E, Bell E, Winkler C (1979) Szintigraphische Untersuchungen zur Frage der Leber- und Milzbeteiligung bei Psoriasis vulgaris. Z Hautkr 54 (16): 733–737
2. Brandhorst I, Maul FD, Jessen K, Standke R, Eggert U, Hör G (1983) Quantitative analysis of hepatobiliäry function. In: Schmidt HAE, Adam WE (Hrsg) Nuklearmedizin. Schattauer, Stuttgart New York, S 474–477
3. Dancygier H, Runne U, Leuschner U, Milbradt R, Classen M (1983) Darcabazine (DTIC)-induced human liver damage light and electron-microscopic findings. Hepato-gastroentrol. 30: 93–95
4. Dietz O, Pachaly A, Schillat I (1974) Leberbioptische Untersuchungen bei Langzeitbehandlung der Psoriasis mit Methotrexat. Derm Mschr 160: 149–155
5. Féaux de Lacroix W, Runne U, Hauk H, Doepfmer K, Groth W, Wacker D (1983) Acute liver dystrophy with thrombosis of hepatic veins: a fatal complication of Dacarbazine treatment. Cancer Treatment Reports 67: 779–784

6. Maul FD, Standke R, Brandhorst I, Eggert UE, Jessen K, Hör G (1982) Quantitative hepato-biliäre Funktionsszintigraphie in der nuklearmedizinischen Praxis. Der Nuklearmediziner 5: 95–102
7. Moldenhauer E, Dabels J, Diwok K, Leithauser W, Novotny P (1973) Untersuchungen über die Häufigkeit von Leberveränderungen bei Psoriatikern im Hinblick auf die Methotrexattherapie. Derm Mschr 159: 242–248
8. Roenigk HH, Fowler-Bergfeld W, Curtis GH (1969) Methotrexat for Psoriasis in weekly oral doses. Arch Derm 99: 86–93
9. Runne U, Doepfmer K, Antz H, Groth W, Féaux de Lacroix W (1980) Budd-Chiari-Syndrom unter Dacarbazin. Dtsch Med Wschr 105: 230–233
10. Shapiro HA, Trowbridge JO, Lee JC, Maibach HJ (1974) Liver diseae in Psoriatics – An effect of Methotrexate therapy? Arch Derm 110: 547–551
11. Wacker D, Runne U, Dancygier H, Hauk H (1983) Ernste Komplikationen der DTIC-Therapie und ihre rechtzeitige Erkennung. Hautarzt 34: Suppl. VI 352–353
12. Zachariae H, Søgaard H (1973) Liver biopsy in Psoriasis. Dermatologica 146: 149–155

338

V. Angiologie

Klinisch-dermatologische Einführung in die angiologische Diagnostik

U. Schultz-Ehrenburg

Zusammenfassung

Es wird eine klinische Einführung gegeben in Diagnostik, Therapiekontrolle und ausgewählte pathogenetische Aspekte der peripheren Gefäßkrankheiten, wobei der Schwerpunkt auf den nicht-invasiven Untersuchungsmethoden liegt. Dabei werden vor allem die folgenden Anwendungsmöglichkeiten besprochen: Arterielle Gefäßdiagnostik mit der Ultraschall-Doppler-Sonde und der Venenverschlußplethysmographie, Untersuchungsmöglichkeiten der Mikroangiopathie, Thrombose-Screening mittels Doppler-Technik, Venenverschlußplethysmographie und Lichtreflexionsrheographie, Refluxdiagnostik der extra- und intrafaszialen Veneninsuffizienz und Therapiekontrolle des Lymphödems.

Schlüsselwörter

Periphere Gefäßkrankheiten, nicht-invasive Gefäßdiagnostik, Ultraschalldopplersonographie, Venenverschlußplethysmographie, Lichtreflexionsrheographie

Summary

The clinical introduction refers to diagnostics, therapy control and special pathogenetic aspects of peripheral vascular diseases. The main subject concerns the non-invasive examination methods. In particularly the following diagnostical possibilities are discussed: Arterial measurement with Doppler ultrasound and plethysmography, examination procedures of microangiopathy, screening methods of deep vein thrombosis such as Dopplersonography, venous occlusion plethysmography and photoplethysmography, reflux diagnostics of extra- and intrafascial venous insufficiency and therapy control of lymphedema.

Eine umfassende dermatologische Einführung zum Thema Angiologie zu geben, ist nicht möglich und auch nicht sinnvoll. Ich werde mich deshalb auf die Punkte beschränken, die für die interdisziplinäre Kommunikation von besonderer Bedeutung sind, nämlich Fragen der Pathogenese, der Diagnostik und der Therapiekontrolle. Die Gefäßkrankheiten sollen dabei in folgender Reihenfolge besprochen werden: Arterien, Endstrombahn, Venen, Lymphgefäße.

Arterielle Verschlußkrankheiten

Bei den Arterienkrankheiten brauche ich auf die Arterioneuropathien nicht einzugehen, da das Raynaud-Syndrom im Referat von Frau Rabe und Herrn Klüken aus klinischer Sicht gesondert abgehandelt wird. So möchte ich gleich zu den Arte-

Dermatologie und Nuklearmedizin
Hrsg. Holzmann, Altmeyer, Hör, Hahn
© Springer-Verlag Berlin · Heidelberg 1985

rioorganopathien übergehen und mit den arteriellen Verschlußkrankheiten beginnen. Hier stehen uns eine Reihe nicht-invasiver diagnostischer Methoden zur Verfügung, die von grundsätzlicher Bedeutung sind wie Ultraschalldopplersonographie, Venenverschlußplethysmographie, Oszillographie, Ergometrie, Thermographie und transkutane Sauerstoffmessung, um nur die wichtigsten zu nennen. Näher eingehen möchte ich auf die Ultraschalldopplerdiagnostik und die Venenverschlußplethysmographie, die besonders vielseitig in der Gefäßdiagnostik einsetzbar sind.

Am bekanntesten ist die Ultraschall-Doppler-Technik, die heute als weltweit verbreitet gelten kann. Gemessen wird der systolische Blutdruck, der ein sehr empfindlicher Parameter für arterielle Strombahneinengungen ist. Durch einfache Bestimmung des Arm-Bein-Gradienten und durch segmentale Blutdruckmessung am Unterschenkel und Oberschenkel lassen sich eine Fülle von Informationen gewinnen. Die wichtigsten sind Quantifizierung des Schweregrades der arteriellen Verschlußkrankheit und Lokalisation der Verschlußetage. Dabei geben die absoluten Knöchelarteriendruckwerte einen guten Anhalt, wann eine Artheriographie indiziert ist, und können als objektive Zahlen den subjektiven Angaben an die Seite gestellt werden. Werte über 100 mm HG sprechen für gut kompensierte Verschlüsse. Hier genügen Ultraschalldoppler-Kontrollen. Bei 90 bis 60 mm HG ist eine Arteriographie angezeigt, um die Möglichkeit einer Gefäßoperation zu prüfen. Als kritischer Grenzwert sind 50 mm HG anzusehen, darunter ist der Erhalt der Extremität gefährdet.

Darüber hinaus ist der Knöchelarteriendruck ein Maßstab für die Therapiekontrolle, was jedoch nur für drastische Therapieeffekte gilt, also vor und nach Gefäßoperation und vor und nach transluminaler Katheterbehandlung. Die Doppler-Messung soll hier nicht nur die therapeutische Verbesserung erfassen, sondern vor allem auch das Rezidiv, und zwar zum frühestmöglichen Zeitpunkt.

Von ähnlicher Tragweite ist die Venenverschlußplethysmographie (VVP), bei der wie beim Doppler arterielle und venöse Anwendungsbereiche unterschieden werden. Für die arterielle Verschlußkrankheit benötigen wir aus der Volumenkurve des Plethysmogramms den arteriellen Einstrom, also die Tangente am Kurvenanfang. Wir unterscheiden eine Messung in Ruhe und die Messung der reaktiven Hyperämie nach drei (oder fünf) Minuten arterieller Sperre. Der arterielle Ruheeinstrom ist zur Diskriminierung der arteriellen Verschlußkrankheit nicht geeignet. Die Ruhewerte sind beim AVK-Patienten wie beim Gefäßgesunden in der Regel normal. Dies liegt daran, daß als Ausgleich für den poststenotischen Druckabfall der periphere Widerstand gesenkt wird, so daß die Ruhedurchblutung praktisch konstant bleibt. Eingeschränkt wird dagegen die Dilatationsreserve, aber diese wird bei der Ruhemessung nicht erfaßt.

Ausschlaggebend ist deshalb die Bestimmung der reaktiven Hyperämie nach suprasystolischer Stauung, die einer Belastungsmessung gleichkommt und direkt die Dilatationsreserve mißt. Diese ist der empfindlichste Parameter für den Nachweis einer AVK. Die Abb. 1 gibt dazu ein Kurvenbeispiel. Die untere Kurve zeigt das gesunde Bein mit steilem Kurvenanstieg, die obere das Bein mit arterieller Verschlußkrankheit. Die reaktive Hyperämie beträgt nur noch ein Drittel des Gesunden.

Wie schon beim Doppler gilt auch für die VVP, daß sie nicht nur zur Diagnostik eingesetzt werden sollte, sondern vor allem auch zur Therapiekontrolle. Hier ist sie sehr viel empfindlicher als die Dopplermethode und kann auch noch pharmakologische Therapieeffekte erfassen, wie z.B. die verbleibende Verbesserung eines Kolla-

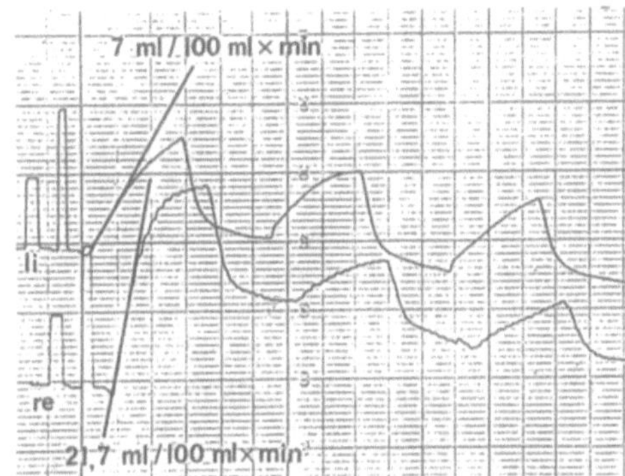

Abb. 1. Verminderte reaktive Hyperämie bei arterieller Verschlußkrankheit nach 3 Minuten arterieller Sperre (obere Kurve). Im Vergleich dazu das gesunde andere Bein (untere Kurve)

teralkreislaufs nach Abschluß einer intraarteriellen Infusionsbehandlung mit ATP [1]. Die reaktive Hyperämie gibt dabei ein quantitatives Maß für den Anstieg der Durchblutungsreserve.

Degenerative Vaskulitiden

Bei der Gruppe der entzündlichen hyperergischen Vaskulitiden haben wir es mit ganz anderen diagnostischen Verfahren zu tun. Ganz grob kann man eine granulomatöse Vaskulitis der Arterien und Venen von einer leukozytoklastischen Vaskulitis der Endstrombahn unterscheiden. Die Diagnostik geschieht hier mit Hilfe der Histologie, eventuell auch der direkten Immunfluoreszenz, die jedoch nur sehr flüchtig positiv ist. Die Therapiekontrolle bedient sich vor allem blickdiagnostischer Parameter, d. h. sie richtet sich nach der Rückbildung der Effloreszenzen.

Degenerative Angiologpathien

Die leukozytoklastische Vaskulitis hat bereits übergeleitet zu den Krankheiten der Endstrombahn. Die beiden wichtigsten degenerativen Vertreter sind die diabetische und die hypertonische Angiologpathie, letztere vor allem bekannt durch den Begriff des Ulcus hypertonicum Martorell. Die Diagnostik der Mikroangiopathie ist wohl das schwächste Glied in der Gefäßdiagnostik überhaupt. Am verbreitetsten und wichtigsten ist die Beurteilung des Augenhintergrundes. Kapillarmikroskopie und Histologie können in besonderen Fällen nützlich sein. Zur regionalen Mikroangiopathiediagnostik ist die Wärmeleitmessung nach Hensel entwickelt worden [4]. Entsprechende Geräte sind jedoch kommerziell nicht erhältlich. Bei gleichartigem Untersuchungsablauf wäre auch die Thermographie einsetzbar, jedoch stehen praktische Erfahrungen noch aus. Auf nuklear-medizinischer Seite ist vor allem die Doppel-Isotopen-Clearance zu nennen mit markiertem Xenon und Jodid, die vielleicht verspricht, Störungen der Mikrozirkulation in Zukunft besser zu erfassen.

Thrombosediagnostik

Auf dem venösen Sektor soll zunächst die Thrombosediagnostik besprochen werden.
Hier ist die nicht-invasive Diagnostik inzwischen recht weit vorangeschritten. Wir
haben heute Screeningmethoden für alle Gefäßetagen, wenn auch mit unterschiedlicher Sensibilität. Bei der Ultraschalldopplertechnik und bei der Venenverschlußplethysmographie liegt diese bei 90% [2, 6].

Mit der Doppler-Sonde werden vor allem die Becken- und Oberschenkelvenen-
thrombosen erfaßt. Dabei können sowohl die S-sounds als auch die A-sounds zum
Einsatz kommen. Bezüglich der praktischen Durchführung sei auf frühere Publikationen verwiesen [5, 8]. Charakteristisch ist ein erhöhtes kontinuierliches Strömungs-
geräusch über der V. iliaca externa bzw. poplitea ohne inspiratorischen Stopp, das
selbst durch den Valsalva nicht zu unterdrücken ist. Weiteren Aufschluß gibt das
Ausbleiben manuell ausgelöster Flußspitzen. Die Venenverschlußplethysmographie
hat ihren Schwerpunkt am Oberschenkel. Gemessen wird der venöse Abstrom beim
Ablassen der Stauung. Auf einem gesunden Bein haben wir einen ungehinderten
Abstrom und einen steilen Kurvenabfall. Auf dem Kranken geht dagegen die Steil-
heit der Tangente verloren (Abb. 2). Werte unter 30 ml pro 100 ml Gewebe und
Minute sprechen für eine Thrombose.

Die Lücke in der nicht-invasiven Thrombosediagnostik ist immer noch der Unterschenkel. Jedoch zeichnen sich auch hier neue Möglichkeiten ab. Die Photoplethys-
mographie (Lichtreflexionsrheographie) ist eine venenfunktionsdiagnostische
Methode, die vor allem die Wadenmuskelpumpe prüft. Parameter ist die Verkürzung
der Wiederauffüllzeit. Diese ist jedoch nicht nur bei thrombotischer Verlegung
verkürzt, sondern auch bei Refluxen. So eignet sich die Methode vor allem für die
Diskriminierung der Gefäßgesunden. Wenn Vorbefunde vorliegen, kann sie auch die
Erstmanifestation einer Thrombose am Unter- oder Oberschenkel erfassen (Abb. 3).
Die Sensibilität liegt nach Gerlach [3] nur bei 60%, jedoch müssen weitere Mitteilun-
gen abgewartet werden.

Eine weitere Screeningmethode mit Schwerpunkt am Unterschenkel ist die Thermographie, die die Hyperämie in der Umgebung der Thrombose mißt. Die Untersu-

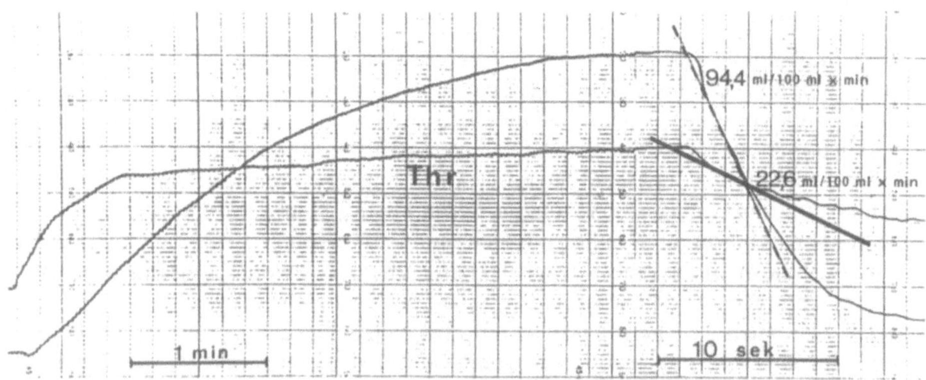

Abb. 2. Einschränkung der venösen Drainage in der Venenverschlußplethysmographie bei Ileo-
femoralvenenthrombose (Thr). Die 2. Kurve zeigt das gesunde andere Bein

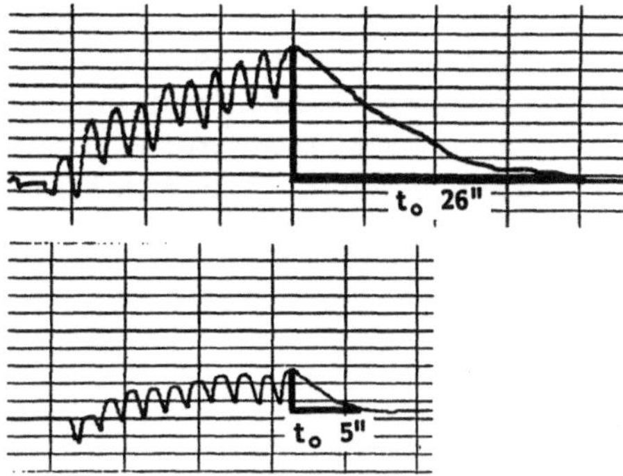

Abb. 3. Verkürzung der Wiederauffüllzeit t_0 in der Lichtreflexionsrheographie bei Thrombose aller tiefen Unterschenkelvenen und der V. poplitea (untere Kurve). Im Vergleich dazu der gesunde Vorbefund desselben Beins (obere Kurve)

chungen sind nur bei sorgfältiger Korrelation mit dem klinischen Bild aussagekräftig, da zwar die Sensibilität hoch, die Spezifität jedoch gering ist.

Wenn wir die derzeitigen Möglichkeiten zusammenfassen, so lassen sich vor allem die Becken- und Oberschenkelthrombosen mit Screeningmethoden gut erfassen. Dabei eignet sich der Doppler besonders zur raschen Diagnosestellung, die VVP vor allem zur Quantifizierung und Verlaufskontrolle. Der direkte Thrombosenachweis erfolgt mit der Röntgenphlebographie, der Isotopenphlebographie oder den sogenannten Uptake-Tests. Für prospektive Studien und postoperative Verlaufskontrollen kommen die Lichtreflexionsrheographie, die Venenverschlußplethysmographie und die nuklearmedizinischen Uptake-Tests in Betracht.

Saphena-Refluxdiagnostik

Soweit zu den venösen Abflußbehinderungen. Wenden wir uns nun den Refluxen zu. Diese sind eine Domäne der Ultraschall-Doppler-Diagnostik. Am bekanntesten ist die Refluxdiagnostik der Varikosis. Beim Valsalva kommt es in der klappeninsuffizienten V. saphena magna zu einem lang anhaltenden Reflux, der mit dem Doppler auskultiert werden kann.

Uns dient die Saphena-Reflux-Diagnostik vor allem zur Therapiekontrolle. Nach Verödung der Saphenamündung oder nach Crossektomie sollte mit dem Doppler geprüft werden, ob der Reflux am proximalen Oberschenkel verschwunden ist und nicht etwa oberhalb des Knies wieder zutage tritt. Sind beide Auskultationsstellen negativ, ist der gewünschte Erfolg erreicht. Findet sich jedoch im distalen Verlauf der Vena saphena magna wieder ein positiver Geräuschbefund, ist der Umgehungsreflux aufzusuchen und ebenfalls auszuschalten. Wir kommen auf diese Weise zu einer selektiven Varikosisbehandlung, die gezielt auf die insuffizienten Venenstrecken gerichtet ist und die klappensuffizienten Abschnitte schont.

Tiefe venöse Refluxdiagnostik

Das Gegenstück zur Refluxdiagnostik der Varikosis ist die Refluxdiagnostik des tiefen Venensystems [7]. Mit Hilfe von Unterschenkelkompression, Unterschenkel-

dekompression, Oberschenkelkompression und Valsalva-Manöver lassen sich auch
die Refluxe in den tiefen Beinvenen gut erfassen (Abb. 4). Indikationen sind die
Differentialdiagnose extra- oder intrafasziale Veneninsuffizienz und die Abklärung
unbestimmter Beinbeschwerden. Venographien sind beim postthrombotischen Syndrom dadurch weitgehend entbehrlich.

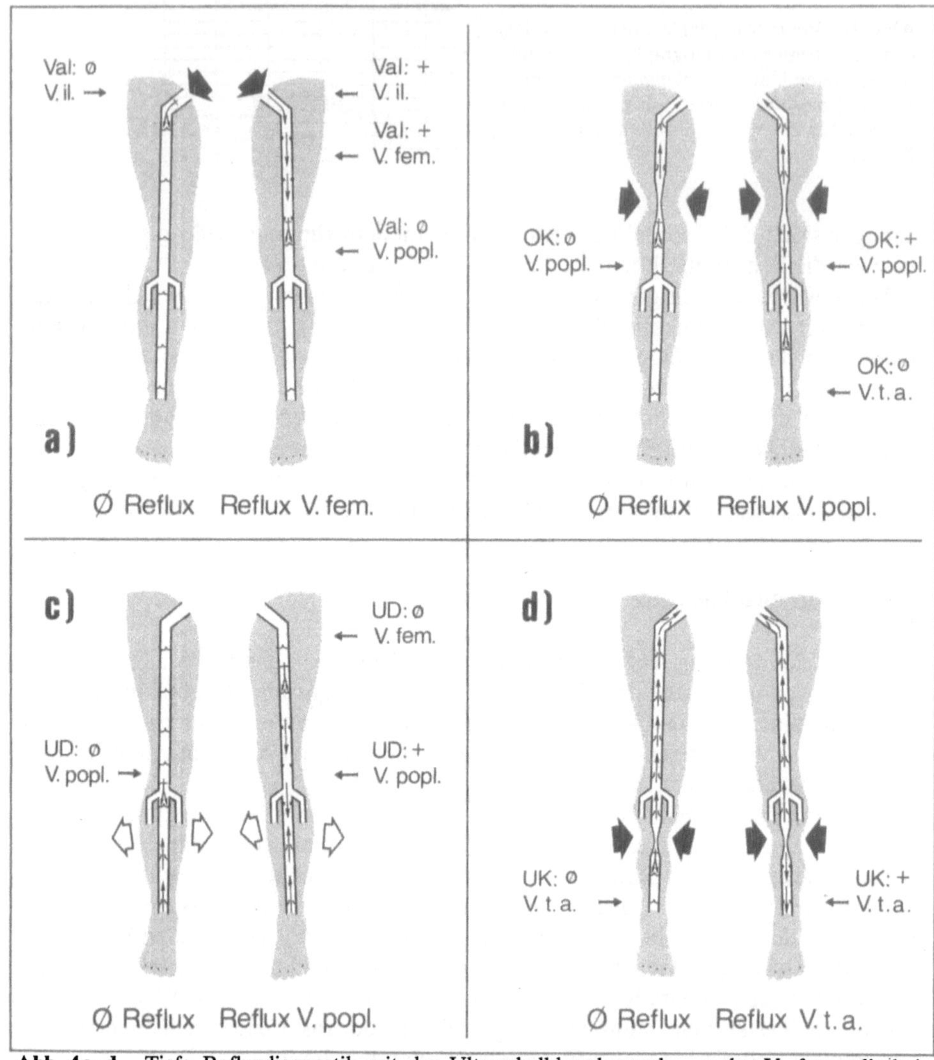

Abb. 4a–d. Tiefe Refluxdiagnostik mit der Ultraschalldopplersonde, **a** der V. femoralis bei
Valsalvascher Bauchpresse, **b** der V. poplitea bei Oberschenkelkompression, **c** der V. poplitea
bei Unterschenkeldekompression und **d** der V. tibialis anterior bei Unterschenkelkompression

Lymphgefäßkrankheiten

Der letzte Abschnitt betrifft die Lymphgefäßkrankheiten. Da die Klinik des Lymphödems Gegenstand des Referats von Frau Földi ist, möchte ich mich auf zwei Punkte beschränken. Uns stehen heute hervorragende diagnostische Verfahren zur Abklärung der Pathogenese zur Verfügung, vor allem die Isotopenlymphographie und die Röntgenlymphographie. Wir werden darüber in mehreren Referaten hören. Eine weitere ergänzende Methode ist die Histologie. Was jedoch die Kontrolle der klinischen Wirksamkeit anbetrifft, so sind wir hier auf fast altmodisch anmutende Verfahren angewiesen. Die Ödemrückbildung läßt sich am besten durch Umfangsmessungen verfolgen. Wissenschaftlich exakter ist die Wasserplethysmographie. Zur weiteren Dokumentation dient die vergleichende Fotografie, die wenigstens nicht durch den menschlichen Faktor der Vergeßlichkeit belastet ist.

Ich habe in meiner dermatologischen Einführung die wichtigsten klinischen und hier vor allem die nicht-invasiven Untersuchungsmethoden dargestellt. Die nuklearmedizinischen Verfahren, in die uns Herr zum Winkel jetzt einführen wird, bilden mit ihnen zusammen ein diagnostisches Gesamtkonzept. Der Kliniker muß die nuklearmedizinischen Möglichkeiten kennen und im Grundsatz auch verstehen, denn er stellt die Weichen für ihren Einsatz. Nur bei einer fruchtbaren Zusammenarbeit beider Disziplinen können wir dem fortgeschrittenen Erkenntnisstand in der Angiologie Rechnung tragen.

Literatur

1. Bollinger A (1979) Funktionelle Angiologie. Thieme, Stuttgart, S 273f
2. Bollinger A (1982) Akute und subakute Thrombose der Becken- und Beinvenen. In: Kriessmann A, Bollinger A, Keller H (Hrsg) Praxis der Doppler-Sonographie. Thieme, Stuttgart, S 63–71
3. Gerlach H-E (1984) Diagnostische Wertigkeit der LRR versus Venenverschlußplethysmographie (VVP) bei der isolierten akuten tiefen Unterschenkelvenenthrombose. In: May R, Stemmer R (Hrsg) Die Licht-Reflexions-Rheographie (LRR). Perimed, Erlangen, S 83–84
4. Golenhofen K, Hensel H, Hildebrandt G (1963) Durchblutungsmessungen mit Wärmeleitelementen in Forschung und Klinik, Thieme, Stuttgart
5. Partsch H (1976) "A-sounds" or "S-sounds" for Doppler ultrasonic evaluation of pelvic vein thrombosis. VASA 5: 16–19
6. Partsch H (1976) Zur Treffsicherheit der Dehnungsmeßstreifenplethysmographie in der Diagnose einer tiefen Beinvenenthrombose. Phlebol Proktol 5: 112–119
7. Schultz-Ehrenburg U, Lämmer D (1981) Tiefe venöse Refluxdiagnostik mit der Ultraschall-Doppler-Sonde. Hautarzt 32, Suppl V: 499–502
8. Sigel B, Popky GL, Wagner DK, Boland JP, Mapp EMcD, Feigel P (1968) A doppler ultrasound method for diagnosing lower extremity venous disease. Surg Gynecol Obstet 127: 339–350

Nuklearmedizinische Einführung
zur Sektion Angiologie

K. zum Winkel

Zusammenfassung

Nuklearmedizinische Verfahren, insbesondere die Lymphozsintigraphie und die Phleboszintigraphie, sind bei Extremitätenödemen indiziert. Sie benötigen subtile Techniken und sorgfältige Interpretation, vermitteln aber in vielen Fällen ausreichende Informationen. Die Detailerkennbarkeit der Szintigraphie ist den röntgenologischen Methoden wie Angiographie, Phlebographie und Lymphographie unterlegen, doch sind funktionelle Auskünfte nur mit der Szintigraphie zu erlangen. Beim sekundären Lymphödem kommt die Lymphoszintigraphie als erste diagnostische Maßnahme in Betracht; die Lymphographie ist fast immer zu entbehren und kommt nur dann in Frage, wenn operative Konsequenzen in Aussicht genommen sind. Die Phleboszintigraphie ist durchaus in der Lage, venöse Obstruktionen und Kollateralkreisläufe nachzuweisen; die röntgenologische Phlebographie ist vorwiegend bei venösen Zirkulationsstörungen des Unterschenkels indiziert.

Schlüsselwörter

Phleboszintigraphie, Lymphoszintigraphie, Angioszintigraphie, Lymphödem

Summary

In lymphedema of the extremities diagnostic procedures with radionuclides are indicated, especially lymphoscintigraphy and phleboscintigraphy. Requesting subtle techniques and thoroughful interpretation in many cases sufficient information will be obtained. The recognizability of details is inferior to radiological methods as for e.g. angiography, phlebography and lymphography but functional parameters can only be obtained by scintigraphic measures. Lymphoscintigraphy is in secondary lymphedema the first diagnostic method, lymphography can be omitted in most cases and is only used, if operative consequences are expected. Phleboscintigraphy is entirely capable of proving venous obstructions and collaterals. In venous circulatory impairments of the lower leg the radiological phlebography is predominant.

Einleitung

Unter den nuklearmedizinischen Verfahren in der Angiologie stehen im Vordergrund des Interesses
1. die viszerale und periphere – direkte und indirekte – Angioszintigraphie,
2. die Phleboszintigraphie und
3. die Lymphoszintigraphie.

Die angiologischen Untersuchungsverfahren mit radioaktiv markierten Substanzen sind im Vergleich zu den röntgenologischen Methoden gekennzeichnet durch extrem geringe Substanzbelastung und
relativ geringe Strahlenbelastung.

348   Dermatologie und Nuklearmedizin
Hrsg. Holzmann, Altmeyer, Hör, Hahn
© Springer-Verlag Berlin · Heidelberg 1985

Die nuklearmedizinischen Verfahren haben einige Indikatoren, die es zu definieren gilt. Leider haben sie sich nur an wenigen Stellen durchsetzen können; sie werden keinesfalls im erforderlichen Maße medizinisch genutzt. Es scheint, daß viele Ärzte noch immer befangen sind von der Vorstellung, bei jedem Patient müsse die Qualität der Abbildung unübertroffen sein. Als Radiologe vertrete ich aber die Auffassung, daß das Abbildungsverfahren zur Anwendung kommen sollte, das mit dem geringsten Aufwand für den Kranken ausreichende Informationen liefert.

Angioszintigraphie

Die Angioszintigraphie wird heute nur selten durchgeführt, weil mit der Ultraschalldiagnostik, mit Computertomographie und vor allem mit der Angiographie weit exaktere morphologische Aufschlüsse über die arterielle Durchblutung zu erhalten sind.

Die nach der intraarteriellen Injektion von Mikrosphären ausgeführte Szintigraphie hat sich nicht durchgesetzt. Wagner [12] führt unter anderem als pathognomonisches Kriterium die fokale Hyperperfusion bei Hautkrankheiten, heilenden Ulcera oder Wunden auf.

Die Angioszintigraphie kann aneurysmatische Dilatationen, z.B. der Aorta, zur Abbildung bringen. Die intravenöse Serumalbumin- oder Pertechnetatgabe kommt in Betracht, wenn die Belastung des Patienten so gering wie irgend möglich sein soll. Das intrazerebrale Angiom offenbart sich nach der intravenösen Applikation von Tc-^{99m}Pertechnetat durch die initiale, umschriebene, hohe Aktivitätsanreicherung und den relativ intensiven Auswascheffekt während der 1. Minute.

Arterielle Verschlüsse von Endstrombahnen – etwa einer transplantierten Niere – sind gekennzeichnet durch den fehlenden Aktivitätseinstrom nach intravenös injizierter Radiohippursäure im Organ sowohl während der Perfusion wie auch in der zu erwartenden Funktionsphase.

Aus methodischen Gründen erscheinen noch 2 indirekte Zeichen für mangelnde Durchblutung erwähnenswert, obgleich es sich nicht um dermatologische Krankheitsbilder handelt. So tritt bei einer Karotisstenose eine Minderperfusion der betreffenden Hemisphäre auf, die verzögert und unter Umständen von der kontralateralen Hemisphäre aus durchblutet wird und einen verspäteten Auswascheffekt erkennen läßt. Im Nierenbereich kann ein plötzlicher Blutdruckabfall im Sinne einer vagovasalen Synkope zum längeren Verbleib der Radiohippursäure ohne jede Verschiebung führen, weil die glomeruläre Filtration und damit die Primärharnbildung ausgefallen ist. Mit Normalisierung des Blutdrucks kehrt die glomeruläre Filtration zurück und die Niere zeigt rasche Entleerung.

Phleboszintigraphie

Die nuklearmedizinische Abbildung des Venensystems erfordert die Injektion von Pertechnetat oder von Mikrosphären, die mit Tc-^{99m} radioaktiv markiert sind bzw. von makroaggregiertem Humanserumalbumin (MAA) in eine Fußrücken- oder Handrückenvene. Der Abstrom der Radioaktivität wird auf Sequenzszintigrammen der distalen und proximalen Abschnitte der unteren bzw. oberen Extremitäten dokumentiert.

Anschließend an die Applikation von Mikrosphären oder MAA werden Lungenperfusionsstudien durchgeführt, die erstmalig von Webber [13] angegeben und verschiedentlich modifiziert wurden, z.B. mit Funktionskurven [3, 11].

Die Aktivitätsinjektion erfolgt in Horizontallagerung des Patienten unter supramalleolärer Stauung oder in die Kubitalvene eines Armes. Zu verifizieren sind
1. die Passage in den abführenden Venen,
2. durch Überlagerungsfreiheit leicht zu sehende Kollateralkreisläufe und
3. eine Aktivitätsanreicherung vor einem okkludierenden Thrombus.

Lokale Aktivitätsanreicherungen gibt es auch vor Venenklappen, doch verschwinden diese nach aktiven Bewegungen, z.B. beim Laufen.

Die Detailerkennbarkeit der Szintigraphie ist geringer als die der Röntgendiagnostik. Es sind aber hervorzuheben
1. die einfache Untersuchungstechnik,
2. die minimale Substanzbelastung (um 1 mg),
3. die geringe Strahlenbelastung und
4. die in vielen Fällen für die Beurteilung des Venensystems ausreichenden Ergebnisse [1, 4–7].

Die röntgenologische Phlebographie ist vorwiegend bei eingreifenden therapeutischen Maßnahmen erforderlich.

In der Norm sind auf den Szintigrammen die tiefen Venen der Unterschenkel gegenseitig nicht abgrenzbar und stellen sich nur summarisch dar. Gut zu beurteilen sind das tiefe Venensystem der Oberschenkel und die Beckenvenen (Abb. 1).

Nach der Injektion in Kubitalvenen kann der Abstrom durch die Venae brachiales bis zum rechten Vorhof verfolgt werden.

Bei einer Patientin mit Beckenvenenthrombose finden sich szintigraphisch sowohl ein Stop im Iliakalvenenbereich rechts als auch ausgeprägte Kollateralen präsakral und suprapubisch (Abb. 2).

Bei einem Patienten mit Femoralthrombose ist im Szintigramm und korrespondierend im Phlebogramm nicht nur der Stop in der Femoralvene sondern darüber hinaus auch der Abfluß in die Saphena magna nachzuweisen.

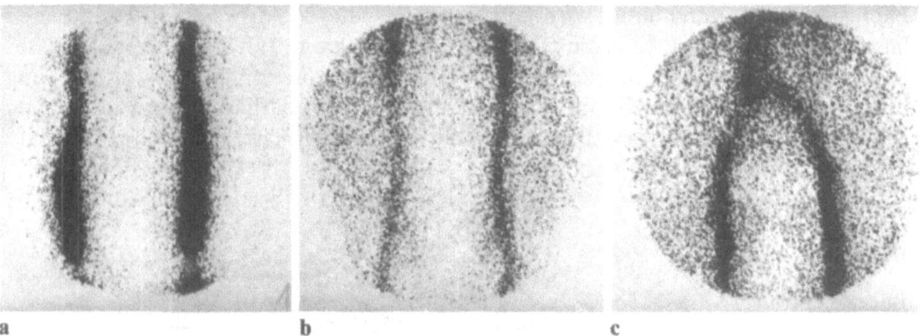

Abb. 1a–c. Phleboszintigraphie nach intravenöser Injektion von Pertechnetat in Fußrückenvenen bds. mit Abbildung des Unterschenkelbereiches **a,** der tiefen Oberschenkelvenen **b** sowie der Vena cava inferior **c:** unauffälliger Befund

350

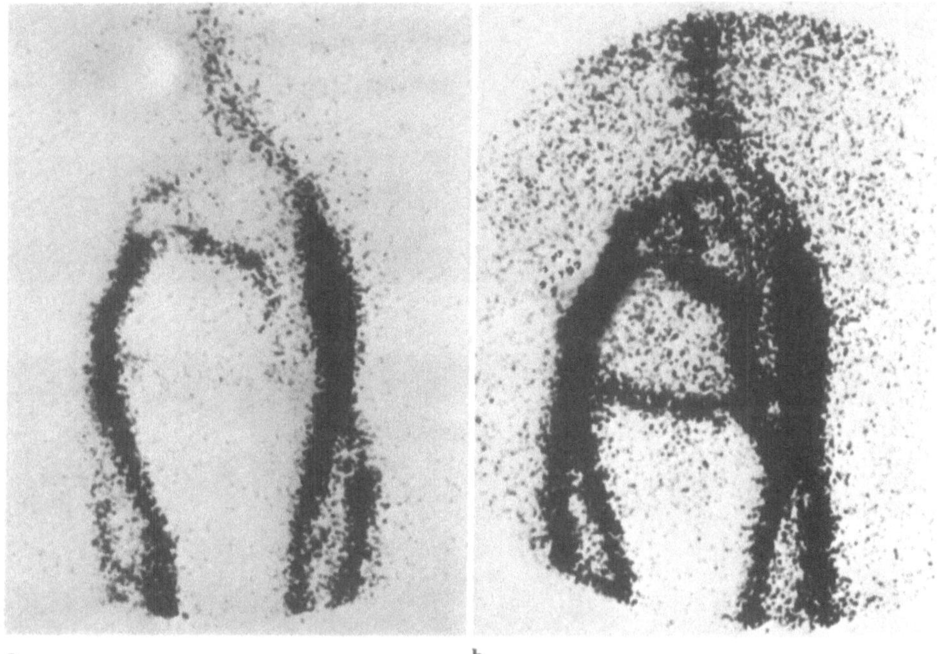

Abb. 2a u. b. Sequenzszintigraphie bei Beckenvenenthrombose rechts mit Abbildung von prä-
sakralen und suprapubischen Kollateralen

Thrombosen der Vena axillaris und der Vena subclavia äußern sich szintigraphisch
am Aktivitätsstau vor dem Verschluß und am Kollateralkreislauf über die Vena
cephalica und supraklavikuläre Venen.

Nicht selten sind bei Patienten mit Bronchialkarzinom und oberer Einflußstauung
der fehlende Einstrom in die intrathorakalen Venen und ein Abfluß über Brustwandkollateralen durch Sequenzszintigramme zu verifizieren (Abb. 3).

Die Phleboszintigraphie gestattet den Nachweis von venösen Abflußstörungen im
tiefen Venensystem der proximalen Extremitäten und im pelvinen wie thorakalen
Venensystem. Wenn keine operativen Maßnahmen geplant sind, reicht das Verfah-
ren in vielen Fällen für die Diagnostik und Verlaufskontrollen unter und nach
Therapie aus. Insbesondere bei Tumorpatienten, aber auch bei Kranken mit Ver-
dacht auf Venenerkrankungen, sollte die nuklearmedizinische Methode häufiger zur
Anwendung kommen. Eingeschränkt ist die Aussagefähigkeit aus methodischen
Gründen nur im Bereich der Unterschenkel und der Unterarme.

Lymphoszintigraphie

Die Szintigraphie des retroperitonealen und axillären Lymphsystems beruht auf der
indirekten, subkutanen Applikation von Tc-^{99m}-markierten Mikrokolloiden am Fuß-
oder Handrücken. Wegen der Teilchengröße wird das Radiokolloid lymphogen

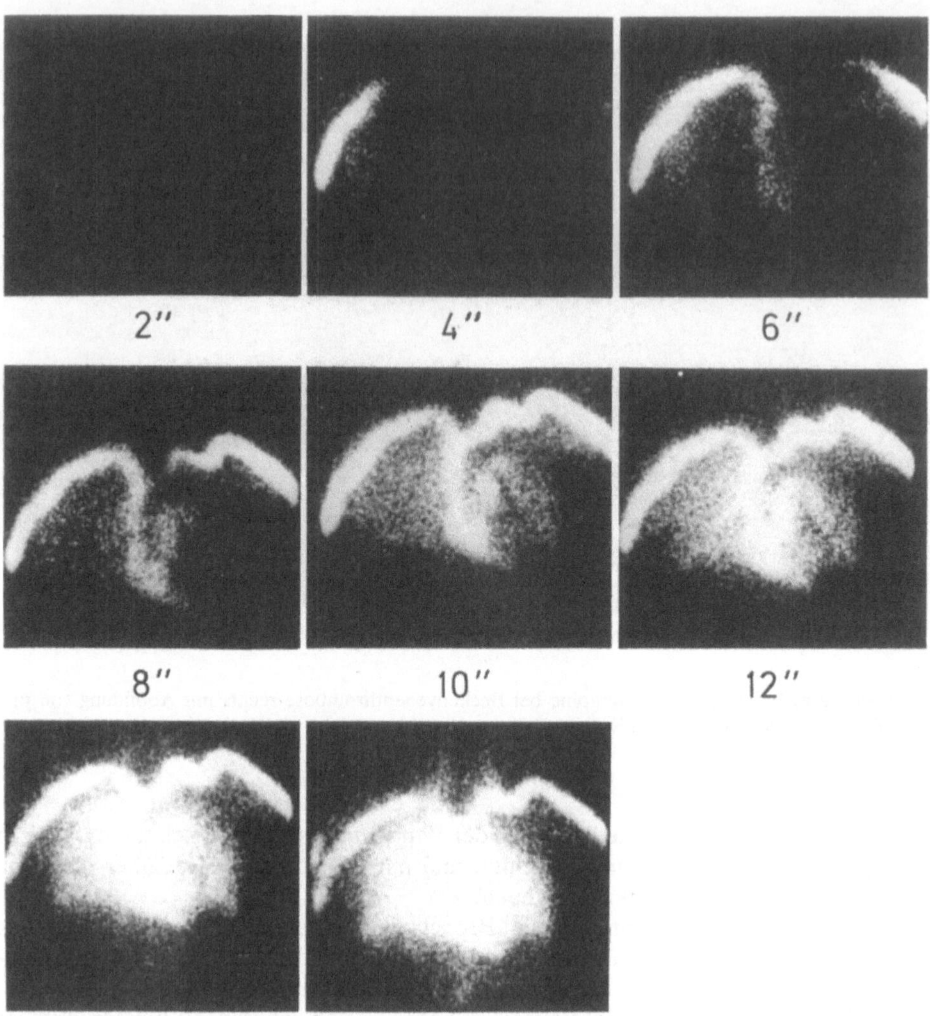

Abb. 3a u. b. Phleboszintigraphie der oberen Rumpfhälfte. **a** Nach beiderseitiger Injektion von Pertechnetat in Kubitalvenen offenbart die Sequenzszintigraphie den Einstrom über die Brachialvenen, die Venae axillares et subclaviae in die obere Hohlvene und das rechte Herz beim Gesunden

abtransportiert; die Blutkapillaren sind für Kolloide impermeabel. Aktive Muskelarbeit bildet einen wesentlichen Faktor für den lymphatischen Transport, der bei einer Substanzzufuhr von 0,1 mg sozusagen unter physiologischen Bedingungen untersucht werden kann.

3 bis 4 h nach der Injektion läßt sich szintigraphisch eine Aktivitätsablagerung in den inguinalen, iliakalen und paralumbalen bzw. in den axillären und infra- wie supraklavikulären Lymphknoten feststellen. Die lymphonoduläre Szintigraphie zeigt

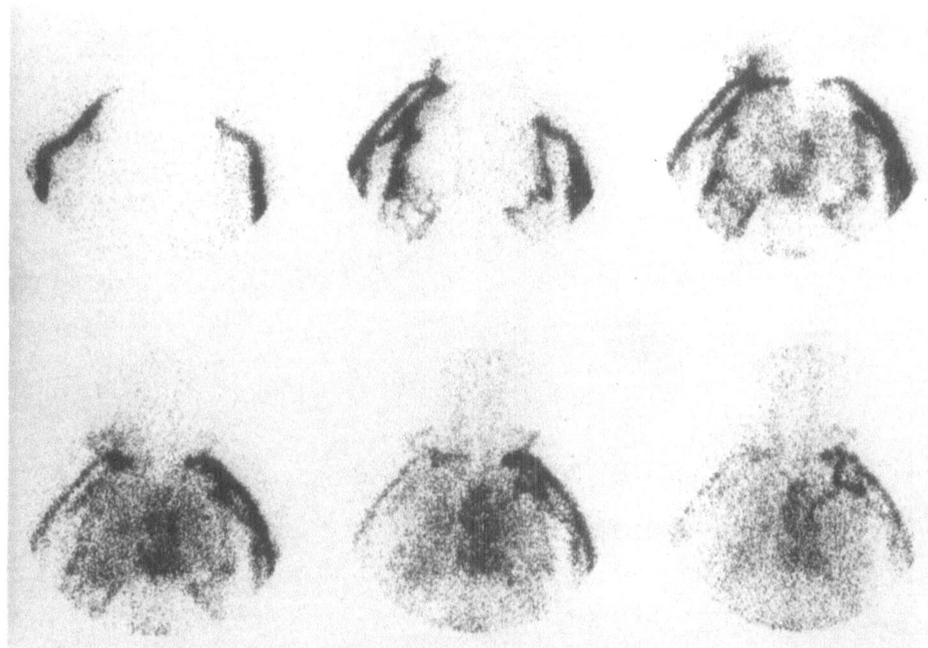

Abb. 3b. Bei einem Patienten mit Bronchialkarzinom, erheblicher Verbreiterung des oberen Mediastinums im Röntgenbild und Einflußstauung offenbart die Phlebographie einen Abfluß über Brustwandkollateralen

in der Norm eine kettenartige Kolloidablagerung beiderseits inguinal und iliakal; paralumbal fließen die Ketten zusammen (Abb. 4).

Umschriebene kleinere Defekte sind oft durch Variationen bedingt und von kleineren Metastasen nur durch Verlaufskontrollen zu differenzieren [14]. Gröbere Lymphknotenmetastasen führen zu
- ausgedehnten Defekten,
- verbreiterten Speicherzonen durch Aufstau,
- Verlagerungen des speicherfähigen Lymphgewebes,
- Kollateralkreislauf und/oder
- Blockaden.

Herabgesetzt wird die Aktivitätsablagerung durch entzündliche Veränderungen, hochdosierte Strahlentherapie und Systemerkrankungen.

Zur dynamischen oder Funktionsszintigraphie, die hier mehr interessiert, folgt nach der Applikation eine absolute Ruhepause von 5 bis 15 Minuten; üblicherweise wird dabei kein Aktivitätsabfluß beobachtet. Dann wird unter aktiven Fußbewegungen beidseits die Transitzeit bestimmt, die dem Aktivitätstransport von der Injektionsstelle bis zu den regionären, inguinalen Lymphknoten entspricht und beim Patienten mit gesundem Lymphsystem 3,8 ± 1,4 Minuten beträgt. Funktionskurven über Lymphgefäßen offenbaren nach initialem Anstieg einen horizontalen Verlauf; über den Lymphknoten ist ein kontinuierlicher Aktivitätsanstieg während 20 Minuten infolge der Speicherfähigkeit zu erkennen (Abb. 4).

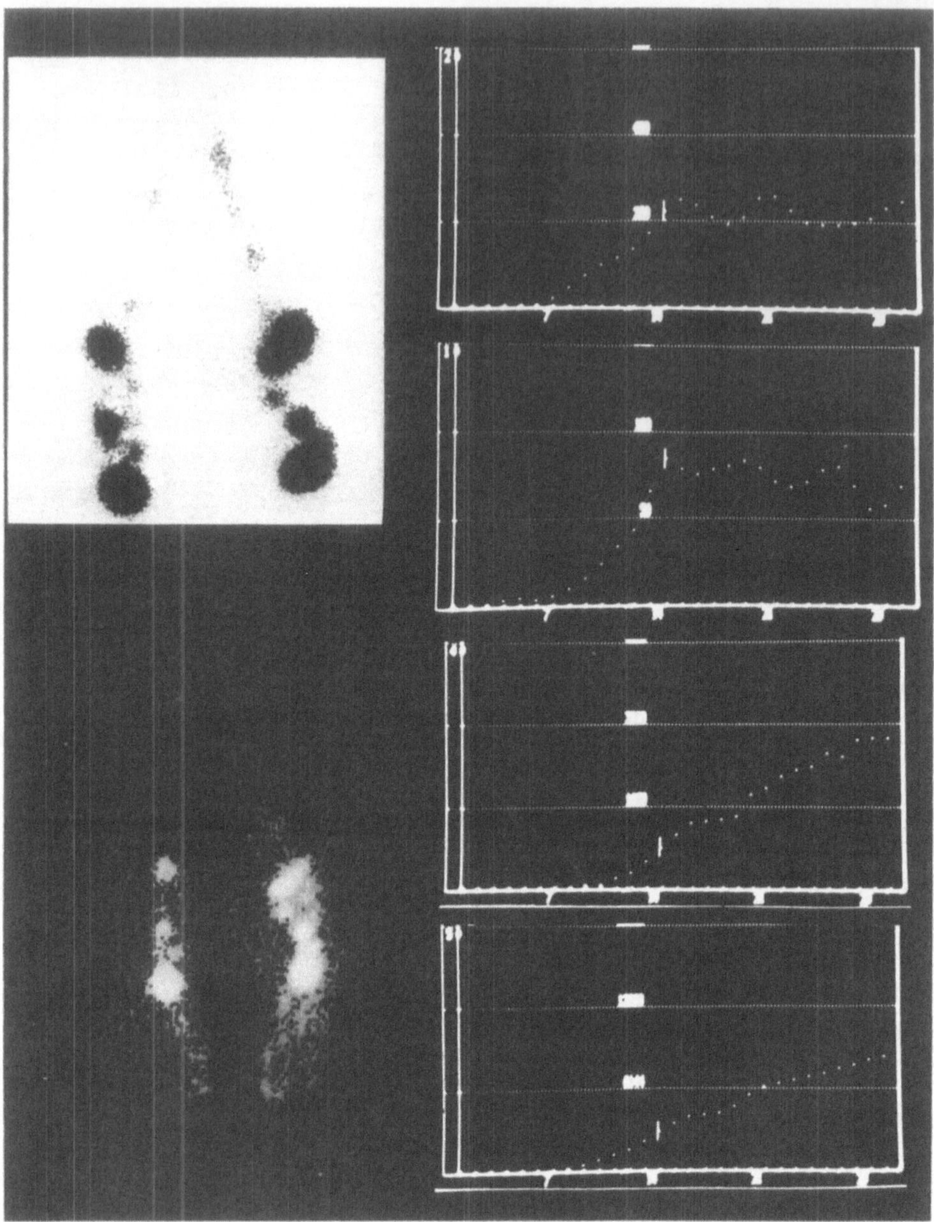

Abb. 4. Lymphoszintigraphie nach 1 h (links oben) und 30 min. (links unten) eines Patienten mit unauffälligem Lymphsystem. Funktionskurven über den Lymphgefäßen bds. (Kurve 1 und 2 von oben) mit plateauartigem Verlauf nach initialem Aktivitätsanstieg und über den Lymphknoten (Kurve 3 und 4) mit kontinuierlichem Aktivitätsanstieg. Initiale Radioaktivität über den Lymphbahnen nach 3 und über den Lymphknoten bds. nach 4 min. [15]

354

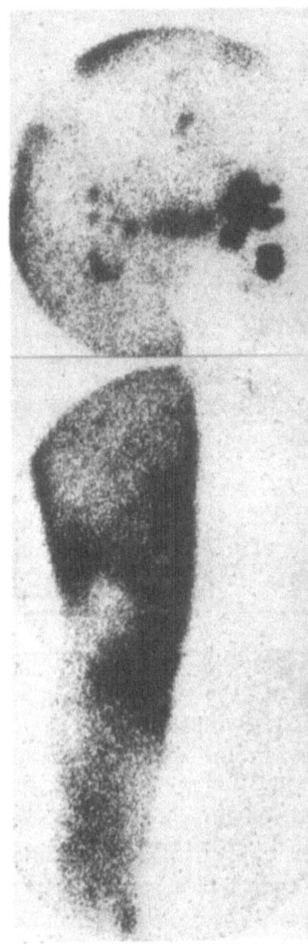

Abb. 5. Lymphödem der
rechten unteren Extremität
bei Lymphknotenmetastasen
rechts inguinal und iliakal, erhebliche Aktivitätsretention
im rechten Ober- und Unterschenkel

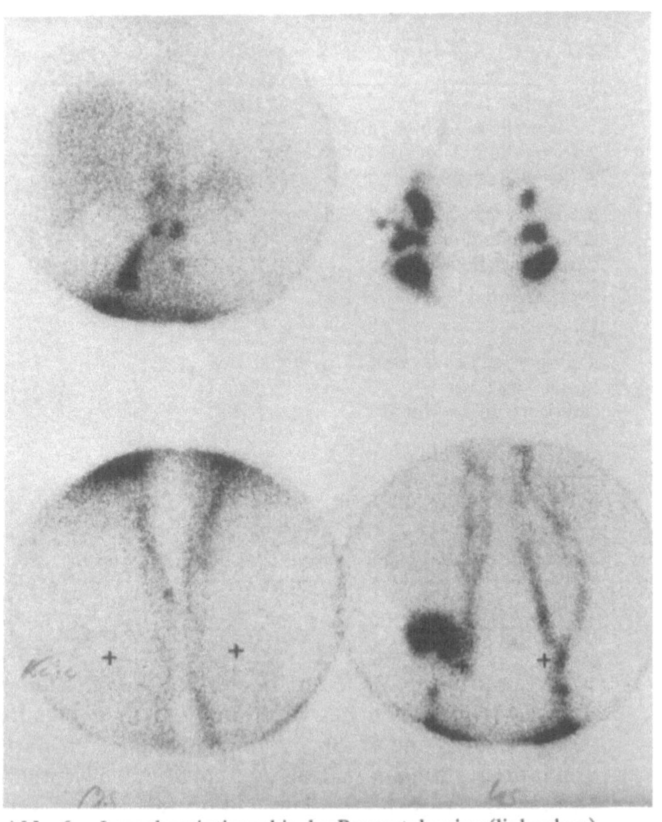

Abb. 6. Lymphoszintigraphie der Paraortalregion (links oben),
der Beckenregion (rechts oben), der Oberschenkel (links unten,
Markierung der Knie bds.) und der Unterschenkel (rechts unten):
Dermal back flow am rechten Unterschenkel nach Tibiafraktur

Bei Lymphabflußstörungen werden außerdem Szintigramme der Extremitäten
angefertigt, um Aktivitätsretentionen (Abb. 5) oder dermal back flow (Abb. 6)
nachzuweisen. Die Funktionsszintigraphie liefert mit der Transportgeschwindigkeit
beim Lymphödem und Phlebödem wichtige Informationen ohne Belastung des Patienten.

20 Patienten mit sekundärem Lymphödem hatten [15] (Tabelle 1)

17 mal verspätete Transitzeiten zu den regionären Lymphknoten,

 4 mal völlig fehlenden lymphatischen Transport (obere Extremität),

 9 mal diffuse Aktivitätsretention

      (fehlende Darstellung von lymphatischen Sammelrohren) und

 5 mal dermal back flow (Sammelrohr vollständig oder partiell abgebildet).

Tabelle 1. Szintigraphische Symptomatologie bei 20 Patienten mit sekundärem Lymphödem [15]

Stadium	
1 (Schwellung 1,5 bis 2 cm)	10 Patienten
2 (Schwellung 2 bis 6 cm)	8 Patienten
3 (Schwellung über 6 cm)	2 Patienten
Störungen der Lymphzirkulation	
diffuse Retention	9 Patienten
dermal back flow	5 Patienten
Kollateralen	1 Patient
venöse Okklusion	7 Patienten
Transport zu den inguinalen Lymphknoten	
normal (bis 5 Min.)	3 Patienten
verzögert (über 5 Min.)	17 Patienten
lymphatische Sammelgefäße	
dilatiert	9 Patienten
korkenzieherartig deformiert	2 Patienten
nicht dargestellt	11 Patienten
Füllungsdefekte, Blockaden, Dislokation der Lymphknoten	19 Patienten

7 Kranke mit Lymphödem oder Phlebödem hatten gleiche Symptome.

Unter 4 Patienten mit postthrombotischem Syndrom fanden wir 2 mal einen beschleunigten und erhöhten lymphatischen Transport (Abb. 8, Tabelle 2).

Wir überprüften vereinzelt nach 24 Stunden szintigraphisch Extremitäten, die bei Lymphödem eine Aktivitätsretention zeigten und fanden einen fast vollständigen Abtransport des Radiokolloids (Abb. 7). Gelegentlich sahen wir bei Tumoren im Becken mit Ausfall der iliakalen Lymphknoten einen Abtransport der am Fußrücken injizierten Radioaktivität in den axillären Bereich.

Vieras [9, 10] hat als Unterscheidungsmerkmal beim primären Lymphödem einen weitgehenden Verbleib der Radioaktivität an der Injektionsstelle beschrieben. Wir fanden bei hyperplastischen Lymphgefäßen keine eindeutigen szintigraphischen Kriterien, die eine Abgrenzung vom sekundären Lymphödem gestatten. Hingegen sind

Tabelle 2. Szintigraphische Symptomatologie beim Phlebödem (4 Patienten ohne lymphatische Zirkulationsstörung [15])

obere Extremität	1 Patienten
untere Extremität	3 Patienten
dilatierte lymphatische Sammelgefäße	4 Patienten
Transport zu den inguinalen Lymphknoten	
normal (3 bis 5 Min.)	2 Patienten
verkürzt (bis 3 Min.)	2 Patienten
statisches Lymphszintigramm	
normal	3 Patienten
Füllungsdefekt	1 Patienten
Zeichen für Lymphödem	0 Patienten

356

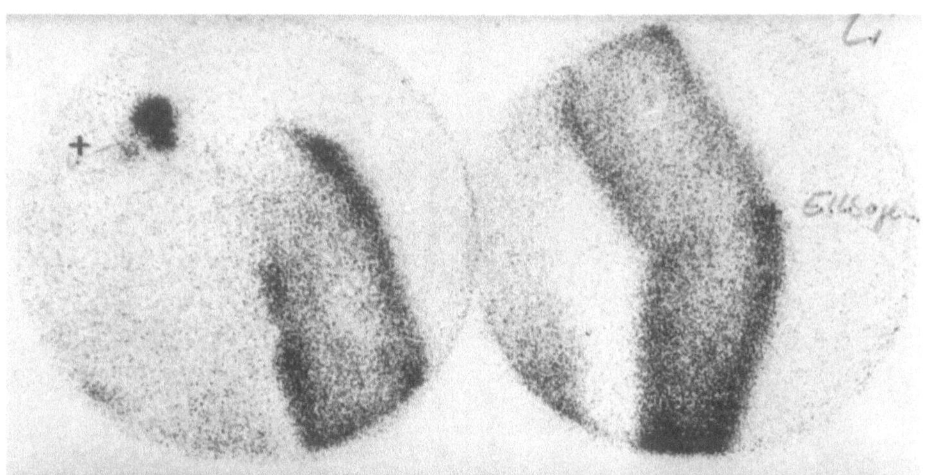

Abb. 7a u. b. Lymphoszintigramm bei Lymphödem des linken Armes nach Ablatio mammae links. **a** 3 Stunden nach der Injektion erhebliche Retention von Radiogold im Bereich des linken Ober- und Unterarmes, Anfärbung eines Lymphknotens links supraklavikulär. Lymphoszintigramm im rechten axillär-infraklavikulären Bereich unauffällig

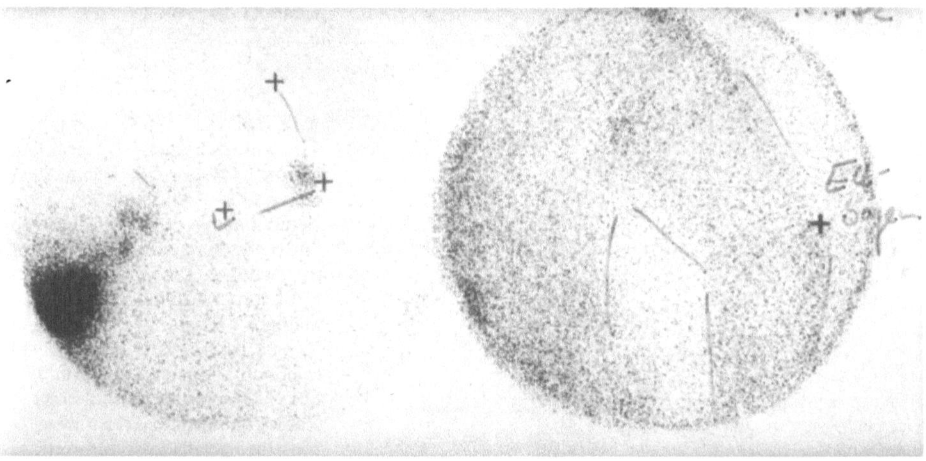

Abb. 7b. Nach 36 Stunden noch geringe Aktivitätsanfärbung im links supraklavikulären Lymphknoten, intensive Aktivitätsablagerung in den axillär-infraklavikulären Lymphknoten rechts, die retinierte Aktivität des linken Armes ist nicht mehr nachweisbar

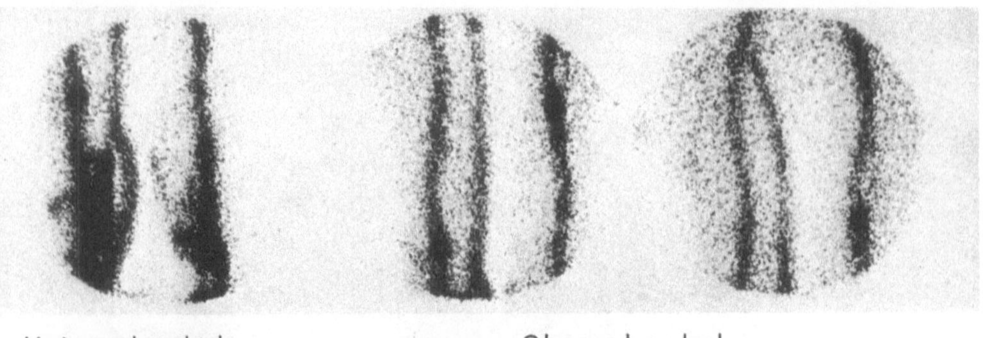

Abb. 8a u. b. Phleboszintigraphie und Lymphoszintigraphie bei einer Patientin mit metastasiertem Mammakarzinom und Ödem des rechten Unterschenkels. **a** Phleboszintigraphie nach Tc-^{99m}Pertechnetat in die Fußrückenvenen bds.: Abflußstop im rechten Unterschenkel lateral bei Thrombose im Fibularvenenbereich rechts

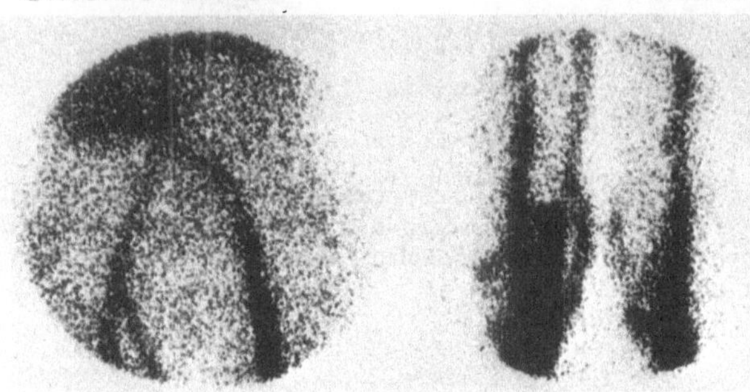

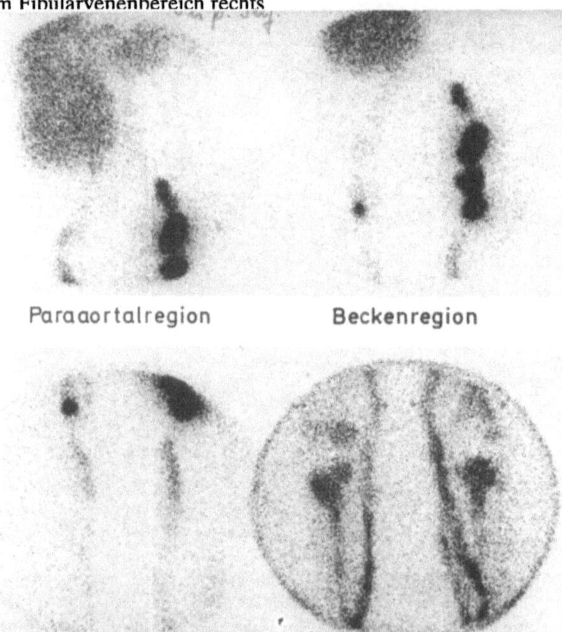

Abb. 8b. Lymphoszintigraphie der Paraaortalregion, der Beckenregion, der Oberschenkel und der Knieregion: Anfärbung von Lymphbahnen des rechten Beines und rechts iliakal, rechts retroperitoneal nur ein Lymphknoten angefärbt. Leberaktivität mit unregelmäßiger Verteilung (Lebermetastasen), ossäre Aktivität der Knieregionen. Transit rechts 2,5 und links 5 Minuten, rechts höherer Radiokolloidtransport als links (postthrombotisches Syndrom). Hypoplasie des Lymphsystems der rechten Beckenregion röntgenologisch gesichert [15]

jedoch mit der Funktionsszintigraphie Hinweise zur Hypoplasie des Lymphsystems durch die herabgesetzte Zahl von Lymphknoten (Abb. 8) bzw. durch das Fehlen von speicherfähigen Lymphknoten zu gewinnen, wie sich bei einigen unserer Patienten gezeigt hat.

Die Besserung des lymphatischen Transports nach Lymphdrainage läßt sich durch Funktionsszintigraphie objektivieren (Abb. 9).

Nach Földi [2] ist die Lymphographie mit einer relativ hohen Morbidität verbunden. Durch die Lymphographie wird die Transportkapazität herabgesetzt, das Lymphödem kann wesentlich verschlechtert werden. Vor einer Lymphographie müssen deshalb alle nichtinvasiven Verfahren in der Diagnostik des dicken Beines und Armes eingesetzt werden. Nur wenn die nichtinvasiven Verfahren keine Aufklärung gebracht haben und nur wenn das therapeutische Vorgehen voraussichtlich beeinflußt wird, kommt die Lymphographie in Betracht. Nach der Meinung von Földi [2] ist es unstatthaft, die Lymphographie, deren Anwendung die Prognose des Lymphödems verschlechtern kann, zur Beurteilung der Prognose einzusetzen.

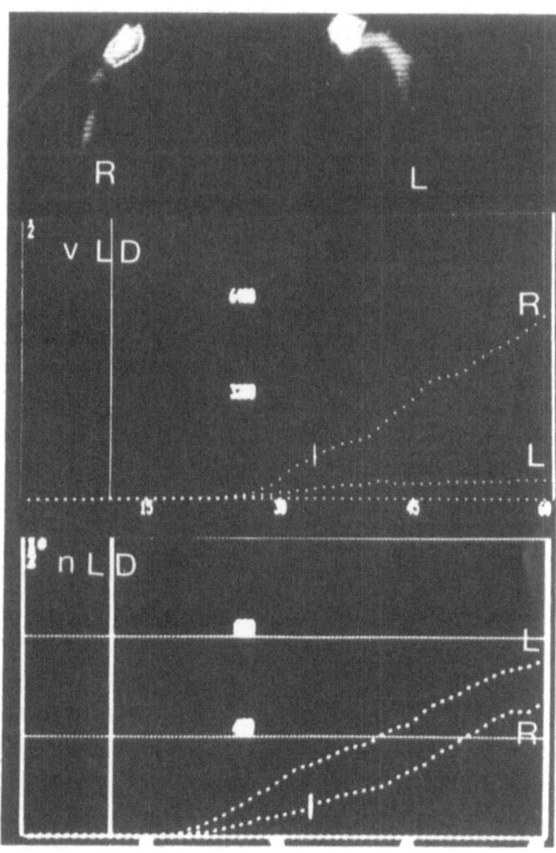

Abb. 9. Funktionsszintigraphie einer Patientin mit Lymphödem des linken Armes, verursacht durch Lymphzysten im axillär-pektoralen Bereich links, vor und nach Lymphdrainage: Vor der Therapie (obere Hälfte) im Lymphoszintigramm mäßiger Aufstau präaxillär links, verzögerter (ab 8 Minuten) und reduzierter Lymphtransport links, rechts initiale Aktivität nach 7 Minuten. – Nach der Therapie (untere Hälfte) deutlich verbesserter und erhöhter, sowie zeitgerechter Lymphtransport links nach 3 und rechts nach 4,5 Minuten

Literatur

1. Endert G, Ritter H, Schumann E (1979) Nuklearmedizinische Untersuchungsverfahren in der radiologischen Venendiagnostik. III. Indikationen und Stellenwert. Fortschr Röntgenstr 131: 408–413
2. Földi M (1981) Physiologie des Lymphsystems. In: Frommhold W, Gerhardt P (Hrsg) Erkrankungen des Lymphsystems. Klin-rad Seminar, Bd 11. G Thieme, Stuttgart New York
3. Nillius AS, Lindvall R, Nylander G (1978) Dynamic radionuclide phlebography. A clinical study in patients after total hip replacement. Eur J Nucl Med 3: 161–167
4. Partsch H (1978) Doppler-Ultraschall und Isotopenphlebographie zur praktischen Diagnostik von venösen Beckenabflußhindernissen. In: Kriessmann A, Bollinger A (Hrsg) Ultraschall-Doppler-Diagnostik in der Angiologie. G Thieme, Stuttgart New York, S 161–166
5. Rosenthall L (1966) Radionuclide venography using ^{99m}pertechnetate and the gammary scintillation camera. Am J Roentgen 97: 874–879
6. Ryo UY, Quazi M, Srikantaswamy S, Pinsky S (1977) Radionuclide venography: corellation with contrast venography. J Nucl Med 18: 11–17
7. Sommer B, Heidenreich P, Vogt H, Klotz E (1979) Die Radionuklidphlebographie: Methodik, Indikationen und klinische Bedeutung. Fortschr Röntgenstr 131: 414–419
8. Tiedjen K-U (1982) Lymphödem – mit Isotopenfunktion prüfen. Selecta 43: 4031
9. Vieras F (1980) Lymphatic scintigraphy in the evaluation of extremity edema. In: Viamonte M, Rüttimann A (Hrsg) Atlas of Lymphography. G Thieme, Stuttgart New York
10. Vieras F, Boyd CM (1977) Radionuclide lymphangiography in the evaluation of pediatric patients with lower extremity edema. J Nucl Med 18: 441–444
11. Vlahos L, Mac Donald AF, Causer DA (1976) Combination of isotope venography and lung scanning. Brit J Radiol 49: 840–851
12. Wagner HN (1974) Nuclear medicine in cardiovascular diseases. La Ricerca 4: 209
13. Webber MM, Bennett LR, Cragin M, Webb R (1969) Thrombophlebitis – demonstration by scintiscanning. Radiology 92: 620–623
14. zum Winkel K (1972) Lymphologie mit Radionukliden. Hoffmann, Berlin
15. zum Winkel K, Rieden K, Hermann H-J, Zakkou E (1983) Lymphographie, Phlebographie und Lymphszintigraphie in der Diagnostik des Lymphödems. Der Kassenarzt 23: 30–46

Das Raynaud Syndrom

P. Rabe, N. Klüken

Zusammenfassung

Es wird dargelegt, daß das von Maurice Raynaud erstmals 1862 beschriebene Phänomen nicht krankheitsspezifisch ist, sondern als ein Symptom verschiedener Grundleiden angesehen werden kann. So ergab eine katamnestische Untersuchung von Patienten, bei denen früher in unserer Abteilung die Diagnose „Morbus Raynaud" gestellt worden war, daß bei der Jahre später erfolgten Nachuntersuchung bei fast allen eine typische Grundkrankheit gefunden wurde. Als häufigstes Grundleiden eines Raynaudschen Syndroms werden die arterielle Verschlußkrankheit vom digitalen Lokalisationstyp und die Sklerodermia progressiva herausgestellt. Bei drei der Jahre später nachuntersuchten Patienten ließ sich keines der bekannten Grundleiden feststellen. Sie wiesen jedoch übereinstimmend eine ausgeprägte Hypotonie und Vasolabilität auf.

Es wird zur Diskussion gestellt, ob nicht die zuletzt genannten Störungen auch als ein Grundleiden anzusehen sind. Wenn man diesen Gedankengängen folgt, blieb in dem nachuntersuchten Krankengut nicht ein Fall von „Morbus Raynaud". So wird ein Morbus sui generis in Zweifel gezogen. Die Bedeutung dieser Ergebnisse ergibt sich aus dem Faktum, daß die Diagnose „Raynaudsches Syndrom" das Suchen nach einem Grundleiden erforderlich macht, während man bei der „Raynaudschen Krankheit" einen Morbus sui generis zugrunde legt und damit das Forschen nach einem Grundleiden sowie eine eventuelle spezifische Therapie unterbleiben.

Schlüsselwörter

Raynaud-Syndrom, arterielle Verschlußkrankheit vom digitalen Lokalisationstyp, Sklerodermia progressiva, Secale cornutum-Intoxikation

Summary

It is pointed out, that the phenomenon first described by Maurice Raynaud in 1862 is not specific for a particular disease but that it can be considered as a symptom of different underlying diseases. This was the result of a catamnestic study on patients of our department on whom the diagnosis „Morbus Raynaud" had been made. Years later, in a follow up examination, it was found that there was typical underlying disease in almost all the patients. The most frequent underlying diseases of Raynaud-syndrom were found to be the arterial occlusive disease of the digital localisation typs and sclerodermia progressiva. In three of these patients, who were examined years later, none of the known underlying diseases were found. They showed, however, a pronounced hypotension and lack of vasostability.

It is discussed, if the mentioned disturbances should also be considered as underlying diseases. Following this train of thought, there remained no patient among the examined with „Morbus Raynaud". Morbus Raynaud as a Morbus sui generis is therefore doubtful. The importance of these results follows from the fact, that the diagnosis „Raynaud Syndrom" makes the search for an underlying disease indispensable, while if one diagnoses „Morbus Raynaud" the search for an underlying disease ceases as well as an eventual specific therapy.

Dermatologie und Nuklearmedizin
Hrsg. Holzmann, Altmeyer. Hör. Hahn
© Springer-Verlag Berlin · Heidelberg 1985

Wenn auf dieser Tagung die „Raynaud Symptomatik" unter dem Aspekt nuklearmedizinischer Methoden abgehandelt werden soll, so gehen wir davon aus, daß vorrangig der Versuch zu unternehmen ist, klinisch Klarheit im Begrifflichen zu erreichen.

In der Tat ist eine Vielzahl von Bezeichnungen mit unterschiedlichen Schwerpunkten für jenes Phänomen geprägt worden, das Maurice Raynaud beobachtete und erstmals 1862 in seiner Dissertation beschrieb. Abb. 1 stellt die Titelseite seiner Erstveröffentlichung dar. Tabelle 1 gibt einen Überblick über einige wenige Begriffe, die in verwirrender Fülle im Schrifttum zu finden sind.

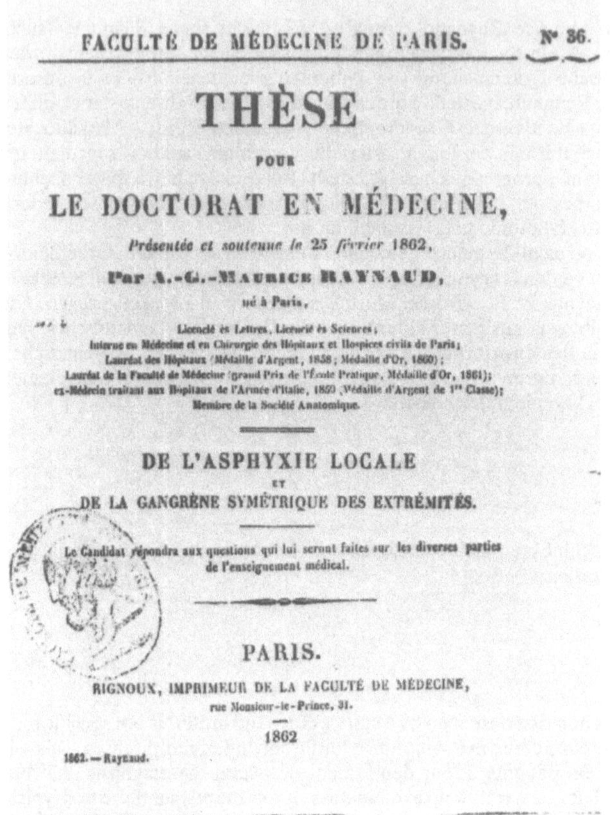

Abb. 1

Tabelle 1.   Nomenklatur beim „Raynaud"

Morbus Raynaud
Raynaud sui generis
Raynaudsches Phänomen
Raynaudsches Syndrom
Primäres Raynaudsches Syndrom
Sekundäres Raynaudsches Syndrom
Idiopathischer Raynaud
Maladie de Raynaud benigne
Raynaudsche vasomotorische Neurose

362

Tabelle 2. Grundleiden mit Raynaudschen Synkopen

Sklerodermia progressiva
Arterielle Verschlußkrankheit vom digitalen Lokalisationstyp
Anklopferkrankheit
Costoclavicularsyndrom
Hyperabduktionssyndrom
Halswirbelsäulensyndrom
Secale cornutum – Intoxikation
Polycythaemia vera
Kältehämagglutininkrankheit
Kryoglobulinämie

So ist das Raynaudsche Phänomen seit der Erstbeschreibung ein heiß diskutiertes Thema geblieben. Man kann darüber hinaus sagen, daß dieses Phänomen wegen seines im klinischen Bilde für den Kranken so spektakulären Verlaufes zu häufigen Fehldiagnosen im Gefäßbereich führte, sei es beispielsweise, daß eine arterielle Verschlußkrankheit, eine Sklerodermia progressiva oder ein Ergotismus dem Wesen nach nicht erkannt und dann nicht entsprechend behandelt wurde.

Wollte man den Begriff „Morbus Raynaud" weiterhin akzeptieren, müßte von ihm gefordert werden, daß eine Symptomatologie vorliegt, die einer entité morbide, also einer klinischen Krankheitseinheit entspräche. Das ist aber bei diesem Phänomen doch keineswegs der Fall. Wie polyätiologisch dieses Syndrom sein kann, geht aus Tabelle 2 hervor. Hier sind nur beispielhaft einige in der Literatur angegebene Grundleiden aufgeführt. Denn die Häufigkeit des Zusammentreffens der Raynaudschen Synkopen mit den genannten Grundleiden ist so unterschiedlich, daß bei einigen von diesen erhebliche Zweifel aufkommen müssen, ob ein Zusammenhang gerechtfertigt ist. Nach unseren Beobachtungen müssen die ersten beiden genannten Krankheiten, also die arterielle Verschlußkrankheit, vor allem die isoliert an den Digitalarterien auftretende Form und die Sklerodermia progressiva, die bekanntlich regelmäßig mit Digitalarterienverschlüssen einhergeht, als die häufigsten Grundleiden angesehen werden.

So muß man sich bei diesem multifaktoriellen Geschehen fragen, welchen diagnostischen Wert es haben kann, wenn Untersuchungsbefunde apparativer Art, beim sogenannten Morbus Raynaud beschrieben und als spezifisch herausgestellt werden. Soweit es die größeren Arterien einschließlich der Digitalarterien betrifft, ist eine hämodynamisch nachgewiesene Änderung der Zirkulation allein auf Störungen in diesen Gefäßstrecken zurückzuführen, nicht aber krankheitsspezifisch für einen „Raynaud", dessen Symptomatologie sich – wie heute allgemein bekannt ist – an den Endstrombahnen der Haut im akralen Bereich abspielt.

Ehe wir zu diesen Erkenntnissen kamen, ist auch von uns in früheren Jahren die Diagnose „Morbus Raynaud", gestellt worden. Wir haben aber jene Fälle, die wir so diagnostizierten, später im Abstand von etwa fünf Jahren katamnestisch nachuntersucht. Tabelle 3 zeigt das Ergebnis.

Von 49 dieser Kranken, wo zur Zeit der Erstuntersuchung keine Grundleiden festgestellt werden konnte und deshalb damals die Diagnose „Morbus Raynaud" gestellt wurde, kamen etwa fünf Jahre später auf unsere Aufforderung hin 32 Kranke

Tabelle 3. Katamnestische Untersuchungen beim sogenannten Morbus Raynaud

Gesamtzahl der bei der Erstuntersuchung diagnostizierten Fälle von Morbus Raynaud von 1954–1959	49
Davon kamen zur Nachtuntersuchung	32
Digitaler Lokalisationstyp der arteriellen Verschlußkrankheit	17
Progressive Sklerodermie	10
Intoxikationen (Secale cornutum)	2
Ohne faßbare der bekannten Grundkrankheiten (jedoch allgemeine Vasolabilität)	3

zur Nachuntersuchung. Von diesen wiesen zur Zeit der Nachuntersuchung 17, also mehr als die Hälfte, eine arterielle Verschlußkrankheit, vornehmlich isoliert vom digitalen Lokalisationstyp auf. Zehn Nachuntersuchte litten zu diesem Zeitpunkt an einer klinisch manifesten Sklerodermia progressiva, bei der bekanntlich stets ebenfalls Digitalarterienverschlüsse vorliegen, und zwei an einem früher unerkannt gebliebenen Ergotismus. Bei drei weiteren Kranken, jüngeren Frauen, ließ sich auch bei dieser Jahre später erfolgten Nachuntersuchung keines der für das Raynaudsche Syndrom bislang bekannten Grundleiden für die synkopealen Anfälle nachweisen. Bei genauer Durchsicht der Untersuchungsbefunde wiesen diese Kranken jedoch eine Hypotonie auf. Auch bestand bei ihnen eine ausgeprägte Vasolabilität. Sie waren dem amphithermen akralen Arteriolenreaktionstypus zuzuordnen. Wir möchten zur Diskussion stellen, ob man bei diesen drei Kranken die genannten Veränderungen (Hypotonie, amphithermer akraler Arteriolenreaktionstypus) nicht ebenfalls als Grundkrankheit beim Raynaudschen Syndrom ansprechen kann.

Wenn man diesen Überlegungen folgt, wird man die genannten drei Kranken nicht mehr einem sogenannten primären, das heißt einem genuinen Raynaudschen Syndrom zuordnen. Dann könnte man auch auf den umstrittenen Begriff des sogenannten sekundären Raynaudschen Syndroms verzichten. Ab wann kann man das Raynaudsche Syndrom als „primär" diagnostizieren, wenn es jahrelang *Vorbote* eines Grundleidens sein kann? Es ergibt sich somit zwangsläufig die Frage, ob man überhaupt – wie das zur Zeit üblich ist – die beiden Begriffe primäres und sekundäres Syndrom gegenüber stellen darf. Das eine – das sogenannte primäre Syndrom wäre eine klinisch-morphologische, das andere – das sekundäre – dagegen eine ätiopathogenetische Diagnose.

Das Raynaudsche Syndrom ist gemäß der Beschreibung des Erstautors – und ihm muß man wohl nach aller Regel folgen – aufgrund seiner klinischen Symptomatologie zu definieren. Posthum hat man nun der Symptomatologie, wie sie von Raynaud angegeben worden ist, andere Symptome hinzugefügt. Folgt man aber der Erstbeschreibung nicht, so verliert man die sichere klinische Basis der Diagnose. Somit ist zur Diagnosestellung die Synkope, die sich in einer akut auftretenden Blässe eines oder mehrerer Finger, meist einer, seltener beider Hände beziehungsweise einer oder mehrerer Zehen, eines oder beider Füße zeigen kann.

Tabelle 4 gibt nun die Raynaudsche Symptomatik wieder, wie sie heute oft genannt wird. Sieht man von den Hautfarbänderungen ab, so sind unter Berücksichtigung der Erstbeschreibung, aber auch der inzwischen besseren diagnostischen Möglichkeiten der Grundleiden und ihrer Symptome die weiteren hier genannten Symptome, einem der Grundleiden zuzuordnen, nicht aber dem Raynaudschen Syndrom selbst. Das gilt

Tabelle 4. Raynaudsche Symptomatik

1. Hautfarbänderungen
2. Sensibilitätsphänomene
3. Ödem
4. Blasen-Nekrosen
5. Konsistenz der betroffenen Körperregionen
6. Ösophagusperistaltik

auch für das Ödem, das damit kein spezifisches Raynaudsches Symptom ist, was meines Erachtens für das Rahmenthema dieses Symposion besondere Beachtung verdienen dürfte.

Bei der Bewertung von Untersuchungsbefunden erfordert die Tatsache besondere Aufmerksamkeit, daß ein synkopealer Anfall bekanntlich durch thermische Reize (Wasser um 12°C) oder psychische sowie Streßsituationen als auslösende Faktoren infrage kommen. Der Anfall kann in normale Hautfarbe oder vorübergehend in eine mehr oder weniger intensive Rötung sowie seltener in eine Zyanose übergehen. Bevorzugt werden die Altersklassen von der Pubertät bis etwa zum 40sten Lebensjahr. Ungleich häufiger trifft man das Raynaudsche Syndrom beim weiblichen Geschlecht an.

Die apparative Diagnostik ermöglicht lediglich den Nachweis eines Sistierens der Blutzirkulation im Endstrombahnbereich während der Phase des Anfalles, sei es, daß die Doppler-Ultraschall-Strömungssignale fehlen, die thermische Situation sich meßbar ändert oder anderes mehr. Außerhalb des Raynaudschen Anfalles ist bekanntlich die Zirkulation im befallenen Bereich der Norm entsprechend. Der Nachweis andersartiger Befunde ist auf vorliegende Grundleiden zurückzuführen.

Im Zusammenhang mit der Beurteilung der apparativen Untersuchungsmethoden und deren Deutung sollte an die sehr reichliche Hautdurchblutung erinnert werden, die nur etwa 20% der Nutrition dient und die besonders an den Akren in erster Linie zentralen Regulationsmechanismen unterworfen ist. So erklären sich die großen Unsicherheitsfaktoren und manches Widersprüchliche bei Messungen der distalen Zirkulation beim Raynaudschen Syndrom, die jedem bewußt wurde, der sich auf das Wagnis der Erfassung der Hautzirkulation einließ.

Arterielle Durchflußuntersuchungen zu funktionellen Angio- und Angiolopathien

K.-U. Tiedjen, N. Klüken

Zusammenfassung

Alle nuklearmedizinischen Diagnoseverfahren sind in erster Linie Untersuchungen zur Funktion und nicht zur Morphologie. Dementsprechend bieten sie sich zu Studien funktionell bedingter Krankheiten an. Lassen die klassischen Untersuchungsverfahren zur Morphologie wie die Röntgenarteriographie und Phlebographie krankhafte Befunde nicht sicher erkennen, können solche Funktionsstudien ergänzend eingesetzt werden. Eindrucksvoll lassen sich Störungen der akralen Durchblutung, seien sie organisch bedingt wie bei der progressiven Sklerodermie oder funktionell wie bei der Acrocyanosis sui generis, dokumentieren. Über Rechner ausgegebene Histogramme sind reproduzierbar, vergleichbar und mathematisch interpretierbar. So ist eine Aussage zur jeweiligen Funktion möglich.

Schlüsselwörter

Akrale Durchblutung, funktionelle Störungen, Isotopenangiographie

Summary

Arterial Blood Flow Studies in Functional Angio- and Angiolopathies.

All methods of nuclear medical examination techniques are primarely examinations of function and not of morphology. They are therefore applicable on diseases where functional disorders are exspected.

If classical examination techniques on the morphology such as radioarteriography and phlebography not reveal pathological findings these functional studies represent a possibility of further diagnostic measures.

Disturbances of the acral circulation, organic such as sclerodermia progressiva and functional such as acrocyanosis can be documented impressively. Flow rates evaluated by a computer are comparable, mathematically evaluable and reproducable. The data enable us an assessment of function at given time.

Änderungen der regionalen Durchblutung sind mit nuklearmedizinischen Methoden gut zu erfassen. Erinnert sei an Clearance-Verfahren [6], etwa mit ^{133}Xenon [13], die nach subkutaner Injektion aufgrund der Auswaschrate Auskunft über die jeweilige Durchblutungssituation geben. Auch das Kalium-Analogon ^{201}Thallium-Chlorid eignet sich neben der Myokardszintigraphie zu Perfusionsstudien der Extremitäten [12]. Im Kapillarbett embolisierende Partikel – wie sie in der Perfusionsszintigraphie der Lunge gebräuchlich sind – geben nach intraarterieller Injektion die Gesamtdurchblutung einer Extremität als statische Momentaufnahme bildlich wieder [2, 7, 8, 14]. Die hier genannten Verfahren können jedoch nur mit Einschränkungen, im letztgenannten Fall auch mit dem Risiko akraler Ischämien, zur Untersuchung digitaler Durchblutungsstörungen eingesetzt werden. Wie schwierig organische von funktionellen Gefäßerkrankungen zu trennen sind, erhellt die Problematik des Raynaud-Syndroms.

Dermatologie und Nuklearmedizin
Hrsg. Holzmann. Altmeyer. Hör. Hahn
© Springer-Verlag Berlin · Heidelberg 1985

Finden sich hier doch häufig röntgenologisch nachweisbare Gefäßveränderungen im Sinne von Digitalarterienverschlüssen [15, 17], die entweder im Sinne einer arteriellen Verschlußkrankheit oder einer progressiven Sklerodermie zu deuten sind. Trotz hochauflösender Film-Folien-Kombinationen oder unter Einsatz der Xeroradiographie ist die Röntgenarteriographie nicht in der Lage, funktionelle Störungen gegenüber organisch bedingten sicher abzugrenzen. Gefäßpunktion und Kontrastmittel können hingegen spastische Phänomene provozieren.

So kann gerade bei eventuell funktionell bedingten Zirkulationsstörungen die Radionuklidangiographie eine diagnostische Lücke schließen. Das Prinzip besteht in der Aufzeichnung der akralen Passage eines zuvor bolusartig injizierten, intravasal verbleibenden Radionuklids [3, 4, 5, 9, 10, 11, 16, 17].

Apparative Voraussetzungen sind die Szintillationskamera nach Anger [1], eine angeschlossene sogenannte Multiformatkamera als Dokumentationseinheit und ein angeschlossener Rechner mit Speicher und Auswerteeinheit (Abb. 1).

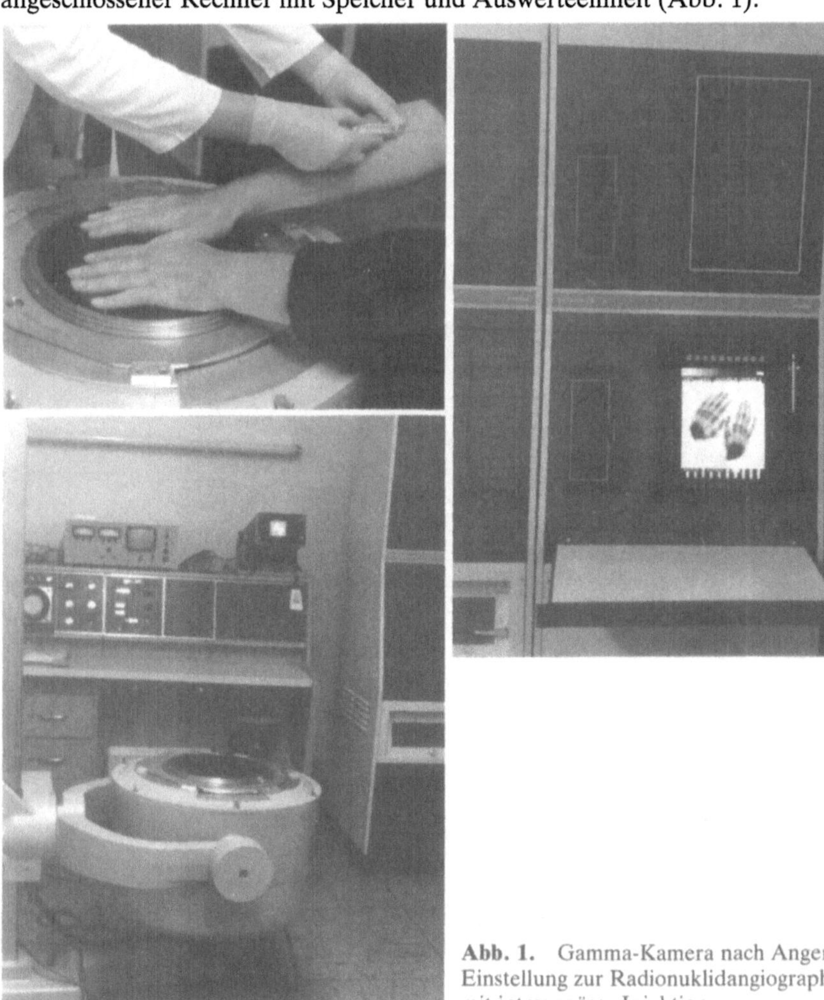

Abb. 1. Gamma-Kamera nach Anger: Einstellung zur Radionuklidangiographie mit intravenöser Injektion

Als Radiodiagnostika bieten sich intravasal verbleibende ^{99m}Technetium-Verbindungen an, etwa markiertes Serumalbumin oder markierte Erythrozyten. Ausreichend ist in der Regel eine Injektion von ^{99m}Technetium-Pertechnetat, da dieses zumindest während der ersten Passage weitestgehend intravasal verbleibt. Die Applikation des Radionuklids kann intravenös und intraarteriell erfolgen. Letztere gewährleistet einen besseren Boluscharakter. Die intravenöse Verabfolgung läßt – nach Passage des Lungenkreislaufes – beide Extremitäten in symmetrischer Zuordnung untersuchen.

Das schlechte Auflösungsvermögen auch der besten Gammakamerasysteme gestattet allenfalls die Darstellung der Digitalarterien und Venen. Die kleineren Gefäße, die der Röntgenarteriographie, speziell der Xerographie, noch zugänglich sind, sind hier nicht darzustellen.

Hingegen läßt sich die gesamte Parenchymperfusion in der Primärinformation erkennen. Diese Primärinformation besteht in einer schnellen Sequenzszintigraphie,

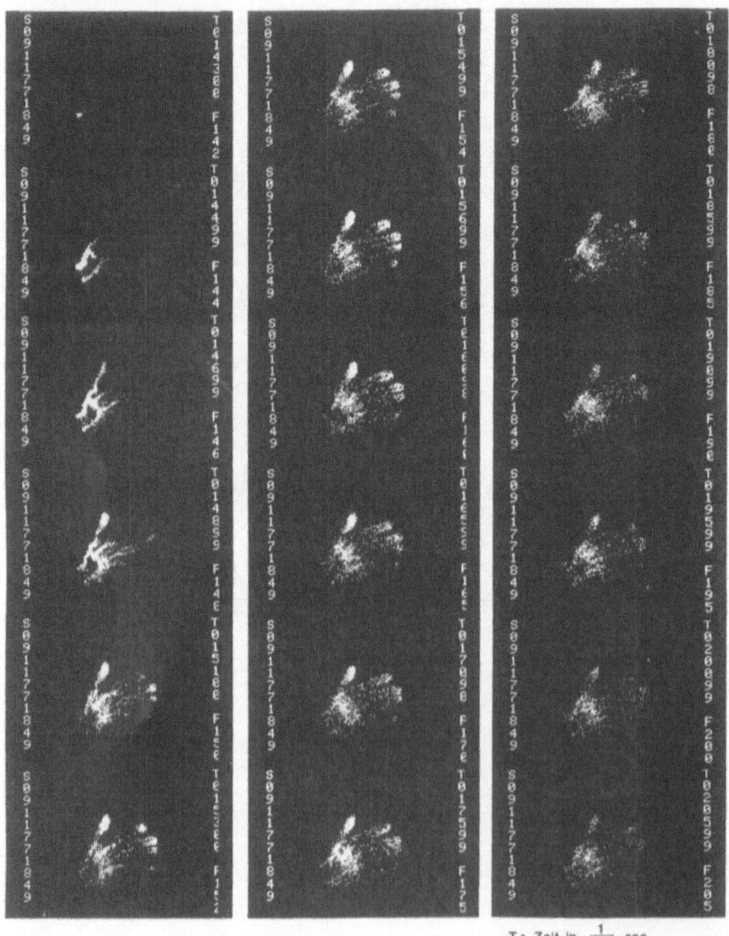

Abb. 2. Radionuklidangiographie: Ausschnitt aus einer Sequenzszintigraphie

368

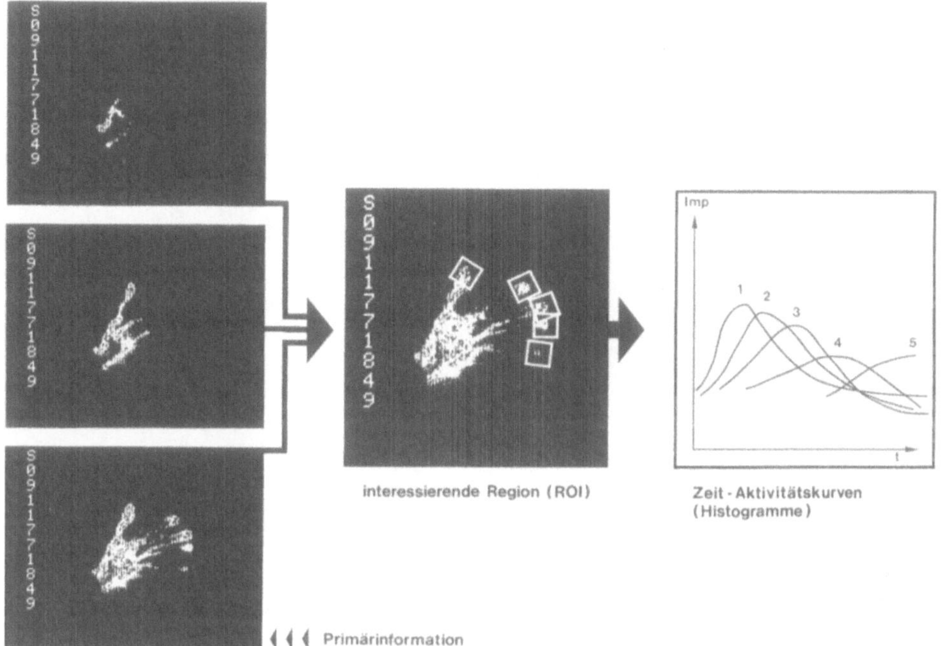

Abb. 3. Schematische Darstellung der Auswertung einer Radionuklidangiographie: Sequenz-szintigraphie als Primärinformation, Auflegen der interessierenden Regionen, vom Rechner ausgegebene Durchflußkurve

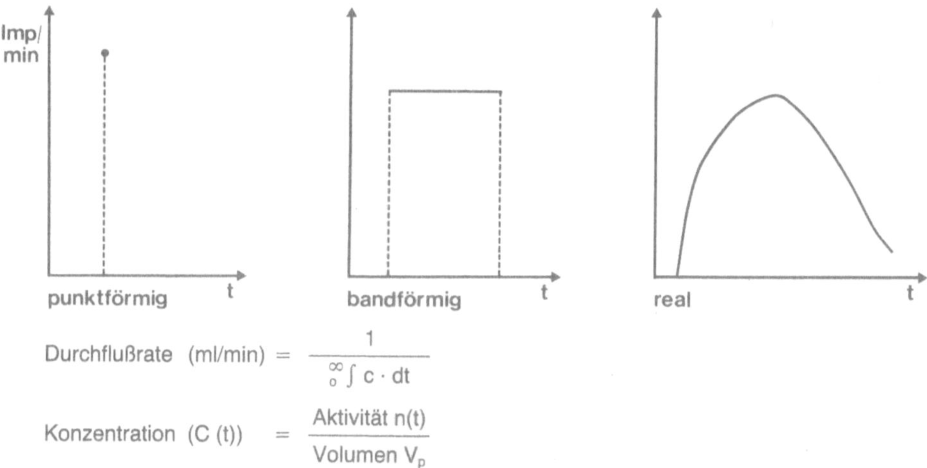

$$\text{Durchflußrate (ml/min)} = \frac{1}{\int\limits_{o}^{\infty} c \cdot dt}$$

$$\text{Konzentration (C (t))} = \frac{\text{Aktivität } n(t)}{\text{Volumen } V_p}$$

Abb. 4. Schematische Darstellung des Durchflußverhaltens eines bolusartig injizierten Radionuklids. Links: Idealverhalten einer punktförmigen Strahlenquelle bei schneller Passage vor der Meßsonde. Mitte: langsamere Passage mit plateauförmiger Darstellung. Rechts: wirklichkeitsnahe Darstellung durch Aufspreizung des Bolus. Unten: mathematische Grundlage im Sinne der Verdünnungsformel nach Steward-Hamilton

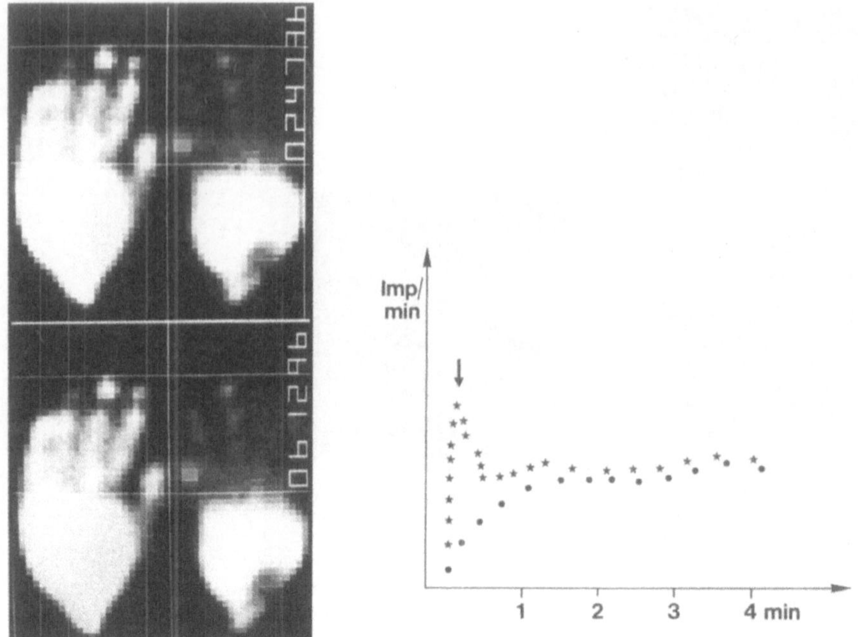

Abb. 5. Zeitaktivitätskurven beider Hände bei arterieller Verschlußkrankheit und Zustand nach Sympathektomie (obere Kurve)

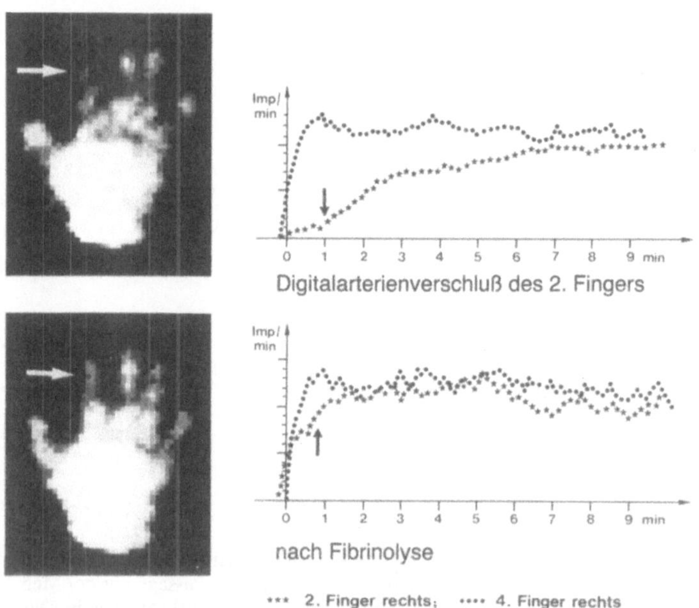

Abb. 6. Digitale arterielle Verschlußkrankheit, Rekanalisation des 2. Fingers vor und nach Fibrinolyse

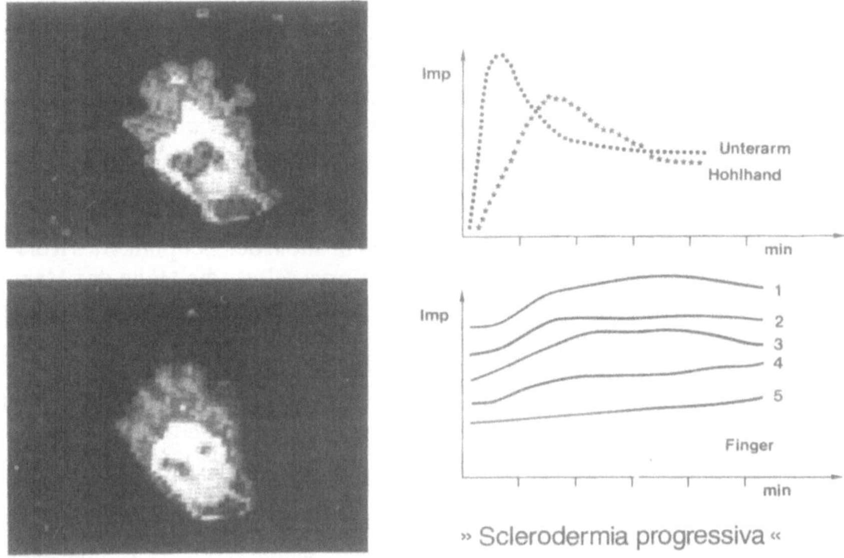

Abb. 7a. Radionuklidangiographie bei einer progressiven Sklerodermie im Stadium atrophicum: nur äußerst träge und niedrige Perfusionskurven, im Sequenzszintigramm keine ausreichende Aktivitätsbelegung der Finger

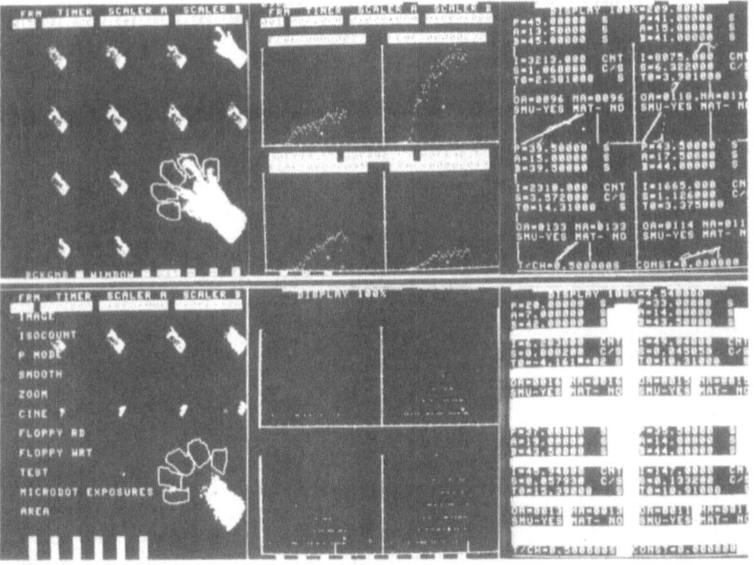

Abb. 7b. Funktionsuntersuchung einer progressiven Sklerodermie im Stadium oedematosum: Oben: differentes Verhalten einzelner Finger im Sinne von Digitalarterienverschlüssen. In den Histogrammen oben rechts Darstellung der Finger 1, 2, 4 und 5 mit noch relativ guter Perfusion des 2. Fingers über die radialseitige Arteria digiti propria. Untere Bildreihe: Provokation eines Raynaud-Anfalles mit Eiswasserbad. In der Asphyxie erneute Untersuchung zwei Tage später: nur minimaler Aktivitätseingang in die Finger bei gleicher Injektionsdosis. Die Auswertung mittels Rechner zeigt für die Gesamtintensität (I) wie auch für die Intensität pro Sekunde (S) eine Abnahme um den Faktor 10^{-1} bis 5×10^{-2}

daß heißt der Aufzeichnung von bis zu mehreren Hunderten Phasenszintigrammen in einer vorgegebenen Zeit, zum Beispiel 2 min. (Abb. 2).

Mit Hilfe des Rechners werden dann über den interessierenden Regionen (region of interests = ROI) die zugehörigen Durchflußkurven ermittelt (Abb. 3). Im Idealfall müßte ein kleiner Bolus beim Passieren des Meßareals nur einen kurzfristigen Anstieg mit sofortigem Abfall zeigen (Abb. 4). Aufgrund der Bolusdeformierung ergeben sich jedoch mehr oder weniger steile, beziehungsweise träge Durchflußkurven. Für die Beurteilung der Kurven ist nicht allein der Zeitpunkt des Kurvenanstiegs entscheidend, sondern die Steigung der Kurve selbst, die Höhe des Maximums und der Grad des Kurvenabfalls. Der Anstieg entspricht dem arteriellen Blutzustrom, der Kurvengipfel der Verweildauer des Radionuklids im Kapillarbereich und der Kurvenabfall der Geschwindigkeit der venösen Elimination.

Während die Höhe des Kurvenmaximums der Durchblutung proportional ist, ist die Gesamtfläche unter der Kurve umgekehrt proportional der Durchblutung*.

Am Beispiel einer digitalen arteriellen Verschlußkrankheit bei Zustand nach Sympathektomie sei dies demonstriert (Abb. 5). Therapiekontrollen lassen sich mit der Radionuklidangiographie besonders gut durchführen: so zum Beispiel eine Rekanalisation unter Fibrinolyse bei Digitalarterienverschluß (Abb. 6). Einmal handelt es sich also um globale, nerval bedingte Änderungen der Perfusion, zum anderen um organisch-regional eng umschriebene Prozesse. Überzeugend ist auch die Diagnostik akraler Syndrome. Die Durchblutungsminderung der progressiven Sklerodermie belegt Abb. 7. Handelt es sich hier um organische Gefäßverschlüsse, eventuell mit Raynaud-Syndrom, so müssen bei der Akrozyanose funktionelle Störungen im Sinne

---

* Steward-Hamilton-Verdünnungsformal (Abb. 4), [18]

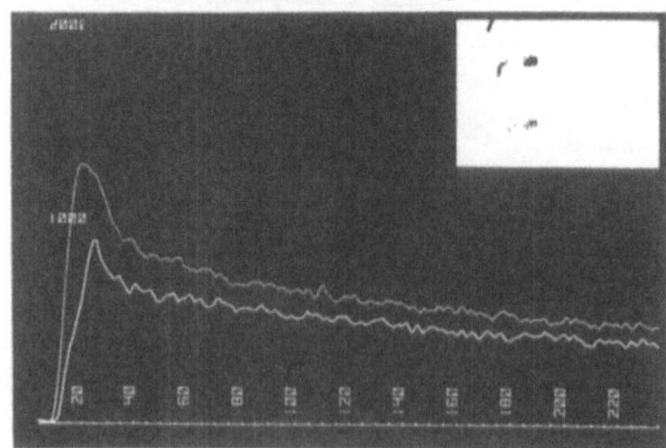

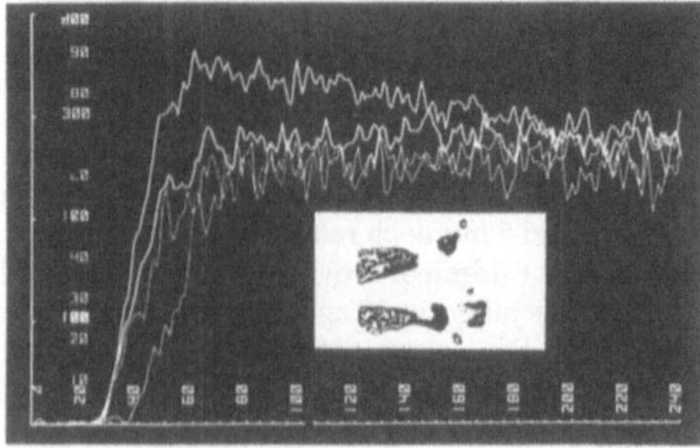

Abb. 8. Radionuklidangiographie bei Acrocyanosis sui generis: ungestörtes Fließverhalten im Bereich der großen Arterien über dem Unterarm mit schneller Aktivitätspassage. Bereits im Hohlhandbereich und ausgeprägt im Bereich der Finger sistierende Aktivität mit nur äußerst geringem Radionuklidabfluß in der venösen Phase

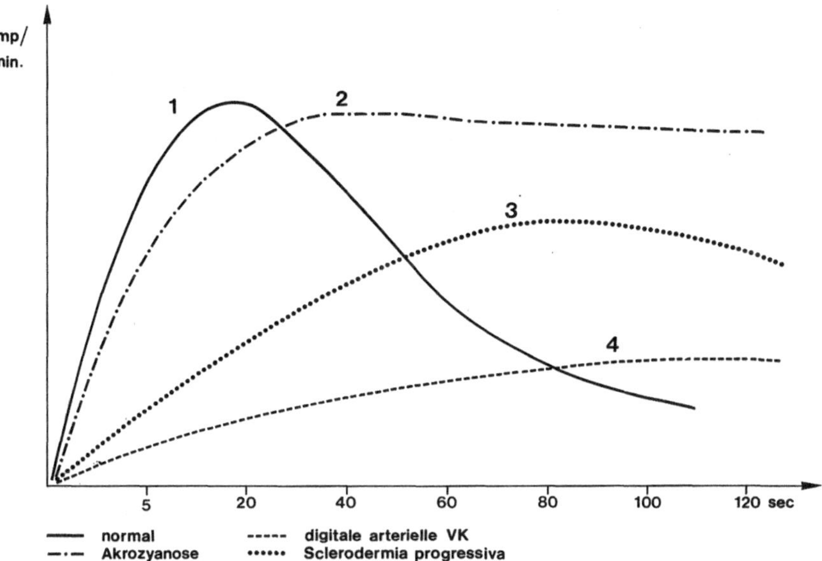

Abb. 9. Schematische Darstellung verschiedener Durchflußkurven: Normalverhalten, arterielle Verschlußsyndrome bei arterieller Verschlußkrankheit und Sklerodermia progressiva, funktionelle Abflußstörung bei Akrozyanose

des hyperton-atonen Symptomenkomplexes unterstellt werden. Ein schneller und steiler Kurvenanstieg muß als Ausdruck nicht gestörter arterieller Durchblutung gewertet werden. Der Übergang der Kurve jedoch in dann anhaltende Plateaubildungen entspricht einem nachhaltigen Verweilen des Radiodiagnostikons im Kapillarbett (Abb. 8). Das hier resultierende Histogramm entspricht im Kurvenverlauf einer venösen Abflußstörung.

Insgesamt ergeben sich durchaus charakteristische Zeitaktivitätskurven, die gemeinsam mit den sequenzszintigraphischen Bildern das Verhalten der peripheren Strombahn aufzeigen. In der Regel kombinieren wir die Radionuklidangiographie mit dem bildgebenden Verfahren der Xeroangiographie, so daß wir Morphologie und Funktion unmittelbar zuordnen können und die hier zur Diskussion stehenden Krankheitsbilder somit komplex beurteilen können.

Literatur

1. Anger HO, Van Dyke DC, Gottschalk A, Yano Y and Schaer LR (1965) The Scintillation Camera in Diagnosis and Research. Nucleonics 23: No. 1, 57–62
2. Bardfeld PA, MD, Lopez-Majano V, MD and Wagner HN, Jr., MD (1967) Measurement of the Regional Distribution of Arterial Blood Flow in the Human Forearm and Hand. J nucl Med 8: 542–550
3. Kappert A und Rösler H (1973) Die nuklearmedizinische Analyse der peripheren Strombahn mit Hilfe von ^{99m}Technetium. Schweiz Med Wschr 103: 1087–1093

4. Kappert A und Rösler H (1973) Die nuklearmedizinische Analyse der peripheren Strombahn mit Hilfe von ^{99m}Technetium (Schluß). Schweiz Med Wschr 103: 1119–1125
5. Klingensmith WC III (1983) Regional Blood flow with First Circulation Time-Indicator Curves: A. Simplified, Physiological Method of Interpreations Radiology 149: 281–286
6. Pabst HW (1955) Über die Anwendung von radioaktivem Jod zur Untersuchung der peripheren Durchblutung und ihrer pharmakologischen Beeinflussung. In: Fellinger K, Vetter H (Hrsg) Radioaktive Isotope in Klinik und Forschung. Urban u. Schwarzenberg, Berlin München 223–229
7. Pabst W, Hör G und Heidenreich P (1975) Nuklearmedizinische Untersuchungsverfahren bei peripheren Durchblutungsstörungen. Deutsches Ärzteblatt 12: 815–824
8. Paschke KG, Hüring H, Schoop W und Zeitler E (1971) Untersuchungen zur Angioszintigraphie der Hände und Füße. Fortschr Röntgenstr 115: 333–339
9. Pixberg HU, Eckhardt W und Cachovan M (1972) Blutvolumenbestimmung in definierten Körperregionen mit ^{113m}In-(III)-chlorid. Nucl Med 11/2: 132–137
10. Powell MR, MD and Anger HO (1966) Blood Flow Visualization With the Scintillation Camera. J Nucl Med 7: 729–732
11. Rudavsky Z and Moss Ch M (1983) Radionuclide Evaluation of Peripheral Vascular Injuries Seminars in Nucl Med 13, 142–145
12. Siegel ME, Stewart Ch A, Wagner W, Sakimura I (1981) A New Objective Criterion for Determining, Noninvasively, the Healing Potential of an Ischemic Ulcer. J Nucl Med 22: 187–189
13. Silberstein EB, Thomas St, Cline J, Kempczinski R, Gottesman L (1983) Predictive Value of Intracutaneous Xenon Clearance for Healing of Amputation and Cutaneous Ulcer Sites. Radiology 147: 227–229
14. Shida Hisao MD, and Itaru Ohara MDFICA (1972) Study on Peripheral Circulation Using Macroaggregated Serum Albumin Labelled with Radioactive Iodine. Angiology 33/9: 575–580
15. Schober R und Klüken N (1966) Angiographische Befunde bei der Sclerodermia progressiva. Fortschr Röntgenstr 105: 239–244
16. Tiedjen KU, Piaszek L (1975) Durchströmungsuntersuchungen der Endstrombahn bei Gefäßleiden des digitalen Lokalisationstyps mit Hilfe radioaktiver Spurensubstanzen. Fortschr Röntgenstr 123: 56–66
17. Tiedjen KU (1976) Durchströmungsuntersuchungen der peripheren digitalen Strombahn mit Radionukliden bei der Sclerodermia progressiva Folia angiologica, XXIV: 335–339
18. Vetter, Veall H-N (1960) Radioisotopentechnik in der klinischen Forschung und Diagnostik. Urban und Schwarzenberg, München Berlin: S 394–431

Bildgebende Verfahren in der Venendiagnostik

W. Hach

Zusammenfassung

Zur bildlichen Darstellung der Venen unter normalen und pathologischen Bedingungen eignen sich mehrere physikalische Prinzipien; für die nicht-invasive Diagnostik kommen die infraroten oder Wärmestrahlen und die Ultraschallwellen zur Anwendung. Im Bereich der großen Körpergefäße gewinnt dabei die abdominelle Sonographie eine zunehmende praktische Bedeutung. Von den invasiven nuklearmedizinischen Methoden hat die Szintigraphie der Unterschenkelvenen mit ^{99m}Tc-Partikeln ihren definierten klinischen Anwendungsbereich. Nach wie vor hält die aszendierende Phlebographie ihre Schlüsselstellung im diagnostischen Programm ein; durch die digitale Subtraktionsphlebographie läßt sich das Spektrum ihrer Indikationen auf die pelvinen und retroperitonealen Strombahnen ausweiten.

Schlüsselwörter

Phlebographie, Sonographie, Radionuklid-Szintigraphie, Plattenthermographie, Infrarot-Fotografie

Summary

Several physical principles can be used for imaging veins under normal and pathologic conditions. In noninfasive diagnosis, infrared or heat rays and ultrasonography are employed. Abdominal sonography is increasing in practical importance with regard to the region of the great vessels. Among the invasive nuclear medicine techniques. ^{99m}Tc-scintigraphy of the veins in the lower leg has demonstrated its clinical applicability. Phlebography continues to play the key role in diagnosis. By means of digital subtraction phlebography, the spectrum of the indications can be expanded to include the pelvic and retroperitoneal veins.

Die Krankheiten der Venen müssen in diagnostischer Hinsicht zweifach beurteilt werden, einmal auf ihre morphologischen Veränderungen hin, zum anderen bezüglich der funktionellen Beeinträchtigung. Die bildliche Dokumentation der pathologischen Befunde hat insbesondere vor operativen Eingriffen einen hohen Stellenwert; sie ist durch keine Parameter der Funktionsanalyse zu ersetzen. Heute stehen eine Reihe von Untersuchungsmethoden zur Verfügung, die auf unterschiedlichen technischen Prinzipien beruhen.

Die nicht-invasiven Verfahren basieren auf der Ausnutzung von infraroten Strahlen oder von Ultraschallwellen. Zur ersten Gruppe gehören die Infraphotographie und die Plattenthermographie. Beide Methoden nutzen die Temperaturdifferenzen zwischen den mit Blut durchströmten Venen und den schlechter vaskularisierten Geweben der Umgebung aus. Sie sind deshalb in der Diagnostik von oberflächlichen Krankheitsprozessen einzusetzen.

Dermatologie und Nuklearmedizin
Hrsg. Holzmann, Altmeyer, Hör, Hahn
© Springer-Verlag Berlin · Heidelberg 1985

Das Prinzip der medizinischen *Infrarot-Photographie* beruht auf der Absorption von infraroten Strahlen durch das Blut [5]. Bei der Aufnahme mit einem Infrarotfilter bildet sich demnach die bluthaltige Vene schwarz auf hellem Untergrund ab. Für die Dokumentation in der Medizin hat sich eine Infrarot-Emulsion mit einem Sensitätsmaximum von 750 nm als günstig erwiesen. Das Spektrum des Tageslichts endet für das menschliche Auge etwa um 700 nm. Mit der Infrarot-Photographie können beispielsweise oberflächliche Gefäßtumoren, Kollateralkreisläufe oder Varizen gut dargestellt werden. Der diagnostische Gewinn gegenüber dem klinischen Befund bleibt aber begrenzt.

Die *Plattenthermographie* nach Tricoire wurde erstmals 1974 von Gloor und Vielhauer zur Lokalisation insuffizienter Vv. perforantes der Cockettschen Gruppe angewendet. Sie beruht darauf, daß mikroverkapselte Flüssigkeitskristalle auf der Basis von Cholesterinestern ihre Farbe in Abhängigkeit von der Temperatur ändern. Die schwarze Folie verfärbt sich durch Einwirkung von Wärme über braun nach grün und blau. Visuell sind noch Temperaturunterschiede bis 0,15°C, spektrometrisch sogar bis 0,05°C zu erfassen [2]. Die Empfindlichkeit reicht demnach aus, um überwärmte Hautareale in der Umgebung einer insuffizienten V. perforans am Unterschenkel nachzuweisen. Eine Stammvarikose ist mit der Plattenthermographie nicht immer sicher zu erkennen, insbesondere nicht bei stärkerer Entwicklung der subkutanen Gewebe am Oberschenkel [3]. Heute ist die Methode weitgehend außer Mode gekommen.

Ähnlich verhält es sich auch mit der *Fernthermographie,* die nur noch gelegentlich als Screeningtest bei der tiefen Beinvenenthrombose zum Einsatz kommt. Die Diagnose ergibt sich aus der Temperaturdifferenz beim Seitenvergleich mit der anderen Extremität. Die Sensibilität der Methode ist insbesondere bei einer Thrombose der intrafaszialen Unterschenkelvenen hoch; es finden sich aber relativ häufig falschpositive Befunde bei entzündlichen Prozessen anderer Ursache. Als Nachteile gelten auch die hohen Anschaffungskosten des Geräts.

Zur Beurteilung der großen Leitvenen erscheint die *Sonographie* als nicht-invasives Verfahren geeignet. Gerade in den letzten 5 Jahren hat die technische Entwicklung auf diesem Gebiet einen großen Fortschritt erzielt. Die Apparate der neuesten Generation erlauben eine hohe Auflösung des Ultraschallbildes.

Das Prinzip der Sonographie beruht darauf, daß Ultraschallwellen von einem piezo-elektrischen Kristall in den Körper gesendet und an den Grenzflächen von Gewebsstrukturen mit unterschiedlicher akustischer Impedanz abgelenkt werden. Die reflektierten Wellen treffen dann wieder auf das piezoelektrische Kristall auf, das auch als Empfänger dient. Von der Oberfläche des Kristalls werden die Potentialänderungen abgenommen und auf einem Videoschirm sichtbar gemacht.

In der Phlebologie ergibt sich heute eine wesentliche Indikation zur Sonographie bei der Beurteilung der V. cava inferior (Abb. 1) und der Beckenvenen, insbesondere zur Erkennung der venösen Kompressionssyndrome. Ein Vorteil gegenüber allen anderen Verfahren besteht darin, daß die extravasalen komprimierenden Strukturen, beispielsweise pathologisch vergrößerte Lymphknoten, Zysten und andere raumfordernde Prozesse unmittelbar dargestellt werden können. In der Differentialdiagnostik zur akuten Thrombose hat diese Information einen sehr hohen Stellenwert.

Die Radionuklid-Phlebographie gehört schon zu den invasiven Untersuchungsmethoden der Venenkrankheiten. Da dem Verfahren ein eigenes Referat gewidmet ist,

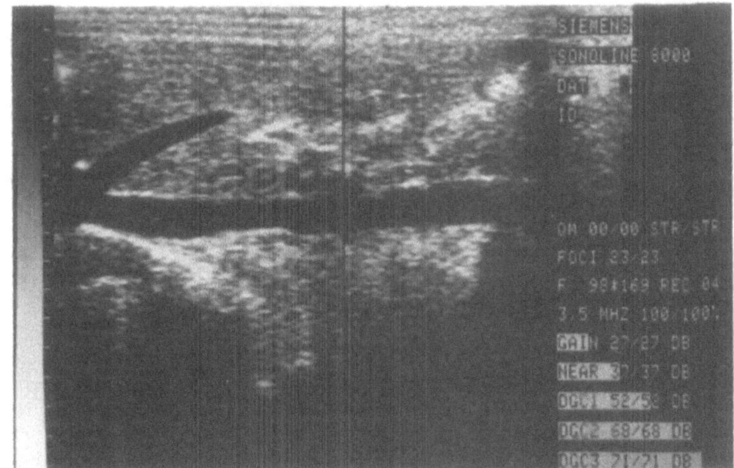

Abb. 1. Sonogramm der V. cava inferior mit Einmündung der Lebervenen

soll hier nur das Prinzipielle kurz zur Sprache kommen. In eine Vene am Fußrücken werden ein Bolus von ^{99m}TcO^4 (Pertechnetat) injiziert und dann in Abständen von 5 s Szintigramme über der determinierten Gefäßregion angefertigt. Bessere Bilder sind mit ^{99m}Tc-Mikrosphären zu erhalten. Die markierten Partikel erlauben im selben Untersuchungsgang auch die Perfusionsszintigraphie der Lunge zum Ausschluß einer Embolie.

Die Radionuklid-Phlebographie eignet sich zur Thrombosediagnostik der großen Leitvenen des Beckens. Ein entscheidender Nachteil liegt in der geringen Auflösung der Szintigramme, so daß die morphologische Beurteilung der Strombahn, wie sie für die Indikationsstellung zu chirurgischen Maßnahmen erforderlich ist, in der Regel nicht ausreicht. Deshalb konnte sich die Radionuklid-Phlebographie zur differenzierten Diagnostik der Venenkrankheiten bisher nicht überall durchsetzen. Außerdem darf auch die allerdings geringe Möglichkeit von allergischen Reaktionen oder von iatrogenen Zirkulationsstörungen in der Lungenstrombahn bei kardio-pulmonaler Insuffizienz nicht außer Acht gelassen werden.

Eine umfassende Abklärung der morphologischen Veränderungen bei Erkrankungen des Venensystems erlaubt die *Phlebographie*. Mit den modernen Techniken gelingt heute die Darstellung fast jeder Gefäßregion, insbesondere aber der wichtigen Leitvenen des unteren Cavasystems. Die Phlebographie ist als Referenztest für alle anderen bildgebenden und funktionellen Untersuchungsverfahren der Venen anzusehen.

Mit Einführung der aszendierenden Preßphlebographie zur routinemäßigen Darstellung der Bein- und Beckenvenen erscheint die methodische Entwicklung abgeschlossen [4]. Die nicht-ionischen Kontrastmittel haben das *Risiko* von lokalen und systemischen Komplikationen auf ein Minimum reduziert.

Die *Indikation* zur Phlebographie erstreckt sich praktisch auf alle Venenkrankheiten. Eine besonders wichtige Rolle spielt dabei die Erkennung der Phlebothrombose

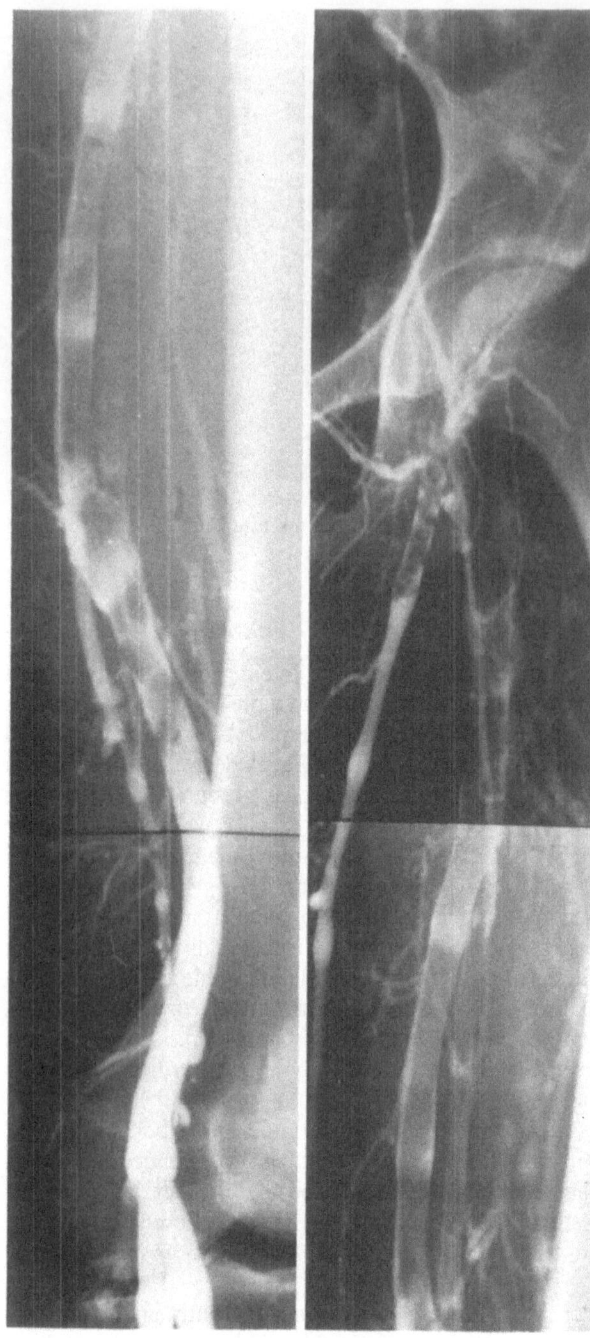

Abb. 2. Phlebogramm
einer Bein- und Becken-
venenthrombose von
deszendierendem Typ

(Abb. 2) und der venösen Kompressionssyndrome. Eine *rechtzeitige* Dokumentation
des Befundes erlaubt bei der Phlebothrombose die Anwendung moderner Behand-
lungsarten wie Fibrinolyse oder Thrombektomie und eröffnet die Chance zur vollständigen Restitution der venösen Strombahn. Dabei können heute Thromben bis
Hirsekorngröße routinemäßig abgebildet werden. Die kleinen Gerinnsel sitzen meistens in den Klappentaschen und verursachen hier das Monokel- oder Brillenzeichen.
Somit erscheint die Phlebographie auch im Bereich der Unterschenkelgefäße dem
Radiofibrinogentest nicht mehr wesentlich unterlegen, jedenfalls was die klinisch
relevanten Befunde betrifft. Zur Beurteilung von rezidivierenden Thrombosen beim
postthrombotischen Syndrom erscheint dagegen das radioaktive Verfahren vorteil-
hafter.

Regelmäßig wird die aszendierende Preßphlebographie heute in der Differentialdiagnostik der primären Varikose eingesetzt. Die Krankheitsstadien einer Stammvarikose sind röntgenologisch definiert und die verschiedenen Formen einer inkompletten Stammvarikose überhaupt nur röntgenologisch zu unterscheiden (Abb. 3). Auf
dem phlebographischen Befund wird das Konzept der operativen Behandlung aufgebaut.

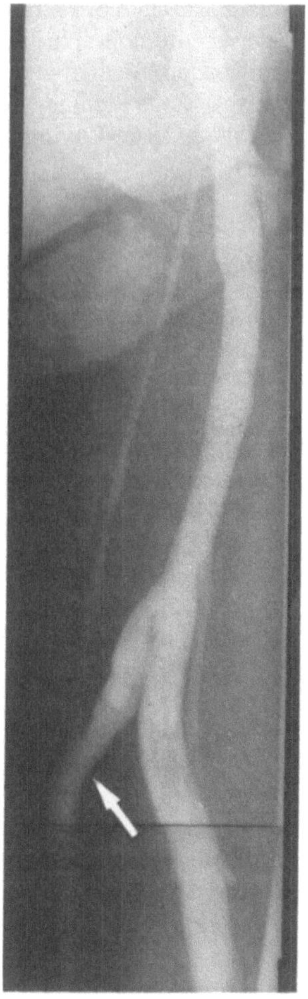

Abb. 3. Phlebogramm einer inkompletten Stammvarikose
vom Perforanstyp. Proximaler Abschnitt der V. saphena magna
erscheint suffizient; variköse Degeneration oberhalb der Einmündung einer insuffizienten Doddschen V. perforans (→)

Von den verschiedenen methodischen Variationen der Phlebographie ist das *digitale Subtraktionsverfahren* als neueste Entwicklung hervorzuheben. Sein Prinzip besteht darin, daß von einem nativen Röntgenbild sofort durch computergesteuerte Technik eine Bildumkehr vorgenommen und zur Subtraktion gebracht wird. Nach der Kontrastmittelinjektion stellt sich das Gefäßsystem dann gegen den überlagerungsfreien Hintergrund dar.

Die digitale Subtraktionsangiographie eignet sich im Besonderen zur Beurteilung der großen Körpervenen. Der Ablauf der gesamten Untersuchung wird auf ein Videoband aufgenommen und dann später bildmäßig verarbeitet. Infolge der atraumatischen Gefäßpunktion und der geringen erforderlichen Kontrastmittelmenge wird der Patient durch die Phlebographie kaum mehr belastet. Als Nachteil hat sich aber herausgestellt, daß die herznahen großen Körpervenen infolge einer Übertragung der Herzbewegungen nicht darstellbar sind.

Unsere Ansprüche an die medizinische Technik bezüglich der nicht-invasiven Untersuchungsverfahren werden auf allen Gebieten des Fachbereichs unermeßlich. Bei vielen Fragestellungen hat die Computertomographie eine Erweiterung des diagnostischen Spektrums gebracht, nicht aber für die Phlebologie. Ob nun von der Kernspintomographie hinsichtlich der Dokumentation morphologischer Veränderungen am Venensystem in der kommenden Zeit neue Erkenntnisse zu erwarten sind, vermag noch niemand zu sagen. So bleibt festzustellen, daß die *Phlebographie* auch für die nächste Zukunft *als Referenzmethode* der phlebologischen Diagnostik gelten darf.

Literatur

1. Gloor M, Vielhauer E (1974) Über den Wert der Plattenthermographie nach Tricoire für die phlebologische Diagnostik. Phlebol u Proktol 3: 200–208
2. Gordenne W, Sander R, Camby O (1973) Confrontation thermoradiographique de cancers du sein. Internat Kongr Radiol, Madrid
3. Hach W (1981) Spezielle Diagnostik der primären Varikose. Demeter, Gräfelfing
4. Hach W (1984) Phlebographie der Bein- und Beckenvenen. Schnetztor, Konstanz (im Druck)
5. Heede G (1973) Die medizinische Infrarot-Photographie als Mittel der Dokumentation und Diagnostik. Prakt Arzt 11: 2–6
6. Tricoire J (1970) La thermographie en plaque. Technique nouvelle d'utilisation des cristaux liquides. Press Med 78: 2481–2482

Nuklearmedizinische Verfahren in der Venendiagnostik

H. Partsch, A. Mostbeck, O. Lofferer

Zusammenfassung

Nuklearmedizinische Methoden haben in der Venendiagnostik besonders für folgende klinische Fragestellungen praktische Bedeutung erlangt:
1. Thromboembolie (Thrombosemarker wie [131]J-Fibrinogen, ^{99m}Tc-Plasmin, Isotopenphlebographie, Lungenszintigraphie)
2. Lymphdrainage (prä- und subfasziale Isotopenlymphographie)
3. Arteriovenöse Kurzschlüsse (Shuntvolumenbestimmung)
   Darüber hinaus können verschiedene pathophysiologische Fragestellungen von wissenschaftlichem Interesse mit Hilfe von Isotopentechniken bearbeitet werden.

Schlüsselwörter

Thrombose, Lungenembolie, Lymphdrainage, arteriovenöse Kurzschlüsse, Phlebologie

Summary

Concerning the diagnosis of venous disorders nuclear medical methods have gained practical importance for the following clinical problems:
1. Thromboembolic diseases (thrombosis seekers such as [131]J-fibrinogen, ^{99m}Tc-plasmin, radionuclide phlebography, pulmonary scintigraphy).
2. Lymph-drainage (pre- and subfascial isotopic lymphography).
3. Arteriovenous shunts (determination of shunt volume).
   Moreover different pathophysiological questions of scientific interest can be answered using isotopic techniques.

Die zunehmende Verbreitung von Isotopenlabors eröffnet die Möglichkeit, nuklearmedizinische Methoden in steigendem Ausmaß auch für angiologische Fragestellungen heranzuziehen. Die Tabelle 1 zeigt stichwortartig zusammengestellt die wichtigsten praktischen und wissenschaftlichen Probleme, die mit Hilfe von Isotopentechniken bearbeitet werden können.

Tabelle 1. Bedeutung nuklearmedizinischer Verfahren in der Venendiagnostik

Praktische Fragestellungen	Wissenschaftliche Fragestellungen
1. Thromboemboliediagnostik	z. B. Blutvolumen (Extravasalraum)
2. Lymphdrainage	Strömungsgeschwindigkeit
3. Arteriovenöse Kurzschlüsse	Kapillarpermeabilität

Dermatologie und Nuklearmedizin
Hrsg. Holzmann, Altmeyer, Hör, Hahn
© Springer-Verlag Berlin · Heidelberg 1985

Im Folgenden soll vor allem auf jene Methoden näher eingegangen werden, welche sich bei uns für die Routinediagnostik etabliert haben. Auf die Bedeutung von nuklearmedizinischen Verfahren für wissenschaftliche, pathophysiologische Fragestellungen kann in diesem Rahmen nicht eingegangen werden.

1. Thromboembolie

Prinzipiell können hier drei Verfahren unterschieden werden:
1. Thrombosemarker, welche im Rahmen eines floriden Gerinnungsprozesses lokal vermehrt gespeichert werden („Uptake-Tests")
2. Visualisierung der Strombahn durch Isotopenphlebographie
3. Lungenszintigraphie.

Die Tabelle 2 zeigt die Stellung dieser Methoden im Rahmen unserer Screeningverfahren.

1.1 Thrombosemarker

Körpereigene Substanzen, welche bei einer ablaufenden Gerinnung involviert sind, werden radioaktiv markiert. Nach intravenöser Injektion kann ihre verstärkte Anreicherung in der Gegend der Thrombose durch Messung der Radioaktivität an der Körperoberfläche nachgewiesen werden. Von den verschiedenen Markern haben sich uns ^{131}J-*Fibrinogen* und ^{99m}Tc-*Plasmin* für die Routinediagnostik von Beinvenenthrombosen besonders bewährt.

Zwischen 1970 und 1981 wurde bei über 2000 Untersuchungen ^{131}J-Fibrinogen verwendet, seit 1982 erfolgte die Umstellung auf ^{99m}Tc-Plasmin. Die entscheidenden Vorteile dieses Tracers sind die geringere Strahlenbelastung sowie der Umstand, daß das Untersuchungsergebnis schon nach 30 Minuten vorliegt (bei ^{131}J-Fibrinogen erst nach 8–24 Stunden).

Untersuchungstechnik

Es werden 100 µCi ^{131}J-Fibrinogen (Schilddrüsenblockade mit Kaliumjodid) bzw. 0,5–1 mCi ^{99m}Tc-Plasmin intravenös injiziert. Die Messung der Radioaktivität erfolgt an den Innenseiten der hochgelagerten Beine (5 Meßpunkte) mit einem stationären

Tabelle 2. Stellung nuklearmedizinischer Methoden bei der Diagnostik einer tiefen Beinvenenthrombose

Screening	(Schwerpunkt)	Bestätigung	Nachweis
Telethermographie	Unterschenkel	Uptake-Test (^{99m}Tc-Plasmin)	Röntgen-phlebographie
Plethysmographie	Oberschenkel		
Doppler-Ultraschall	Becken	Isotopen-phlebographie	
	für konservative Therapie ausreichend		bei Lyse oder Thrombektomie

Tabelle 3. Sensitivität und Spezifität von [131]J-Fibrinogen und ^{99m}Tc-Plasmin für die Diagnose „floride Beinvenenthrombose" (Referenz: Phlebographie)

	Sensitivität	Spezifität
[99m]Tc-Plasmin	1,0	0,63
[131]J-Fibrinogen	0,97	0,50

Detektor und Weitwinkelkollimator. Eine Speicherrate, welche jene des kontralateralen Meßpunktes um mehr als 20% übersteigt, gilt als pathologisch. Symmetrische Thrombosen werden durch Vergleich der „Bein-Herzquotienten" mit Normalwerten erfaßt [10].

Ergebnisse

Die Tabelle 3 zeigt die Sensitivität und die Spezifität von Untersuchungen mit den beiden Tracern im Vergleich zu einer aszendierenden Fußrückenphlebographie an 81 konsekutiven Patienten [1].

Von entscheidender Bedeutung für die Routineanwendung dieser Tests ist, daß alle Patienten mit einer oberflächlichen Phlebitis, mit Hämatomen, Frakturen und Entzündungserscheinungen an den Beinen ausgeschlossen werden, da in diesen Fällen falsch positive Ergebnisse erwartet werden können.

Wie Untersuchungen an Exzisaten gezeigt haben [6, 10], lagert sich das markierte Fibrinogen vorwiegend im periadventitiellen Fettgewebe und in der Venenwand, nur zum geringen Teil im Thrombus selbst ab. Dieses Verhalten ist offenbar auch der Grund dafür, daß nicht nur progrediente, in statu nascendi befindliche Gerinnsel erfaßt werden können, sondern daß sich auch einige Wochen alte Thrombosen nachweisen lassen.

Die Methoden sind nichtinvasiv und eignen sich im besonderen Maße auch zum Nachweis von kleineren, nichtokkludierenden Thrombosen sowie für Thromben in den Muskelsinus der Wade, welche einer Darstellung durch Routinephlebographie entgehen können [8, 3]. Im Oberschenkelbereich sinkt die Sensitivität der Tests beträchtlich ab (^{99m}Tc-Plasmin: 0,38, [131]J-Fibrinogen 0,63), so daß wir sie nicht für eine genaue Thromboselokalisierung heranziehen.

Das Hapatitisrisiko kann als weitgehend vernachläßigbar angesehen werden.

1.2 Isotopenphlebographie

Unter Benützung einer Gammakamera kann nach Injektion eines Tracers in eine Fußrückenvene der Abstrom in den Beinvenen abgebildet werden.

Untersuchungstechnik

1–2 mCi ^{99m}Tc markierte Albuminmikrosphären (durchschnittlicher Teilchendurchmesser 30 μ) werden in einer Menge von 0,5–1 ml in Fußrückenvenen beidseits injiziert.

Eine Gammakamera verfolgt den Abstrom des Tracers im Bereich von Oberschenkel und Becken, wobei über einen Computer alle 60 Sekunden Bilder aufsummiert und abgespeichert werden. Die Partikel werden in der Lungenendstrombahn fixiert, so daß im gleichen Untersuchungsgang auch ein Perfusionsszintigramm der Lunge angefertigt werden kann.

Ergebnisse

Das abgebildete Aktivitätsband kann mit einer Kameraeinstellung vom proximalen Oberschenkel bis zur V. cava inferior verfolgt werden (Abb. 1). Im wesentlichen können drei pathologische Befundmuster erhoben werden:
a) Fehlende Darstellung der V. femoralis, der Tracer fließt über die V. saphena magna. (Verdacht auf Okklusion der V. femoralis.)
b) Konstante Einengung des Aktivitätsbandes in allen Aufnahmen (Verdacht auf nichtokkludierendes Strombahnhindernis, ev. auch Einengung von außen).
c) Darstellung von Kollateralen.

Für einen Thrombosenachweis distal des proximalen Oberschenkels ist die Methode schlecht geeignet. Eine Aussage über das Alter bzw. die Floridität einer Beckenvenenthrombose ist nicht möglich. (Eine Fixation der injizierten Partikel wird in ¾ der Fälle auf Spätaufnahmen im Bereich eines Thrombus nachgewiesen.)

Die Ergebnisse der Isotopenphlebographie stimmen mit denen der Doppler-Ultraschallsonde in der Frage nach einem Beckenvenenabflußhindernis in 87% überein [11].

Aufgrund des geringen Injektionsvolumens können feinste Venen punktiert werden, wodurch eine Aussage über den Beckenvenenabfluß vom Fußrücken aus praktisch immer gelingt.

Wegen dieser geringen Invasivität ist die Methode praktisch beliebig oft wiederholbar.

Die Messung von Kreislaufzeiten, welche im Rahmen einer Isotopenphlebographie einfach durchgeführt werden kann, gibt für die praktische Diagnostik kaum zusätzliche Informationen [6].

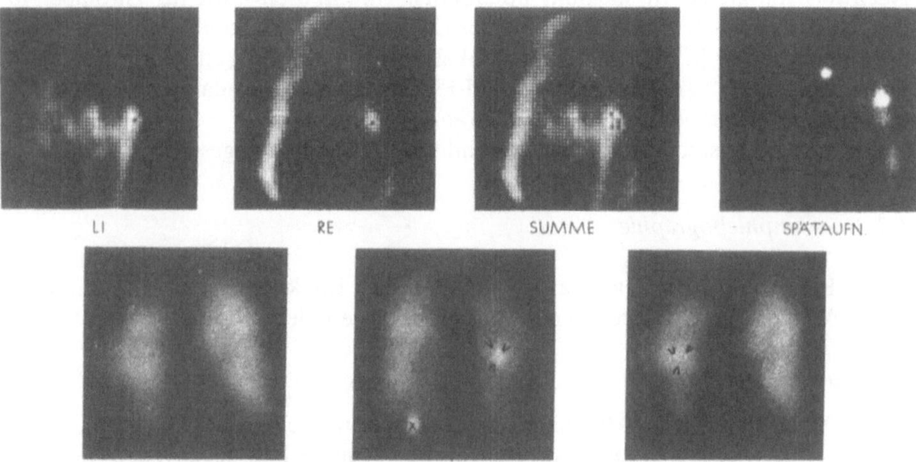

Abb. 1. Floride Beckenvenenthrombose links. Oben Isotopenphlebographie mit Mikrosphären-Trapping in der Spätaufnahme. Unten: Perfusionsausfälle im Lungenszintigramm, zusätzlich „hot spots" als Zeichen einer frischen Embolisierung von markiertem Thrombusmaterial

384

1.3 Lungenszintigraphie

Nach intravenöser Injektion von markierten Albuminmikrosphären bzw. -Partikeln
bleiben diese im Endstromgebiet der Lunge stecken (Abb. 1). Perfusionsausfälle der
Pulmonalisstrombahn imponieren im Szintigramm als (keilförmige) Defekte der
Aktivitätsverteilung. Sie können im wesentlichen durch Embolie, aber auch durch
lokale bronchiale Obstruktionen verursacht werden. Durch eine ergänzende Ventilationsuntersuchung mit radioaktiven Edelgasen oder Aerosolen können die Perfusionsausfälle in „gematchte Ausfälle" (= hohe Emboliewahrscheinlichkeit) und solche mit „Mismatch" als Ausdruck einer obstruktiven Lungenkrankheit unterteilt
werden.

Untersuchungstechnik

Die Perfusionsszintigraphie ist seit 1964 ein etabliertes Verfahren. Die Ventilations-
szintigraphie erfolgt mit ^{133}Xe oder ^{127}Xe. Nach Aufsättigung der Lunge durch das
Atmen eines Luft-Xenon-Gemisches wird der regionale Washout beobachtet.
Schlecht belüftete Lungenareale weisen eine verlangsamte Xe-Clearance auf.

Das ultrakurzlebige ^{81m}Krypton (Halbwertszeit 13 Sec.) wird aus einem ^{81}Rb-
Generator gewonnen. Ohne Mitarbeit des Patienten kann die Ventilation in beliebig
vielen Projektionen erfaßt werden. Die regionale Aktivität ist weitgehend der regionalen Ventilation proportional.

Als Ersatz für die radioaktiven Edelgase erleben in der letzten Zeit radioaktive
Aerosole eine Renaissance. Wir selbst haben einen trockenen, monodispersen Milli-
mikrosphären-Aerosol entwickelt, der sich mit Tc als auch Iridium markieren läßt. Ir-
markierter Aerosol, ^{127}Xe und ^{81m}Kr erlauben die Ventilationsuntersuchung unmittelbar nach dem Perfusionsscan.

Ergebnisse

Die Perfusionsszintigraphie hat bezüglich der Lungenemboliediagnostik verglichen
mit der Pulmonalisangiographie eine sehr hohe Sensitivität, aber eine sehr be-
schränkte Spezifität [7]. (Ein negatives Perfusionsszintigramm schließt eine Lungenembolie mit großer Wahrscheinlichkeit aus, ein positiver Befund ist aber nicht beweisend für eine Lungenembolie.)

Durch Kombination mit der Ventilationsszintigraphie kann die Spezifität für
Embolien bis auf 0,95 gesteigert werden.

In einer prospektiven Studie an 169 konsekutiven Patienten, die wegen des Ver-
dachts auf eine Beinvenenthrombose untersucht wurden, fanden wir mit der kombinierten Perfusion-Ventilationsszintigraphie bei 60 von 105 Patienten mit florider
Thrombose, also bei 57%, auch eine Lungenembolie. Nur 3 von 61 Patienten ohne
Beinvenenthrombose hatten eine Embolie, was einer Spezifität von 0,95 entspricht.
Diese überraschend hohe Embolierate stimmt genau mit pathologisch-anatomischen
Angaben überein. 60% dieser Embolien sind klinisch stumm. Die Tabelle 4 zeigt
zusammengefaßt die wesentlichen Ergebnisse dieser Untersuchung [7]. Diese Ergebnisse zeigen, daß eine Lungenembolie im Rahmen einer Beinvenenthrombose viel
häufiger vorkommt, als dies klinisch vermutet wird.

Tabelle 4. Klinische Symptomatik und Thromboselokalisation, 105 Patienten mit Thrombose, 63
mit Lungenembolie

Lungenembolie		
klinisch stumm	37	(59%)
„minor signs"	12	(19%)
„major signs"	14	(22%)
Thromboselokalisation	*Emboliehäufigkeit*	
Unterschenkel	27/59	(46%)
Oberschenkel	16/24	(67%)
Becken	17/22	(77%)

Nur 23% der Patienten mit klinischen Symptomen zeigten Veränderungen im
Thorax-Röntgen.

Für die Routinediagnostik einer Lungenembolie kann die kombinierte Ventila-
tions-Perfusionsszintigraphie heute als Methode der Wahl angesehen werden.

2. Lymphdrainage

Durch Injektion von radioaktiv markierten lymphpflichtigen Tracern in das Gewebe
und Messung ihrer Speicherung in den regionären Lymphknoten kann der Lymphtransport beurteilt werden. Je nach Injektionsstelle, subkutan-intrakutan bzw. intramuskulär, kann der prä- und der subfasziale Lymphtransport getrennt untersucht
werden.

Diese Methode der Isotopenlymphographie hat wesentliche Erkenntnis über den
Lymphtransport gebracht und sich bei der praktischen Diagnostik des Lymphödems
sowie der Differentialdiagnose unklarer Beinschwellungen als wertvoll erwiesen [5].
Im vorliegenden Berichtband beschäftigt sich ein eigenes Kapitel mit der quantitativen Isotopenlymphographie, die wir seit 1½ Jahren verwenden.

3. Arteriovenöse Kurzschlüsse

Die Frage nach der Definition und der hämodynamischen Relevanz von arteriovenö-
sen Kurzschlüssen im Bereich einer Extremität unter normalen und pathologischen
Bedingungen ist noch immer umstritten.

Durch die Methode der Shuntvolumenbestimmung, die wir 1968 eingeführt haben,
können wir av-Kurzschlüsse als Gefäße definieren, welche intraarteriell injizierte
Mikrosphären mit einer bestimmten Teilchengröße penetrieren lassen. Mit Hilfe
dieser am Durchmesser von av-Shunts orientierten Methoden können zumindest für
den Gesamtkreislauf relevante Shunts erfaßt und in ihrer Bedeutung quantitiert
werden [4]. Die Abb. 2 zeigt schematisch dargestellt das Prinzip dieser Methode.

Untersuchungstechnik

Eine Meßsonde wird über einem konstant gehaltenen Lungenareal angebracht, ein
zweiter Kollimator über dem Fuß des untersuchten Beins. 200 µCi ^{99m}Tc markierte

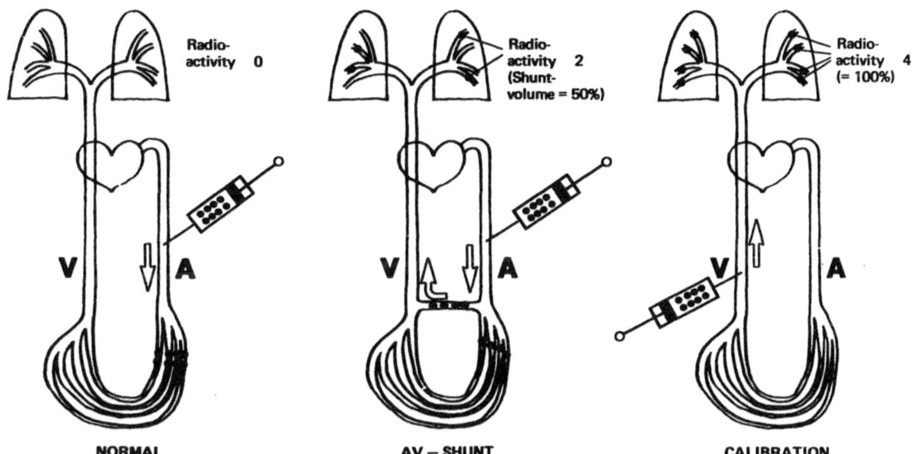

Abb. 2. Prinzip der Shuntvolumenbestimmung. Beim Normalen (links): nach i.a. Injektion Mikrosphärenfixierung in der Endstrombahn, keine Lungenaktivität. AV-Shuntvolumen 50% (Mitte): die Hälfte der i.a. injizierten Mikrosphären penetriert in die Lunge. Intravenöse Eichinjektion (rechts): Gesamtaktivität in der Lunge (= 100%)

Mikrosphären werden als Eichinjektion in eine Kubitalvene injiziert und in der Lungenendstrombahn fixiert.

Nach Einstellung eines Aktivitätsplateaus über der Lunge erfolgt eine zweite Injektion von 0,5–1,0 mCi in die A. femoralis.

Ein Anstieg der Aktivität über dem Fuß beweist die korrekte intraarterielle Injektion. Bei av-Kurzschlußverbindungen mit einem größeren Durchmesser als jenem der injizierten Kügelchen gelangen diese über die Vene in die Lunge und bewirken dort einen dem Shuntvolumen proportionalen Aktivitätsanstieg. Aufgrund der intravenösen Eichmessung (Shunt = 100%) kann das Shuntvolumen quantitiert werden.

Ergebnisse

Mit Hilfe dieser Methode konnten einige wichtige Erkenntnisse gewonnen werden.

a) Im Bereich postthrombotischer Unterschenkelgeschwüre gibt es – im Gegensatz zur Annahme verschiedener Autoren – keine av-Kurzschlüsse. Erhöhte Shuntvolumenwerte sind hier auf eine vermehrte Passage des injizierten Tracers durch die anatomisch präformierten Shunts im Bereich der Akren am Fuß zu erklären [4].

b) Auch bei unkomplizierten Varizen verschiedener Ausprägungs- und Schweregrade lassen sich keine av-Shunts nachweisen [2].

c) Gemischte Angiodysplasien können in drei Gruppen geteilt werden:
solche ohne av-Kurzschlüsse (Klippel-Trenaunay-Syndrom), solche mit großkalibrigen av-Fisteln (F. P. Weber-Syndrom) und solche mit Shuntvolumenwerten zwischen 10 und 20%, bei denen eventuell Mikrofisteln zu diskutieren sind. Die Trennung zwischen Klippel-Trenaunay und F. P. Weber-Syndrom ist von entscheidender prognostischer und therapeutischer Bedeutung [9].

d) Nachweis von Durchgängigkeit eines Cimino- bzw. Scribner-Bypass bei Dialysepatienten.

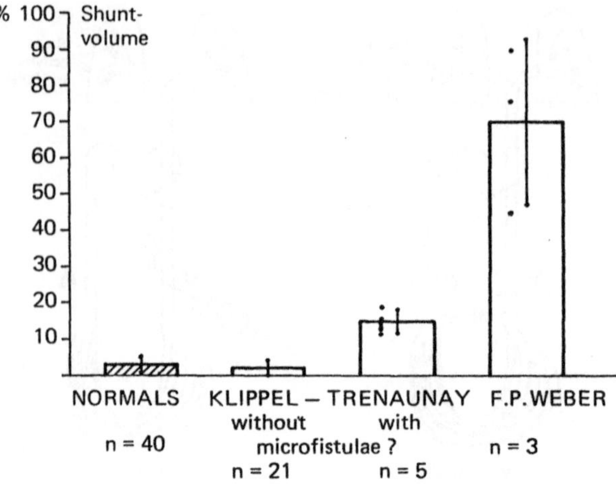

Abb. 3. Shuntvolumina bei Angiodysplasien der unteren Extremitäten

Die Abb. 3 zeigt die Shuntvolumina bei Patienten mit Angiodysplasien. Wenn auch der Dualismus zwischen „nutritiver" und „nichtnutritiver" Durchblutung nicht nur auf die Öffnung derartiger großkalibriger Shunts beschränkt ist, konnten mit dieser einfachen Methode doch einige Mythen enträtselt werden.

Literatur

1. Köhn H, Mostbeck A, Lofferer O, König B, Santler Ch, Swetly Ch (1984) Technetium-labelled compounds and thermography for non-invasive detection of deep vein thrombosis. VASA 13: 238–243
2. Lindemayr W, Lofferer O, Mostbeck A, Partsch H (1972) Arteriovenous shunts in primary varicosis. A critical essay. Vasc Surg 6: 9–13
3. Lindemayr W, Lofferer O, Mostbeck A, Partsch H (1984) Neue Aspekte in der Diagnostik venöser und lymphatischer Erkrankungen der Beine. Z Hautkr 59: 1013–1023
4. Lofferer O, Mostbeck A, Partsch H (1969) Arteriovenöse Kurzschlüsse der Extremitäten. Nuklearmedizinische Untersuchungen mit besonderer Berücksichtigung des postthrombotischen Unterschenkelgeschwürs. Zbl Phlebol 8: 2–22
5. Lofferer O, Mostbeck A, Partsch H (1972) Nuklearmedizinische Diagnostik von Lymphtransportstörungen der unteren Extremität. VASA 1: 94–102
6. Lofferer O, Mostbeck A, Partsch H (1978) Nuklearmedizinische Untersuchungen in der Phlebologie. Z Phlebol Proktol 7: 199–262
7. Mostbeck A, Partsch H, Köhn H, König B (1980) Lungenembolie bei Bein-Beckenvenenthrombose. Ergebnisse einer prospektiven Studie. Wien Klin Wschr 92: 464–471
8. Partsch H, Mostbeck A (1979) Früherkennung der tiefen Unterschenkelthrombophlebitis. VASA 8: 237–246
9. Partsch H, Lofferer O, Mostbeck A (1973) Shuntvolumenbestimmung bei gemischten Angiodysplasien der Extremitäten. Zur Differenzierung des Klippel-Trenaunay-Syndroms vom F. P. Weber-Syndrom. Wien Klin Wschr 85: 544–547
10. Partsch H, Lofferer O, Mostbeck A (1974) Diagnosis of established deep-vein thrombosis in the leg using [131]J-Fibrinogen. Angiology 25: 719–727
11. Partsch H, Mostbeck A, Lofferer O (1974) Vergleichende Untersuchungen mit Doppler-Ultraschall und Isotopenphlebographie bei venösen Abflußstörungen im Becken. Wien Klin Wschr 86: 511–516

Radionuklidphlebographie vs. Röntgenphlebographie

W. Kraus

Zusammenfassung

Die Radionuklidphlebographie stellt eine zuverlässige und gleichzeitig nicht invasive Methode zur Diagnose tiefer Beinvenenthrombosen dar, die mit einer Sensitivität von 89% und einer Spezifität von 86% im Vergleich zur Röntgenphlebographie nur wenig schlechter abschneidet. Die schlechtere Auflösung verhindert zwar die Darstellung morphologischer Details, dagegen können pelvine Kollateralen gelegentlich besser beurteilt werden. Entscheidende Vorteile der Radionuklidphlebographie sind neben der Kombinationsmöglichkeit mit der Lungenszintigraphie die geringe Nebenwirkungsrate und fehlende Kontraindikationen. Sie wird daher vorwiegend dort zum Einsatz kommen, wo Kontraindikationen oder zu erwartende Nebenreaktionen eine Applikation von Röntgenkontrastmitteln verbieten und wo keine zwingende Notwendigkeit zur maximalen morphologischen Detaildarstellung gegeben ist.

Schlüsselwörter

Radionuklidphlebographie, Röntgenphlebographie, Beinvenenthrombose, Nebenreaktionen

Summary

Radionuclide venography is a reliable and non invasive method for the diagnosis of deep vein thrombosis, showing a sensitivity of 89% and a specifity of 86% in comparison to contrast venography. Although, because of limited image resolution, morphological details cannot be detected, demonstration of pelvic collaterals can sometimes be advantageous. The major advantages of radionuclide venography besides the possible combination with a lung perfusion scan are the rare occurrence of side effects and the lack of contra indications. Its main use will therefore be in cases, where contra indications or side effects against the contrast method are expected or whenever there is no need for maximal morphological diagnosis.

Die klinische Diagnose tiefer Beinvenenthrombosen ist mit erheblichen Unsicherheiten behaftet [1]; nur etwa 50% aller Patienten weisen typische Symptome auf, in 35% der klinisch verdächtigen Fälle läßt sich keine Thrombose nachweisen [7]. Eine Verbesserung der Treffsicherheit ist nur durch technische Untersuchungsmethoden erreichbar. Als bildgebende Verfahren stehen hierfür die Röntgenphlebographie und die Radionuklidphlebographie zur Verfügung, deren Vor- und Nachteile gegenübergestellt werden sollen.

Dermatologie und Nuklearmedizin
Hrsg. Holzmann. Altmeyer. Hör. Hahn
© Springer-Verlag Berlin · Heidelberg 1985

Untersuchungsmethodik

Während sich in der Röntgendiagnostik die aszendierende Beinphlebographie als Standardverfahren durchgesetzt hat [9], werden in der nuklearmedizinischen Literatur eine Reihe unterschiedlicher Techniken beschrieben [5, 6, 7, 10, 13, 16]. Unsere eigenen Erfahrungen beziehen sich vorwiegend auf die Blut-Pool-Methode nach In-Vivo-Markierung von Erythrozyten mit Technetium-^{99m}, die wir mit einer Perfusion beider Beinvenensysteme kombinieren. In letzter Zeit haben wir auch gute Ergebnisse mit einer langsamen pumpengesteuerten Kurzinfusion von Tc-^{99m}-Makroaggregaten (Tc-^{99m}-MAA) erzielen können [7]. Hierzu werden für jedes Bein 1 mCi Tc-^{99m}-MAA in 20 ml physiologischer Kochsalzlösung verdünnt und simultan mit einer elektrischen Pumpe mit einem Flow von 2 ml/min. über eine Fußrückenvene infundiert. Ein supramalleolärer Stau verhindert den Abfluß über oberflächliche Venen. Nach Aufsteigen der Aktivität bis in den Kniebereich werden von distal nach proximal statische Bilder mit der Gammakamera angefertigt, wobei zur besseren Orientierung eine externe Markierungsquelle in Höhe des Kniegelenkspaltes angebracht wird. Die Makroaggregate bleiben im Lungenkapillarbett liegen, so daß anschließend in üblicher Weise Lungenperfusionsbilder aufgezeichnet werden können. Zum Abschluß werden verbleibende Aktivitätsreste („hot spots") in den Beinvenen, die Hinweise auf Thromben und Venenwandschädigungen sind, dokumentiert. Diese Methode liefert ohne Zeitdruck eine ausgezeichnete Bildqualität bei sehr geringer Strahlenbelastung (Abb. 1).

Diagnostische Zuverlässigkeit

Die Röntgenphlebographie zeichnet sich durch die klare Darstellung der Morphologie des tiefen und oberflächlichen Beinvenensystems aus. Sie wird aus diesem Grunde als die zuverlässigste und aussagekräftigste Methode der Venendiagnostik angesehen [16]. Zerstörungen der Klappen sind ebenso zu beurteilen wie Gefäßwanddestruktionen beim postthrombotischen Syndrom. Das schlechtere Auflösungsvermögen der Radionuklidphlebographie läßt dagegen keine Aussagen über die Gefäßmorphologie zu, sondern informiert lediglich über die venösen Abflußverhältnisse. Somit gelingt weder eine Aussage zum Alter eines Thrombus [8] noch ist eine Unterscheidung

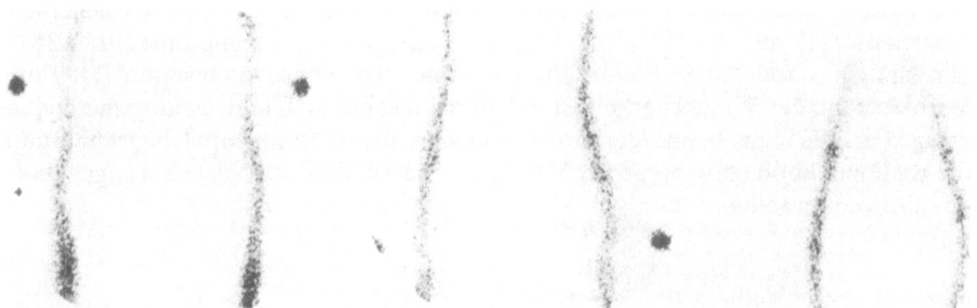

Abb. 1. Normalbefund einer Radionuklidphlebographie durch kontinuierliche Infusion von Tc-^{99m}-MAA. Unterschenkel, Oberschenkel, Becken

Tabelle 1. Diagnostische Zuverlässigkeit der Radionuklidphlebographie im Vergleich zur Röntgenphlebographie (Sammelstatistik nach C. Gild et al. Schwerpunktmedizin 5 (1982) 59–68)

Anzahl der Patienten	983	(9–186)
Sensitivität	89%	(67–100%)
Spezifität	86%	(64–100%)

zwischen primärer Varikosis und postthrombotischem Syndrom möglich [11]. Bezüglich des Thrombosenachweises erweist sich die Radionuklidphlebographie im Vergleich zur Röntgenphlebographie mit einer Sensitivität von 89% und einer Spezifität von 86% dennoch als sehr zuverlässig, wie eine Sammelstatistik von Gild et al. über 21 Literaturstellen zeigt (Tabelle 1).

Im Bereich des Beckens ist der venöse Abfluß gelegentlich nuklearmedizinisch sogar besser zu erfassen (Abb. 2), wenn bei einem frischen Verschluß der tiefen Beinvenen röntgenologisch eine ausreichende Kontrastierung der Beckenvenen nicht möglich ist [11, 15]. Nach distal nimmt jedoch die Empfindlichkeit deutlich ab [2]. Im Unterschenkel können kleine Thromben wegen der komplexen Venenanatomie und häufiger Doppelbildungen übersehen werden. Unterschenkelthrombosen stellen jedoch ein wesentlich geringeres Embolierisiko als proximale Thrombosen dar. Ein entscheidender Vorteil der Radionuklidphlebographie mit Tc-^{99m}-MAA ist die Kombinierbarkeit mit der Lungenperfusionsszintigraphie, da bei etwa 50% der tiefen Beinvenenthrombosen gleichzeitig Lungenembolien nachgewiesen werden können [7]. Hierdurch läßt sich in einem Untersuchungsgang das thromboembolische Geschehen vollständig überblicken.

Nebenreaktionen

Die breite Anwendung der Röntgenphlebographie wird durch nicht vernachlässigbare Nebenreaktionen eingeschränkt. Bettman und Paulin [3] unterscheiden ein Frühsyndrom während der Untersuchung, das mit Schmerzen, Hitzegefühl und gelegentlichen Muskelkrämpfen verbunden ist von einem thrombophlebitis-ähnlichen Spätsyndrom, das sich 2–12 Stunden nach der Untersuchung manifestiert und seinen Höhepunkt nach 24 Stunden erreicht. Beide Reaktionen sind durch geeignete Kontrastmittelwahl erheblich einzuschränken, lassen sich jedoch nicht vollständig vermeiden [3, 4]. Lehrum und Holm [12] konnten nachweisen, daß auch bei Anwendung von verdünntem Kontrastmittel nach Phlebographien in 14% pathologische Jod-^{125}-Fibrinogen-Tests auftreten, Hinweis auf eine postphlebographische Thrombose oder Gefäßwandschädigung [12]. Lokale Hautnekrosen nach paravenöser Injektion und anaphylaktische Reaktionen stellen dagegen Seltenheiten dar [17, 18].

Die Radionuklidphlebographie ist im Gegensatz hierzu ausgesprochen nebenwirkungsarm. Venenreizungen durch die stark verdünnten Radiopharmaka sind bislang nicht bekannt geworden. Nach intravenöser Applikation von Tc-^{99m}-MAA muß nach einer Zusammenstellung von Rhodes und Cordova nur in 0.001–0.003% mit leichten bis mittelschweren urtikaria-ähnlichen Reaktionen gerechnet werden [14]. Atemnot oder kurzzeitiger Herzstillstand wurden bisher nur in Einzelfällen beobachtet.

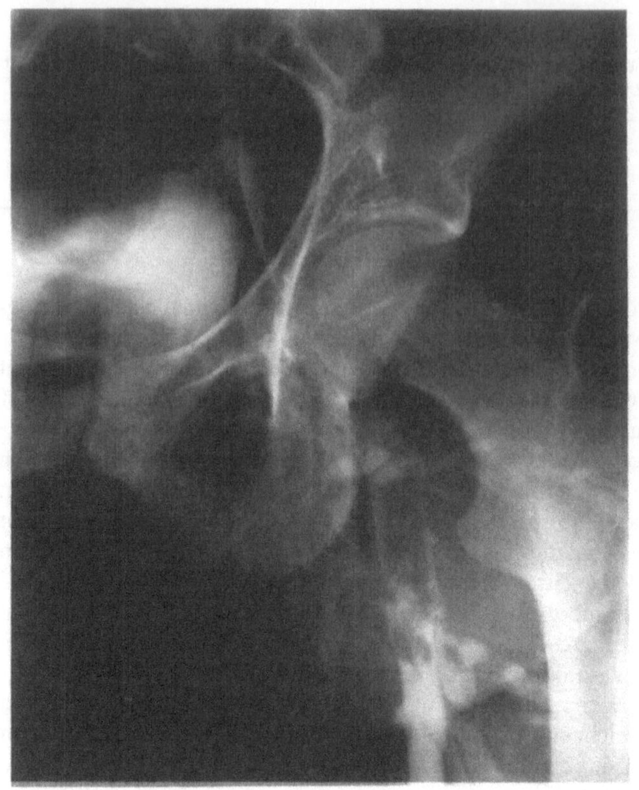

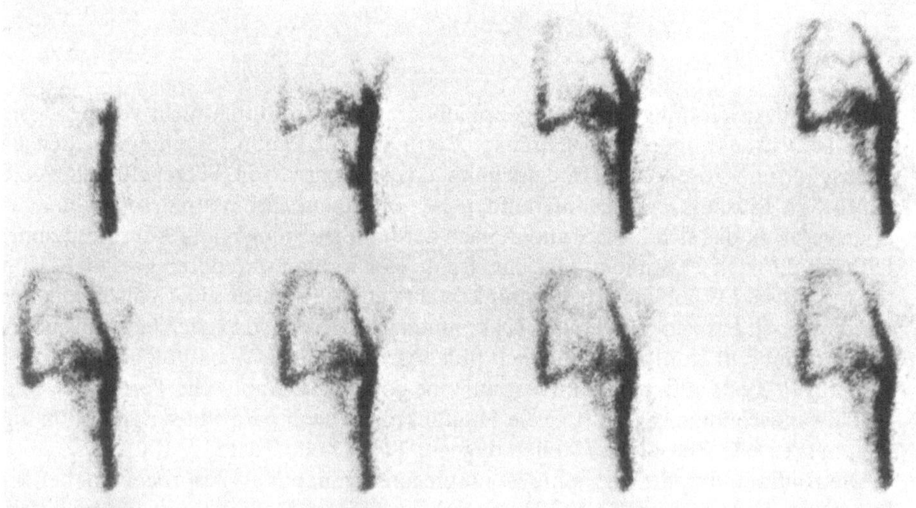

Abb. 2a u. b.   Beckenvenenthrombose links. **a** Röntgenphlebographie. **b** Radionuklidphlebographie mit klarer Darstellung des venösen Abflusses und der suprapubischen Kollateralen zur Gegenseite

Tabelle 2. Kontraindikation der Röntgenphlebographie

– Kontrastmittelallergie
– Hyperthyreose
– thyreoidale Autonomie
– Nieren- und Leberschädigung
– hochgradige venöse Stauungszeichen
– akute Thrombophlebitis

Kontraindikationen

Der Anwendung der Röntgenphlebographie stehen gelegentlich auch Kontraindikationen im Wege (Tabelle 2). Während die Kontrastmittelallergie allgemein bekannt ist, werden Schilddrüsenfunktionsstörungen leider noch immer viel zu wenig beachtet. Die thyreoidale Autonomie kann zwar durch adäquate thyreostatische Begleitmedikation nur als relative Kontraindikation angesehen werden, eine unbehandelte Autonomie oder gar eine manifeste Hyperthyreose stellen dagegen absolute Kontraindikationen zur Kontrastmittelapplikation dar. Relative Kontraindikationen sind ferner schwere Leber- oder Nierenfunktionsstörungen, eine starke Beinvenenstauung, die in erhöhtem Maße thrombophlebitische Komplikationen zur Folge hat [16] und die akute Thrombophlebitis.

Die Kontraindikationen der Radionuklidphlebographie beziehen sich ausnahmslos auf Untersuchungen mit Tc-^{99m}-MAA. Neben den sehr seltenen Allergien gegen Humanserumalbumin ist die schwere dekompensierte Rechtsherzinsuffizienz zu beachten, da durch die Makroaggregate eine unvertretbare pulmonale Drucksteigerung resultieren kann [16]. In diesen Fällen kann jedoch problemlos auf die Blutpoolmethode ausgewichen werden.

Während einer Schwangerschaft ist die Indikation für beide Methoden nur bei vitaler Bedrohung der Mutter gegeben.

Schlußfolgerungen

Die diagnostischen Vorteile der Röntgenphlebographie stehen außer Zweifel, sieht man von der Darstellung pelviner Kollateralkreisläufe ab, die gelegentlich mit der nuklearmedizinischen Perfusion besser gelingt. Die Vorteile der Radionuklidphlebographie liegen in ihrer wesentlich geringeren Nebenwirkungsrate, den fehlenden Kontraindikationen und in der Kombinierbarkeit mit der Lungenperfusionsszintigraphie. Sie wird daher vorzugsweise dort zum Einsatz kommen, wo Kontraindikationen eine Röntgenphlebographie verbieten, wo in erhöhtem Maße mit Nebenreaktionen der Röntgenphlebographie zu rechnen ist und wo keine zwingende Notwendigkeit zur maximalen morphologischen Detaildarstellung gegeben ist.

Literatur

1. Asbeck F (1980) Die Bedeutung technischer Verfahren für die Diagnostik tiefer Venenthrombosen. Dtsch Med Wschr 105: 882–884
2. Bentley PG, Hill PL, deHaas HA, Mistry F, Kakkar VV (1979) Radionuclide venography in the management of proximal venous occlusion. A comparison with X-ray contrast venography. Br J Radiol 52: 289–301
3. Bettmann MA, Paulin S (1977) Leg Phlebography: The Incidence, Nature and Modification of Undesirable Side Effects. Radiology 122: 101–104
4. Bettmann MA, Salzman EW, Rosenthal D, Clagett P, et al (1980) Reduction of Venous Thrombosis Complicating Phlebography. Am J Roentgenol 134: 1169–1172
5. Buttermann G (1979) Aktuelle Diagnostik tiefer Venenthrombosen und Lungenembolien. Therapiewoche 29: 2567–2576
6. Ennis JT, Elmes RJ (1977) Radionuclide Venography in the Diagnosis of Deep Vein Thrombosis. Radiology 125: 441–449
7. Gild C, Eibach E, Gelinsky P, Geisbe H (1982) Die kombinierte Radionuklid-Venographie und Lungen-Perfusionsszintigraphie mit ^{99m}Tc-MAA: zwei Organsysteme auf einen Blick. Schwerpunktmedizin 5: 59–68
8. Gomes AS, Webber MM, Buffkin D (1982) Contrast Venography Vs. Radionuclide Venography: A Study of Discrepancies and Their Possible Significance. Radiology 142: 719–728
9. Hach W (1976) Phlebographie der Bein- und Beckenvenen. Byk Gulden Pharmazeutika, Konstanz
10. Ham HR, Vandevivere J, Guillaume M, Niethammer T, et al (1981) Radionuclide Venography Using Continous Kr-^{81m} Infusion: Preliminary Note. Clin Nucl Med 6: 461–462
11. Hayt DB, Blatt CJ, Freeman LM (1977) Radionuclide Venography: Its Place as a Modality for the Investigation of Thromboembolic Phenomena. Sem Nucl Med 7: 263–281
12. Laerum F, Holm HA (1981) Postphlebographic Thrombosis. Radiology 140: 651–654
13. Lisbona R, Stern J, Derbekyan (1982) ^{99m}Tc Red Blood Cell Venography in Deep Vein Thrombosis of the Leg: A Correlation with Contrast Venography. Radiology 143: 771–773
14. Rhodes BA, Cordova MA (1980) Adverse Reactions to Radiopharmaceuticals: Incidence in 1978, and Associated Symptoms. Report of the ARS of the Society of Nuclear Medicine. J Nucl Med 21: 1107–1110
15. Ryo UY, Qazi M, Srikantaswamy S, Pinsky S (1977) Radionuclide Venography: Correlation with Contrast Venography. J Nucl Med 18: 11–17
16. Sommer B, Heidenreich P, Vogt H, Klotz E (1979) Die Radionuklidphlebographie: Methodik, Indikationen und klinische Bedeutung. Fortschr Röntgenstr 131: 414–419
17. Spigos DG, Thane TT, Capek V (1977) Skin Necrosis following Extravasation during Peripheral Phlebography. Radiology 123: 605–606
18. Zeitler E, Milbert L, Richter E-I, Ringelmann W, Strohm Ch (1983) Spezielle Komplikationen der Beinphlebographie. Fortschr Röntgenstr 138: 670–677

Pathogenese des Lymphödems

E. Földi

Zusammenfassung

Die Funktionen der drainierenden vaskulären Strukturen werden unter normalen und pathologischen Bedingungen erörtert. Tritt eine mechanische Insuffizienz des Lymphgefäßsystems auf, so entsteht ein Lymphödem. Den Gesetzen der Pathologie folgend schreitet das Lymphödem nicht nur in Form der Schwellungszunahme voran, sondern es kommt zu Gewebsveränderungen, wie Fibrose, Sklerose.

Aus praktischen Gründen muß zwischen den lymphatischen und venösen Abflußhindernissen unterschieden werden.

Schlüsselwörter

Lymphödem, lymphpflichtige Eiweißlast, Transportkapazität des Lymphgefäßsystems, Insuffizienz des Lymphgefäßsystems, Hypoplasie, Aplasie, Hyperplasie, Leistenlymphknotenfibrose, Lymphangiopathia obliterans, zyklisch-idiopathisches Ödem, Lymphangiosklerose, Lymphographie, Lymphszintigraphie, artifizielles Lymphödem, vaskuläre Transformation, Lymphangitis

Summary

The functions of draining vessels under normal and pathological conditions are discussed. When there is mechanical insufficiency of the lymphatic system, a lymphoedema develops. According to the rules of pathology, the lymphoedema not only develops by swelling; there are also tissue alterations such as fibrosis or sclerosis.

For practical reasons, obstructions of the lymphatic and venous discharge have to be distinguished.

Den Schlüssel zum Verständnis der Pathogenese des Lymphödems liefert, wie bei jeder Krankheit, die Physiologie. Der von Drinker und Field 1932 formulierte Satz – ins Deutsche übersetzt –: „Die Blutkapillaren sind überall im Körper für Plasmaproteine durchlässig; die Proteine können die Blutbahn lediglich über das Lymphgefäßsystem wieder erreichen" – hat auch heute, trotz der inzwischen gewonnenen neuen Erkenntnisse, wonach im Falle fenestrierter Blutkapillaren ein Teil der die Blutbahn verlassenden Plasmaproteine direkt wieder in die Blutbahn aufgenommen werden kann, volle Gültigkeit.

Aus Tierversuchen wissen wir, daß eine auf chirurgischem Wege herbeigeführte Blockade des Lymphabflusses irgendeines Körpergebietes, irgendeines Organs unweigerlich zum Stocken der sogenannten „extravaskulären Zirkulation der Eiweißkörper des Blutplasmas" führt und zwar auch in Organen, welche über fenestrierte Blutkapillaren verfügen. Unter dem Begriff „lymphpflichtige Eiweißlast" verstehen wir nach Földi [1] diejenige Plasmaproteinmenge, welche nach dem Verlassen der Blutkapillaren über die Lymphgefäße abtransportiert werden muß. In diesem Sinne spricht man von einer „lymphpflichtigen Eiweißlast" des ganzen Körpers – diese wird

Dermatologie und Nuklearmedizin
Hrsg. Holzmann, Altmeyer, Hör, Hahn
© Springer-Verlag Berlin · Heidelberg 1985

über die beiden Hauptlymphstämme, den Ductus thoracicus und den Truncus lymphaticus dexter in die beiden Venenwinkel transportiert – von der einer Gliedmaße, oder nur eines Organs. Ein weiterer Begriff, dessen Definition unerläßlich ist, ist diejenige der „Transportkapazität des Lymphgefäßsystems". Wie jedes andere Organ verfügt auch das Lymphgefäßsystem über eine gewaltige funktionelle Reserve. Genauso wie das Herzzeitvolumen beim ruhenden Menschen nur einen Bruchteil desjenigen ausmacht, welches das Herz im Falle einer körperlichen Höchstleistung einsetzt, ist auch das Ruhelymphzeitvolumen wesentlich niedriger als die „Transportkapazität des Lymphgefäßsystems"; hierunter verstehen wir das höchstmögliche Lymphzeitvolumen. Der Vergleich des Lymphgefäßsystems mit dem Herzen ist auch deswegen angebracht, weil die treibende Kraft des Lymphstromes in erster Linie durch die aktiv-autochtonen Pulsationen der muskulösen, innervierten Lymphangione gewährleistet wird, deren Output, dem Frank-Starlingschen Herzgesetz entsprechend, durch den Input reguliert wird [2]. Die „Transportkapazität des Lymphgefäßsystems" ergibt sich also aus der Maximalleistung der geballten Kraft der perlenkettenartig aneinander gereihten Lymphangion-Lymphherzchen und aus dem Fassungsvermögen des Gesamtlymphgefäßsystems. Selbstverständlich kommt es bei starker Inanspruchnahme zu einer aktiven Dilatation, welche im Falle einer unphysiologischen Überbelastung allerdings mit der Gefahr des Überganges in eine passive Dilatation (auch dies genauso wie beim Herzen!) verbunden ist mit einer konsekutiven Klappeninsuffizienz und der Gefahr des Einsickerns der eiweißhaltigen Lymphe in die schon unter normale Bedingungen außerordentlich permeable, zarte Lymphgefäßwand („Wandinsuffizienz, murale Insuffizienz").

Das Lymphödem wird definiert als ein Zustand, welcher dadurch charakterisiert ist, daß eine Lymphangiopathie zu einer derartigen Reduktion der Transportkapazität des Lymphgefäßsystems geführt hat, daß nunmehr die normale lymphpflichtige Eiweißlast, d. h. die die gesunden Blutkapillaren ununterbrochen verlassenden Plasmaproteine, nicht mehr abtransportiert werden kann. Welcher Art diese Lymphangiopathie ist, spielt hierbei prinzipiell überhaupt keine Rolle.

In der früheren Literatur allgemein war es üblich, „primäre" und „sekundäre" Lymphödeme zu unterscheiden. Bei einem „primären" Lymphödem handelt es sich entweder um eine „Hypoplasie" mit einer reduzierten Zahl von Lymphgefäßen, oder um eine „Hyperplasie" mit varizenartiger Ektasie der Lymphsammelgefäße, welche mit einer Klappeninsuffizienz verbunden ist. Die ursprüngliche Form „Aplasie" hat später Kinmonth [3] selbst fallenlassen. Clodius [4] ist es nämlich gelungen, beim Hund eine absolute und irreversible Blockade des Lymphabflusses der Gliedmaßen zu erzeugen. Wird dieser Eingriff lediglich an einem einzigen Bein des Tieres durchgeführt, so kommt es zu einem derartig massiven Lymphödem, daß die Haut platzt und das Tier infolge des andauernden Verlustes an eiweißreicher Gewebsflüssigkeit an einem hypovolämischen Schock zugrunde geht. Auch beim Menschen führt eine „Aplasie" des Lymphgefäßsystems zu einem derartigen Hydrops, daß dies mit dem Leben unvereinbar ist. Anstelle der früheren „Aplasie" führte Kinmonth [3] in den letzten Jahren seines Lebens eine dritte „primäre" Lymphödemform ein, welche er als „Leistenlymphknotenfibrose" bezeichnete. Es handelt sich hierbei um die Reduktion der Transportkapazität des Beinlymphgefäßsystems durch einen Widerstand, welchen kleine, fibrotisch verhärtete, als erbsengroße Knötchen tastbare Leistenlymphknoten verursachen.

Die Wortprägungen „Hypoplasie" und „Hyperplasie" beinhalten naturgemäß die Auffassung, daß es sich in diesen Fällen um Entwicklungsstörungen handelt. Ob dies nun für jeden derartigen Fall wirklich zutrifft oder nicht, sei dahingestellt und sicherlich sind diese Ausdrücke etymologisch falsch, wenn z. B. das Bild einer „Hypoplasie" durch eine larviert, asymptomatisch verlaufende, unentdeckt gebliebene „Lymphangiopathia obliterans" vorgetäuscht wird. Daß es aber echte Fälle auf Entwicklungsstörungen beruhender Lymphödeme gibt, daran ist bei solchen Patienten nicht zu zweifeln, bei denen gleichzeitig eine andere oder sogar mehrere andere Entwicklungsstörungen vorliegen und/oder bei den familiären Formen, bei denen Lymphödeme ganze Generationen zurückverfolgt werden können. Das von Calnan [5] vorgebrachte Argument, welches die Auffassung der primären Lymphödeme als Entwicklungsstörung mit der Begründung widerlegen will, daß sich eine Entwicklungsstörung bereits bei der Geburt zeigen muß, daß also lediglich später ein irgendwann in Erscheinung tretendes „primäres" Lymphödem nicht auf einer Entwicklungsstörung beruhen könne, beruht auf der Unkenntnis der einleitend geschilderten Grundprinzipien der Lymphangiologie. Wenn ein Kind mit einer Lymphgefäßhypoplasie oder mit einer Lymphgefäßhyperplasie zur Welt kommt, ist die Transportkapazität seines Lymphgefäßsystems selbstverständlich reduziert, aber diese kann immer noch größer sein, als die normalerweise sehr geringe lymphpflichtige Eiweißlast, d. h. daß die funktionelle Reserve des Lymphgefäßsystems geringer ist als beim gesunden, von einer Lymphangiopathie freien Menschen, infolgedessen besteht ein Lymphödem nicht. Auch diese Situation kann mit einem Beispiel aus der Kardiologie verglichen werden: Ein Kind, welches mit einem angeborenen Herzfehler zur Welt kommt, muß keineswegs bei der Geburt Zeichen einer Herzinsuffizienz aufweisen. Diese kann – wenn überhaupt – irgendwann im Laufe des Lebens in Erscheinung treten, und zwar entweder infolge der Dauerbelastung des Herzens oder durch eine weitere die myokardiale Kapazität reduzierende Herzerkrankung.

Die Tatsache, daß primäre Lymphödeme, vor allem beim weiblichen Geschlecht, gehäuft mit der Menarche in Erscheinung treten, und zwar oft ohne irgendeinen anamnestisch erfaßbaren auslösenden Faktor, beruht nach meinen eigenen klinischen Erfahrungen auf der Tatsache, daß im selben Lebensalter auch eine andere Krankheit, das zyklisch-idiopathische Ödem seinen Anfang nimmt, welche, wie bekannt, auf einer Mikroangiopathie, auf einer sicherlich hormonell bedingten Erhöhung der Permabilität der Blutkapillaren Eiweißkörper gegenüber, beruht. Die schlagartig ansteigende lymphpflichtige Eiweißlast übersteigt nun die reduzierte Transportkapazität des bereits ständig unter vollem Einsatz tätigen vorhandenen Lymphgefäßsystems; es ist plötzlich nicht mehr in der Lage, die „extravaskuläre Zirkulation der Eiweißkörper des Blutplasmas" aufrechtzuerhalten, infolgedessen kommt es zu einem Proteinstau im Interstitium, über dessen verhängnisvolle Folgen ich später noch sprechen werde. Bei anderen Patienten führt ein geringgradiges Trauma, welches auch beim Gesunden ein vorübergehendes traumatisches Ödem zur Folge hat, zu einer Perpetuierierung des Ödems und zu dessen Übergang in ein Lymphödem. In diesen Fällen gesellt sich zur Überflutung des Interstitiums durch Plasmaproteine, herbeigeführt durch die traumatische Entzündung, leicht eine Schädigung noch funktionsfähiger Lymphgefäße, wodurch die Transportkapazität des Lymphgefäßsystems weiter reduziert wird. Wie bekannt, kann das als „Lymphoedema tardum" bezeichnete Lymphödem auch beim alten Menschen auftreten; die

Erklärung dieser Fälle ergibt sich z. T. aus der von Huth [6] beschriebenen Tatsache der Lymphangiosklerose, d. h. der altersbedingten Verhärtung und Funktionsreduktion des Lymphgefäßapparates. In Zusammenhang mit der Streitfrage hinsichtlich der Entwicklungsstörungstheorie der primären Lymphödeme sei darauf hingewiesen, daß wir die drittgenannte Form, d. h. die „Leistenlymphknotenfibrose" unsererseits sehr schwer mit einer Entwicklungsstörung erklären können, und nicht zuletzt zur Klärung dieser Frage beschäftige ich mich in Zusammenarbeit mit Prof. Lennert und seinen Mitarbeitern experimentell mit lymphostatischen Lymphknotenschädigungen [7].

Für die Praxis spielt nach unserem Dafürhalten diese Streitfrage keine Rolle, da von ihrer Beantwortung das therapeutische Vorgehen überhaupt nicht beeinflußt wird. Aus diesem Grunde sei es mir gestattet, kurz eine nicht zu meinem eigentlichen Thema der Pathogenese des Lymphödems gehörende Bemerkung zu machen: Eine herkömmliche Lymphographie mit Freilegung von Lymphgefäßen und der Infusion eines öligen Kontrastmittels ist bei der Diagnose des Lymphödems nicht angebracht, da es zu einer Verschlechterung des Lymphödems und im Falle einer „Lymphangiopathie mit einem noch suffizienten Lymphgefäßsystem" zu einer weiteren iatrogenen Reduktion der Transportkapazität des Lymphgefäßsystems führen und dadurch ein Lymphödem provozieren kann. Der lymphographische Befund beeinflußt das therapeutische Vorgehen in keiner Weise. Sind genaue Daten hinsichtlich des funktionellen Zustandes des Lymphgefäßsystems erforderlich, so ist heute die Lymphszintigraphie die Methode der Wahl.

Zusammenfassend kann als die Streitfrage Calnans [5] wie folgt beantwortet werden: Trotz bei der Geburt bestehender Lymphangiopathie kann die Störung Jahre hindurch in kompensiertem Zustand sein; zu einer Dekompensation kommt es im Falle einer weiteren Reduktion der Transportkapazität des Lymphgefäßsystems und/oder durch den Anstieg der lymphpflichtigen Eiweißlast. Eine Dekompensation bedeutet in diesem Falle das Erscheinen des klinisch manifesten Lymphödems.

Die andere Lymphödemgruppe wird mit dem Wort „sekundär" gekennzeichnet. Ausgedehnte Verletzungen von Lymphgefäßen, spontan oder iatrogen, können die Transportkapazität des Lymphgefäßsystems unter das Niveau der lymphpflichtigen Eiweißlast herabsetzen. Lymphangitiden verschiedenster Genese (Bakterien, Pilze, filtrierbare Viren, Parasiten, geochemische Irritantien) sowie bösartige Tumoren, welche die Lichtungen der Lymphgefäße und Lymphknoten verstopfen oder diese von außen komprimieren können, seien erwähnt und auch das artifizielle Lymphödem angesprochen, bei welchem der Patient seine Gliedmaße zur Erzeugung eines Lymphödems abschnürt. Eine Seltenheit ist das „angeborene Ringband". Es kann vorkommen, daß sich beim Fötus die Nabelschnur um eine Gliedmaße wickelt und diese stranguliert: Bei der Geburt des Kindes sieht man eine ringförmige Narbe und es besteht ein Lymphödem.

Anstelle der früher üblichen Klassifikation des Lymphödems in „primäre" und „sekundäre" Formen haben wir [8] eine andere Klassifikation eingeführt, welche die Belange der Therapie stärker berücksichtigt. Wir sprechen von „malignen" Lymphödemen in denjenigen Fällen, bei welchen die Transportkapazität des Lymphgefäßsystems durch Tumorinfiltration unter das Niveau der lymphpflichtigen Eiweißlast reduziert wurde; alle anderen Lymphödeme bezeichnen wir als „gutartig".

In Zusammenhang mit der Pathogenese des Lymphödems muß noch darauf hingewiesen werden, daß die Ansammlung eines eiweißreichen Ödems lediglich am Anfang des pathologischen Geschehens steht. Nachdem dies bereits von den Klassikern im 19. Jahrhundert vermutet wurde, haben es die Tierversuche von Casley-Smith [9] neuerdings bewiesen, daß es die rückgestauten Plasmaproteine sind, welche den Anstoß zur Entstehung sekundärer Gewebsveränderungen geben. Im lymphostatischen Staugebiet kommt es nach kurzer Zeit zu zellulären Reaktionen: Auf der einen Seite erscheinen in großen Zahlen Makrophagen [10], auf der anderen Seite findet man reichlich Fibroblasten, welche eine Bindegewebsproliferation durchführen. Im neu gebildeten Bindegewebe kommt es auch zur entsprechenden Proliferation von Blutgefäßen. In den bereits erwähnten Tierversuchen, in welchen wir die Folgen einer Lymphostase auf die Lymphknoten untersucht haben, konnten wir elektronenoptisch aktivierte Myofibroblasten und eine „vaskuläre Transformation" der Lymphknoten nachweisen, eine mit den im Interstitium zu beobachtenden Veränderungen analoge Erscheinung. Da bei der Lymphostase die Beeinträchtigung der „extravaskulären Zirkulation der Plasmaproteine" durch diejenige der humoralen immunologischen Abwehr eine wichtige Rolle spielenden Immunglobuline miterfaßt und auch der normale Strom der Blutzellen von der Entstrombahn über das Interstitium in das Lymphgefäß und in die regionären Lymphknoten empfindlich gestört ist, ist es verständlich, daß lymphostatische Gebiete infektionsanfällig sind. Rekurrierende Erysipelschübe führen zu einer dramatischen Verschlechterung des Lymphödems, da die entzündlich bedingte Zunahme der Permabilität der Blutkapillaren die lymphpflichtige Eiweißlast steigert und die Lymphangitis gleichzeitig zur weiteren Reduktion der Transportkapazität des Lymphgefäßsystems führt: Die Schere schließt sich immer weiter und weiter. In diesem Zusammenhang sei noch darauf hingewiesen, daß bereits eine „Lymphangiopathie bei einem noch suffizienten Lymphgefäßsystem" das klinisch noch ödemfreie Vorstadium der primären Lymphödeme aber auch das sog. „Intervall"- oder „Latenzstadium" (das klinisch noch ödemfreie Vorstadium nach traumatisch bedingter Reduktion der Transportkapazität des Lymphgefäßsystems, auch iatrogener Art, wie z.B. durch eine operative oder strahlentherapeutische Krebsbehandlung) mit einer Erysipelgefährdung einhergehen.

Dies bedeutet, daß Lymphödeme, welche sich nach einigen Erysipelschüben entwickeln, nicht die alleinige Ursache des Lymphödems sind, wie oft irrtümlicherweise angenommen, sondern lediglich denjenigen Faktor darstellen, welcher zur Dekompensation der Störung, d.h. zum Manifestwerden des Lymphödems geführt haben. Im Zusammenhang mit den für das Lymphödem typischen entzündlichen Schüben sei noch darauf hingewiesen, daß diese auch steriler Art sein können: Das pathologische Bild eines chronischen Lymphödems ist von demjenigen einer chronischen Entzündung nicht zu unterscheiden. Es sind diese Schübe, welche die Bindegewebsproliferation immer weiter vorantreiben und schließlich zur Entstehung der oft mit monströsen Verunstaltungen einhergehenden, invalidisierenden Formen der lymphostatischen Elephantiasis führen. Warum diese Elephantiasis bei manchen Patienten in einer gleichmäßig zylindrischen Form, bei anderen mit der Entstehung manchmal riesiger Höcker verbunden zustande kommt, ist genauso unbekannt, wie die Elephantiasis fusca oder nigra gegenüber der Elephantiasis alba. Die lymphostatische Elephantiasis geht, wie bekannt, mit der Gefahr einer sarkomatösen Entartung (Stewart-Trewes-Syndrom) einher; nach neuesten Untersuchungen handelt es sich hierbei um eine Entartung einer im Staugebiet liegenden Lymphgefäßendothelzelle, sondern um diejenige einer Blutgefäßendothelzelle.

Abschließend sei im Zusammenhang mit der Pathogenese des Lymphödems noch ein in praktischer Hinsicht besonders wichtiger Gedanke ausgesprochen, nämlich die Rolle eines venösen Abflußhindernisses. Trotz der Tatsache, daß es durch zahlreiche Tierversuche bewiesen ist, daß es lediglich durch die Herbeiführung einer chronischen Lymphostase möglich ist, ein chronisches Ödem zu erzeugen und daß die Unterbindung selbst großer Venenstämme bei sorgfältiger Verschonung der begleitenden Lymphgefäße kein chronisches Ödem zur Folge hat und der klinischen Beobachtungen, aus welchen dieselbe Lehre zu ziehen ist, wird vor allem beim postmastektomischen dicken Arm gelegentlich immer noch die Frage aufgeworfen, ob dieser auf eine Lymphostase oder auf ein venöses Abflußhindernis zurückzuführen sei. Bliebe es lediglich beim Aufwerfen dieser Frage, so wäre das Problem belanglos, verhängnisvoll wird es jedoch, wenn die Antwort mit Hilfe einer Phlebographie und/oder Lymphographie gesucht wird. Diese invasiven Maßnahmen führen, wie bereits erwähnt zur Progression des Leidens; ein venöser Stau führt in isolierter Form niemals zu einem chronischen Armödem; wird ein Lymphödem durch ein venöses Abflußhindernis kompliziert, so führt dies selbstverständlich zu einer Ödemzunahme. Eine praktische Bedeutung hat die diagnostische Erfassung dieser Kombination nicht, da der Versuch einer operativen Beseitigung des venösen Abflußhindernisses mittels einer sogenannten „Venolyse" nicht nur unwirksam, sondern auch schädlich ist.

Literatur

1. Földi M (1972) Physiologie und Pathophysiologie des Lymphgefäßsystems. In: Handbuch der Allgemeinen Pathologie. Springer, Berlin Heidelberg New York, S 239
2. Mislin H (1983) The Lymphangion. In: Földi M, Casley-Smith JR, Lymphangiology. Schattauer, Stuttgart New York, S 165
3. Kinmonth JB (1982) The Lymphatics, Edward Arnold (Publishers), London, S 428
4. Clodius L (1977) Lympheodema, Thieme, Stuttgart, S 192
5. Calnan J (1968) Lymphoedema: The Case for Doubt, British Journal of Plastic surgery (Vol. XXI, No. 1), 32
6. Huth F (1983) General Pathology of the Lymphvascular System. In: Lymphangiology. Schattauer, Stuttgart New York, S 215
7. Földi E, Steinmann G, Földi M, Ràcz P, Lennert K (1983) Morphologic Findings in Lymph Nodes after Occlusion of Their Efferent Lymphatic Vessels and Veins. In: Labaratory Investigation, *47*
8. Földi M, Földi E (1983) Das Lymphödem, Fischer, Stuttgart New York, S 189
9. Casley-Smith JR (1983) Injury and the Lymphatic System. In: Földi M, Casley-Smith JR, Lymphangiology. Schattauer, Stuttgart New York, S 335
10. Földi E (1977) Das Intervallstadium des Lymphödems – die Bedeutung der extralymphatischen zellulären Plasmaproteinbewältigung, Lymphology *1* 2: 34

400

Radiologische Verfahren beim Lymphödem

P. Fritz, K. zum Winkel

Zusammenfassung

Die Lymphoszintigraphie, die Lymphographie, die Computertomographie und die radiologischen oder nuklearmedizinischen Untersuchungen des Venensystems liefern einander ergänzende Teilinformationen. Die Kombination der Verfahren gibt umfassend Auskunft über die Funktion, Morphologie und Topographie des Lymphsystems. Methode der Wahl der Diagnose des Lymphödems ist die Lymphoszintigraphie. Kontrastmittelinfusionen in das Lymphsystem können ein Lymphödem wesentlich verschlechtern. Eine Lymphographie sollte daher nur im Rahmen der Lymphödemchirurgie und beim malignen Lymphödem, sofern für das Staging erforderlich, erfolgen. Die Lymphographie ist zur Bestätigung der Diagnose oder zur Abklärung der Prognose primärer Lymphödeme nicht indiziert. Im Rahmen der Abklärung operativer Möglichkeiten bei seltenen Formen von Lymphangiodysplasien, des Chylus-Reflux-Syndroms und Kollateralen, gestattet die Kombination von Lymphographie und Computertomographie eine umfassende Beurteilung der Morphologie und Topographie des Lymphsystems.

Schlüsselwörter

Lymphödem, Röntgendiagnostik, Radioisotopenverfahren

Summary

Lymphoscintigraphy, lymphography, computertomography and radionuclide or contrast venography are complementary procedures in the evaluation of lymphedema. The combination of these techniques gives complete information about functioning, morphology and topography of the lymphatic system. The radionuclide lymphography is the method of choice to confirm a lymphedema. A lymphedema can be deteriorated by infusion of radioopaque medium into the lymphatic system. A lymphography should only be performed if surgical treatment comes into question or in case of maligne lymphedema for the purpose of staging. It is not indicated to confirm the diagnosis or to examine the prognosis of a primary lymphedema. Lymphography combined with CT is recommended in cases of chylus reflux or collateral circulation if surgical treatment is planned and shows the topography of pathological lymphatics.

Einleitung

Die ärztliche Verantwortung bei der Indikationsstellung radiologischer Verfahren zur Diagnostik des Lymphödems liegt in der richtigen Abwägung des diagnostisch erforderlichen im Hinblick auf die therapeutischen Möglichkeiten. Das Lymphödem ist keine „chirurgische Erkrankung". Nach Földi kann jedes Lymphödem kausal behandelt und durch eine konservative „komplexe Entstauungstherapie" wirksam reduziert werden [3]. Mikrochirurgische Anastomosenoperationen ergeben zwar gute Kurzzeitresultate aber unbefriedigende Langzeitergebnisse [1]. Die Lymph-

Dermatologie und Nuklearmedizin
Hrsg. Holzmann, Altmeyer, Hör, Hahn
© Springer-Verlag Berlin · Heidelberg 1985

ödemchirurgie ist keine primäre Behandlungsmethode. Das Ergebnis einer physikalischen Entstauungstherapie kann jedoch in manchen Fällen durch chirurgische Methoden verbessert werden [1]. Wichtigste Aufgabe der klinisch-radiologischen Diagnostik ist die Unterscheidung des primären und sekundären Lymphödems und die Differentialdiagnose der sekundären Lymphödeme.

Das primäre Lymphödem betrifft mit 92% ganz überwiegend das weibliche Geschlecht und manifestiert sich meistens bis zum 35. Lebensjahr mit einem Häufigkeitsmaximum im 17. Lebensjahr. Die Entwicklung beginnt bei 50% einseitig, wobei ein Bein später stärker betroffen bleibt [12]. Nach röntgenmorphologischen Kriterien der Lymphographie liegen bei ca. 80% eine Lymphgefäßhypoplasie, bei ca. 10% eine Hyperplasie vor [7, 11, 14]. Seltene Ursachen sind Lymphangiodysplasien. Die Aplasie ist ein Sonderfall (< 10%) der Hypoplasie und beschreibt die fehlende Darstellbarkeit punktierbarer Lymphgefäße und damit eher das Versagen der Lymphographie. Das völlige Fehlen von Lymphgefäßen einer Gliedmaße ist mit dem Leben unvereinbar [2]. Kleinste Lymphkapillaren konnten auch beim schweren Lymphödem mittels der noch experimentellen indirekten Lymphographie dargestellt werden [9]. Die Kenntnis des morphologischen Typs (Abb. 1–3) ist, von seltenen Ausnahmefällen abgesehen, für die Therapie nicht erforderlich.

Ein sekundäres Lymphödem ist anzunehmen beim Extremitätenödem der Erwachsenen vor allem nach dem 35. Lebensjahr, ohne daß eine venöse Ursache vorliegt. In der Lymphödemdiagnostik steht die Lymphoszintigraphie an erster Stelle.

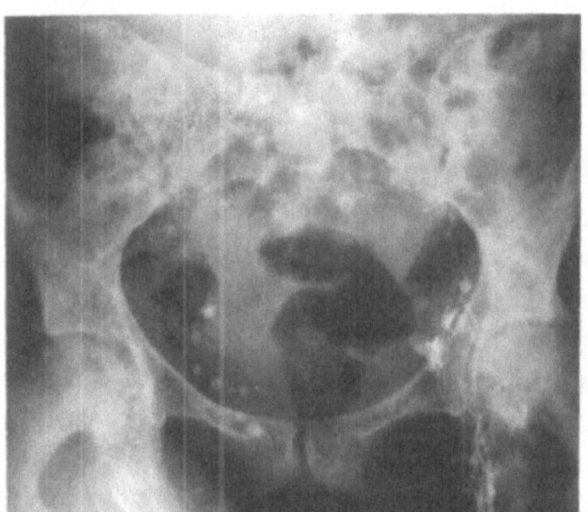

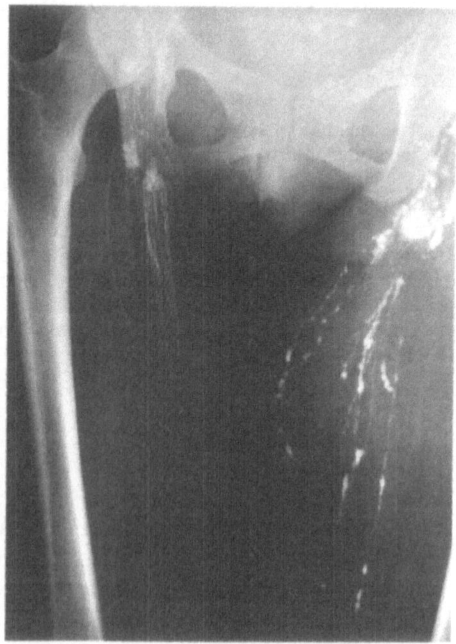

Abb. 1. Primäres Lymphödem. *Lymphangiogramm:* Hypoplasie des proximalen Typs mit nur wenigen zarten Lymphgefäßen beidseits iliakal

Abb. 2. Primäres Lymphödem. *Lymphangiogramm:* Lymphgefäßhyperplasie links

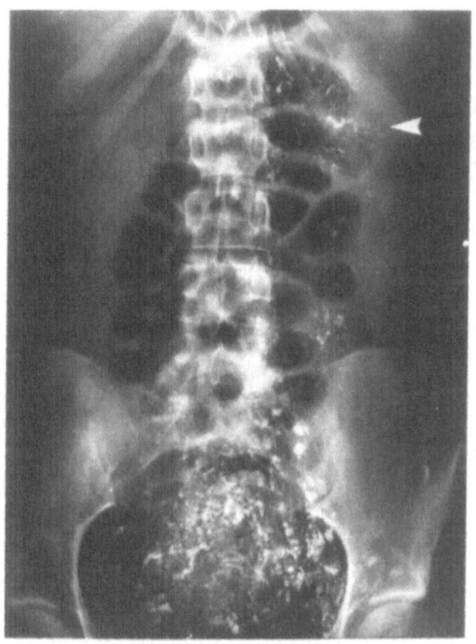 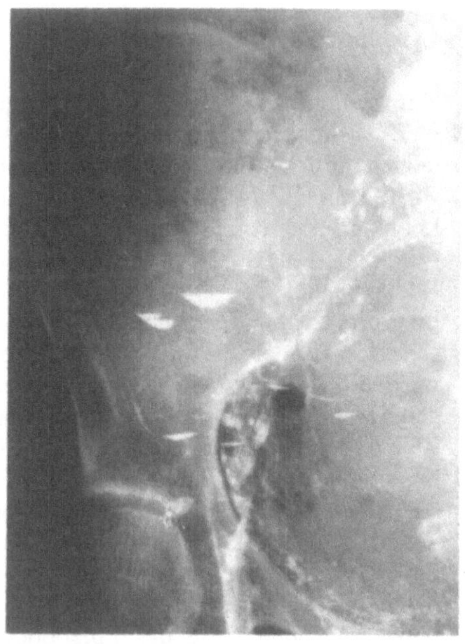

Abb. 3a. Lymphangiodysplasie. *Lymphangiogramm:* Pathologische Kollateralen, aneurysmatisch erweiterte Lymphgefäße, Kontrastmittelreflux zur linken Niere infolge Klappeninsuffizienz (◄)

Abb. 3b. *Spätaufnahme:* Intraperitoneale Kontrastmittelspiegel infolge von Lymphfisteln. Es lag ein chylöser Aszites vor

Tabelle 1. Radiologische Verfahren beim Lymphödem

	Indikation	Information
Dynamische und statische Lymphoszintigraphie	Erster diagnostischer Schritt	Diagnose des Lymphödems, Funktionszustand des Lymphsystems (mechanische-, funktionelle Insuffizienz)
Lymphographie	V.a. sekundäres Lymphödem, falls klinisch-radiologische Befunde incl. CT nicht hinreichen und die Therapie voraussichtlich beeinflußt wird.	Differentialdiagnose (neoplastisch, postinflammatorisch etc.)
	Vor Operationen am Lymphsystem	Morphologie (Hypo-, Hyper-, Dysplasie, Kollateralen)
Computertomographie	V.a. sekundäres Lymphödem bei Malignomen	Raumforderungen (Lymphome)
	Im Rahmen der Lymphangiographie	Topographie von Kollateralen
	V.a. Lipödem	Beurteilung des sub- und epifaszialen Raumes, Dichtemessungen
	Verlaufskontrolle	exakte Volumetrie
Phlebographie (Phleboszintigraphie)	Obligate Zusatzuntersuchung	Phlebödem, Kombiniertes Ödem

Lymphoszintigraphie

Zur Lymphoszintigraphie der Extremitäten wird ein Tc-markiertes Mikrokolloid (z. B. Lymphoscint) unter die Haut der Fußrücken (1. oder 2. Interdigitalfach) bzw. der Handrücken injiziert. Das Radiokolloid gelangt in die Lymphkollektoren und wird entsprechend den lokalen Lymphabflußverhältnissen zu den regionären Lymphknotengruppen transportiert und dort von Zellen des RES phagozytiert. Da nur maximal 0,1 mg Substanz zugeführt wird, erfolgt der Abstrom unter physiologischen Bedingungen. Die Transitzeit des Radiokolloids von der Injektionsstelle zu den inferioren regionären Lymphknoten variiert beim Normalpatienten in engen Grenzen. Der Normalwert für die Beine beträgt 3,8 ± 1,4 Minuten [6]. Beim Lymphödem werden in Abhängigkeit vom Schweregrad erheblich verlängerte Transitzeiten gemessen [18]. Es tritt eine pathologische Distribution des Radiokolloids in den subkutanen Lymphspalten auf, welche im statischen Szintigramm als diffuse Aktivitätsretention in der Subkutis der gesamten Extremität (Abb. 4c) oder als „dermal back flow" zur Darstellung kommt. Diese Befunde sind beweisend für ein umfassendes bzw. lokales Lymphödem. Die Funktionsszintigraphie gestattet Aussagen zur Pathogenese eines Lymphödems. Normale oder sogar verkürzte Transitzeiten können bei dynamischer Insuffizienz der Lymphdrainage beobachtet werden (z. B. lymphogene Komponente des Phlebödems, postrekonstruktives Ödem), wobei die lymphpflichtige Last gesteigert ist [5].

Das statische Szintigramm gestattet eine orientierende Beurteilung der regionären Lymphknotengruppen. Pathologische Befunde sind Speicherdefekte, Asymmetrien, Verbreiterungen und Verlagerungen der dargestellten Lymphknoten [17]. Pathologische Umgehungskreisläufe sind an der atypischen Aktivitätsdrainage zu erkennen (Abb. 4c).

Die Lymphszintigraphie ist nicht invasiv, praktisch risikolos, wenig belastend und führt in den meisten Fällen zur eindeutigen Diagnose des Lymphödems. Eine Differentialdiagnose der primären und sekundären Lymphödeme ist szintigraphisch jedoch schwer möglich.

Lymphographie

Die Lymphographie ist die exakteste und aussagekräftigste Untersuchungsmethode des Lymphsystems und die einzige Möglichkeit zur Klassifizierung primärer Lymphödeme [7]. Die Lymphographie ist ein invasives, aufwendiges und belastendes Verfahren, welches unter stationären Bedingungen durchgeführt werden muß. Die Mortalität beträgt 1:1800 [8]. Im Vordergrund stehen pulmonale Komplikationen wie z. B. die Lungenembolie durch das ölige Kontrastmittel (1:400) und allergische Reaktionen auf Kontrastmittel (1:800) und Patentblau (1:600). Lymphknotenveränderungen nach Lymphographie wurden histologisch nachgewiesen [12]. Nach Földi wird die Transportkapazität des Lymphsystems herabgesetzt; das Lymphödem kann wesentlich verschlechtert werden. Die Lymphographie ist indiziert:
1. vor Operationen am Lymphsystem
    – Planung lympho-venöser oder lympho-lymphatischer Anastomosen
    – bei seltenen Formen des Chylus-Reflux-Syndroms.

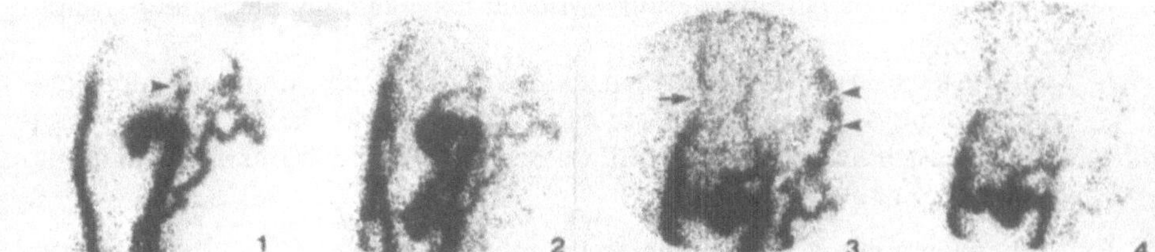

Abb. 4a–c. Kombiniertes Phlebo-Lymphödem bei 56jähriger Patientin. Zustand nach Operation und Strahlentherapie eines Collumkarzinoms vor 5 Jahren. Jetzt Rezidiv und Beinödem beidseits; rechts kontinuierlich, links akut aufgetreten

a *Orientierende Sequenz-Phleboszintigraphie:* Beckenvenenverschluß links (◄) Abstrom über Bauchwandkollateralen (◄◄) und den venösen Beckenplexus. Suspekte Unterbrechung der Aktivitätsfüllung in der rechten Beckenvene (←)

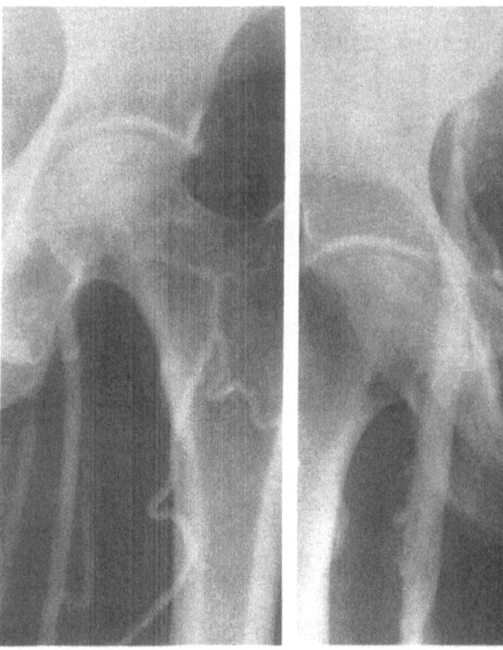

b *Phlebographie:*
Impression der rechten
Vena iliaca communis durch
Lymphome (◄: Kontrast-
mittelreste einer früheren
Lymphographie). Becken-
venenthrombose links

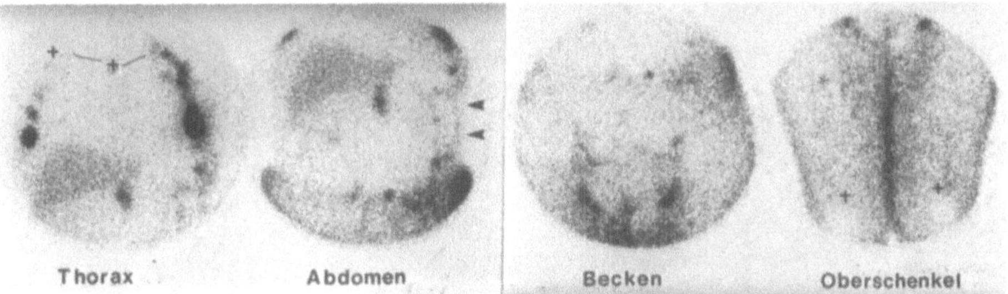

c *Pedale Lymphoszintigraphie:* Lymphödem beider Beine (diffuse subkutane Radiokolloid-retention). Retroperitoneale Blockade des Lymphabstroms infolge von Lymphknotenmetastasen (fehlende Lymphknotendarstellung iliakal und paraaortal). Pathologischer Umgehungskreislauf über Bauchwandkollateralen (◄◄) zu den axillären Lymphknotengruppen beidseits

2. an letzter Stelle zur Differenzierung zwischen malignem und benignem Lymphödem
   - wenn die nicht-invasiven Verfahren inklusive Sonographie und Computertomographie keine Aufklärung gebracht haben und wenn das therapeutische Vorgehen voraussichtlich beeinflußt wird (z. B. im Rahmen der onkologischen Diagnostik zur Stadieneinteilung).

Eine Lymphographie ist beim primären Lymphödem zur Bestätigung der Diagnose oder zur Abklärung der Prognose, ob ein Übergreifen zur kontralateralen Seite möglich ist, nicht indiziert.

Computertomographie

Die Computertomographie ist eine weiterführende Untersuchung zur Differentialdiagnose sekundärer Lymphödeme, wobei die Diagnose raumfordernder Prozesse im

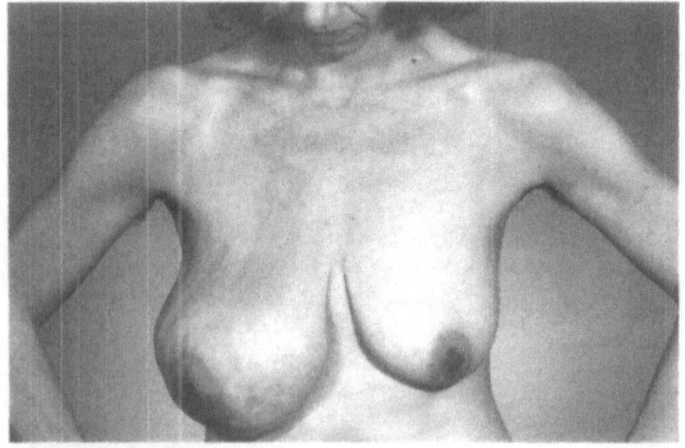

a *Aufnahmestatus.*
Schwellung der rechten Mamma und Bauchwand 7 Jahre nach der Operation

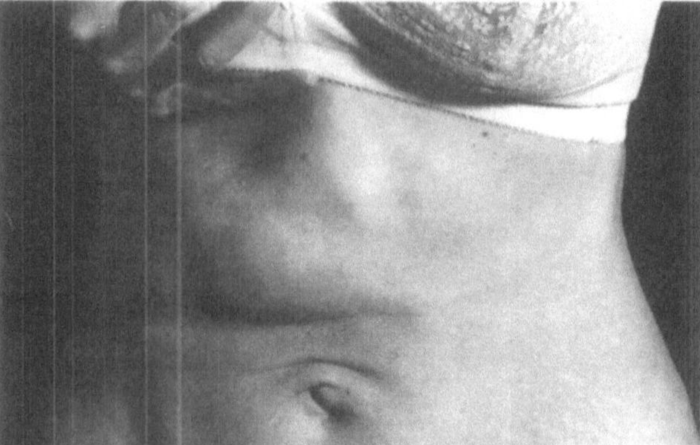

Abb. 5a–d. *Lymphangiodysplasie.* Z.n. Übernähung pleuraler Lymphfisteln und subdiaphragmaler Ligatur des Ductus thoracicus wegen eines rezidivierenden Chylothorax. Durch die Ligatur des Ductus thoracicus kam es zu einem pathologischen Kollateralkreislauf mit konsekutivem Lymphödem der Weichteile im Abfluß

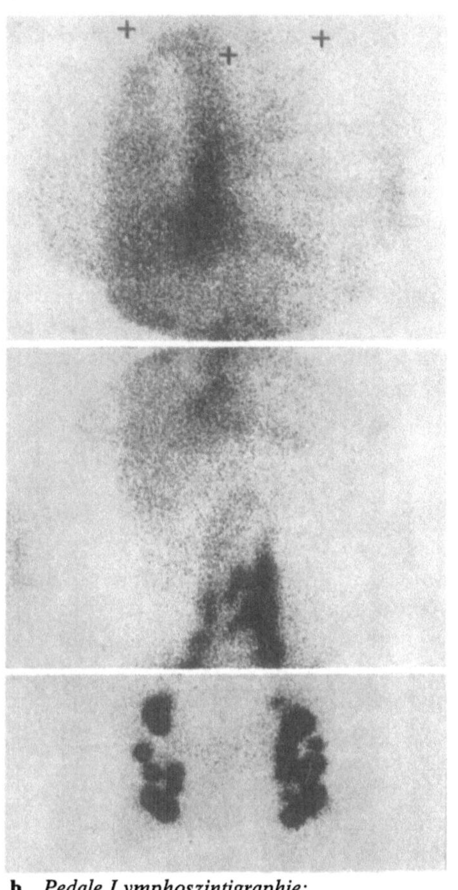

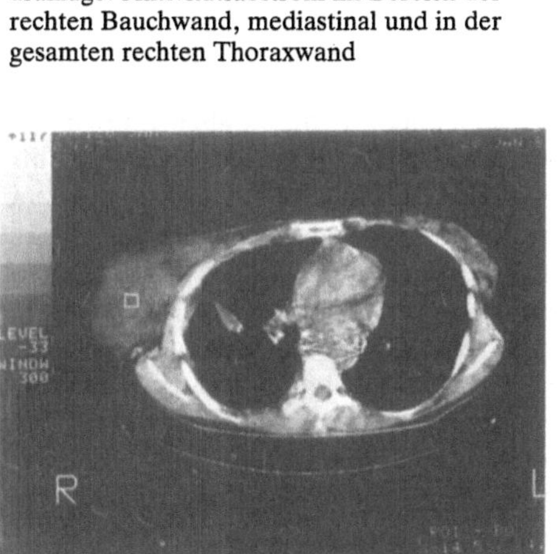

b *Pedale Lymphoszintigraphie:*
Pathologischer Umgehungskreislauf der Lymphdrainage. Aktivitätsabstrom im Bereich der
rechten Bauchwand, mediastinal und in der
gesamten rechten Thoraxwand

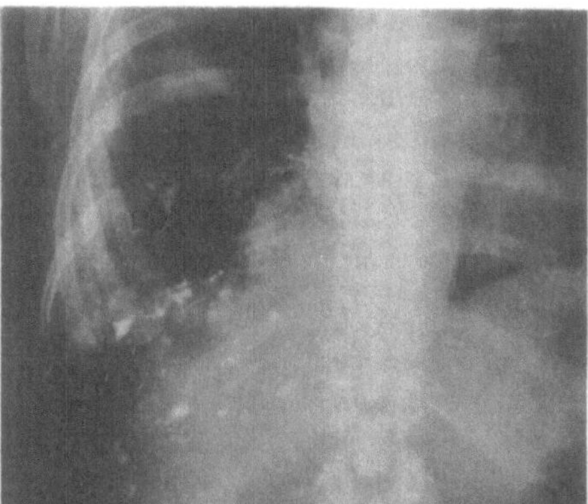

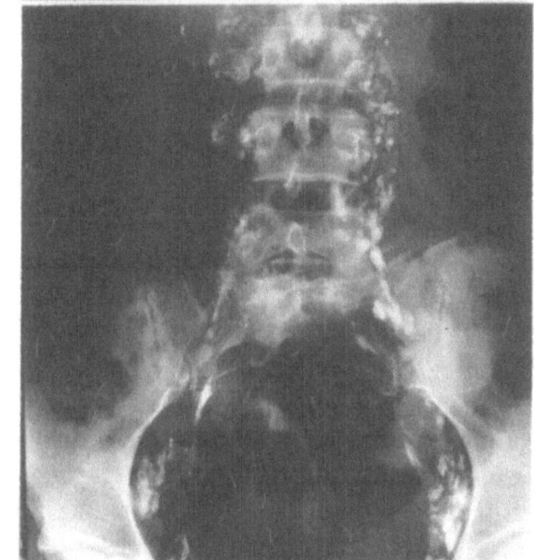

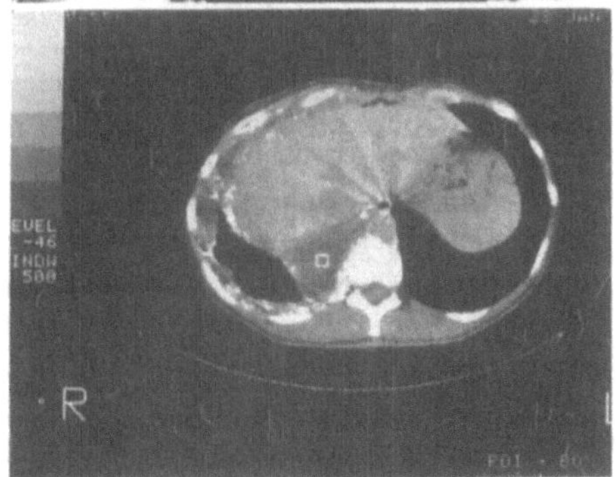

c *Lymphographie:* Lymphangiodysplasie mit
varikös erweiterten Lymphgefäßen paralumbal.
Kontrastmitteldepots im Bereich der Leber und
rechts interkostal

d *Lymphangio-CT:* Kontrastmittelabstrom über Lymphkollateralen der Leberkapsel. Ablagerung
von Kontrastmittel im Interkostalbereich rechts und mediastinal. Pleuraerguß rechts

Vordergrund steht. Tismer beschreibt Möglichkeiten der Computertomographie beim primären Lymphödem [15]:

1. Beurteilung des sub- und epifaszialen Raumes und der Dicke der Faszie.
2. Differentialdiagnostische Hilfe bei der Abgrenzung zum Lipödem.
3. Exakte Volumetrie zur Verlaufskontrolle.
   Auf eine weitere Anwendung hat zum Winkel hingewiesen:
4. Darstellung der Topographie von Lymphgefäßkollateralen im abdominalen und thorakalen Bereich (Abb. 5).

Zur topographischen Darstellung von pathologischen Umgehungskreisläufen (z. B. bei bestimmten Formen von Lymphangiodysplasien und des Chylus-Reflux-Syndroms) wird die Computertomographie im Rahmen der Lymphographie unmittelbar nach der Kontrastmittelinfusion in der angiographischen Phase durchgeführt [19].

Phlebographie und Phleboszintigraphie

Die Lymphödemdiagnostik ist immer mit einer Venographie zu kombinieren, auch wenn klinisch Hinweise auf eine venöse Obstruktion fehlen und das Lymphödem szintigraphisch nachgewiesen ist, um eine venöse Ursache bzw. ein kombiniertes Ödem nicht zu übersehen (Abb. 4). Die Phlebographie ist die exakteste Methode zur Beurteilung des Venensystems. Bei erhöhtem Risiko der Kontrastmittelinfusion kann die Phleboszintigraphie durchgeführt werden. Die szintigraphische Untersuchung ist bezüglich der Substanzzufuhr und der Strahlendosis weniger belastend. Die Treffsicherheit im Bereich der Oberschenkel und des Beckens beträgt 86–93% [10, 16]. Aus methodischen Gründen und infolge der komplizierteren Gefäßanatomie ist die Aussagekraft im Bereich der Unterschenkel und Unterarme eingeschränkt.

Diagnostisches Vorgehen

Da die ganz überwiegende Mehrzahl der Lymphödeme konservativ behandelt wird, sollte auch die Diagnostik nicht invasiv und so schonend wie möglich sein. Erster diagnostischer Schritt ist die Untersuchung des Venensystems und die Lymphoszintigraphie, die beim Extremitätenödem dynamisch und statisch durchgeführt wird und in den meisten Fällen ein Lymphödem bestätigen oder ausschließen kann. Die wichtigste Aufgabe des Arztes ist die Unterscheidung des benignen und malignen Lymphödems. Ein Malignom als Ursache eines Lymphödems kann heute fast immer unter Ausschöpfung der sonographischen und nuklearmedizinischen Methoden und der konventionellen und computertomographischen Röntgenverfahren diagnostiziert werden. Lediglich für die Stadieneinteilung gewisser Malignome kann eine Lymphographie erforderlich sein. Eine Lymphographie ist zur Differentialdiagnose zwischen primärem und sekundärem Lymphödem meistens nicht indiziert. Die Lymphographie ist indiziert im Rahmen der Lymphödemchirurgie in enger Abstimmung mit dem Chirurgen zur Überprüfung operativer Möglichkeiten und kann mit der Computertomographie kombiniert werden, die im thorakalen und abdominalen

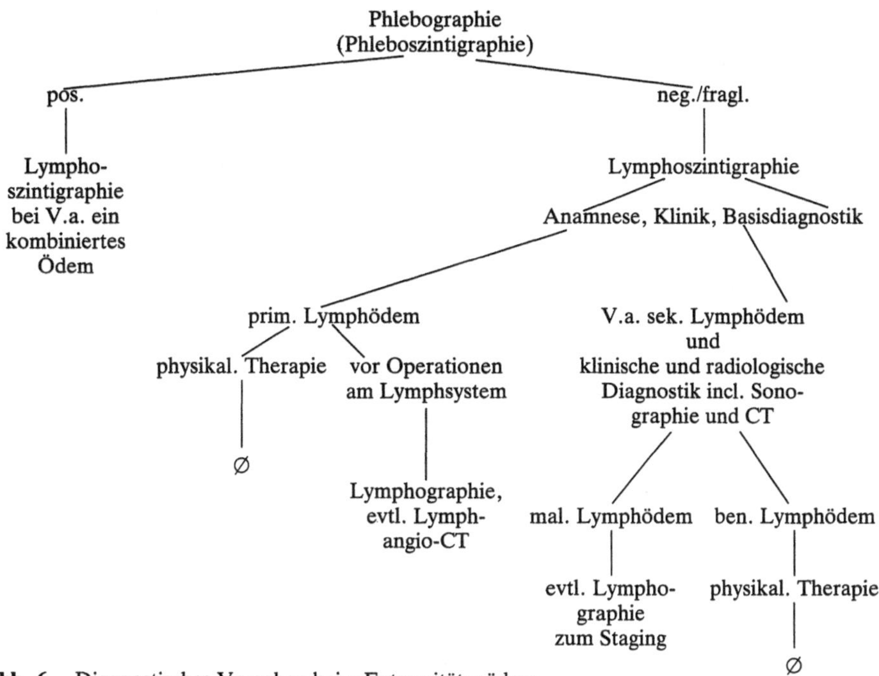

Abb. 6. Diagnostisches Vorgehen beim Extremitätenödem

Bereich die Topographie des Lymphgefäßsystems und von Kollateralen zur Abbildung bringt. Ausgehend von den nicht invasiven Verfahren muß das Vorgehen am gegebenen Einzelfall entschieden werden. Eine Lymphographie ist meistens entbehrlich und bleibt der speziellen Fragestellung vorbehalten.

Literatur

1. Clodius L (1983) Warum habe ich bei der Lymphödemchirurgie schlechte Resultate? Der Kassenarzt 27
2. Clodius L (Hrsg) (1977) Lymphedema. Thieme, Stuttgart
3. De Roo T (1971) Lymphography in lymphoedema: long-term results. Medica mundi 16: 152–173
4. Földi M (1983) Prophylaxe und Therapie des Lymphödems. Der Kassenarzt 27
5. Földi M (1977) Physiology and Pathophysiology of Lymph Flow. In: Clodius L: Lymphedema, p 1. Thieme, Stuttgart
6. Hermann HJ, Zakkou E (1982) Lymphszintigraphie des Retroperitoneums. Röntgenpraxis 35: 426–434
7. Kinmonth JB (1965) Lymphedema of the lower limb. Proc Roy Soc Med 58: 1021
8. Koehler PR (1968) Complications of lymphography. Lymphology 1: 116
9. Partsch H, Wenzel-Hora BI, Urbanek A (1983) Differential Diagnosis of Lymphedema after Indirect Lymphography with Iotasul. Lymphology 16: 12–18

10. Partsch H (1978) Doppler-Ultraschall und Isotopenphlebographie zur praktischen Diagnostik von venösen Beckenabflußhindernissen. In: Kriessmann S, Bollinger A (Hrsg): Ultraschall-Doppler-Diagnostik in der Angiologie. Thieme, Stuttgart, 161–166
11. Peters PE (1981) Lymphographie beim Lymphödem. Medica 2. Jahrg Heft 8
12. Ravel R (1966) Histopathology of Lymphnodes after Lymphangiography. Am J Clin Path 46, No. 3: 335–340
13. Schmidtke I (1976) Diagnostik, Beurteilung und Therapie des Lymphödems der unteren Extremitäten. Med Klin 71: 1351–1364 (Nr 35)
14. Tismer R, Beltz L, Mödder U (1977) Die lymphographische Diagnose der Lymphgefäßerkrankungen. Röntgen-Bl 30: 215–229
15. Tismer R (1982) Lymphographie beim Lymphödem. Röntgenpraxis 35: 413–418
16. Vlahos L, MacDonald AF, Canser DA (1976) Combination of isotope venography and lung scanning. Brit J Radiology 49: 840–851
17. Zum Winkel K (1972) Lymphologie mit Radionukliden. Hoffmann, Berlin 38 (1. Auflage)
18. Zum Winkel K, Zakkou E, Hermann HJ: Functional studies with Tc-^{99m} sulfur microcolloids in lymphedema. 8th Intern Congr Lymphology, Montreal, 23. 9. 82
19. Zum Winkel K, Rieden K, Hermann HJ, Zakkou E (1983) Lymphographie, Phlebographie und Lymphszintigraphie in der Diagnostik des Lymphödems. Der Kassenarzt 26

Simultane indirekte Lymphographie

B. I. Wenzel-Hora, H. Partsch, D. Berens von Rautenfeld

Zusammenfassung

Die indirekte Lymphographie wurde zu einer standardisierten Untersuchungsmethode entwickelt.
Zwei Faktoren waren dabei entscheidend:
1. Die Synthese von neuen wasserlöslichen nichtionischen dimeren Röntgenkontrastmitteln, z.B.
   Iotasul (generic name) und
2. die Entwicklung einer neuen Applikationstechnik, der „Simultanen Indirekten Lymphographie"
   (SIL).

Die Generation der nichtionischen hexajodierten dimeren *Radiodiagnostika* zeichnet sich durch
eine sehr gute Gefäß- und Gewebsverträglichkeit aus, sie ist praktisch blut- und liquorisoton, ihre
Chemotoxizität ist erheblich reduziert.

Die *Applikationstechnik* der simultanen indirekten Lymphographie ist nach einiger Übung im
Bereich der Haut unkompliziert und für den Patienten wenig belastend. Die Untersuchungsdauer mit
Darstellung der initialen Lymphgefäße und der Kollektoren beträgt ca. 30 min.

Die Vorteile der simultanen indirekten Lymphographie gegenüber der direkten Lymphographie
sind:
- Kein stationärer Aufenthalt, die Untersuchung kann ambulant durchgeführt werden,
- keine chirurgische Präparation des Lymphgefäßes, d.h. die Methode ist nicht mehr invasiv,
- keine allergischen Komplikationen durch Anwendung eines Vitalfarbstoffes,
- keine Sofortreaktionen wie bei öligen Röntgenkontrastmitteln, z.B. Fettembolie in Lunge, Niere,
  Hirn,
- keine Spätreaktionen wie bei öligen Röntgenkontrastmitteln, z.B. reaktive Veränderungen der
  Lymphknoten mit Narbenbildung,
- erhebliche Zeitersparnis für Patient und Arzt,
- Reduzierung der Strahlenbelastung und der Kosten und last not least
- die initiale Lymphstrombahn wird durch die simultane indirekte Lymphographie mit einem wasserlöslichen Röntgenkontrastmittel erstmals radiologisch dargestellt und somit einer objektiven Diagnostik zugeführt.

Schlüsselwörter

Lymphographie, Lymphographie-Technik, Kontrastmittel, Nebenwirkungen, Lymphödem

Summary

Indirect lymphography has been developed as a standardized examination method, whereby two
factors were decisive:
1. The synthesis of new water-soluble non-ionic dimeric contrast media, e.g. Iotasul (generic name)
   and
2. the development of a new application technique, „Simultaneous Indirect Lymphography" (SIL).

The non-ionic hexaiodinated dimeric *radiodiagnostic agents* are distinguished by very good vascular
and tissue tolerance. They are virtually isotonic with blood and fluid, and their chemotoxicity has been
considerably reduced.

Dermatologie und Nuklearmedizin
Hrsg. Holzmann, Altmeyer, Hör, Hahn
© Springer-Verlag Berlin · Heidelberg 1985

With a little practice the *application technique* – simultaneous indirect lymphography – in the region of the skin becomes uncomplicated and causes scarcely any distress to the patient. The examination to demonstrate the initial lymphatics and collectors lasts about 30 minutes.

The advantages of simultaneous indirect lymphography over direct lymphography are:
- No hospitalization, the examination can be performed on an out-patient basis,
- no surgical preparation of the lymphatic vessel as the method is no longer invasive,
- no allergic complications due to the use of a vital dye,
- no immediate reactions as with oily contrast media, e.g. fat embolism in the lung, kidney, brain,
- no late reactions as with oily contrast media, e.g. reactive changes in the lymph nodes with scarring,
- considerable saving of time for patient and doctor,
- reduction in the exposure to radiation and in the costs, and last but not least
- simultaneous indirect lymphography with a water-soluble contrast medium permits radiological demonstration of the initial lymph pathway for the first time, thus making it accessible to objective diagnosis.

Einleitung

Die *direkte* Lymphographie, wie sie seit ca. 25 Jahren als Routineuntersuchung durchgeführt wird, ist eine technisch und zeitlich recht aufwendige Methode [1, 2, 5, 7]. Sie zählt nach wie vor zu den invasiven diagnostischen Eingriffen, die stationär durchgeführt werden müssen.

Als zusätzliche Belastung für den Patienten kommt die präoperative Injektion eines Vitalfarbstoffes hinzu, der lebensbedrohliche allergische Sofortreaktionen hervorrufen kann und das ölige Kontrastmittel, welches sowohl Sofortreaktionen, wie Mikroembolien in Lunge, Niere oder Hirn, als auch Spätreaktionen durch die lange Verweildauer in den Lymphknoten verursachen kann.

Die technische Begrenzung dieser Untersuchungsmethode auf ausreichend großkalibrige und leicht zugängliche Lymphgefäße ermöglicht nur die Darstellung der sekundären Lymphstationen mit ihren zu- und abführenden Gefäßen. Die primären

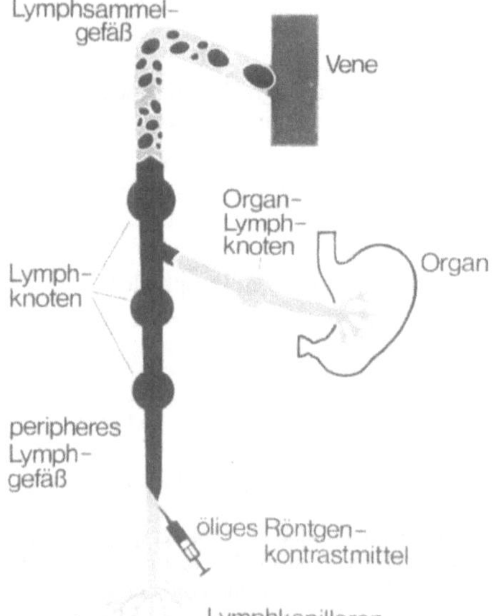

Abb. 1. Direkte Lymphographie (schematisiert)

412

Lymphabflußwege einzelner Organe und die initiale Lymphstrombahn werden mittels direkter Lymphographie radiologisch nicht erfaßt (Abb. 1).

Die *simultane indirekte* Lymphographie wurde erst in den letzten Jahren im Rahmen eines mehrjährigen Forschungsprojektes für Radiodiagnostika zu einer standardisierten Untersuchungsmethode entwickelt und etabliert [3, 8, 10]. Zwei Faktoren waren bei dieser Entwicklung ganz entscheidend:

1. Die Synthese neuer wasserlöslicher nichtionischer dimerer Röntgenkontrastmittel, z. B. Iotasul mit besonderen physiko-chemischen Eigenschaften und
2. die Entwicklung einer neuen Applikationstechnik, der „Simultanen Indirekten Lymphographie" (SIL).

Material und Methode

Iotasul ist in der Entwicklung der wasserlöslichen nierengängigen *Radiodiagnostika* eines der ersten nichtionischen hexajodierten Dimeren. Diese neue Röntgenkontrastmittel-Generation zeichnet sich durch eine sehr gute Gefäß- und Gewebsverträglichkeit aus, sie ist praktisch blut- und liquorisoton, die Chemotoxizität ist erheblich reduziert. Alle nichtionischen Dimeren befinden sich jedoch z. Z. noch im Entwicklungsstadium und sind nicht im Handel erhältlich.

Nach Injektion bzw. Infusion in das Interstitium von Haut, Schleimhaut oder Parenchym gelangt Iotasul aufgrund seiner besonderen physiko-chemischen Eigenschaften in die Lymphkapillaren und durch den endolymphatischen Transport in den Blutkreislauf. Hier verhält es sich wie ein Urographikum, d. h. es wird innerhalb von 24 Stunden über die Nieren ausgeschieden (Abb. 2a, 2b).

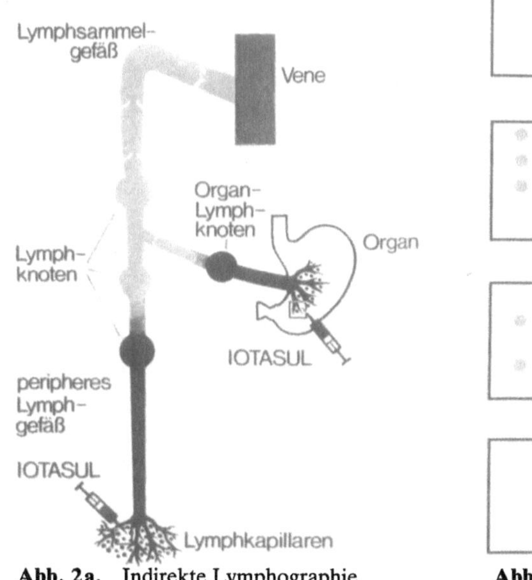

Abb. 2a. Indirekte Lymphographie

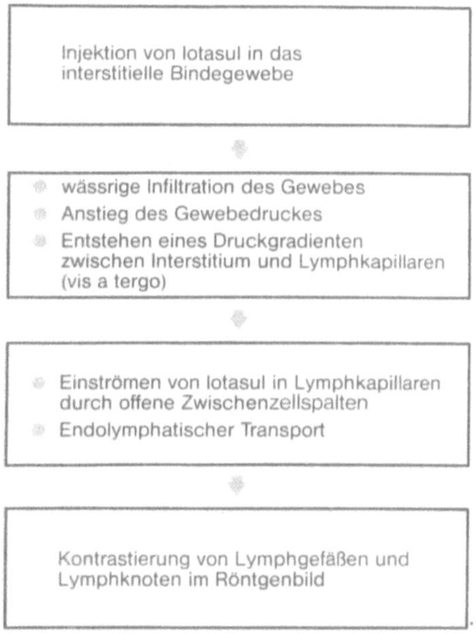

Abb. 2b. Indirekte Lymphographie (schematisiert)

Die *Applikationstechnik* der simultanen indirekten Lymphographie (SIL) im Bereich der Haut ist nach einiger Übung unkompliziert und für den Patienten wenig belastend. Sie kann ohne besondere Vorbereitung ambulant durchgeführt werden. Die Untersuchungsdauer mit Darstellung der initialen Lymphgefäße und der Kollektoren beträgt ca. 30 min.

Nach Reinigung des zu untersuchenden Hautareals werden unter direkter Sicht im allgemeinen 2–4 Nadeln eines Lymphangiographie-Sets (G 29 oder G 27) in die Haut tangential eingestochen und subepidermal positioniert und fixiert. Über eine elektronisch gesteuerte Infusionspumpe (Perfusor, Braun/Melsungen) werden anschließend 1–3 ml Röntgenkontrastmittel je Einstichstelle mit einer Applikationsgeschwindigkeit von 0,05–0,1 ml/min. infundiert. Die Wahl der Injektionsnadeln, der Applika-

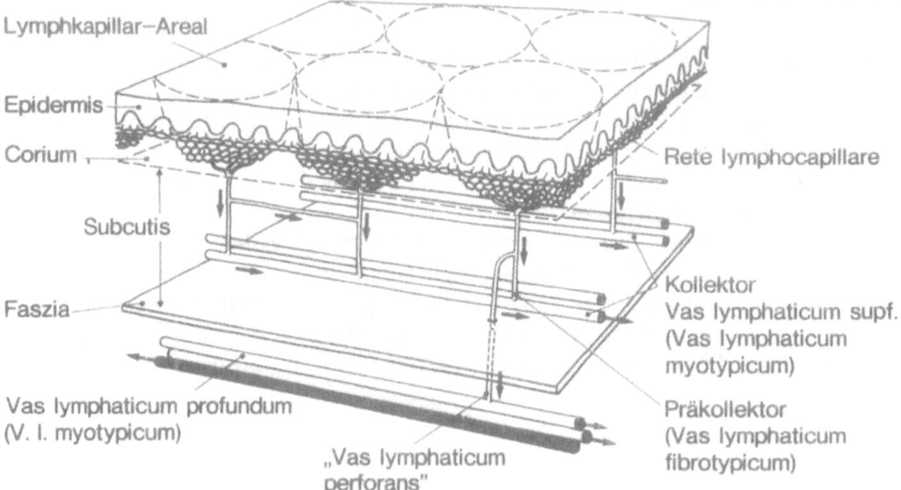

Abb. 3a. Anatomie der initialen Lymphgefäße der Haut (schematisiert)

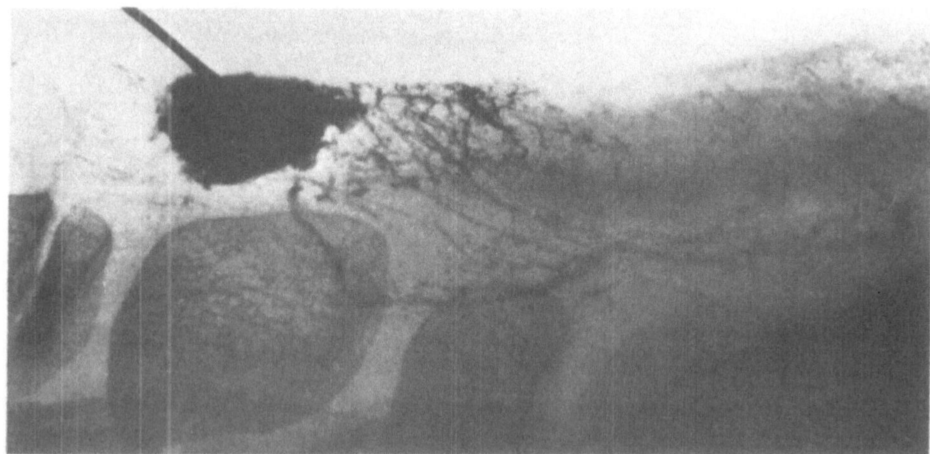

Abb. 3b. Radiologische Darstellung der initialen Lymphgefäße: Normaler Lymphabfluß im Bereich der Fußsohle beim Kind

414

tionsgeschwindigkeit und der Kontrastmittelmenge ist abhängig von der Fragestellung und der Beschaffenheit der Haut. Entscheidend ist die richtige Positionierung der Nadelspitze, d.h. subepidermal. Kurz nach Beginn der intrakutanen Röntgenkontrastmittel-Infusion kommt es zur Ausbildung von röntgendichten Quaddeln und sofort anschließend zur Darstellung der initialen Lymphgefäße mit Präkollektoren und Kollektoren (Abb. 3a, 3b). Durchleuchtungsgezielte Röntgenaufnahmen sind nach 3–5 min., 10 und 30 min. angezeigt. Die letzte Kontrollaufnahme sollte die erste Lymphknotenstation miterfassen, die bei Applikation im Bereich der Haut oder des Fußes nicht regelmäßig kontrastiert wird. Wegen der Zartheit der initialen Lymphgefäße empfehlen sich feinzeichnende bzw. hochverstärkende Folien (Rubin, seltene Erden). Die wasserblasenähnliche Hautquaddel bildet sich innerhalb weniger Minuten nach Infusionsende ohne Reizerscheinungen zurück. Als Nebenwirkung wird zu Beginn der Infusion lediglich ein leichtes Druckgefühl angegeben. Lokale oder generalisierte Nebenwirkungen wurden bisher nicht beobachtet.

Durch diese technisch wesentlich einfachere und mit geringem Zeitaufwand verbundene Untersuchungsmethode wird die Belastung für Patient und Arzt deutlich reduziert. Die sehr gute lokale und allgemeine Verträglichkeit der wasserlöslichen dimeren Röntgenkontrastmittel senkt die Nebenwirkungsrate derart, daß die simul-

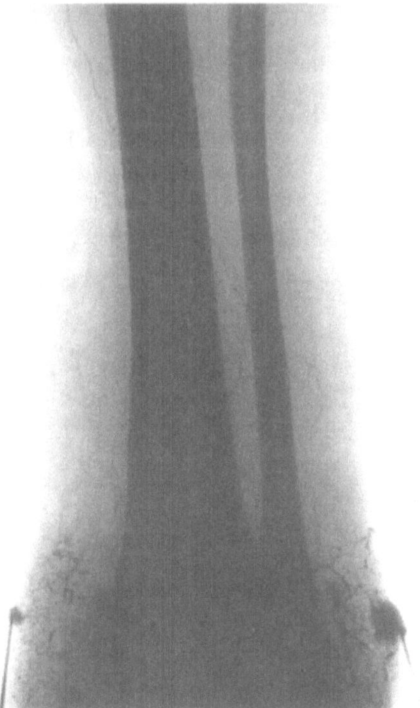

Abb. 4. Chronisches lokalisiertes Lymphödem im Bereich des Sprunggelenkes nach mehrfachem Bänderriß. Röntgendiagnose: hochgradiger dermal back-flow bei intakten, eher vermehrten hyperplastischen Gefäßen

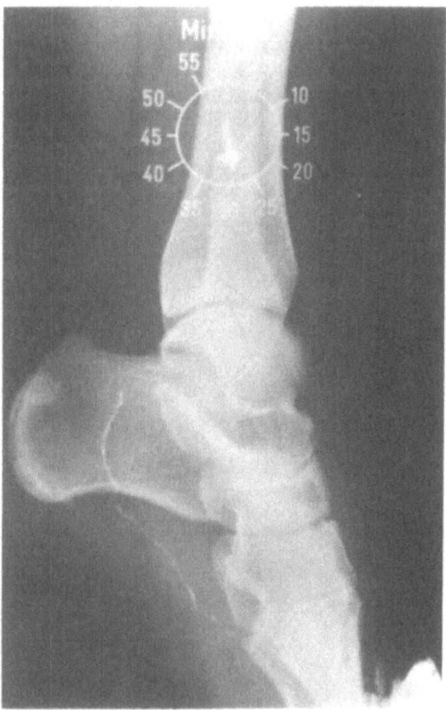

Abb. 5. 31jährige Patientin mit Lymphoedema praecox. Röntgendiagnose: fehlende präfasziale Kollektoren, dickes subfasziales Kollateralgefäß (Vas lymphaticum profundum)

tane indirekte Lymphographie bei jedem Patienten durchgeführt werden kann. Die bisherigen Auswahlkriterien wie bei der direkten Lymphographie entfallen [6, 9].

Für den Lymphödempatienten bedeutet das eine frühe und objektivierbare Diagnostik (Abb. 4, 5), die für die richtige Therapie entscheidend ist [4].

Literatur

1. Davidson JW et al. (1973) The Technique and Applications of Lymphography. Can J comp Med 37: 130–138
2. Kinmonth JB, Taylor GW (1954) Lymphatic circulation in lymphedema. Ann Surg 139: 129
3. Partsch H, Wenzel-Hora BI, Urbanek A (1983) Differential Diagnosis of Lymphedema after Indirect Lymphography with Iotasul. Lymphology 16, 1: 12–18
4. Partsch H, Urbanek A, Wenzel-Hora BI (1984) The dermal lymphatics in lymphoedema visualized by indirect lymphography. Brit J of Dermatology 110: 431–438
5. Sheehan HM et al. (1961) The use of lymphography as a diagnostic method. Radiology 76: 47–53
6. Siefert HM, Mützel W, Schöbel C, Weinmann H-J, Wenzel-Hora BI, Speck U (1980) Iotasul, a Water-Soluble Contrast Agent for Direct and Indirect Lymphography. Results of Preclinical Investigations. Lymphology 13: 150–157
7. Wallace S et al. (1961) Lymphangiograms; their diagnostic and therapeutic potential. Radiology 76: 179–199
8. Wenzel-Hora BI, Berens von Rautenfeld D, Siefert HM (1982) Direkte und indirekte Lymphographie am Hund. Tierärztl prax 10: 521–529
9. Wenzel-Hora BI, Kalbas B, Siefert HM, Arndt JD, Schlösser HW, Huth F (1981) Iotasul, a Water-Soluble (Non-oily) Contrast Medium for Direct and Indirect Lymphography. Radiological and morphological investigations in dogs. Lymphology 14: 101–112
10. Wenzel-Hora BI, Siefert HM, Grüntzig J (1982) Animal Experimental Studies of Indirect Lymphography of the Eye, Face and Neck Regions using Iotasul. Lymphology 15: 32–35

Isotopenlymphographie

K.-U. Tiedjen

Zusammenfassung

Die Isotopenlymphographie bietet sich aufgrund ihrer einfachen Handhabung mit indirekter, subkutaner Injektion des Radionuklids zur Untersuchung der Dynamik der Lymphgefäßsysteme an. Mit Hilfe einer normierten Bewegung sind ausreichende Lymphabflußraten und inguinal-abdominelle Einflußraten zu erhalten, die eine Differenzierung zwischen lymphostatischen und nicht lymphostatischen Ödemen ermöglichen. Verschiedene mit ^{99m}Technetium markierte Komplexe lassen bei nur geringer Strahlenbelastung eine derart sichere Aussage über den Lymphtransport zu, daß sich diese Methode als Screening bei unklaren Ödemen der Extremitäten empfiehlt.

Schlüsselwörter

Isotopenlymphographie, ^{99m}Technetiumkomplexe, lymphostatische Ödeme

Summary

Isotope lymphography is easily applicable for the examination of the dynamics of the lymphatic system using indirect subcutaneous injection of radioisotopes. Using standardized passive movement a sufficient lymphatic drainage and inguinal-abdominal inflow can be achieved allowing a differentiation between lymhostatic and nonlymphostatic edema. Different complexes labelled by ^{99m}technetium allow such an exact assessment of lymphatic transport under only a low radiation exposure that this method is to be recommended as a screening for edema of the extremities.

Der mikrochirurgisch aufwendige Zugang zu den Lymphgefäßsystemen legte es nahe, gerade solche okkulten Organsysteme mit Radionukliden zu untersuchen. Dabei ist unseres Erachtens der Wunsch, diese Systeme einer ausreichenden bildlichen Darstellung zuzuführen, bis heute trotz der Entwicklung moderner Gamma-Kamerasysteme mit nachgeschalteten Rechnern nicht erfüllt worden. Wie bei fast allen Organszintigraphien ist das Auflösungsvermögen unzureichend.

Wir sehen heute den sinnvollen Einsatz von Isotopenmethoden mehr in der Überprüfung der Funktion von Organsystemen. Isotopenmethoden wie die Isotopenlymphographie haben dann eine Chance, breite Anwendung zu finden, wenn sie die nachfolgenden, bereits 1964 von zum Winkel [13] aufgestellten Kriterien erfüllen:

1. Die verwendete radioaktive Substanz muß auf dem Lymphwege abtransportiert werden.
2. Die Applikation soll indirekt, daß heißt ohne Freilegung eines Lymphgefäßes erfolgen.
3. Im Abdomen muß die Testsubstanz die iliakalen und paraaortalen Lymphknoten erreichen.

Dermatologie und Nuklearmedizin
Hrsg. Holzmann, Altmeyer, Hör, Hahn
© Springer-Verlag Berlin · Heidelberg 1985

4. Die erzielten Ergebnisse müssen mit denen ähnlicher Untersuchungsverfahren
vergleichbar und am gleichen Kranken reproduzierbar sein.

Prinzipiell ist unter diesen Gesichtspunkten die Überprüfung aller Lymphgefäßsysteme möglich. Für die hier vorliegende Thematik von Bedeutung sind naturgemäß
die Extremitäten.

Als Radiopharmakon der Wahl galt bis vor wenigen Jahren das [198]Aurum-Kolloid
[1, 3, 4, 7, 12].

Aufgrund hoher Strahlenbelastung, zumal am Injektionsort, und mittlerweile eingeschränkter Verfügbarkeit werden zunehmend [99m]technetiummarkierte Kolloide
verwendet [8, 10, 14]. Für die einzelnen Präparate, in der Regel Schwefelkolloide,
von Bedeutung sind Teilchengröße, Osmolarität und der pH-Wert, Toxizität,
Schmerzhaftigkeit bei der Injektion und nicht zuletzt die Stabilität des Komplexes.

Von uns bevorzugt eingesetzt werden ein Zinn-II-Schwefelkomplex (Lymphoscint)
und neuerdings aus menschlichem Serumalbumin präparierte Partikel (Nanocoll).

Beide sind obligat lymphpflichtig und nach subkutaner Injektion nicht kapillargän-
gig (Tabelle 1).

Alle bisherigen Untersuchungen zeigten, daß nach subkutaner Injektion des Kollo-
idpräparates nur ein geringer Prozentsatz auf dem Lymphwege abtransportiert
wurde. Der größte Anteil des Kolloids blieb am Injektionsort liegen (Fixationseffekt:
2, 11, 12). Weiterhin ist unter Ruhebedingungen ein nennenswerter Abfluß des
Kolloids nicht zu verzeichnen [5, 6, 11, 12, 13]. Die Lymphkinetik wird jedoch

Tabelle 1

[99m]Technetium-Zinn-Schwefel-Kolloid (Lymphoscint)	[99m]Technetium-Nanokolloid (Nanocoll) *
Zusammensetzung: Ammoniumsulfid 0,050 mg / Vial Zinn (II) Chlorid · 2 H$_2$O 0,015 mg Gelatine ad inj. 1000 mg Aqua ad inj ad 0,250 ml 0,2–2,0 ml Natriumpertechnetat	*Zusammensetzung:* 0,5 mg Humanalbumin = Nanokolloid 0,2 mg Zinn (II) Chlorid · 2 H$_2$O / Vial 1,0 ml Natriumpertechnetat
Partikelgröße: mittl. Größe 8–15 nm (92% unter 30 nm)	*Partikelgröße:* 21 ± 12,3% 30–80nm 77,1 ± 11,9% unter 30 nm
Dosis: 0,5–1,0 m Ci in 0,5 ml	*Dosis:* 0,5–1,0 m Ci in 0,5 ml

Strahlenbelastung bei s.c. Inj.:

	(Gy/GBq)	(rd/mCi)
Injektionsstelle	5 ± 1,2	18,5 ± 4,5
Lymphknoten	2,7 ± 0,8	10 ± 3
Knochenmark	0,0027	0,01
Ganzkörper	0,016	0,06
Ovarien	0,008	0,03
Testes	0,001	0,004

Strahlenbelastung bei s.c. Inj.

	(Gy/GBq)	(rd/mCi)
Injektionsstelle	12,0	44,4
Lymphknoten	0,59	2,17
Knochenmark	0,0057	0,021
Ganzkörper	0,0046	0,021
Ovarien	0,0059	0,017
Testes	0,0035	0,022
		0,013

1 µ Ci = 37 kBq (1 m Ci = 37 MBq)   * Herstellerangaben
1 Rad (rd) = 10^{-2} Gray (Gy)

418

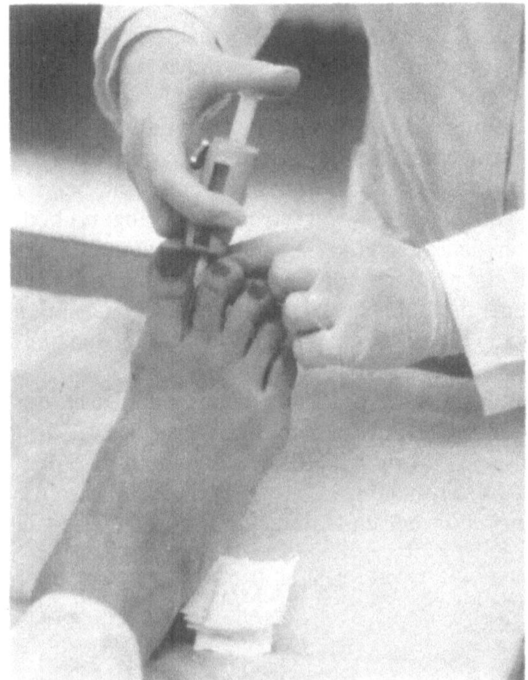

Abb. 1a. Subkutane, somit indirekt endolymphatische Injektion des Radionuklids

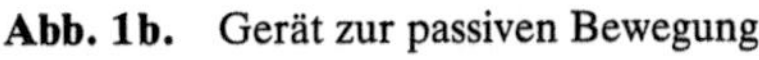

Abb. 1b. Gerät zur passiven Bewegung

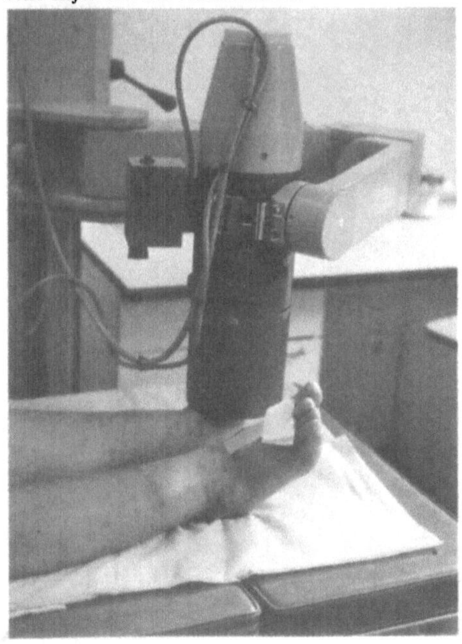

a

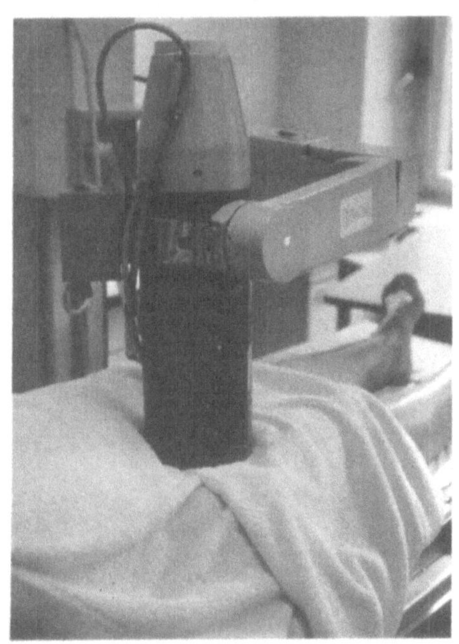

b

Abb. 2a u. b. Messungen über dem Injektionsdepot und der Leistenregion mit einer Szintillationssonde und 5-Zoll-Kollimator **a** und **b**

beeinflußt durch den Motilitätszustand der Extremitäten. Demzufolge muß die Untersuchung unter einer geeigneten Bewegung durchgeführt werden.

Die hierzu empfohlenen Verfahren sind vielfältig, vom Gehen und Fußwippen [7] über Radfahren bis zur Ergometerbelastung. Aktive Bewegung führt naturgemäß zu einer Hyperämie und ist insgesamt schlechter standardisierbar. Wir bevorzugen deshalb eine passive Bewegung mit horizontaler Position der Extremitäten, bei der die Beine durch ein Pedalgetriebe, von einem Schwachstrommotor angetrieben, bewegt werden (Abb. 1b). Diese Versuchsanordnung ist bei konstanter Umdrehungszahl und vorgegebener Zeit von einer Stunde normiert. Für die oberen Extremitäten ist eine solche Anordnung kaum durchführbar. Hier betreiben wir eine aktive Bewegung in Zeitintervallen im Sinne von Pressen kleiner Gummibälle oder Schaumstoffstückchen.

Der Untersuchungsablauf sei nachfolgend kurz umrissen: Unmittelbar nach der Injektion (Abb. 1) wird die Aktivität am Injektionsort gemessen. Die nächste Messung erfolgt nach 60 Minuten am in dieser Zeit ruhig liegenden Patienten über dem Injektionsdepot, der Leistenregion (Abb. 2) und der Leber. Anschließend wird die passive Bewegung (Abb. 1b) über eine weitere Stunde durchgeführt und wiederum gemessen.

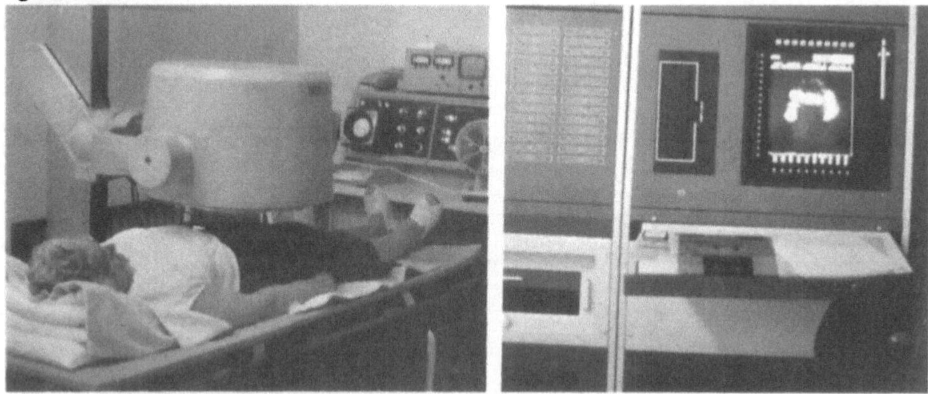

Abb. 3a. Korrespondierende Aufzeichnung mittels Gamma-Kamera nach Anger

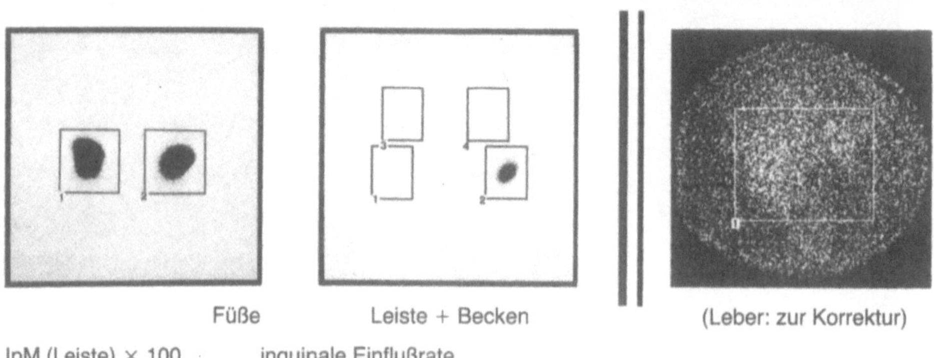

$$\frac{\text{IpM (Leiste)} \times 100}{\text{IpM (Fuß)}} = \text{inguinale Einflußrate in \% der injizierten Aktivität}$$

Abb. 3b. Quantitative Auswertung mittels interessierender Regionen (regions of interest = ROI)

420

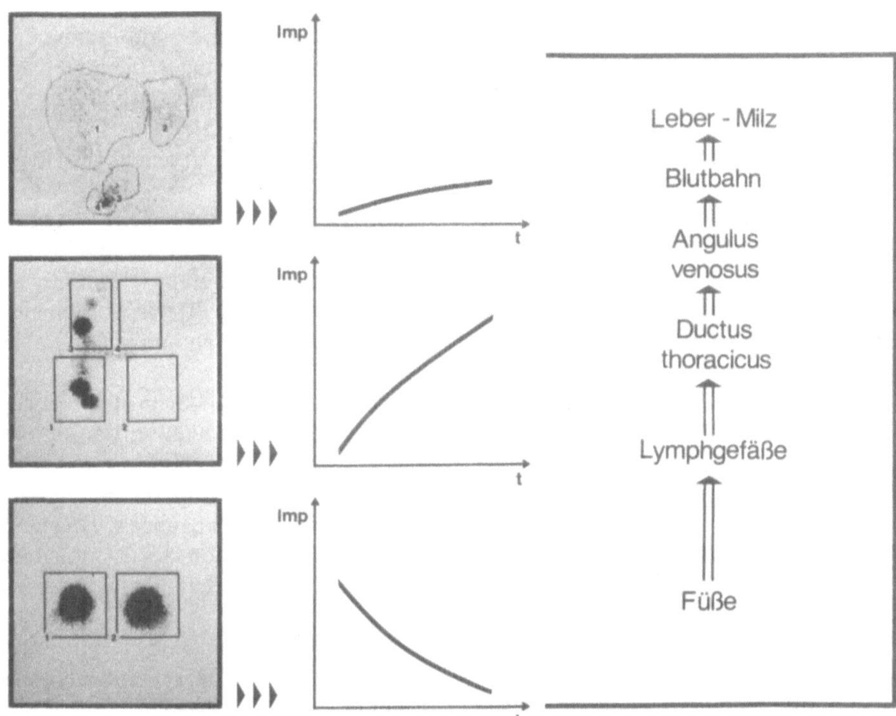

Abb. 4a. Isotopenlymphographie der unteren Extremitäten (lymphostatisches Ödem des linken Beines); unten: Injektionsdepots mit Zeitaktivitätskurve; Mitte: Leisten-Beckenregion mit Nuklideinspeicherung rechts und fehlender Nuklidaufnahme links; oben: abdominelle Lymphknoten, Leber-Milz-Speicherung

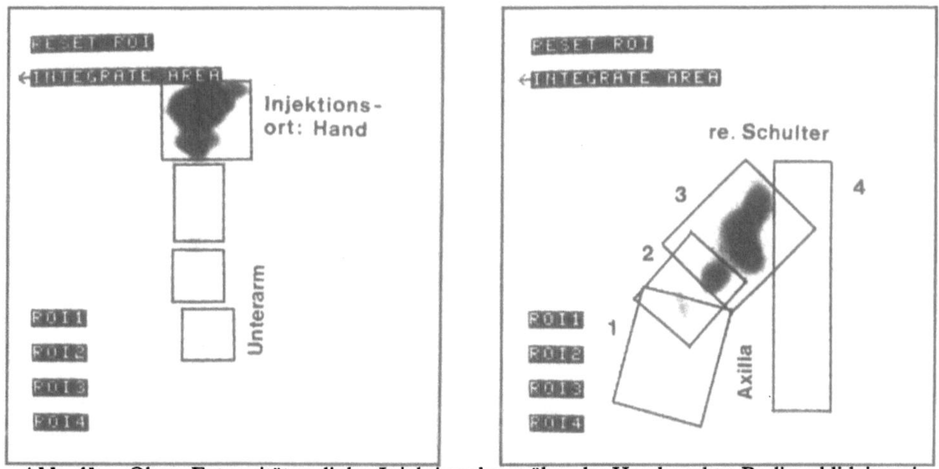

Abb. 4b. Obere Extremitäten: links: Injektionsdepot über der Hand; rechts: Radionuklideinspeicherung in die axillären und thorakalen Lymphknoten (Normbefund)

Die Messungen mit der Sonde werden ergänzt durch Kameraszintigramme, in denen die Nuklidverteilung am Injektionsort, die Einspeicherung in die inguinalen, pelvinen und paraaortalen Lymphknoten und die Aufnahme in das retikuloendotheliale System von Leber und Milz überprüft werden (Abb. 3a–b).

Der Weg der radioaktiv markierten Kolloidpartikel verläuft in einem geschlossenen Drei-Kompartiment-System (Abb. 4):

Injektionsort – (Lymphgefäße) – Lymphknoten – (Ductus thoracicus – Angulus venosus – Blutkreislauf) Leber. Hier werden die wenigen Partikel, die die Lymphknoten passieren konnten und in den Ductus thoracicus gelangten, vom RES, den Kupferschen Sternzellen, aufgenommen. Die so erhaltenen Meßwerte werden unter Berücksichtigung der physikalischen Halbwertszeit des ^{99m}Technetium in Prozent der injizierten Dosis berechnet.

In den Abb. 5–7 sind von uns ermittelte Werte für das Zinn-II-Schwefelkolloid an den oberen und unteren Extremitäten genannt, für das Nanocoll an den unteren Extremitäten.

Im Rahmen der Angiologie interessieren naturgemäß die Lymphödeme primärer und sekundärer Genese und die differentialdiagnostischen Erwägungen. Das heißt, die hier relevante Qualität ist in der Beurteilung der Funktion des Lymphgefäßsystems der Extremitäten zu suchen, weniger in der bildlichen Darstellung der Lymphknoten, der Lymphszintigraphie.

Bei primären Lymphödemen finden sich in der Regel symmetrische Funktionsminderungen, daß heißt nur geringe bis fehlende Nuklideinflüsse. Bei sekundär-lymphostatischen Ödemen handelt es sich in der Regel um mehr oder weniger asymmetrische, häufig einseitige Befunde, so zum Beispiel beim Postmastektomiearm (Abb. 8).

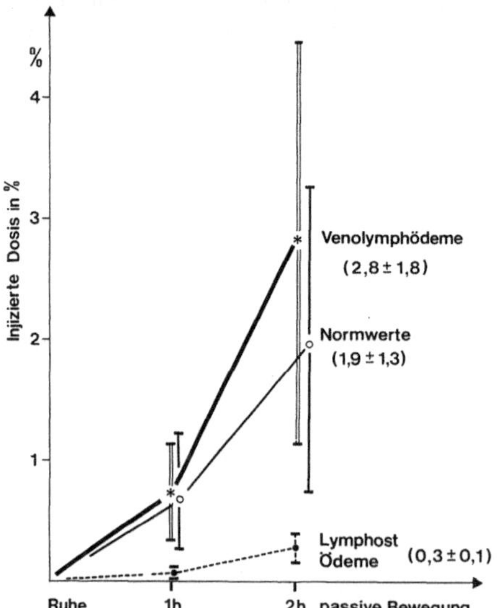

Abb. 5. Graphische Darstellung der ^{99m}Technetium-Zinn-II-Schwefelkolloid-Einflußraten in die Inguinalregion bei lymphostatischen Ödemen, Venolymphödemen und Probanden

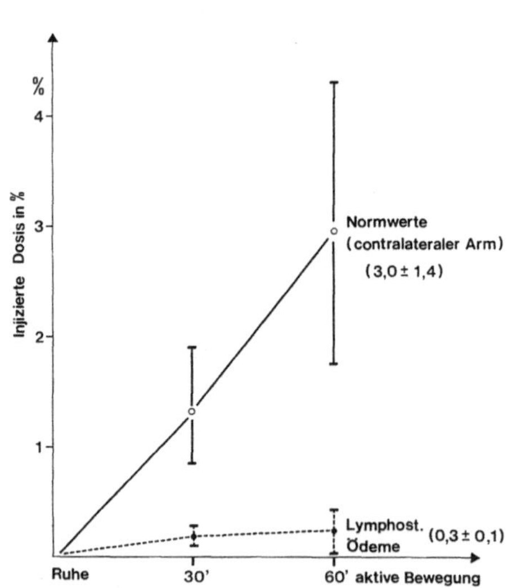

Abb. 6. ^{99m}Technetium-Zinn-II-Schwefelkolloid-Einflußraten bei Untersuchung der oberen Extremitäten (Achselregion)

422

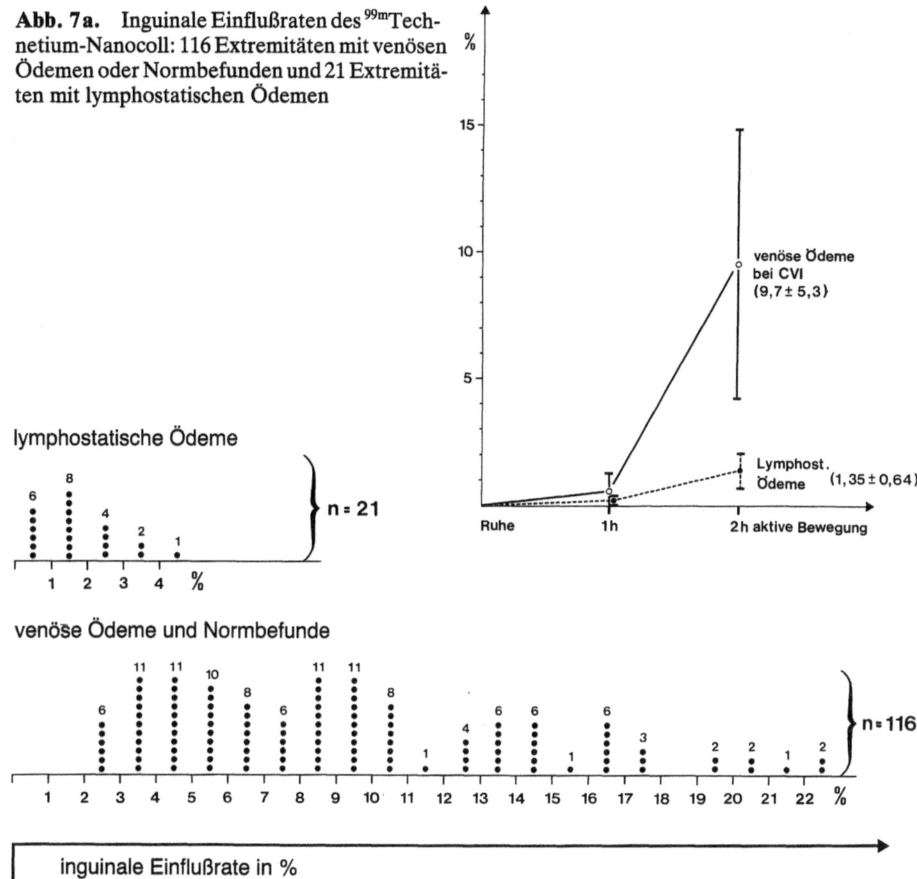

Abb. 7a. Inguinale Einflußraten des ^{99m}Technetium-Nanocoll: 116 Extremitäten mit venösen Ödemen oder Normbefunden und 21 Extremitäten mit lymphostatischen Ödemen

Abb. 7b. Verteilung nach Prozent der inguinalen Einflußraten: Der kritische Übergangsbereich liegt hier unter aktiver Bewegung um 3 Prozent, so daß hier zur weiteren Differenzierung und Ausschluß einer Mischform die passive, normierte Bewegung durchgeführt werden muß

An den unteren Extremitäten findet es sich ebenfalls bei Tumorerkrankungen, nach Traumen, vorangegangenen wiederholten Entzündungen und auch verschiedenen Operationen (s. Abb. 4). Die hier erhaltenen Meßwerte für lymphostatische Ödeme sind gegenüber Normwerten und anderen Ödemformen statistisch signifikant verschieden [8, 10, 11]. Ödeme nicht lymphostatischer Genese, seien sie venös oder kardial, zeigen normale, häufig hochnormale Meßwerte. Entweder handelt es sich dabei um einen Kompensationsmechanismus des Lymphgefäßsystems im Sinne einer echten Funktionssteigerung oder aber die ödematöse Quellung des Subkutangewebes am Injektionsort verbessert die Resorption der Partikel. Die fehlende Aktivitätsbelegung einzelner Lymphknoten oder ganzer Gruppen (= negativer Kontrast [14]) hingegen besagt nicht zwingend, daß diese Lymphknoten zum Beispiel durch Tumormetastasen destruiert sind, sondern lediglich, daß der Lymphtransport gestört ist [9]. Die Funktion ist beurteilbar, die Morphologie hingegen nicht oder allenfalls im Rahmen von Vorbefunden beziehungsweise Verlaufskontrollen.

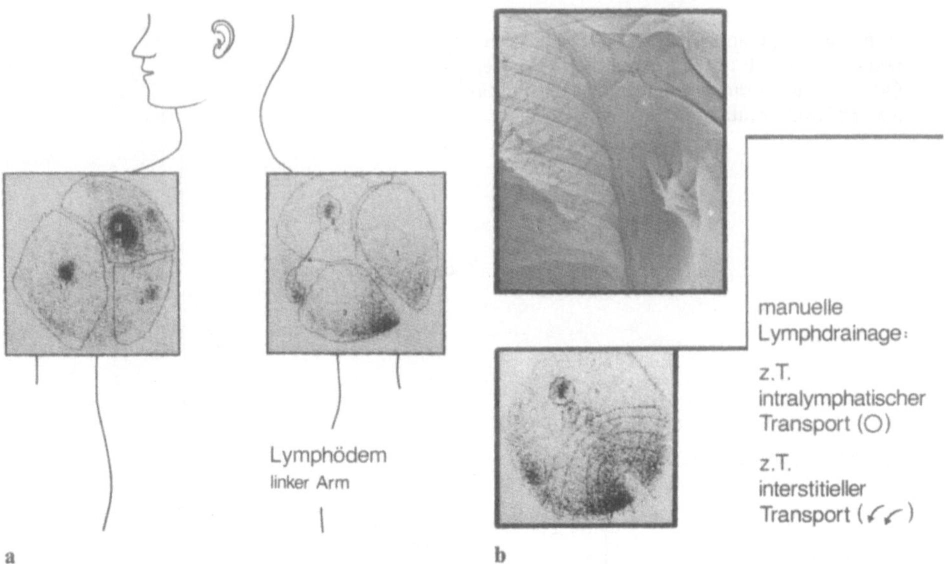

Abb. 8. **a** Lymphostatisches Ödem des linken Armes unter manueller Lymphdrainage: rechtsseitig normale Radionuklidaufnahme in die axillären und thorakalen Lymphknoten, linksseitig nur geringe Radionuklidaufnahme in die Lymphknoten, überwiegend interstitieller Radionuklidantransport im Oberarm und lateralen Thoraxbereich (**b**)

Literatur

1. Battezzati M, Domini I (1964) The use of radioisotopes in the study of the physiopathology of the lymphatic system. J cardiovasc Surg (Milano) 5: 691
2. Best HD (1968) Die Prüfung des Transports und der Speicherung von Radiogold im Lymphsystem. Inaugural Dissertation, Heidelberg
3. Hoppe HK Alexander (1972) Lymphokinetische Untersuchungen mit Au-^{198}-Mikropartikeln bei Arterio-, Phlebo- und Lymphangiopathien der unteren Extremität. Z Kreisl-Forsch 61: 280
4. Hultborn KA, Larsson L-G, Ragnhult J (1955) A study of the lymph drainage of the lower limb with the use of colloidal radiogold (Au^{198}). Acta radiol (Stockholm) 43: 139
5. Lofferer O, Mostbeck A (1968) Die Isotopenlymphographie bei Erkrankungen der Lymphknoten und bei Transportstörungen. Radiol Austr 18: 95
6. Mostbeck A, Lofferer O (1969) Untersuchungen zur Pathologie und Physiologie des Lymphsystems der unteren Extremität. Rad biol ther 10: 39
7. Sage HH, Sinha BK, Kizilay D, Toulon R (1964) Radioacitive colloidal gold measurements of lymph flow and functional patterns of lymphatics and lymph nodes in the extremities. J nucl med 5: 626
8. Tiedjen KU (1983) Isotopenlymphographische Untersuchung (^{99m}Technetium-Zinn-II-Schwefelkolloid) oberer Extremitäten bei Zustand nach Mammaamputation und Bestrahlung. Phlebol u Proctol 12: 196–199
9. Tiedjen KU (1983) Isotopendiagnostik bei Gliedmaßenschwellungen Karzinomkranker. Therapiewoche 33: 3553–3558
10. Tiedjen KU (1983) Isotopenlymphographie mit ^{99m}technetiummarkiertem Zinn-II-Schwefelkolloid bei lymphostatischen und venolymphatischen Ödemen der unteren Extremitäten. Phlebol u Proctol 12: 110–115

424

11. Tiedjen KU, Scheidgen E, Wulff H (1977) Isotopenlymphographische ([198]Au colloidale) Untersuchung des Funktionszustandes des lymphatischen Systems der unteren Extremitäten bei Phlebopathien im Vergleich zu einem Normalkollektiv und lymphostatischen Ödemen unter standardisierter passiver Bewegung. Phlebol u Proctol 6: 170–206
12. zum Winkel K (1972) Lymphologie mit Radionukliden. Hoffmann, Berlin
13. zum Winkel K (1965) Funktionsuntersuchungen des Lymphsystems mit radioaktiven Substanzen In: Fellinger-Höfer (Hrsg) Radioaktive Isotope in Klinik und Forschung, Bd 6: 424–427 Urban u. Schwarzenberg
14. zum Winkel K, Emde H (1978) Lymphsystem In: Diethelm L (Hrsg) Nuklearmedizin, Teil II, Handbuch der medizinischen Radiologie. Springer, Berlin Heidelberg New York

Quantitative Isotopenlymphographie

A. Mostbeck, H. Partsch, P. Kahn

Zusammenfassung

Im Rahmen einer Isotopenlymphographie ist es durch die Kombination einer Transmissions- mit einer Emissionsszintigraphie erstmals möglich, absolut quantitative Speicherraten (unabhängig von der Meßgeometrie) über den regionalen Lymphknoten zu erhalten. Der Tracer (1 mCi ^{99m}Tc-markiertes Mikrokolloid) wird zur Beurteilung des präfaszialen Lymphtransportes subkutan, für eine Bewertung des subfaszialen Lymphtransports intramuskulär appliziert, worauf der Patient 15 Minuten bei 3,2 km/h auf einem Laufbandergometer geht.

Die Speicherraten in Dosisprozent über den regionalen Lymphknoten betragen nach subkutaner Injektion bei Gesunden 14,3 ± 4,2 D %, bei Lymphödempatienten 2,0 ± 2,5 D % (jeweils 25 Probanden, p < 0,001).

Die Verschwinderate über dem injizierten Depot korreliert nur sehr locker mit der Speicherung in den Lymphknoten und ergibt keine diagnostische Trennung.

Die intrakutane und intramuskuläre Injektion liefert interessante Ergebnisse, die vorwiegend von theoretischem Interesse sind. Die neue Möglichkeit einer quantitativen Beurteilung von prä- und subfaszialem Lymphtransport ist nicht nur für die Routinediagnostik des Lymphödems wertvoll, sondern verspricht für die Zukunft auch neue Erkenntnisse über pathophysiologische und therapeutische Fragestellungen.

Schlüsselwörter

Lymphtransport, Lymphödem, chronische venöse Insuffizienz, Isotopenlymphographie, Transmissions-Emissionsszintigraphie

Summary

Using a combined transmission-emission-scintigraphy it is possible for the first time by isotopic lymphography to get absolutely quantitative storage rates over the regional lymph nodes independent from measuring geometry.

The tracer (1 mCi ^{99m}Tc labelled microcolloid) is injected subcutaneously or into the calf muscle for the assessment of pre- or subfascial lymph-transport. Then the patient has to walk for 15 minutes on a tread mill (3,2 km/h). After subcutaneous injection the storage rates over the regional lymph nodes are 14,3 ± 4,2 D % in healthy persons, and 2,0 ± 2,5 D % in patients with lymphoedema (25 probands, p < 0,001). The clearance rate of the depot is not able to distinguish normals from lymphoedema.

Intracutaneous and intramuscular injections reveal interesting results mainly of theoretical interest.

The new possibility of a quantitative assessment of the pre- and subfascial lymph-transport is not only valuable for the routine diagnosis of lymphoedema but promises also new insights into pathophysiological and therapeutical questions for the future.

Das Prinzip der Isotopenlymphographie beruht darauf, daß radioaktiv markierte lymphpflichtige Substanzen wie Kolloide oder Makromoleküle nach Einbringung in das Gewebe zum Teil von Makrophagen phogozytiert, lymphogen abtransportiert

Dermatologie und Nuklearmedizin
Hrsg. Holzmann, Altmeyer, Hör, Hahn
© Springer-Verlag Berlin · Heidelberg 1985

und im Retikulum der regionalen Lymphknoten gespeichert werden. Dieses Verfahren wurde ursprünglich zum Nachweis von primären und sekundären Lymphknotenerkrankungen herangezogen. Wir verwenden die Isotopenlymphographie seit 20 Jahren vorwiegend zum Nachweis von Lymphtransportstörungen.

Nach intrakutaner bzw. subkutaner Injektion (Fußrücken) kann der präfasziale, nach intramuskulärer Injektion (Wade) der subfasziale Lymphtransport untersucht werden. Wegen der unterschiedlichen Meßgeometrie (– verschiedene Tiefe der Lymphknoten –) war bisher eine quantitative Auswertung nicht möglich. Die Ergebnisse von Sondermessungen der inguinalen Lymphknoten können nur als semiquantitativ bezeichnet werden [1, 5].

Bei Beurteilung eines Lymphknotenszintigramms ohne quantitative Auswertung lassen sich nur einseitige Lymphtransportstörungen aufgrund der Asymmetrie leicht erkennen. Für die Erfassung symmetrischer Störungen sowie auch von physikalischen und pharmakologischen Interventionen ist eine quantitative Messung unerläßlich.

Im Folgenden sollen kurz das Prinzip einer neu entwickelten quantitativen Lymphographie sowie einige Ergebnisse dargestellt werden.

Methodik

Das Prinzip basiert auf der Kombination einer Transmissions- und einer Emissionsszintigraphie (Abb. 1).

Bei der Transmissionsszintigraphie wird der Patient mit einer ^{157}Co-Flächenquelle durchstrahlt, wodurch die regionalen Absorptionsverhältnisse berechenbar werden. Anschließend erfolgt eine subkutane (sc), intrakutane (ic) oder intramuskuläre (im) Injektion von je 1 mCi ^{99m}Tc-markiertem Mikrokolloid (Nanocoll). Der Patient geht

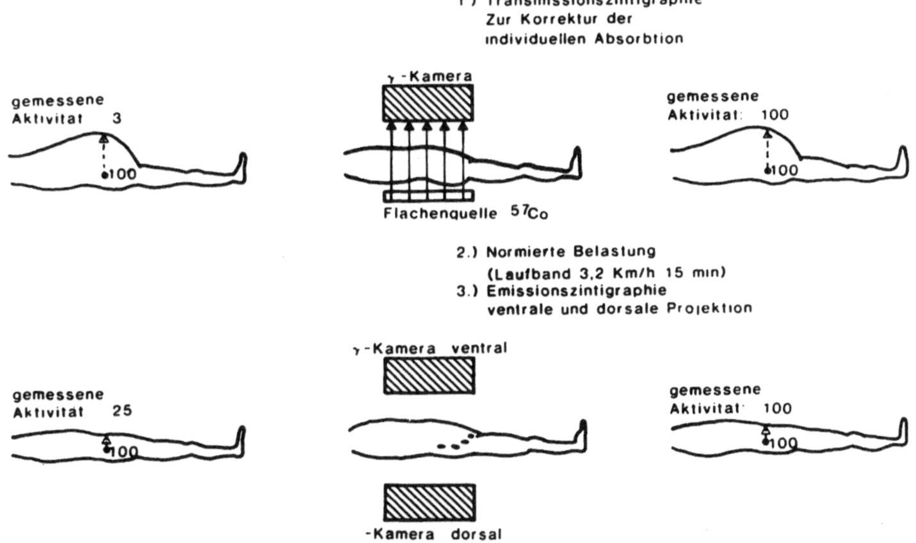

Abb. 1. Grundlagen der quantitativen Isotopenlymphographie

15 Minuten auf einem horizontalen Laufbandergometer mit einer Geschwindigkeit von 3,2 km/h.

Anschließend erfolgt die Emissionsszintigraphie mit einer ventralen und dorsalen Aufnahme. Über ein Computerprogramm kann aus dem geometrischen Mittel dieser beiden Aufnahmen und der Korrekturmatrix der Transmissionsszintigraphie die Lymphknotenspeicherung in Dosisprozent berechnet werden [2].

Die injizierte Dosis wurde bei sc und ic-Applikation über dem Depot gemessen, bei im-Applikation durch Messen der vollen und leeren Spritze bestimmt. Über den Depots wurde auch die Resorptionsgeschwindigkeit (effektive Halbwertszeit oder prozentuelle Resorption) gemessen.

Phantommessungen an einem wassergefüllten Beckenphantom ergaben ein Recovery von 98,3%, der Variationskoeffizient bei Mehrfachmessungen betrug weniger als 1%.

Ergebnisse

1. Normalwerte

Die Tabelle 1 zeigt die Speicherraten in den Leistenlymphknoten bei insgesamt 25 gesunden Kontrollpersonen.

Wegen der großen Streubreite nach intrakutaner Injektion ist für die Routineuntersuchung des präfaszialen Lymphtransportes die subkutane Technik vorzuziehen.

Nach intramuskulärer Injektion (subfaszialer Lymphtransport) ist die Speicherung um eine Zehnerpotenz niedriger als bei praefaszialer Untersuchung.

2. Lymphödem

Nach subkutaner Injektion fand sich bei 25 Patienten mit verschiedenen Lymphödemformen eine im Vergleich zur Kontrollgruppe statistisch hochsignifikant (p < 0,001) geringere Speicherrate von 2,0 ± 2,5 D %.

Überraschenderweise zeigen dagegen die Speicherraten nach intrakutaner Injektion keinen signifikanten Unterschied gegenüber den Kontrollpersonen (11,5 ± 9,7 D %) (Tabelle 2).

Bei detaillierter Analyse dieser überraschenden Diskrepanz zwischen subkutaner und intrakutaner Injektion zeigt sich, daß die Speicherrate nach i.c. Injektion bei schweren, bis proximal an die Extremitätenwurzel reichenden Lymphödemen ebenso wie jene nach s.c. Untersuchung extrem erniedrigt ist. Bei den milden, distalen

Tabelle 1. Speicherrate (D %) in den Leistenlymphknoten bei gesunden Kontrollpersonen. (n = 25)

Subkutane Injektion	Intrakutane Injektion	Intramuskuläre Injektion
14,3 ± 4,2	17,4 ± 11,8	1,1 ± 0,3

2s-Bereich: 5,9–22,7

Tabelle 2. Speicherraten (D %) beim Lymphödem (n = 25)

	Subkutane Injektion	Intrakutane Injektion
	2,0 ± 2,5	11,5 ± 9,7
Vergleich zur Kontrollgruppe	p < 0,001	n.s.

Lymphödemen finden wir dagegen Speicherwerte nach i.c. Injektion, die sich im Durchschnitt nicht von den normalen Kontrollen unterscheiden (Abb. 2).

Nach intrakutaner Injektion zeigen sich bei sekundären Lymphödemen infolge metastatischen Lymphknotenbefalls in der Regel fast normale Speicherwerte.

Bei einseitigen primären Lymphödemen sind die Speicherwerte nach s.c. Injektion auch auf der „gesunden" Seite signifikant niedriger als bei der Kontrollgruppe.

Die Verschwinderaten aus dem Depot sind bei den Patienten mit Lymphödemen weder nach subkutaner noch nach intrakutaner Injektion statistisch signifikant different von den Werten bei Gesunden und korrelieren auch nicht mit der Speicherung in den Lymphknoten (Abb. 3). Für die praktische Diagnostik wird deshalb nur die Speicherung in den Lymphknoten berücksichtigt [3].

3. Chronische Veneninsuffizienz und postthrombotisches Syndrom

Die Tab. 3 zeigt die Speicherwerte nach s.c. Injektion in den Bereich einer Lipodermatosklerose (chronische Veneninsuffizienz, Stad. II).

Beim postthrombotischen Syndrom (n = 15) mit seiner praktisch obligaten Störung des subfaszialen Lymphtransports ist die Speicherrate nach *intramuskulärer* Injektion extrem herabgesetzt (0,2 ± 0,16). Der Unterschied zu gesunden Kontrollen (1,1 ± 0,3) ist statistisch signifikant (p < 0.02).

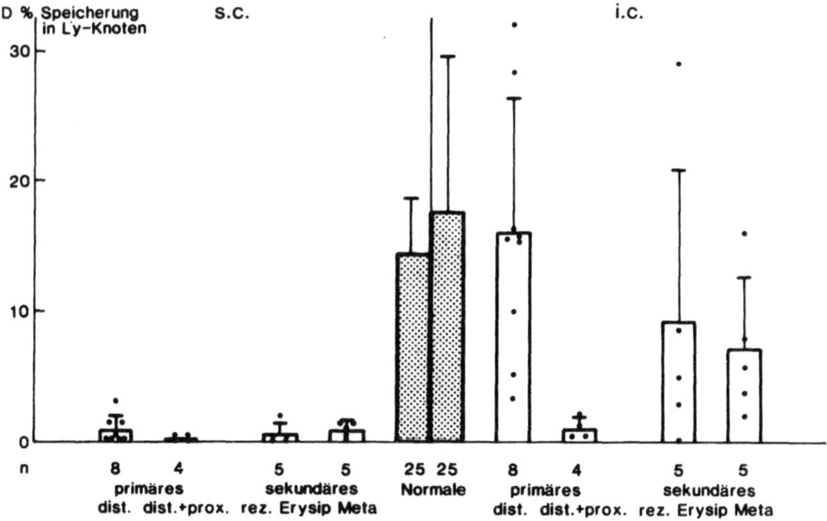

Abb. 2. Lymphknotenspeicherung nach s.c. und i.c. Injektion

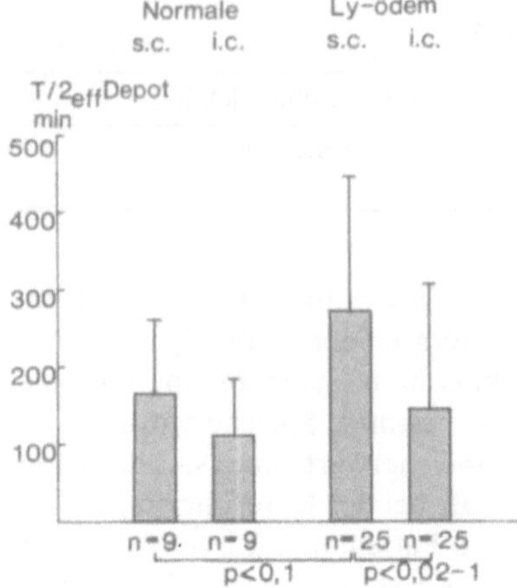

Abb. 3. Der Abtransport aus dem Depot zeigt keine statistisch signifikante Differenz zwischen Normalen und Patienten mit Lymphödemen

Tabelle 3. Speicherrate (D %) in den Leistenlymphknoten nach Injektion in den Bereich einer Lipodermatosklerose im Vergleich zur gesunden Haut am kontralateralen Bein bei einseitiger CVI II (n = 10)

CVI II	gesunde Seite
$12,7 \pm 7,0$	$7,1 \pm 4,4$
$p < 0,05$	

Diskussion

Die Diagnose eines Lymphödems allein nach klinischen Kriterien ist – besonders bei milden Formen – oft schwierig und unbefriedigend. Eine Röntgenlymphographie nur zu Diagnosezwecken ist heute abzulehnen. Deshalb sind hier nicht-invasive Untersuchungsmethoden wesentliche Entscheidungshilfen. In diese Gruppe von nützlichen Untersuchungsmethoden gehört die Isotopenlymphographie seit vielen Jahren, seit kurzem auch die indirekte Lymphographie mit neu entwickelten Röntgenkontrastmitteln [4]. Wie die vorgestellten Ergebnisse zeigen, stellt die neue Quantitierungsmöglichkeit bei der Beurteilung des Lymphtransports offensichtlich einen deutlichen Fortschritt dar. Nach subkutaner Injektion von Nanocoll ist die Speicherrate in den Leistenlymphknoten bei Lymphödempatienten um ca. eine Zehnerpotenz niedriger als bei Normalen.

Die intrakutane Injektion zeigt demgegenüber keine so deutliche Trennung zwischen Lymphödem und Gesunden, weshalb für die Routine die subkutane Anwendung empfohlen wird. Die überraschend hohen Speicherraten nach intrakutaner Injektion bei milden Lymphödemformen kann möglicherweise mit der Vermehrung der initialen Lymphgefäßnetze in der Haut bei derartigen Patienten erklärt werden [4]. Es ist denkbar, daß der Tracer über diese zum Teil wie Kollateralen wirkenden Netze die distalen hypoplastischen Anteile der großen Kollektoren überbrückt und damit in einem fast normalen Ausmaß in die regionären Lymphknoten gelangt. Sind

430

jedoch auch die proximalen Lymphgefäßabschnitte involviert, wie dies bei den massiven Lymphödemen des ganzen Beins der Fall ist, werden auch nach i.c. Injektion erniedrigte Speicherraten gefunden.

Bei den durch Metastasenbefall der Lymphknoten bedingten Lymphödemen weisen die hohen Speicherraten nach i.c.-Injektion darauf hin, daß genügend speicherfähiges Lymphknotenretikulum erhalten ist. Die niedrigen Werte nach s.c.-Injektion können demnach nicht durch einen Ausfall von Lymphknotenparenchym erklärt werden, sondern durch eine Störung des Lymphtransportes. Dieser Befund bestärkt unsere Auffassung, daß die Isotopenlymphographie sich weit mehr für die Beurteilung von Lymphdrainage und Lymphkinetik eignet, als für die Darstellung von Lymphknoten zwecks Beurteilung von eventuellen Speicherdefekten im Rahmen eines Malignoms.

Die Befunde bei der chronischen venösen Insuffizienz und beim postthrombotischen Syndrom sind vorwiegend von pathophysiologischem, kaum von praktisch-diagnostischem Interesse. Aus der Tabelle 3 geht hervor, daß der präfasziale Lymphtransport aus dermatosklerotischer Haut im Rahmen einer chronischen venösen Insuffizienz im Durchschnitt signifikant höher ist als aus gesunder Unterschenkelhaut.

Durch die neue quantitative Isotopenphlebographie ist es möglich, auch Therapieeffekte zu objektivieren. Neben der praktisch-diagnostischen Bedeutung ist von dieser Methode deshalb eine Ausweitung unserer gegenwärtigen Kenntnisse über verschiedene pathophysiologische Fragestellungen zu erwarten.

Literatur

1. Lofferer O, Mostbeck A, Partsch H (1972) Nuklearmedizinische Diagnostik von Lymphtransportstörungen der unteren Extremitäten. VASA 1: 94–102
2. Mostbeck A, Lofferer O, Kahn P, Partsch H, Köhn H, Bialonczyk Chr, König B (1984) Quantitative Lymphographie. In: Höfer R (Hrsg) Radioaktive Isotope in Klinik und Forschung. Egermann H, Wien (in Druck)
3. Mostbeck A, Kahn P, Partsch H (1984) Quantitative Lymphographie beim Lymphödem. In: Bollinger A, Partsch H (Hrsg) Initiale Lymphgefäße. Thieme, Stuttgart (in Druck)
4. Partsch H, Urbanek A, Wenzel-Hora B (1984) The dermal lymphatics in lymphoedema visualized by indirect lymphography. Br J Derm 110: 431–438
5. Willvonseder R, Höfer R (1974) Estimation of lymph-flow in the lower extremities. Proc First Congress Nucl Med, Tokyo

Isotopenlymphographische Befunde beim Lipödem

K.-U. Tiedjen, U. Schultz-Ehrenburg

Zusammenfassung

Die Diagnose eines Lipödems der unteren Extremitäten erfolgt allein aufgrund des klinischen Befundes. Eine exakte Differenzierung ist notwendig, da jede therapeutische Überlegung von der Pathophysiologie des Krankheitsbildes abhängig ist. Sowohl bei dem Lipödem (Allen und Hines) als auch bei der Erythrocyanosis crurum puellarum (Klingmüller) ist die Frage nach dem Zustand der Lymphgefäßsysteme gerechtfertigt. Mit Hilfe der Isotopenlymphographie läßt sich die Lymphkapazität der unteren Extremitäten problemlos überprüfen.

Aufgrund der dargelegten Befunde liegt bei den beiden genannten Syndromen primär eine Lymphtransportstörung nicht vor. Demnach handelt es sich hier auch nicht um Lymphödeme. Das relativ häufige Auftreten einseitiger Lymphostasen mit deutlichen klinischen Differenzen der beiden Extremitäten spricht jedoch dafür, daß sich dem Lipödem nicht selten ein sekundär-lymphostatisches Ödem auflagert, möglicherweise das Lipödem Risikofaktor bezüglich eines sekundär-lymphostatischen Ödemes ist.

Schlüsselwörter

Lipödem, Isotopenlymphographie, Lymphödem, Differentialdiagnose

Summary

Lipedema of the lower extremities are diagnosed on the basis of clinical findings. An exact differentiation is necessary since therapeutical considerations are depending on the pathophysiology of the diseases. In lipedema (Allen and Hines) as well as in erythrocyanosis cruris puellarum (Klingmüller) an examination of the state of the lymphatic vessels is justified. Using isotope lymphography the lymphatic capacity of the lower extremities can be assessed without problem. As demonstrated a disturbance of lymphatic transport is not regularly present in these two syndroms. Therefore we can not consider them as lymphedema. The frequent appearance of unilateral lymphostasis with definite clinical differences of both extremities indicate on the other hand that lipedema is not seldom superimposed by the lymphedema.

Zur Isotopenlymphographie werden uns nicht selten Patienten vorgestellt, deren klinischer Status einem sogenannten Lipödem entsprechen kann. Hierbei kann es nicht die Aufgabe des nuklearmedizinisch oder röntgenologisch tätigen Diagnostikers sein, den Begriff Lipödem als eigenständiges Krankheitsbild zu bestätigen oder auszuschließen, sondern lediglich einen Formenkreis von Erkrankungen der unteren Extremitäten gegenüber dem echten Lymphödem abzugrenzen. Als Lipödem möchten wir hier die von Allen und Hines [1] beschriebene Fettgewebsvermehrung der unteren Extremitäten bezeichnet sehen. Daneben steht die Erythrocyanosis crurum puellarum im Sinne des Kieler Beines (Klingmüller [2]).

Auch der sogenannte Typus rusticanus (Moncorps [4]) ist hier einzuordnen. Wäre die klinische Abgrenzung eines lymphostatischen Ödemes der unteren Extremitäten gegenüber einer Erythrocyanosis crurum oder einem Lipödem problemfrei [3, 5, 6], würde sich jede weitere Diagnostik erübrigen. Insofern ergibt sich hier eine spezielle Indikation zur Isotopenlymphographie.

Mit einem relativ neuen Radiopharmakon, aus menschlichem Serumalbumin präparierten Partikeln (^{99m}Tc-Nanocoll) untersuchten wir unter anderem zwölf Patienten, auf die die oben genannten Kriterien eines Lipödems oder einer Erythrocyanosis crurum im Sinne des Kieler Beines zutrafen. Auch hier erfolgten die Messungen unmittelbar nach Injektion von je ca. 1 m Ci [99m]Technetium-Nanocoll in die Schwimmhäute der Vorfüße, nach einer Stunde Ruhe und einer weiteren Stunde aktiver Bewegung [6]. Die erhaltenen Meßwerte (Zwei-Stunden-Wert) sind in der Abb. 1 dargestellt. Insgesamt fünf Extremitäten von zwölf Patienten zeigen mit Meßwerten von unter 3 Prozent der injizierten Dosis eine Lymphostase, aber immer asymmetrisch-einseitig.

Sieben der Patienten hatten völlig normale Einflußraten wie zum Beispiel die Patientin in Abb. 2, einer Adipositas mit den Kriterien des Lipödems unter anderem auch an den Armen. Die einseitig lymphostatischen Befunde ließen sich letztlich auch im Farbstofftest mit Patentblau anhand des „dermal backflow" bestätigen.

Ausnahmslos ließen sich auch anamnestische Hinweise auf eine sekundäre Lymphostase finden:

Dreimal vorangegangene gynäkologische Tumoroperationen – eine mit Rediziv –, einmal eine Jahre zurückliegende Leistenlymphknotenentfernung („Lymphdrüsentuberkulose") (Abb. 3) und einmal rezidivierende Erysipele (Abb. 4). Unseres Erachtens ist hier die Überprüfung mittels Röntgenlymphographie wie bei allen lymphostatischen Ödemen – unmittelbare Tumordiagnostik ausgenommen – nicht angezeigt. So beschränken wir uns als Gegenprobe auf den Farbstofftest (Abb. 3).

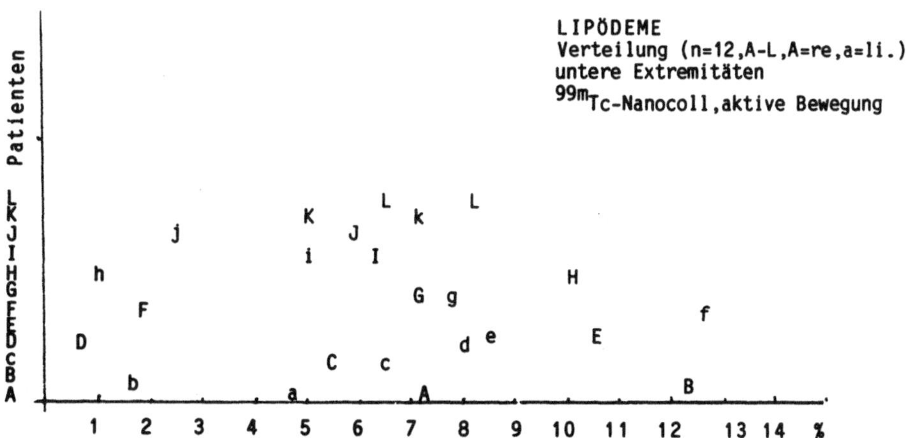

Abb. 1. Graphische Darstellung von 12 Patienten mit 24 Extremitäten: Patienten a) bis L), großer Buchstabe rechts, kleiner Buchstabe links. Verteilung der inguinalen Einflußraten nach Prozent der injizierten Dosis: 5 Extremitäten unterhalb von 3%, damit im lymphostatischen Bereich gelegen, regellose Verteilung der übrigen Extremitäten zwischen 4 und 13% im Normbereich

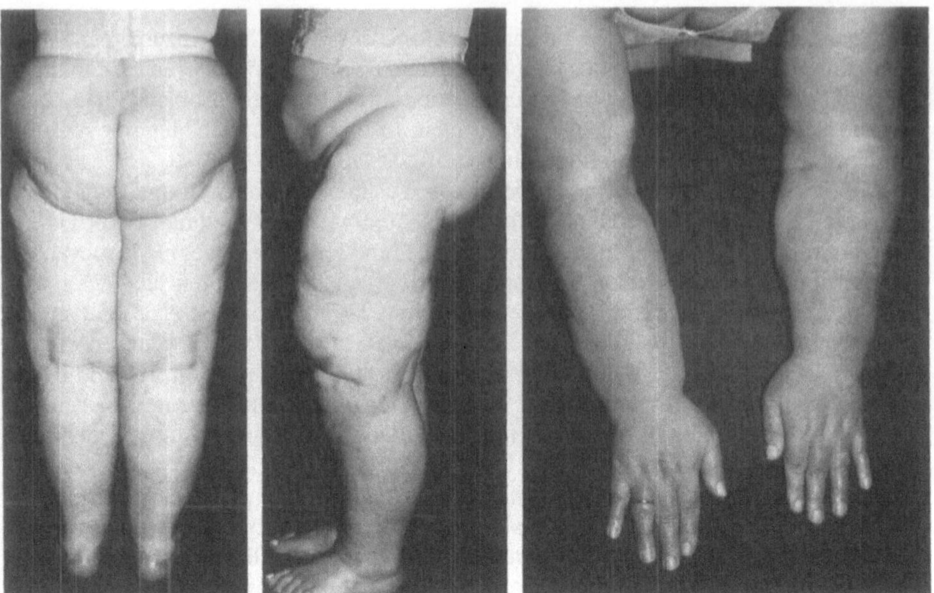

Abb. 2a–c. Ausgeprägtes Lipödem der Glutealregion, der unteren Extremitäten wie auch der Arme bei einer 62jährigen Frau. **a** klinischer Befund

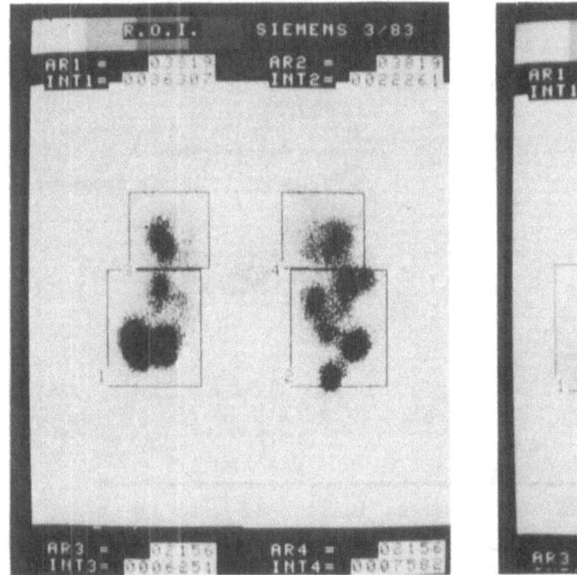

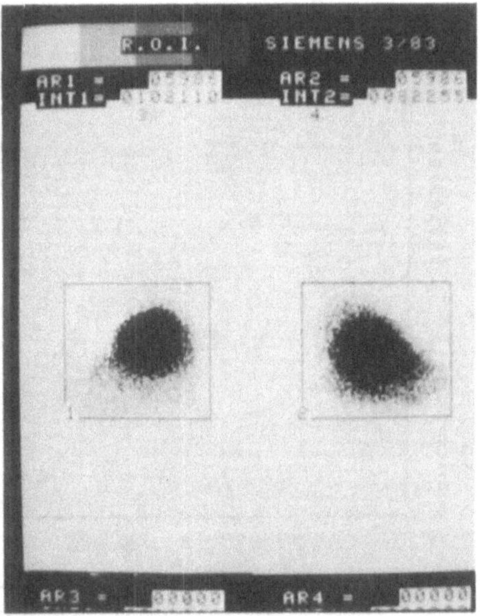

Abb. 2c. Isotopenlymphographie: regelrechte Nuklidaufnahme in die inguinalen und parailiakalen Lymphknoten

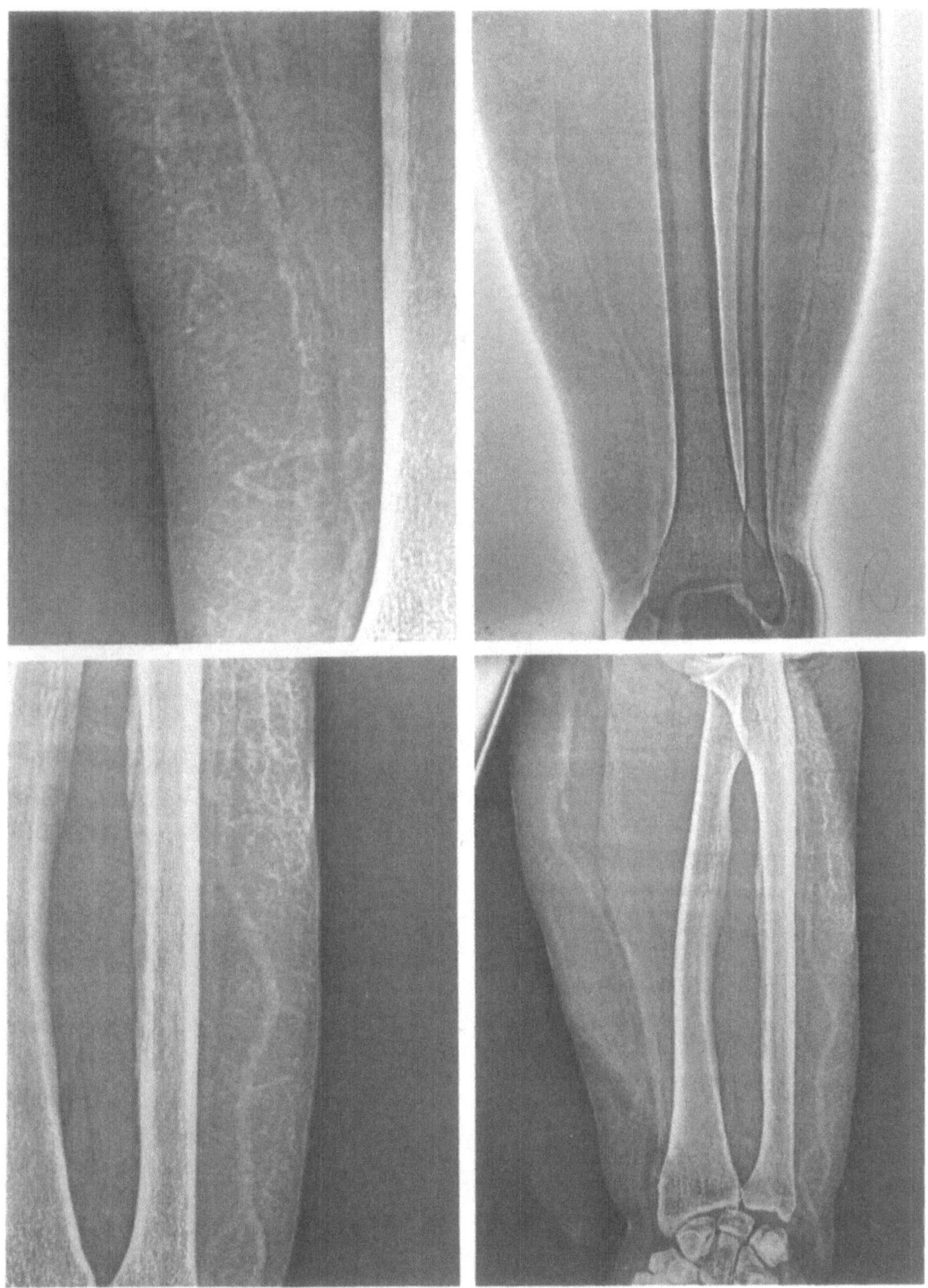

Abb. 2b. xeroradiographische Darstellung der Tela subcutanea

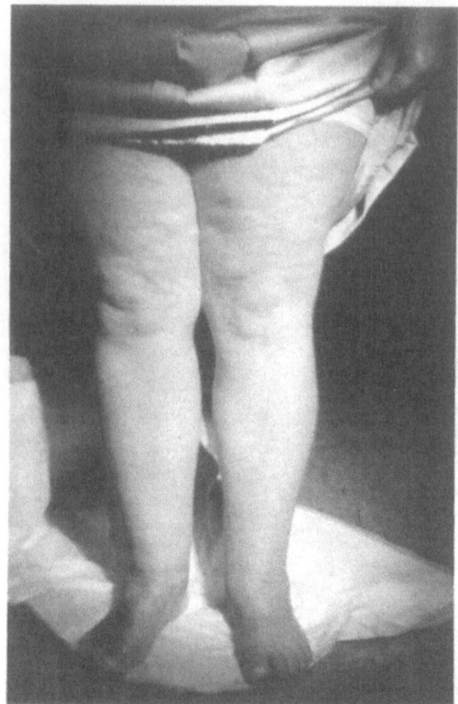 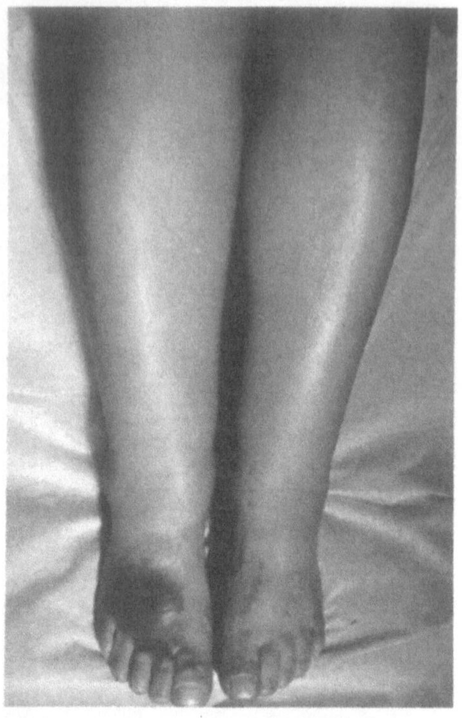

Abb. 3a. Klinischer Befund

Abb. 3. Lipödem mit Lymphödem rechts

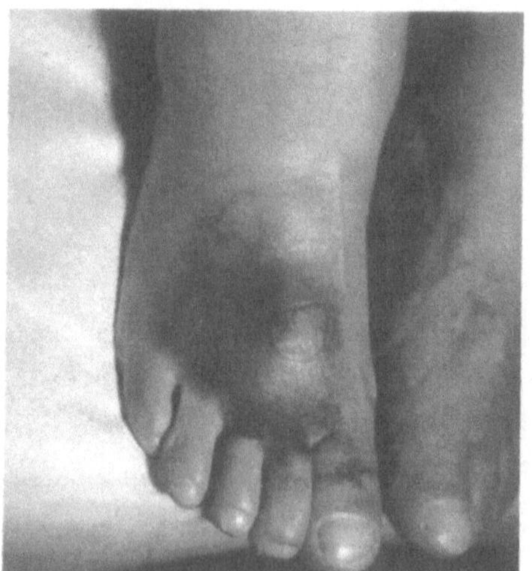 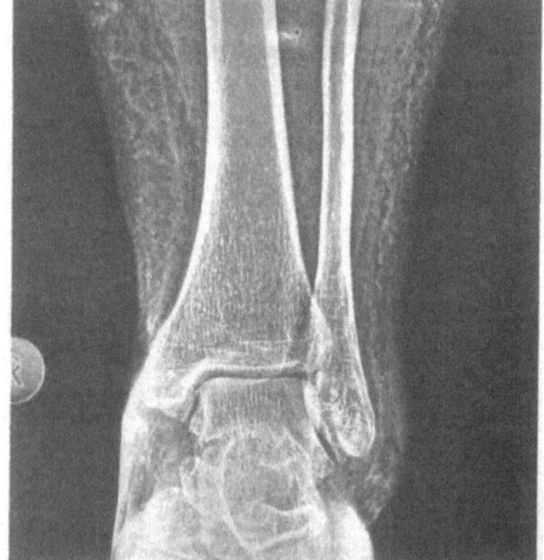

Abb. 3b. Farbstofftest: lediglich Anfärbung eines bizarr nach außen verlaufenden Lymphgefäßes / Xeroradiographie

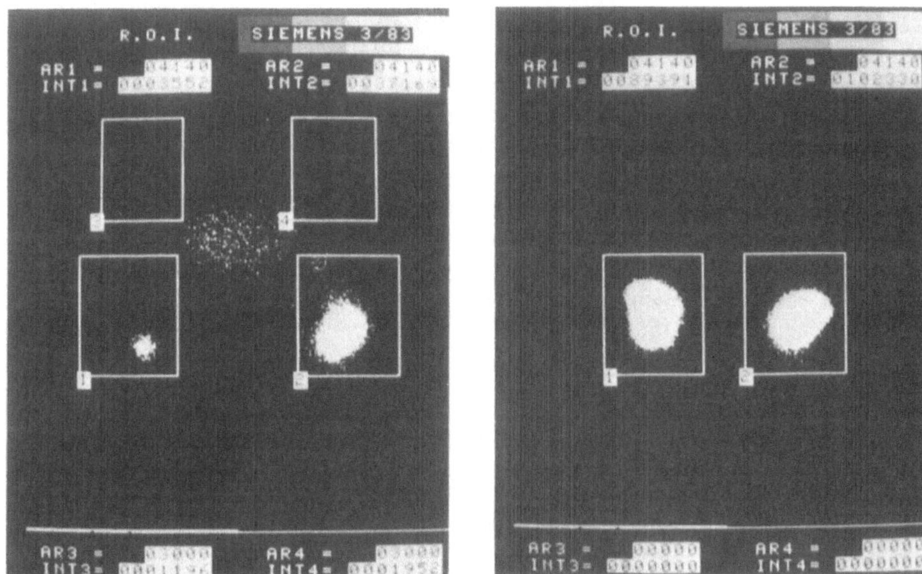

Abb. 3c.   Isotopenlymphographie: fast fehlende Nuklidaufnahme in die inguinalen Lymphknoten rechts bei regelrechter Darstellung links

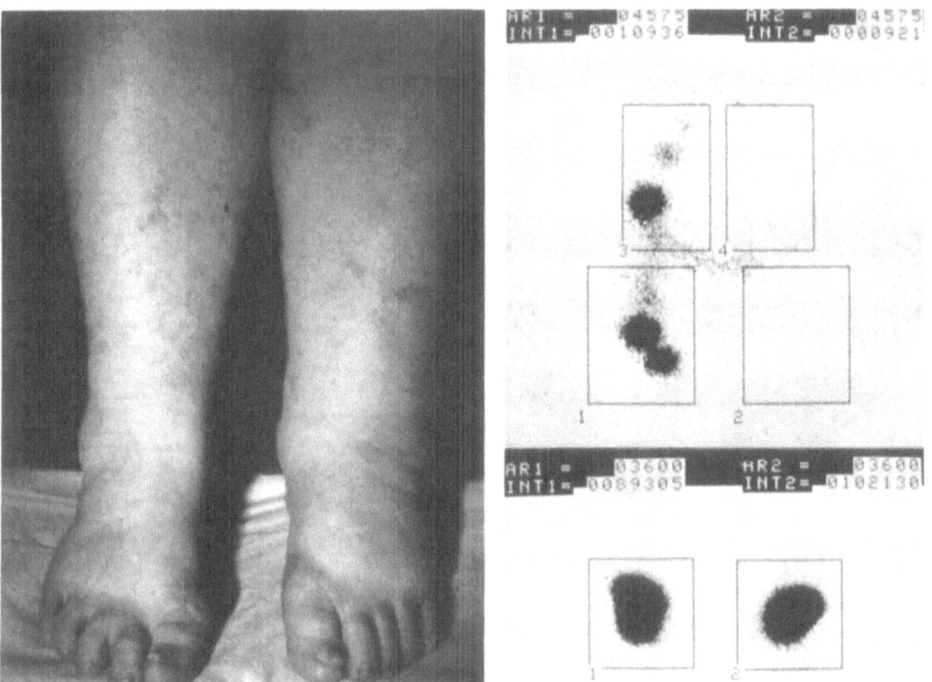

Abb. 4.   Lipödem mit Lymphödem links, zusätzlich Zeichen einer venösen Insuffizienz (Lipödem mit Lymphödem (und Venolymphödem?))

Unseres Erachtens sind die hier vorliegenden Befunde dahingehend zu interpretieren, daß diese Lipödeme nicht zu den lymphostatischen Ödemen zu rechnen sind.
Hingegen finden sich bei Lipödemen doch häufiger zusätzliche Lymphostasen sekundärer Genese, so daß von einer Kombination Lipödem mit Lymphödem gesprochen
werden muß, wie es sicher auch Lipödeme mit venösen Ödemen gibt: Lympholip-
ödeme und Venolipödeme.

Möglicherweise kann das Lipödem somit auch ein sekundäres Lymphödem begün-
stigen. Einmal führt die Volumenzunahme auch zu einer Zunahme der interstitiellen
Flüssigkeit und somit zu einem relativen Lymphödem. Hinzu kommt die Bewegungs-
armut der adipösen Patienten mit ihrem negativen Effekt, wahrscheinlich auch
orthostatische Faktoren [5, 6].

Literatur

1. Allen EV, Hines jr EA (1940) Lipedema of the Legs; A Syndrome Charakterized by Tat Legs and
   orthostatic edema. Proc staft meet Mayo-clin, 15: 184
2. Klingmüller V (1927) Perniosis or erythrocyanosis. Arch Derm (Chic) 22: 615–619
3. Klüken N (1967) Contribution à l'étude de troubles de la circulation peripherique de états
   acrocyanotiques et la livedo. Phlebologie 347–352
4. Moncorps C, Brinkhaus G, Herfeld F (1940) Experimentelle Untersuchungen zur Frage akro-
   zyanotischer Zustandsbilder. Arch Derm Syph 180: 209–215
5. Schmitz R (1980) Das Lipödem. Gynäkologe, 13: 102–105
6. Schmitz R (1980) Lipödem – das gesunde Bein der dicken Frau. Phlebol u Proctol 9: 81–85
7. Tiedjen KU Isotopenlymphographie in Dermatologie und Nuklearmedizin – 1. Frankfurter
   Gespräch; 28. 9.–30. 9. 84 - (Tagungsbericht)

Klinisch-dermatologische Bewertung nuklearmedizinischer Verfahren

P. Altmeyer, H. Holzmann

Nuklearmedizinische Verfahren haben bisher nur zögernd Zugang in die dermatologische Diagnostik gefunden. Dies basiert u. E. vor allem auf mangelnder Kenntnis der Dermatologen hinsichtlich Wertigkeit und Einsatzmöglichkeiten der nuklearmedizinischen Methoden. Im folgenden soll eine kurze synoptische Darstellung der für den Dermatologen relevanten szintigraphischen Verfahren versucht werden. Fünf Themenkomplexe haben sich in der Vergangenheit herauskristallisiert.
1. Szintigraphisch erfaßbare Skelett- und Weichteilveränderungen bei Hauterkrankungen;
2. szintigraphische Verfahren in der dermatologischen Onkologie;
3. Zellkinetische und -metabolische nuklearmedizinische Untersuchungsverfahren in der Dermatologie;
4. Die Wertigkeit gastrointestinaler funktioneller und diagnostischer nuklearmedizinischer Verfahren;
5. Nuklearmedizinische Verfahren, die für die Angiologie relevant sind.

Im Mittelpunkt der Skelett- und Weichteilszintigraphie stehen jene dermatologischen Erkrankungen, bei denen diese Verfahren in den letzten Jahren sichtbare Fortschritte erbracht haben, wie z. B. die Psoriasis mit ihren zahlreichen Varietäten, wozu wir auch den Morbus Reiter rechnen, die progressive Sklerodermie. Ein bemerkenswertes Ergebnis der skelettszintigraphischen Arbeiten, die das Thema Psoriasis betreffen, ist die erstaunlich hohe Anzahl pathologischer Aktivitätsanreicherungen in Gelenken sowie in gelenknahen Knochenarealen. Ein szintigraphisch nachweisbarer pathologischer Skelettbefall konnte von allen Untersuchern bei über 80% der Psoriasis vulgaris-Patienten nachgewiesen werden. Geringere Belegungszahlen wurden bei der Psoriasis pustulosa Typ Königsbeck-Barber (50%) und bei der Pustulosis palmaris et plantaris (66%) gefunden. Die skelettszintigraphisch erfaßbaren pathologischen Veränderungen zentrieren sich bei den einzelnen Psoriasiskollektiven brennglasartig auf die kleinen peripheren Gelenke. Seltener ist der Befall des Stammskeletts oder der Befall großer Gelenke.
Besonders muß herausgestellt werden, daß auch bei der Pustulosis palmaris et plantaris skelettszintigraphisch eine Osteoarthropathie nachgewiesen wurde, die in ihrem Verteilungsmuster dem der Psoriasis identisch ist. Der für die Psoriasis charakteristische transversale wie auch axiale Befall der Fingergelenke wird auch bei der Pustulosis palmaris et plantaris in analogem Maße beobachtet. Es muß herausgestellt werden, daß eine befriedigende visuelle Auswertung der Stammskelett szintigraphischen Bilder bisher nur mit Vorbehalt möglich ist. Hier werden zukünftig verfeinerte nuklearmedizinische Auswertungsmethoden zur Verfügung stehen, so daß Röntgen- und Szintigrammbefunde identische Ergebnisse liefern werden.

Dermatologie und Nuklearmedizin
Hrsg. Holzmann, Altmeyer, Hör, Hahn
© Springer-Verlag Berlin · Heidelberg 1985

Die Diskrepanz zwischen klinisch und röntgenologisch nachweisbarer psoriatischer Osteoarthropathie (Durchschnittsergebnisse werden mit 3,5–7% genannt) und den szintigraphisch erfaßbaren pathologischen Aktivitäten muß zwangsläufig zur Frage führen, welche klinische Bedeutung den hohen, szintigraphisch erfaßbaren pathologischen Skelettaffektionen beigemessen werden muß. Hierzu sollte erwähnt werden, daß es sich bei der Skelettszintigraphie in der derzeit praktizierten Form um eine äußerst sensitive, jedoch unspezifische Methode handelt. Es ist bekannt, daß Technetium-Phosphat-Verbindungen Indikatoren der metabolischen Aktivität sind bzw. sich in Zonen mit verstärkten Proliferationsvorgängen im Knochen anreichern. Somit führt jeder Vorgang mit einem vermehrten Knochenumbau zu einer gesteigerten Anreicherung der ^{99m}Technetium-Phosphat-Verbindung im Knochen. Nur in wenigen Fällen, wie schon zuvor ausgeführt, sind die so erfaßten Aktivitätszonen des Skeletts röntgenologisch nachweisbar. Relativ selten verursachen sie klinische Beschwerden. Wie am eigenen Untersuchungsgut nachweisbar, sind sie z. T. reversibel, persistieren zum größeren Teil jedoch über einen längeren Zeitraum in subklinischer Form. Es steht außer Zweifel, daß diese eindrucksvollen Befunde das nosologische Verständnis der Allgemeinkrankheit Psoriasis erheblich erweitert haben. Wahrscheinlich erlaubt das Ausmaß der Polytopie und der pathologischen Nuklidanreicherungen im Individualfall eine Aussage über die Schwere des zu erwartenden Krankheitsverlaufes.

Szintigraphisch erfaßbare Skelettveränderungen wurden ebenso beim Morbus Reiter, bei progressiver und zirkumskripter Sklerodermie, bei Frühsyphilis und anderen Erkrankungen gefunden. Bei diesen Erkrankungen können mit Hilfe der Skelettszintigraphie *frühzeitig,* d. h. in noch röntgenstummen Phasen arthropathische oder osteoarthropathische Läsionen nachgewiesen werden.

Die bisherigen Szintigraphiebefunde bestätigen in einem hohen Prozentsatz bei der Osteoarthropathia psoriatica das schon röntgenologisch bekannte axiale und transversale Befallmuster der Fingergelenke. Somit läßt sich für die psoriatische Osteoarthropathie ein typisches „Pattern" erheben. Es wäre wünschenswert, daß sich ein derartiges szintigraphisches Aktivitätsmuster auch für andere für den Dermatologen relevante Krankheitsbilder herausarbeiten läßt. Diese Aussage trifft mit Vorbehalten für die Skelettaffektionen bei progressiver Sklerodermie und Morbus Reiter zu.

Die Reiter-Arthropathie beispielsweise betrifft vorzugsweise die gewichttragenden Gelenke der unteren Extremität.

Neue Wege eröffnet die Skelettszintigraphie in der Erkennung osteopathischer Herde bei verschiedenen infektiösen oder neoplastischen Systemerkrankungen. Beispielhaft sollen die erstaunlichen Skelettveränderungen der Frühsyphilis und diejenigen der Urtikaria pigmentosa erwähnt werden. Bei beiden Erkrankungen lassen sich in einem hohen Prozentsatz Skelettbeteiligungen nachweisen. Die Röntgenkontrollen der skelettszintigraphisch erfaßbaren Aktivitäten verlaufen im übrigen bei beiden Erkrankungen, wie dies bereits für die Psoriasis schon dargelegt wurde, zumeist stumm. Der Aufdeckung eines Skelettbefalls bei einer Mastozytose muß man sicher hohes klinisches Interesse beimessen. Einmal erfährt die Erkrankung durch den Nachweis ihres Systemcharakters eine andere Dimension; zum anderen kann bei Knochenmarksbiopsien gezielt vorgegangen werden, wodurch eine bessere histologische Aussage möglich ist.

Letztlich sollte noch auf sequenzszintigraphische Untersuchungen hingewiesen werden, die über eine rein morphologische Betrachtungsweise hinaus eine Aussage über die Dynamik einer Osteoarthropathie erlaubt. Mittels dieses Verfahrens lassen sich beispielsweise auch therapeutische Effekte am Skelettsystem vergleichend erfassen. Schließlich ist erwähnenswert, daß mittels der Skelettszintigraphie Zahngranulome aufgedeckt werden, so daß eine Aussage über klinisch bedeutsame dentogene Fokalprozesse gemacht werden können.

Ein zweiter Schwerpunkt des Symposiums waren die szintigraphischen Verfahren in der dermatologischen Onkologie. Seit der Entwicklung des Hybridoma-Technologie für die Herstellung monoklonaler Antikörper vor etwa 9 Jahren hat sich gezeigt, daß diese Immunglobulinklasse neue Möglichkeiten in der Diagnostik und Therapie maligner Erkrankungen eröffnet. Hierbei wird der Antikörper mit einem geeigneten Radiotracer gekoppelt. Erste experimentelle Schritte der Immunszintigraphie im Hinblick auf das maligne Melanom eröffnen hoffnungsvolle Perspektiven.

Beim heutigen Stand der onkologisch-nuklearmedizinischen Diagnostik muß man allerdings noch der Thalliumszintigraphie und der Szintigraphie mit ^{67}Galliumzitrat die besten Chancen in der Melanomdiagnostik einräumen. Hierbei handelt es sich um hochsensitive tumoraffine Radiopharmazeutika. Der Nachteil von ^{67}Galliumzitrat liegt zweifelsohne darin, daß sich dieses Radionuklid auch in granulomatösen Prozessen anreichert. Dieses Handikap weist Thallium nicht auf, so daß man dieser Substanz in der Metastasendiagnostik beim malignen Melanom den höheren Stellenwert einräumen sollte. Die Nachweisgrenze dieser Screeningmethode ist unterschiedlich. Sie ist abhängig von der Einbaurate des Radionuklids in das Tumorparenchym. Bei einem subkutan gelegenen metastatisch befallenen Lymphknoten dürfte die Nachweisgrenze im 1 cm Bereich liegen. Lymphknoten mit kleinerem Durchmesser entziehen sich dem szintigraphischen Nachweis. Dasselbe gilt auch für Mikrometastasen.

Seit Jahren vorangeschritten und bewährt ist die präoperative Lymphoszintigraphie mit Technetium markierten Humanalbuminkolloiden. Es ist vielfach bewiesen, daß die Variabilität des Lymphabflusses am Stamm erheblich ist und somit eine Voraussage über den tatsächlichen Lymphabflußweg nicht möglich ist. Falls die Lymphadenektomie in einem Melanom-Behandlungsprogramm etabliert ist, sollte sie bei Sitz des Melanoms am Stamm, Kopf und Hals, nur nach vorheriger szintigraphischer Identifizierung der Lymphabflußwege erfolgen. Das Lymphoszintigramm ist ohne großes Risiko durchführbar und für den Patienten kaum belastend; die Ergebnisse sind, wie in Selbstversuchen anderer Arbeitsgruppen nachgewiesen in hohem Maße reproduzierbar. Die Methode erlaubt, und dies sollte besonders betont werden, jedoch keinerlei Aussagen über eine bereits erfolgte Metastasierung.

Neue Ergebnisse, insbesondere hinsichtlich der in „Vivo-Testsysteme" von sessilen Makrophagen erbrachte die Sektion 3. Hierbei stellten mehrere Arbeitsgruppen die Beteiligung des RES bei verschiedenen „dermatologischen" Erkrankungen heraus. Schwerpunktmäßig untersucht wurden Psoriasis und Sklerodermie. Praktische Bedeutung wird u. E. die nicht-invasive funktionelle RES-Szintigraphie mit ^{99m}Tc-Humanserumalbumin-Millimikrosphären bei Patienten mit progressiver Sklerodermie erlangen. Mittels dieser die Patienten nur gering belastenden Methode (die Strahlenbelastung ist geringer als die einer Röntgen-Thoraxaufnahme) konnte bei 81% der Sklerodermiepatienten eine Lungenanreicherung nachgewiesen werden. In ausgeprägten Stadien geht das Ausmaß dieser Lungenanreicherung parallel zum

Schweregrad der Lungenfibrose. Die funktionelle RES-Szintigraphie ist wesentlich sensitiver als Lungenfunktionsanalysen und Röntgen-Thoraxuntersuchungen und ist somit als Methode der Wahl zur Früherkennung der Lungenfibrose bei progressiver Sklerodermie anzusehen. Möglicherweise rückt damit die Sklerodermie-Lunge an die erste Stelle der extrakutanen Organmanifestation bei progressiver Sklerodermie.

Ebenso für die Sklerodermie bedeutungsvoll ist die von einer Münchener Arbeitsgruppe vorgestellte Ösophagusszintigraphie. Auch dieses aus früheren Publikationen bereits bekannte Verfahren scheint den bisher gebräuchlichen Methoden wie Röntgenkontrastuntersuchungen oder Ösophagusmanometrie hinsichtlich ihrer Sensitivität überlegen zu sein. Darüber hinaus belastet diese nicht-invasive Methode den Patienten im Gegensatz zur Ösophagusmanometrie kaum, und ist somit auch für Verlaufskontrollen sehr geeignet. Neben der im dermatologischen Umfeld bereits bekannten Ösophagusfunktionsszintigraphie eröffnen eine Vielzahl das Gastrointestinalsystem betreffenden nuklearmedizinischen Verfahren weitere funktionelle und diagnostische Perspektiven. Hierbei ergeben sich zahlreiche Schnittpunkte zwischen der Dermatologie und der Nuklearmedizin, die der Dermatologe erfassen und werten muß, um sie diagnostisch ausschöpfen zu können.

Als Beispiel soll die Speicheldrüsen-Funktionsszintigraphie angeführt werden, die sich als aussagekräftige Methode zur Beurteilung von Organperfusion sowie der sekretorischen und exkretorischen Leistung dieser Drüsen bewährt hat. Zur Abklärung von „Sicca Syndromen", die beispielsweise bei Kollagenosen eine Rolle spielen, dürfte dieses wenig belastende Verfahren gut geeignet sein.

Nuklearmedizinische Funktionsverfahren bieten sich ebenfalls bei Angio- und Aniolopathien an, bei denen die klassischen morphologischen Untersuchungsverfahren wie die Röntgenarteriographie und Phlebographie krankhafte Befunde nicht sicher erkennen könne.

Zusammenfassend kann gesagt werden, daß die Nuklearmedizin für den Dermatologen wertvolle, teilweise diagnosesichernde Verfahren anbietet. Vielfach kann in einem einzigen Untersuchungsgang der Gesamtorganismus erfaßt werden. Es handelt sich somit um hervorragende Screeningverfahren, zumal die Strahlenbelastungen für die hier erwähnten Untersuchungsmethoden im allgemeinen wesentlich niedriger liegen als bei vergleichbaren Röntgenuntersuchungen. Nicht unerwähnt bleiben darf die Tatsache, daß viele nuklearmedizinische Verfahren neben dem rein morphologisch-diagnostischen Aspekt auch eine funktionelle Aussage zulassen. Sie ruhen somit auf zwei Prinzipien – der Morphologie und einer zugeordneten Funktionsanalyse. Hieraus ergibt sich folgerichtig, daß eine Reihe szintigraphischer Verfahren das nosologische Verständnis mehrerer sogenannter Hauterkrankungen erweitert haben. Die Nuklearmedizin erweckt über eine rein externistische Betrachtungsweise hinweg das Interesse und das Verständnis für Systembeteiligungen von Hautkrankheiten. Sie beweist komplexe Wechselbeziehungen mit anderen Organen und deckt konkordante Begleiterkrankungen in einem Untersuchungsgang auf.

Somit sollten alle Dermatologen angehalten sein, sich mit nuklearmedizinischen Verfahren intensiv auseinanderzusetzen, sie kritisch zu evaluieren, um sie fach- und sachgerecht im Interesse einer modernen dermatologischen Diagnostik einsetzen zu können.